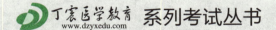

丁震医学教育 www.dzyxedu.com 系列考试丛书

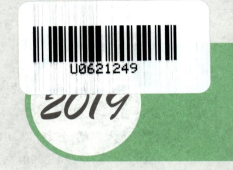

U0621249

2019

丁震 护理学（师）

单科一次过（第3科）专业知识

DINGZHEN HULIXUE（SHI）DANKE YICIGUO（DISANKE）
ZHUANYE ZHISHI

丁 震 编著

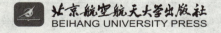

北京航空航天大学出版社
BEIHANG UNIVERSITY PRESS

图书在版编目（CIP）数据

2019 丁震护理学（师）单科一次过. 第 3 科, 专业知识 / 丁震编著. —北京：北京航空航天大学出版社，2018.8

ISBN 978-7-5124-2790-7

Ⅰ.①2… Ⅱ.①丁… Ⅲ.①护理学—资格考试—自学参考资料 Ⅳ.①R47

中国版本图书馆 CIP 数据核字（2018）第 157841 号

2019 丁震护理学（师）单科一次过（第 3 科）专业知识

丁　震　编　著

责任编辑：张林平　刘海静

*

北京航空航天大学出版社出版发行

北京市海淀区学院路 37 号（邮编 100191）　　http://www.buaapress.com.cn

发行部电话：（010）82317024　　传真：（010）82328026

读者信箱：yxbook@buaacm.com.cn　　邮购电话：（010）82316936

北京时代华都印刷有限公司印装　　各地书店经销

*

开本：787×1092　　1/16　　印张：20.25　　字数：518 千字

2018 年 8 月第 1 版　　2018 年 8 月第 1 次印刷

ISBN 978-7-5124-2790-7　　定价：55.00 元

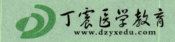
　　本书是2019年全国护理学（师）资格考试的复习参考书，专为在上一年度考试中第3科（专业知识）考试未通过的考生编写。全书分考点和单科试卷两个部分。考点部分根据考试大纲对单科目考核的内容要求和历年考试命题情况编写，对大纲要求专业知识考核的临床表现和护理措施等内容作了详细阐述，确保单科复习的系统性和完整性。在每章考点之后，同步对应若干试题以加强对考点的理解。试卷部分精选4套单科试卷，共400题，供考生专项实战模拟；400道题均配有作者的原创解析，对有干扰价值的选项逐项对比解析，帮助考生深刻理解考试重点。图书考点部分采用双色印刷，重点内容用绿色字区分。

全国卫生专业技术资格（中初级）以考代评工作从2001年开始正式实施，参加并通过考试是单位评聘相应技术职称的必要依据。目前，除原初级护士并轨、独立为全国护士执业资格考试外，全国卫生专业技术资格（中初级）考试涵盖了护理、临床医学、药学、检验、影像、康复、预防医学、中医药等118个专业。考试涉及的知识范围广，有一定难度，考生对应考复习资料的需求较强烈。

2009年由我提出策划方案、组织全国数百名作者参与编写的全国卫生专业技术资格考试及护士执业资格考试丛书在人民军医出版社出版，共50余本，内容覆盖了护士、护理学（师）、护理学（中级）、药学、检验、临床医学等上百个考试专业。由于应试指导教材精练、准确；模拟试卷贴近考试方向、命中率高，已连续畅销10年，深受全国考生认可。

在图书畅销的同时，我和编写本套丛书的作者团队却感到深深的无奈，因为我们发现，市场上有相当比例的同类考试书和某些培训机构的网上试题都在抄袭我们的创作成果，有些抄袭的试题顺序都没有变。而市场上盗印、冒用"军医版"图书的情况更加严重，由我策划编著的《护考急救包》《单科一次过》等经典考试图书目前已有多个冒用版本在销售，使考生难辨"李逵"和"李鬼"。这些侵权、盗印、冒用出版物的质量粗劣，欺骗、误导考生，使原创作者和读者两方的利益都受到严重侵害。

因此，请考生一定认清，丁震是原人民军医出版社考试中心主任，原军医版的护士、护理学（师）、护理学（中级）及药学、检验、临床医学等职称考试图书均为丁震策划编写。人民军医出版社已从2017年后停止出版护理类及医学职称考试图书，丁震与原班作者队伍继续修订和出版本套考试图书，只有丁震编著的护理类或担任总主编的职称考试图书为原军医版的合法延续，目前市场上其他众多的"军医版"、"军医升级版"等考试图书均属冒用、盗印或侵权行为，我们将保留追究其法律责任的权利！

为了使本套考试书已经形成的出版价值得到进一步延续和提升，更好地为全国考生服务，2019年，由我编著的40本护理类考试图书和我担任总主编的82本卫生专业技术资格（中初级）考试图书全部授权北京航空航天大学出版社独家出版。

40本护理类考试图书包括护士考试8本、护理学（师）考试12本、护理学（中级）考试20本，延续了原军医版图书精练、准确及命中率高的特点，但较原军医版的质量有了巨大提升，主要体现在以下四个方面：

一是急救包、应试指导、点线学习法、单科一次过等教材，归纳总结了大量表格，帮助考生强化考点对比，加深理解，便于掌握和记忆；教材采用双色印刷，重要内容用绿色字标识，重点突出。

二是试卷类图书，严格按照真题重新组卷，做到了对试题的全解析，即每道试题都配有解析，对有干扰价值的选项逐一解析，以达到"举一反五"的目的；且根据近几年考试情况，删除了部分不常考的老题，增加了部分新题，尤其是护士执业资格考试新增了图形题。

三是网上学习卡，《护考急救包》的视频课程为2019年度全新录制，重点章节由我承担，并邀请全国经验丰富的护理教师共同讲解；增加了微信小程序功能，优化了"丁震医学教育"APP，网上做题更加流畅。

四是考生答疑，丁震医学教育开通了QQ客服、微信、微博等多种网络媒介，有一支专业的助教团队负责全程回答考生提出的专业问题和上网技术问题。

在护理类考试图书编写中，我始终坚持两个基本原则，一是做考试原创内容的理念，所有的考点总结和试题解析均为原创；二是年年修订，对每年考过的试题都作详细分析、增补，使考点总结更准确，试题解析更清晰，只有经过不断修订，才能出精品图书。

经过十余年的不断积累，我已建成了由数万道试题构成的护理考试题库。为了向考生提供质量更高的考试用书，我从不同角度对题库进行分析，总结历年考试的规律和变化趋势，从而较准确地预测下一年的考试方向和细节。在图书编写过程中，查阅了大量教科书、诊治指南等参考资料，以学术研究的态度对待每一个考点、每一道试题，使内容更加权威、准确。

由于编写和出版的时间紧、任务重，书中如仍有不足，请考生批评指正。

丁　震

2018 年 8 月于北京

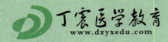
第1章　内科护理学

第2章　外科护理学

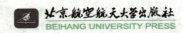

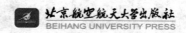

第3章　妇产科护理学

第4章　儿科护理学

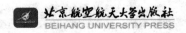

护理学（师）专业知识单科试卷

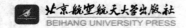

第 1 章　内科护理学

第 1 节　呼吸系统疾病

一、常见症状护理

（一）咳嗽、咳痰

1. 不同性质咳嗽对应的常见疾病　见表 1-1。

表1-1　不同性质咳嗽对应的常见疾病

咳嗽性质	常见疾病
急性干咳	上呼吸道炎症，气管异物，胸膜炎
刺激性呛咳	呼吸道刺激，支气管肺癌
起床咳嗽加剧	支气管扩张，肺脓肿
夜间咳嗽明显	左心衰竭，肺结核
长期慢性咳嗽	慢性支气管炎，支气管扩张，肺脓肿和肺结核
犬吠样咳嗽	百日咳，会厌、喉部疾病，气管受压或异物
金属音咳嗽	纵隔肿瘤，主动脉瘤或支气管肺癌压迫气管
嘶哑性咳嗽	声带或喉部病变

2. **痰液的特点**　痰液的性质可分为黏液性、浆液性、脓性和血性等。不同性质的痰液对应的常见疾病见表 1-2。痰液量：轻度咳痰＜ 10ml/d，中度咳痰 10 ～ 150ml/d，重度咳痰＞ 150ml/d。

3. **护理措施**

（1）环境护理：保持室内空气流通，温湿度适宜。避免诱因，戒烟，保暖。

（2）体位护理：采取坐位或半坐位，有助于改善呼吸和咳嗽排痰。年老体弱者取侧卧位，防止痰液引起窒息。

（3）饮食护理：保持每天饮水量 1500ml 以上，给予高热量、高蛋白、高维生素饮食。

（4）促进有效排痰：体位不佳、疲乏无力、无效咳嗽、支气管痉挛可引起清理呼吸道无效。

①有效咳嗽：适用于神志清醒，尚能咳嗽者。患者取坐位或立位，屈膝，上身前倾，深呼吸末屏气 3 ～ 5 秒后收缩腹肌，或用手按压上腹部，做 2 ～ 3 次短促有力的咳嗽。

②气道湿化：适用于痰液黏稠和排痰困难者。

③胸部叩击：适用于久病体弱、长期卧床、排痰无力者。患者取侧卧位或坐位，护士五指并拢，

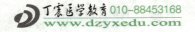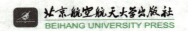

向掌心微弯曲呈空心掌状或握杯状（非扇形张开），自下而上，由外向内，迅速而有节律地叩击患者胸壁。频率 120 ～ 180 次 / 分，力量适中，以患者不感到疼痛为宜，避开乳房、心脏及骨突部位。每次叩击 5 ～ 15 分钟，应在餐后 2 小时至餐前 30 分钟完成，以免叩击引发呕吐。

④体位引流：适用于痰液量较多、呼吸功能尚好者，如支气管扩张、肺脓肿。

⑤机械吸痰：适用于痰液黏稠无力咳出、意识不清或建立人工气道者。可经患者的口腔、鼻腔、气管插管或气管切开处负压吸痰，每次吸引不超过 15 秒，两次吸痰间隔时间应大于 3 分钟，吸痰前、中、后提高吸氧浓度。

（5）用药护理：痰多、排痰困难、老年体弱者慎用强镇咳药，以免抑制咳嗽反射。

表1-2　不同性质痰液对应的常见疾病

痰液性质	常见疾病
透明黏液痰	支气管炎、支气管哮喘
黄脓痰	细菌性感染，如金黄色葡萄球菌感染
翠绿色痰	铜绿假单胞菌感染
铁锈色痰	肺炎链球菌肺炎
砖红色胶冻状痰	克雷白杆菌肺炎
红色或红棕色痰	肺癌、肺结核、肺栓塞、支气管扩张
咖啡样痰	阿米巴肺脓肿
果酱样痰	肺吸虫病
粉红色泡沫痰	急性左心衰竭
恶臭痰	厌氧菌感染
白色黏稠拉丝痰	真菌感染

（二）咯血

1. **休息活动护理**　小量咯血者应静卧休息；大咯血者绝对卧床，避免搬动。取患侧卧位，出血部位不明者取仰卧位，头偏向一侧。

2. **饮食护理**　大咯血者暂禁食，小量咯血宜进少量温凉、流质饮食，多饮水、多食富含纤维素的食物，保持大便通畅。

3. **用药护理**

（1）止血药：大咯血者遵医嘱使用血管加压素（垂体后叶素）静脉滴注，观察有无恶心、便意、心悸、面色苍白等不良反应。冠心病、高血压、心力衰竭及妊娠者禁用。

（2）镇咳药：咳嗽剧烈者给予可待因口服或皮下注射。但年老体弱、痰多、肺功能不全者慎用。

（3）镇静药：烦躁不安者肌注地西泮。禁用吗啡、哌替啶，以免抑制呼吸。

4. **窒息的抢救护理**　大咯血者窒息时，首要的护理措施是维持呼吸道通畅。一旦发现窒息征象，立即取头低足高 45° 俯卧位，面向一侧，轻拍背部排出血块，或刺激咽部以咳出血块，或用吸痰管进行负压吸引，必要时在气管插管或气管镜下吸取血块。气道通畅后呼吸仍未恢复，应行人工呼吸。给予高流量吸氧或遵医嘱给予呼吸兴奋药，警惕再窒息的发生。不应立即使用镇静、镇咳药。

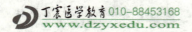
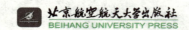

（三）肺源性呼吸困难

1．一般护理　保持室内环境清洁安静，维持合适的温湿度，避免不良刺激及过敏原。避免紧身衣或盖被过厚加重患者胸部的压迫感。严重者可住进重症监护室病房。

2．饮食护理　给予高热量、高维生素、易消化饮食，保证足够的能量，避免易产气及刺激饮食，以防腹胀、便秘影响呼吸。

3．病情观察　密切观察患者的症状及生命体征，判断患者呼吸困难的类型。观察并氧疗的疗效、吸氧方式、浓度、时间等。

4．氧疗护理　保持呼吸道通畅，及时清理患者呼吸道分泌物。根据呼吸困难类型及严重程度选择合适的氧疗方法，严格控制吸入高浓度氧气者的吸氧时间，一般不超过 24 小时。

5．休息与活动　保证足够的休息，尽量减少患者在休息时不必要的护理操作，最好集中进行。根据患者的病情制定合理的活动计划，病情允许者可尝试适宜有氧运动。慢性阻塞性肺气肿患者行腹式呼吸和缩唇呼吸训练。

二、急性上呼吸道感染

1．临床表现　根据主要感染部位的不同可分为急性鼻炎、急性咽炎、急性扁桃体炎等。冬、春季节多见，主要通过空气飞沫传播。

（1）普通感冒：成年人、年长儿以鼻部症状为主，喷嚏、鼻塞、流涕、干咳、咽痛或烧灼感，查体可见鼻咽部充血，扁桃体肿大，颌下与颈淋巴结肿大，肺部听诊一般正常。多于 5 ～ 7 天自然痊愈。

（2）急性病毒性咽炎和喉炎：多由鼻病毒、腺病毒、流感病毒等引起。急性咽炎表现为咽痒、烧灼感，咽痛不明显，咳嗽少见。急性喉炎以明显声嘶、说话困难、咳嗽时咽喉疼痛为特征，常有发热。查体可见咽喉部充血、水肿，颌下淋巴结肿大伴触痛，有时可闻及喉部喘息声。

（3）急性咽 - 扁桃体炎：病原体主要是溶血性链球菌，其次为流感嗜血杆菌、肺炎球菌、葡萄球菌。起病急，咽痛明显，伴畏寒、发热，体温可达 39℃以上。查体可见咽部明显充血，扁桃体肿大、充血，表面有黄色脓性分泌物，颌下淋巴结肿大伴压痛。

2．护理措施

（1）休息活动护理：保持室温 18 ～ 22℃，湿度 50% ～ 60%，每天定时通风，但应避免空气对流。注意休息，减少活动，做好呼吸道隔离。

（2）饮食护理：给予高蛋白、高热量、高维生素、清淡的流质或半流质饮食，少食多餐。多饮水，入量不足者适当静脉补液。使用退热药后应多饮水，以免大量出汗引起虚脱。

（3）病情观察：密切观察体温的变化，每 4 小时测量体温一次，出汗后及时更换衣服。

三、支气管哮喘

1．临床表现

（1）症状：典型表现为反复发作性伴哮鸣音的呼气性呼吸困难，气急、胸闷、干咳或咳大量白色泡沫痰。发作严重时，表现为张口抬肩、大汗、喘息费力、烦躁不安，甚至发绀，患者常被迫坐起或端坐呼吸。持续数分钟至数小时或更长，可经药物控制或自行缓解。哮喘大多有季节性，在夜间或清晨发作和加重是哮喘的特征之一。

（2）体征：典型体征是胸部呈过度充气状态，双肺闻及广泛哮鸣音，呼吸音为主。严重者有心率增快、奇脉、胸腹反常运动、发绀、意识障碍等表现。缓解期可无任何症状或体征。

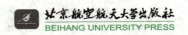

（3）重症哮喘及哮喘持续状态：用药后哮喘发作持续24小时不缓解称为哮喘持续状态。严重哮喘发作时，气道极度收缩且被黏液栓堵塞，哮鸣音反而减弱，甚至消失，表现为"沉默肺"；若全身情况不见好转，呼吸浅快，甚至神志淡漠和嗜睡，提示病情危重，随时可能发生心搏和呼吸骤停。一般经支气管扩张药物治疗后仍有缺氧症状，如发绀。

（4）并发症：哮喘发作时可出现自发性气胸、纵隔气肿和肺不张等，长期反复发作和感染易并发COPD。

2．护理措施

（1）休息活动护理：哮喘发作时，协助患者取端坐位或半坐位。保持室温在18～22℃，湿度50%～60%，保持室内空气清洁、流通，避免在室内放置花、草，防止灰尘飞扬。

（2）饮食护理：提供清淡、易消化、足够热量的饮食。禁食某些过敏性食物及刺激性食物，以免引起哮喘发作。

（3）病情观察：严密观察患者的呼吸、意识状态、面容，及有无出汗、发绀等，注意监测呼吸音、哮鸣音的变化及各项检查结果。

（4）促进排痰，改善缺氧状态：指导患者有效咳嗽，协助翻身拍背。鼓励患者多饮水，每天饮水2500ml以上，哮喘持续状态静脉补液2500～3000ml以稀释痰液。重症患者给予持续低流量吸氧。应用支气管解痉药物和抗炎药物，严重者可用负压吸引器吸痰。

（5）持续家庭氧疗：哮喘发作时患者常伴有不同程度的低氧血症，应遵医嘱给予鼻导管或面罩吸氧，氧流量1～3L/min，氧浓度＜40%。吸氧时呼吸道应湿化，避免寒冷、干燥的气流刺激。给氧过程中监测动脉血气，如$PaO_2 < 60mmHg$，$PaCO_2 > 50mmHg$，应准备机械通气。

（6）用药护理

①β_2受体激动剂：易产生耐受性，不宜长期规律单独使用，应按需服药。口服沙丁胺醇或特布他林时，注意观察心悸和骨骼肌震颤等不良反应。

②糖皮质激素：长期使用应注意不良反应，如声音嘶哑、白色念珠菌感染、骨质疏松、消化道溃疡等。指导患者正确的吸入方法，两种吸入剂同时使用时，一般先用β_2受体激动剂，后用糖皮质激素。

③茶碱类：该类药的血药浓度与中毒浓度接近，用量过大或静脉注射过快易引起严重心律失常，出现头晕、心悸、血压剧降、抽搐，严重者导致心脏骤停。氨茶碱有较强碱性，局部刺激性较强，不宜肌内注射，急性心肌梗死及血压降低的患者禁用，妊娠、发热、小儿或老年人及心、肝、肾功能异常者慎用。

④抗胆碱药：可引起口干等不良反应,注意多饮水。早期妊娠者及青光眼、前列腺肥大的患者应慎用。

⑤色甘酸钠：咽喉不适，恶心，呛咳，胸部紧迫感。

（7）疾病知识及预防指导：指导患者遵医嘱正确用药，慎用阿司匹林等易诱发哮喘的药物，不应自行停药或更改药物剂量。提高患者治疗的依从性和自我管理能力，缓解期应加强体育锻炼，加强保暖，注意避免上呼吸道感染。学会记录哮喘日记，并用峰流速仪监测最大呼气峰流速，学会如何进行紧急自我处理。

四、慢性阻塞性肺疾病

1．临床表现

（1）慢性支气管炎："咳、痰、喘、炎"。长期反复咳嗽、咳痰为其最突出的症状。

①症状：典型症状为慢性咳嗽、咳痰或伴有喘息及反复发作。晨间咳嗽较重，排痰较多，痰多为白色黏液或泡沫状，偶可带血。合并感染时为黏液脓性或黄色脓性痰。喘息明显者称为喘息性支气

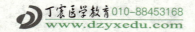
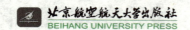

管炎，部分可能伴发支气管哮喘。

②体征：早期多无异常体征。急性发作期可在背部或双肺底听到干、湿啰音，咳嗽后可减少或消失。如伴发哮喘可闻及广泛哮鸣音并伴呼气期延长。

③并发症：支气管肺炎、支气管扩张症等。

（2）COPD：特征性症状是慢性和进行性加重的呼吸困难，咳嗽和咳痰。

①症状：慢性咳嗽、咳痰，气短或呼吸困难，喘息和胸闷，均较慢性支气管炎更重。标志性症状是气促，最初表现为活动后气促，晚期患者静息时也气促，并伴食欲缺乏和体重下降等。

②体征：早期可无异常。随疾病进展出现桶状胸，呼吸变浅、频率增快，严重者可有缩唇呼吸。双侧语颤减弱。叩诊呈过清音，心浊音界缩小，肺下界和肝浊音界下降。听诊两肺呼吸音减弱，呼气延长，部分患者可闻及湿啰音和（或）干啰音，心音遥远。如剑突下可见心脏搏动，且心音较心尖部增强，提示并发早期肺源性心脏病。

③并发症：以慢性肺心病最常见，另有慢性呼吸衰竭，自发性气胸等。

2. 护理措施

（1）休息活动护理：急性加重期患者应卧床休息。视病情安排活动，以不感到疲劳、不加重症状为宜。

（2）饮食护理：给予高热量、高蛋白、高维生素、易消化饮食，维生素 A、维生素 C 缺乏可降低免疫力。少量多餐，避免因饱胀而影响呼吸运动。避免进食产气和易引起便秘的食物，多饮水。

（3）病情观察：观察咳嗽、咳痰及呼吸困难的程度，包括痰的颜色、量、性状及咳痰是否顺畅。监测动脉血气分析和水、电解质、酸碱平衡情况。

（4）用药护理：注意观察药物疗效和不良反应。给予镇静药时注意观察有无抑制呼吸中枢现象。

（5）保持呼吸道通畅：湿化气道，有效咳嗽，协助排痰。痰多黏稠、难以咳出的患者需多饮水（2000ml/d 以上），使痰液稀释易于咳出。雾化吸入可消除炎症。

（6）合理氧疗：COPD 为 II 型呼衰，给予鼻导管持续低流量给氧，氧流量 1～2L/min，一般吸入氧浓度 28%～30%，每天吸氧时间＞15 小时，夜间不可间断。

（7）呼吸肌功能训练

①缩唇呼吸：患者闭嘴，经鼻吸气，缩唇（吹口哨样）缓慢呼气，同时收缩腹部，以能将距面前15～20cm 处、与口唇等高水平的蜡烛火焰吹摇动而不灭为宜。

②腹式呼吸：取立位、平卧位或半卧位。用鼻吸气，经口呼气，呼吸缓慢均匀。吸气时腹肌放松，腹部鼓起；呼气时腹肌收缩，腹部下陷。呼气与吸气时间比为（2～3）∶1，呼吸约 10 次 / 分，每天训练 2 次，10～15 分钟每次，熟练后可增加训练次数和时间。通过训练可减低呼吸阻力，增加肺泡通气量，提高呼吸效率。

（8）疾病知识指导：流感疫苗、肺炎链球菌疫苗、卡介菌多糖核酸等对预防 COPD 反复感染有益。进行呼吸肌功能锻炼。制订个体化锻炼计划，循序渐进。如床上运动、散步、慢跑、太极拳、家务劳动等。

五、慢性肺源性心脏病

1. 临床表现　常在冬、春季节和气候变化时急性发作。男女患病率无明显差异，吸烟者、地处寒冷地区患病率较高。

（1）肺、心功能代偿期

①症状：咳嗽、咳痰、气促，活动后心悸、呼吸困难等，偶见胸痛或咯血。

②体征：发绀，肺气肿，肺动脉高压时肺动脉第二心音（P_2）亢进。右心室肥厚时三尖瓣区有收

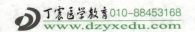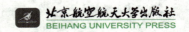

缩期杂音，剑突下可见心脏搏动增强。部分患者可出现颈静脉充盈甚至怒张。

（2）肺、心功能失代偿期

①症状：以呼吸衰竭为主要表现，肺血管疾病引起的肺心病则以心力衰竭为主。失代偿期最突出的表现为呼吸困难加重，夜间尤甚，严重者出现谵妄、嗜睡、躁动、抽搐等肺性脑病的表现，是肺心病死亡的首要原因。心力衰竭以右心衰竭为主，表现为心悸、气短、恶心、腹胀等。

②体征：明显发绀、球结膜充血、水肿，严重时可有视神经乳头水肿等颅内压增高的表现。因CO_2潴留可出现周围血管扩张的表现如皮肤潮红、多汗；腱反射减弱或消失。心力衰竭时可见肝大，颈静脉怒张，肝颈静脉反流征阳性，心率增快，心律失常，剑突下可闻及收缩期杂音，下肢或全身水肿，重者有腹水。

2．护理措施

（1）休息活动护理：失代偿期应绝对卧床休息，取半卧位或坐位。代偿期适量活动，以不引起疲劳及加重症状为原则。

（2）饮食护理：给予高热量、高蛋白、高纤维、清淡、易消化的饮食。避免含糖高的食物，以免引起痰液黏稠。水肿患者应限制水、钠摄入，每天饮水不超过 1500ml，钠盐＜ 3g。

（3）病情观察：监测生命体征和意识状态。注意观察呼吸的频率、节律、幅度等变化及咳嗽、咳痰情况。

（4）氧疗护理：持续低流量（1 ～ 2L/min）、低浓度（25% ～ 29%）给氧，保持 PaO_2 在 60mmHg 以上，防止高浓度吸氧抑制呼吸，加重缺氧和二氧化碳潴留。

（5）皮肤护理：卧床患者应每 2 小时翻身一次，防止骶尾部压疮，水肿患者限制水、钠摄入，记录 24 小时液体出入量。

（6）用药护理：见表 1-3。

表1-3　慢性肺源性心脏病用药护理

药物种类	不良反应	注意事项
镇静药	呼吸抑制，影响咳嗽反射，诱发肺性脑病	重症呼吸衰竭患者禁用
呼吸兴奋药	恶心，呕吐，烦躁，面部潮红，皮肤瘙痒，肌颤等	注意用量不宜过大
利尿药	碱中毒，脱水过度，排痰不畅等	监测电解质变化，尽量白天给药
正性肌力药	洋地黄中毒反应，心律失常等	右心衰竭患者慎用，注意观察中毒反应
血管扩张药	心率增快，血压下降，氧分压降低	观察心率、血压

（7）疾病预防指导：劝导患者戒烟，积极预防 COPD 等慢性支气管肺疾病。加强营养，适当体育锻炼和呼吸功能锻炼，增强免疫力，预防呼吸道感染，但不可通过长期服用抗菌药物预防，以免发生菌群失调或耐药。避免吸入尘埃等有害物质。注意保暖，预防感染。

六、支气管扩张症

1．临床表现

（1）症状：长期咳嗽和咳大量脓痰是最主要的症状。痰量与体位有关，常在晨起和夜间卧床时，

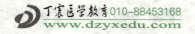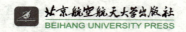

由于体位改变致气管内痰液易流出而加重。痰液收集于玻璃瓶中静置后分为 3 层，上层为泡沫，中层为混浊黏液，下层为脓性黏液和坏死组织沉淀物。如有厌氧菌感染，呼吸和痰液均有臭味。

（2）体征：气道内有较多分泌物时，体检可闻及湿啰音和干啰音。病情较重或继发感染时，在病变部位听到局限性、固定的小水泡音。病情严重尤其是合并慢性缺氧、肺心病、右心衰竭者可出现杵状指（趾）。

2. 护理措施

（1）休息活动护理：大咯血者绝对卧床，取患侧卧位。维持病室适宜的温湿度。

（2）饮食护理：给予高热量、高蛋白、高维生素、易消化的饮食。保持口腔清洁。多饮水，每天 1500ml 以上。

（3）用药护理：遵医嘱使用抗生素、祛痰药和支气管舒张药，指导患者掌握药物的疗效、剂量、用法和不良反应。

（4）体位引流

①早晨清醒后立即进行效果最好，或餐后 1～2 小时进行，每次引流 15～20 分钟。

②引流前 15 分钟给予支气管舒张药，必要时雾化吸入，测量生命体征。

③抬高病灶部位的位置，引流支气管开口向下，借重力的作用使痰排出。

④注意观察和记录引流出痰液的量及性状。

⑤一旦出现咯血、发绀、出汗等，应立即停止引流。

⑥高血压、呼吸衰竭、心力衰竭患者，高龄及危重患者，均禁止体位引流。

七、成人肺炎链球菌肺炎

1. 临床表现　好发于冬季、初春，以既往健康的青壮年男性、老年人或婴幼儿多见。

（1）症状：常有上呼吸道感染的前驱症状。典型表现为急性起病、寒战、高热、咳嗽、咳痰、呼吸急促和胸痛。体温高峰在下午或傍晚，多呈稽留热，伴头痛和全身肌肉酸痛。咳嗽，早期干咳，继之出现脓痰，呈铁锈色。胸痛常见，可放射至肩部或下腹部，深呼吸或咳嗽时加剧。食欲明显减退，伴有恶心、呕吐、腹胀、腹泻等表现。

（2）体征：急性病容，面颊绯红，鼻翼扇动，发绀，口角和鼻周有单纯疱疹，严重者出现发绀。早期肺部无明显体征，肺实变时表现为患侧呼吸运动减弱，语颤增强，叩诊浊音，听诊呼吸音减低，累及胸膜时可有胸膜摩擦音，消散期常有湿啰音。

2. 护理措施

（1）休息活动护理：急性期卧床休息，采取半卧位，给氧，流量 2～4L/min。胸痛时取患侧卧位，以减轻疼痛，改善健侧通气。

（2）饮食护理：提供高热量、高蛋白、高维生素、易消化的流质或半流质饮食，多饮水，每天 1500～2000ml，以利于排痰。

（3）对症护理：畏寒、寒战时注意保暖。高热时给予物理降温，使用冰袋局部冷敷，温水或乙醇拭浴。降温时避免使用阿司匹林等解热药，必要时酌情小剂量应用，以免大量出汗导致虚脱。定时翻身拍背，痰液黏稠不易咳出时，多饮水并给予雾化吸入。鼓励患者经常漱口，加强口腔护理。对吸烟、免疫功能低下者（如糖尿病、血液病、HIV 感染、肝硬化等）及 COPD、支气管扩张者，重点加强肺炎的预防。

（4）休克型肺炎的护理

①严密观察生命体征、意识状态、皮肤黏膜及尿量变化。

②休克者绝对卧床，采取中凹卧位，给予中、高流量吸氧，氧流量 4～6L/min。迅速建立静脉通路，

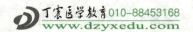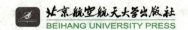

遵医嘱应用抗休克和抗感染药物。注意限制输液速度，以免发生急性心力衰竭。

③休克好转的指标：神志逐渐清醒，口唇红润，脉搏有力，呼吸平稳，肢端温暖，收缩压＞90mmHg，尿量＞30ml/h。

八、肺结核

1. 临床表现

（1）全身症状：由结核杆菌毒素所致，以发热最常见，多表现为长期午后低热。可伴有乏力、食欲缺乏、消瘦、盗汗，女性月经失调或闭经。

（2）呼吸系统症状

①咳嗽、咳痰：浸润型肺结核咳嗽轻微，干咳或仅有少量黏液痰；空洞型肺结核痰量增加，若伴继发感染，痰可呈脓性。

②咯血：1/3 ～ 1/2 患者有小量咯血，严重者可大咯血，发生窒息或失血性休克。肺结核是临床引起咯血最常见的原因。

③胸痛：病变累及壁层胸膜时发生，呼吸运动和咳嗽时加重。

④呼吸困难：多见于干酪样肺炎、空洞型肺结核或大量胸腔积液患者。

（3）体征：早期可无异常体征。病变范围较大或干酪样坏死者，患侧呼吸运动减弱，语颤增强，叩诊浊音，听诊呼吸音减低。慢性纤维空洞型肺结核或胸膜粘连时，患侧胸廓凹陷，纵隔及气管向患侧移位。因肺结核好发于肺尖、肩胛间区或锁骨上下部位于咳嗽后闻及湿啰音，对诊断有重要意义。

2. 护理措施

（1）休息活动护理：有明显中毒症状、咯血或大量胸腔积液者应卧床休息，恢复期可适当增加活动。长期慢性患者或轻症患者可正常工作和生活，避免劳累和重体力活动。

（2）饮食护理：给予高热量、高蛋白、高维生素的易消化饮食。多饮水，每天不少于1500 ～ 2000ml。每周测量并记录体重 1 次。

（3）用药护理：注意观察抗结核药物的主要不良反应（表1-4）。

表1-4　常用抗结核药物不良反应

药　物	不良反应
链霉素	耳毒性和肾毒性：听力障碍、眩晕、口周麻木、肾损害及过敏反应
利福平	胃肠道不适、肝损害（ALT升高和黄疸）、过敏反应
异烟肼	周围神经炎、肝损害（ALT升高）
吡嗪酰胺	药物性肝炎（ALT升高和黄疸）、高尿酸血症常见，皮疹、胃肠道反应少见
对氨基水杨酸	胃肠道反应、过敏反应、肝损害
乙胺丁醇	球后视神经炎、胃肠道反应

（4）咯血的护理：咯血时禁止屏气，取患侧卧位，有利于健侧通气，并防止病灶扩散。咯血量多时采取患侧半卧位，保持气道通畅。有窒息先兆应立即通知医生，取头低足高位，迅速排出血块。大咯血者暂禁食，小量咯血给予少量温凉的流质饮食。垂体后叶素给药速度不宜过快，注意观察不良反应。

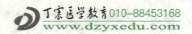 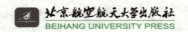

（5）预防感染传播

①管理传染源：关键在于早期发现和彻底治愈肺结核患者。

②切断传播途径：做好呼吸道隔离，单人病室，保持空气对流，每天使用紫外线消毒病室。咳嗽或打喷嚏时用双层纸巾遮掩。将痰吐在纸上用火焚烧是最简便有效的处理方法，或留置于容器的痰液经灭菌处理后再弃去。接触痰液后用流水清洗双手。餐具煮沸消毒，被褥、书籍曝晒 6 小时以上。

③保护易感人群：接种卡介苗是最有效的预防措施，可使人体产生对结核菌的获得性免疫力。对于高危人群，如与新发现的排菌肺结核患者密切接触的儿童及结核菌素试验新近转阳性者，应预防性给予异烟肼 6～12 个月。

九、自发性气胸

1. 临床表现

（1）起病急骤，多数于日常活动或休息时发作，也可见于剧咳、持重物、屏气、剧烈体力活动时。最常见的症状是突感一侧胸痛，刀割样或针刺样，持续时间短，继之出现胸闷、气促、刺激性咳嗽，咳嗽为气体刺激胸膜所致，严重者可因呼吸困难而不能平卧；如侧卧，被迫健侧卧位，以减轻呼吸困难。

（2）少量气胸时体征不明显。大量气胸时，患侧胸部隆起，气管向健侧移位；呼吸运动和触觉语颤减弱；叩诊呈过清音或鼓音，心浊音界缩小、肝浊音界下移甚至消失；听诊呼吸音减弱或消失。

2. 护理措施

（1）病情观察：随时巡视，观察患者呼吸频率、节律、幅度等，有使用呼吸机者应观察呼吸机工作是否正常。一旦出现呼吸极度困难、发绀等异常状况应立即报告医生并协助处理。

（2）减轻疼痛

①告知患者不能因担心疼痛而不敢咳嗽，可用双手按压患侧胸壁，以减轻疼痛。

②遵医嘱给予镇痛药。

③转移患者注意力。

（3）预防感染：密切观察患者体温、伤口变化；指导患者进行有效咳嗽、咳痰；遵医嘱合理使用抗生素；严格无菌操作，避免交叉感染；协助患者翻身、叩背、下床活动等；保持室内定期通风，温湿度适宜。

（4）疾病知识指导：指导患者注意避免抬举重物、剧烈咳嗽、屏气、用力排便等动作，禁止乘坐飞机，须肺完全复张 1 周后方可乘坐。多吃水果、蔬菜等富含粗纤维的食物，防治便秘。指导患者学会有效咳嗽、咳痰及深呼吸运动，不宜参加剧烈的运动，运动时间宜在气胸治愈 1 个月后。

十、原发性支气管肺癌

1. 临床表现　40 岁以上好发，男性多见。

（1）原发肿瘤症状

①咳嗽：是出现最早的症状，多为刺激性干咳或少量黏液痰。癌肿引起支气管狭窄时，咳嗽加重，为持续性高调金属音或刺激性呛咳。

②血痰或咯血：以中央型肺癌多见，常为痰中带血或间断血痰。癌肿侵犯大血管时可引起大咯血。

③喘鸣：因肿瘤部分阻塞支气管所致，胸痛和呼吸困难是晚期患者最突出的症状。

④其他：低热、体重减轻、食欲减退等。

（2）肿瘤压迫症状

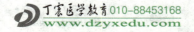 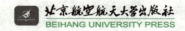

①侵袭胸膜、胸壁、肋骨易致胸痛。

②侵犯或压迫食管引起吞咽困难。

③压迫喉返神经可致声音嘶哑。

④压迫上腔静脉发生上腔静脉压迫综合征，表现为面部、颈部、上肢及前胸部静脉怒张。

⑤肺尖肿瘤压迫颈交感神经可引起 Horner 综合征，出现患侧上睑下垂、瞳孔缩小、眼球内陷、额部少汗等。

（3）远处转移症状：转移至中枢神经系统，引起头痛和颅内压增高，转移至骨骼，可有骨痛和病理性骨折，如股骨局部破坏；转移至肝，引起肝区疼痛和肝大、黄疸等；转移至淋巴结，导致淋巴结肿大。

（4）副癌综合征：骨关节痛，杵状指，库欣综合征（水肿、高血压、血糖增高），男性乳房发育，重症肌无力，多发性肌肉神经痛，钙、磷代谢紊乱。

2．护理措施

（1）饮食护理：给予高热量、高蛋白、高维生素、易消化饮食。必要时可静脉营养或鼻饲。

（2）疼痛的护理：减少诱发疼痛的因素，可用手或枕头护住胸部。遵医嘱给予药物止痛，注意观察药物的不良反应。

（3）化疗期间的护理：做好保护性隔离，注意口腔卫生，预防感染。做好静脉的保护，化疗药物多有胃肠道反应，做好饮食护理。

（4）保持呼吸道通畅：指导患者深呼吸，有效咳嗽，并协助其翻身、叩背，遵医嘱吸氧。痰液黏稠者，可行超声雾化。咳痰无力者，必要时吸痰。

（5）疾病知识及预防指导：戒烟并避免被动吸烟，改善工作环境。高危人群定期进行胸部 X 线普查。督促患者坚持化疗或放疗，定期门诊复查，出现伤口疼痛、剧烈咳嗽及咯血等症状，应尽快就诊。

十一、慢性呼吸衰竭

1．临床表现

（1）症状

①原发病症状：如 COPD 的表现，如咳嗽、咳痰、喘息。

②呼吸困难：是最早、最突出的症状。表现为呼吸费力伴呼气延长，严重者可有浅快呼吸。CO_2 潴留严重时，可出现 CO_2 麻醉现象，呼吸由浅快转为浅慢，甚至潮式呼吸。

③发绀：是缺氧的主要表现，当血氧饱和度低于 90% 时出现，最早因缺氧发生损害的组织器官是大脑。

④精神神经症状：智力及定向力障碍是主要表现。轻度缺氧和二氧化碳潴留可使脑血管扩张，脑血流增加；严重缺氧可使脑间质和脑细胞水肿，颅内压增高，甚至发生脑疝。

a．缺氧的表现：早期表现注意力分散、智力和视力轻度减退，缺氧加重可出现搏动性头痛、烦躁不安、定向力和记忆力障碍、精神错乱、嗜睡甚至昏迷。

b．CO_2 潴留的表现：先兴奋、后抑制，兴奋表现为失眠、躁动、昼睡夜醒；严重潴留时抑制神经中枢，可出现神志淡漠、嗜睡、昏迷、抽搐、扑翼样震颤、腱反射减弱或消失等肺性脑病的表现。

⑤心血管系统症状：CO_2 过多可引起体表小静脉扩张，皮肤充血，颜面潮红，球结膜水肿，四肢及皮肤温暖潮湿。早期可反射性地使心肌收缩力加强、血压升高、心率增快；严重的缺氧和 CO_2 潴留可直接抑制心血管中枢，使血压下降、心动过缓，可出现严重心律失常、右心衰竭。

⑥消化和泌尿系统症状：肝、肾功能损害，尿量减少，上消化道出血等。

（2）体征：体格检查可见静脉充盈、皮肤潮红、血压先升后降、心率增快，右心衰竭时常有体循

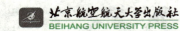

环淤血体征。

2. 护理措施

（1）休息活动护理：卧床休息，并尽量避免自理活动和不必要的操作。取半卧位或坐位，促进肺膨胀，有利于改善呼吸。

（2）饮食护理：意识清醒者给予高热量、高蛋白、易消化的流食或半流食。昏迷患者给予鼻饲。

（3）病情观察：密切观察呼吸困难的程度、生命体征及神志改变，准确记录出入量，监测血气分析结果。一旦出现肺性脑病的表现，应立即报告医生并协助处理。

（4）氧疗护理：当慢性呼吸衰竭患者的 $PaO_2 < 60mmHg$ 时，应及时给予氧疗。常用鼻导管或面罩给氧。根据呼吸衰竭类型选择给氧浓度。若出现 CO_2 潴留加重的表现，如意识障碍加深，呼吸过度表浅、缓慢，应遵医嘱及时调整吸氧浓度和氧流量。吸氧前先清除鼻内分泌物。**吸氧过程中应经常检查导管是否通畅，每天更换鼻导管一次**，两侧鼻孔宜交替使用，以免一侧长时间吸入冷空气，使鼻黏膜干燥、出血。湿化瓶内蒸馏水应每天更换一次。

（5）对症护理：清醒患者指导有效咳嗽、咳痰，意识不清、咳痰无力者给予吸痰，建立人工气道和机械通气支持，保持呼吸道通畅。吸痰时动作应轻柔，每 2 小时一次，严格执行无菌操作，防止感染。

（6）用药护理：遵医嘱正确使用抗生素，注意预防"二重感染"。给予支气管舒张药、呼吸兴奋药，注意输液速度不宜过快，以免因呼吸兴奋药过量，导致颜面潮红、面部肌肉震颤、烦躁不安等现象，一旦出现应遵医嘱减量或停药，并协助医生处理。**对烦躁不安的患者慎用吗啡等镇静药，以免引起呼吸抑制。应用呋塞米快速利尿时，可能使原有大量痰液突然减少、黏稠度增加而使排痰困难加重，应注意预防。**

---

1. 肺水肿的特异性表现是

A. 大汗淋漓　　　　　　　　B. 烦躁不安　　　　　　C. 咳粉红色泡沫痰

D. 满肺哮鸣音　　　　　　　E. 水肿

2. 患者突发大咯血窒息，最关键的抢救措施是

A. 立即建立静脉通道　　　　　　B. 立即使用呼吸中枢兴奋药

C. 立即给予鼻导管吸氧　　　　　D. 立即采取解除呼吸道梗阻的措施

E. 立即准备气管插管

3. 大咯血窒息首要抢救措施是

A. 清除呼吸道内积血　　　　　　B. 立即切开支气管　　　C. 加压湿化吸氧

D. 用呼吸中枢兴奋药　　　　　　E. 平卧头偏向一侧

4. 与清理呼吸道无效的相关因素<u>不包括</u>

A. 体位不佳　　　　　　　　B. 疲乏无力　　　　　　C. 严重水肿

D. 支气管痉挛　　　　　　　E. 无效咳嗽

5. 提示哮喘发作时病情严重的是

A. 胸部膨胀感　　　　　　　B. 大汗淋漓　　　　　　C. 发绀

D. 精神烦躁　　　　　　　　E. 哮鸣音减弱或消失

6. 缩唇呼吸的重要性是

A. 加强呼吸运动　　　　　　B. 减少呼吸困难　　　　C. 避免小气道塌陷

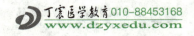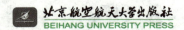

D．减轻呼吸肌劳累　　　　　　　　E．减少胸痛

7．支气管扩张症患者咳嗽、咳痰特点的是
A．慢性咳嗽、咳黏液痰　　　　　　B．咳嗽、咳痰与体位变化无关
C．慢性咳嗽、咳红棕色胶冻状痰　　D．夜间阵发性咳嗽、咳粉红色泡沫样痰
E．慢性咳嗽、咳大量脓痰，痰液静置后分 3 层

8．Ⅱ型呼吸衰竭的主要临床表现<u>不包括</u>
A．上消化道出血　　　　　B．右心衰竭　　　　　C．球结膜水肿
D．精神神经症状　　　　　E．深大呼吸

9．患者，女，68 岁。患者主诉胸闷气短。查体：杵状指、桶状胸，叩诊过清音，听诊呼吸音减弱、P_2 亢进，胸透见右心室肥大。该患者应给予的吸氧方法是
A．持续高流量吸氧　　　　B．间断高流量吸氧　　　　C．高压氧舱治疗
D．无创呼吸机辅助呼吸　　E．持续低流量吸氧

答案：1．C。2．D。3．A。4．C。5．E。6．C。7．E。8．E。9．E。

第2节　循环系统疾病

一、常见症状护理

1．心源性呼吸困难
（1）临床表现
①劳力性呼吸困难：是左心衰竭最早出现的症状。运动使回心血量增加，左心房内压力增大，加重肺淤血。
②夜间阵发性呼吸困难：是心源性呼吸困难最典型的表现，患者入睡后突然因憋气而惊醒，被迫坐起，重者可出现哮鸣音，也称为心源性哮喘。
③端坐呼吸：肺淤血达到一定程度，患者不能平卧。
（2）护理措施
①病情观察：观察呼吸困难的程度、持续时间、有无其他伴随症状、生命体征及治疗后的反应。
②体位护理：根据不同病情调整舒适的体位，如心衰患者夜间睡眠取半卧位、急性肺水肿患者取坐位。
③休息与活动：保证足够的睡眠时间。减少体力活动，根据心功能情况适当休息。卧床患者应在床上活动四肢，防止静脉血栓形成。病情缓解后，应进行适当活动，以利于提高心脏储备力，如平地散步、打太极拳等，但应避免剧烈运动。
④正确用氧：根据缺氧程度调节氧流量。
2．心前区疼痛
（1）临床表现：见表 1-5。
（2）护理措施：观察疼痛的部位、性质、持续时间、伴随症状等，必要时遵医嘱给予镇痛药。做好患者的心理护理。

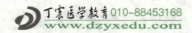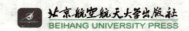

表1-5　不同疾病的心前区疼痛的临床表现

疾　病	表　现
心绞痛	胸骨后上中段或心前区，含服硝酸甘油可缓解
心肌梗死	胸骨后上中段或心前区，含服硝酸甘油多不能缓解
急性主动脉夹层动脉瘤	胸骨后或心前区撕裂样剧痛或灼烧痛
急性心包炎、胸膜炎	可因咳嗽、呼吸困难加重疼痛，呈刺痛
心血管神经症	与患者的情绪变化有关，疼痛部位不固定

3．**心悸**　观察并记录患者的脉搏、心率及心律的变化。严重者应卧床休息，做好心电监护，出现异常及时告知医生。做好患者的心理护理，减少其焦虑等不良心理，必要时遵医嘱用药。

4．**心源性水肿**

（1）临床表现：是右心衰竭的典型体征，早期出现在身体低垂部位，为凹陷性，长期卧床患者以腰骶尾部最明显。常在下午出现或加重，休息一晚可减轻或消失，常伴有尿量减少，甚至电解质紊乱症状。

（2）护理措施：根据病情限制水、盐的摄入，保证足够的营养。维持体液及酸碱平衡，勤换衣物，保持清洁、干燥，避免感染，做好皮肤的护理，阴囊水肿患者可用拖带支托阴囊。

5．**心源性晕厥的护理措施**　发作时注意保持呼吸道通畅，积极治疗相关疾病，了解患者发作前的情况，如发作前的表现、既往史等，避免诱发因素（紧张、疲劳、体位改变等）。由于心排血量突然下降而出现的晕厥称为阿 - 斯综合征。

二、心力衰竭

（一）慢性心力衰竭

1．**心功能评估及分级活动指导**　见表 1-6。

表1-6　纽约心脏病协会（NYHA）心功能分级及活动指导

分级	心功能表现	活动指导
Ⅰ级	体力活动不受限，日常活动（一般活动）不引起明显的气促、乏力或心悸	注意休息，不限制一般的体力活动，适当锻炼，但应避免剧烈运动和重体力劳动
Ⅱ级	体力活动轻度受限，休息时无症状，日常活动（一般活动）如平地步行200～400m或以常速上3层以上楼梯的高度时，出现气促、乏力和心悸	适当限制体力活动，可从事轻体力活动和家务劳动，增加午睡时间，劳逸结合
Ⅲ级	体力活动明显受限，稍事活动或轻于日常活动（一般活动）如平地步行100～200m或以常速上3层以下楼梯的高度时，即引起显著气促、乏力或心悸	限制日常体力活动，以卧床休息为主，鼓励或协助患者自理日常生活
Ⅳ级	体力活动重度受限，休息时也有气促、乏力或心悸，稍有体力活动症状即加重，任何体力活动均会引起不适	无需静脉给药者为Ⅳa级，可在室内或床边略活动；需静脉给药者为Ⅳb级，应绝对卧床休息；日常生活由他人照顾完成，卧床时应做肢体被动运动

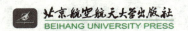

2．临床表现

（1）左心衰竭：主要表现为肺循环淤血和心排血量降低。

①不同程度的呼吸困难：是左心衰竭最主要的症状。

a．劳力性呼吸困难：是左心衰竭最早出现的症状。

b．夜间阵发性呼吸困难：是心源性呼吸困难最典型的表现，患者入睡后突然因憋气而惊醒，被迫坐起，重者可出现哮鸣音，也称为心源性哮喘。

c．端坐呼吸：肺淤血达到一定程度，患者不能平卧。

d．急性肺水肿：是左心衰竭呼吸困难最严重的情况。

②咳嗽、咳痰、咯血：是肺泡和支气管黏膜淤血、气道受刺激的表现。夜间加重，而站位、立位时减轻。

a．咳白色浆液性泡沫样痰：原因是肺毛细血管压增高，浆液样分泌物渗出。

b．痰带血丝：是由于肺微血管破损。

c．咳粉红色泡沫样痰：是急性肺水肿的表现，由于血浆渗入肺泡所致。

d．大咯血：长期慢性肺淤血可导致肺循环和支气管循环之间形成侧支，曲张破裂可致咯血。

③其他症状：心排血量降低，出现倦怠、乏力、头晕、失眠、嗜睡、烦躁等症状。重者可有少尿及肾功能损害、肾前性肾衰竭。

④一般体征：心率加快，血压下降，脉压减小，呼吸急促。

⑤肺部湿啰音：是左心衰竭的主要体征，由于肺毛细血管压力增高，液体渗出到肺泡所致，随着肺淤血的加重，湿啰音可由局限于双肺底扩大到全肺，可伴哮鸣音。

⑥心脏体征：左心室扩大，可闻及舒张早期奔马律，肺动脉瓣区第二心音亢进；心尖部可闻及收缩期杂音是左心室扩大引起相对性二尖瓣关闭不全所致。交替脉是左心衰竭的重要体征，常见于高血压、冠心病引起的心衰。

（2）右心衰竭：主要表现为体循环静脉淤血。

①消化道症状：恶心、呕吐、食欲缺乏、腹胀、肝区胀痛等是右心衰竭最常见的症状。严重者可发展为心源性肝硬化。

②呼吸困难：继发于左心衰的右心衰，呼吸困难已经存在。单纯右心衰的呼吸困难是由于右心室扩大，限制了左心室充盈而引起肺淤血所致。发绀是由于体循环静脉淤血，血流缓慢，血液中的还原血红蛋白增多所致。

③颈静脉征：颈静脉充盈、怒张是右心衰竭的最早征象，怒张与静脉压升高程度成正比。肝颈静脉反流征阳性是指按压右上腹时，使回心血量增加，出现颈外静脉充盈，是右心衰竭的特征性体征。

④水肿：是右心衰竭的典型体征，由于体循环静脉压力增高所致。水肿从足、踝开始，逐渐向上蔓延，呈对称性、凹陷性，晚期出现全身性水肿，长期卧床患者以腰骶尾部最明显。

⑤胸水和腹水：双侧胸水，右侧更明显，与体循环和肺循环压力增高、胸膜毛细血管通透性增大有关。腹水是由心源性肝硬化所致。

⑥心脏体征：右心室扩大，胸骨左缘或剑突下可见心脏搏动。三尖瓣听诊区可闻及收缩期杂音，是由于相对性三尖瓣关闭不全所致。

（3）全心衰竭：右心衰竭继发于左心衰竭而形成全心衰竭。但当右心衰竭出现时，右心排血量减少，呼吸困难等肺淤血的临床表现反而减轻。

（二）急性心力衰竭

1．症状　突发严重呼吸困难，呈端坐呼吸，强迫坐位，双臂支撑协助呼吸，呼吸频率增快（达

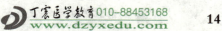
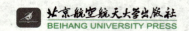

30 ～ 40 次 / 分），咳嗽频繁并咳出大量粉红色泡沫样血痰，烦躁不安，伴恐惧感。

2．**体征**　心率和脉率增快，第一心音减弱，两肺布满湿啰音和哮鸣音，心尖区可闻及舒张期奔马律。

3．**心源性休克**　持续性低血压（收缩压＜ 90mmHg），皮肤湿冷，面色苍白，口唇发绀，尿量减少甚至无尿，意识障碍。

（三）心力衰竭的护理

1．**休息与活动护理**　失代偿期需卧床休息，多做被动运动以预防深部静脉血栓形成。病情缓解或稳定后，鼓励适当活动，防止肌肉废用性萎缩。慢性心衰患者病情稳定者，可每天步行多次，每次 5 ～ 10 分钟。

2．**饮食护理**　少食多餐，限制总热量，避免增加心脏负担；进食低盐、低脂、易消化、高维生素、高纤维素、高蛋白质、不胀气的食物，戒烟，严重消瘦者应给予营养支持。出现肝区肿胀、胃肠道淤血等症状时，应避免粗纤维饮食，以免刺破胃肠道血管引起出血。

3．**病情观察**　观察呼吸困难加重、心率增快、烦躁、面色苍白、尿量减少情况。大便时勿用力，必要时使用缓泻药，但禁忌大剂量灌肠，以免增加心脏负担。控制输液速度，一般 20 ～ 30 滴 / 分，小儿＜ 5ml/（kg·h）。

4．**强心苷的用药护理**　遵医嘱服药，不随意增减或撤换药物。

（1）强心苷：治疗剂量和中毒剂量接近，易发生中毒，使用后应重点观察其中毒反应。

（2）心脏毒性反应：是强心苷较严重的毒性反应，主要表现为各种心律失常。

（3）加强用药监测：严格遵医嘱用药，用药前应先测量心率。静脉给药时务必稀释后缓慢静注，观察患者用药后的反应，同时监测心律、脉率、心电图及血压变化。当患者心律或脉搏节律由规则变为不规则，或由不规则变为规则（如长期心房颤动患者的不规则心律在使用强心苷后心律变得规则），心率或脉搏＜ 60 次 / 分，均提示强心苷中毒，应暂停用药并通知医生。

（4）毒性反应处理：一旦发现中毒，应立即停用强心苷，严格卧床，半卧位；同时停用排钾利尿药，积极补钾，快速纠正心律失常。

（5）配伍禁忌：注意不与奎尼丁、普罗帕酮（心律平）、维拉帕米（异搏定）、胺碘酮、钙剂、阿司匹林等药物合用。与钙剂合用时，需间隔 4 小时，以免导致心律失常。

三、心律失常

（一）窦性心律失常

1．**窦性心动过速**

（1）定义：成人窦性心率＞ 100 次 / 分，称窦性心动过速。频率大多在 100 ～ 150 次 / 分，偶可高达 200 次 / 分。

（2）心电图特点：窦性 P 波规律出现，频率＞ 100 次 / 分，PP（或 RR）间期＜ 0.6 秒。心电图记录横竖交织的线形成标准的小格。每一小格的两条竖线及两条横线相距均为 1mm，竖线间 1 小格代表时间 0.04 秒；横线间 1 小格代表电压 0.1mV。

2．**窦性心动过缓**

（1）定义：成人窦性心率＜ 60 次 / 分，称窦性心动过缓。

（2）心电图特点：窦性 P 波规律出现，频率＜ 60 次 / 分，PP（或 RR）间期＞ 1 秒。

3．**窦性心律不齐**

（1）定义：窦性心率，但快慢不规则称窦性心律不齐。

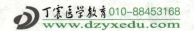
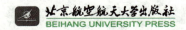

（2）心电图特点：窦性 P 波，PP（或 RR）间期长短不一，相差 0.12 秒以上。

（二）期前收缩

1. **临床表现**　偶发期前收缩者大多无症状，可有心悸、失重感或代偿间歇后心脏有力的搏动感。听诊室性期前收缩后出现较长的停歇，脉搏减弱或不能触及。室性期前收缩可孤立，也可规律出现，每隔 1 个正常搏动后出现 1 次期前收缩称二联律，每隔 2 个正常搏动后出现 1 次期前收缩称三联律，连续发生 2 个期前收缩称成对期前收缩。

2. **心电图特点**

（1）房性期前收缩：P′ 波提早出现，其形态与窦性 P 波不同；PR 间期 ≥ 0.12 秒，QRS 波群形态与正常窦性心律的 QRS 波群相同，期前收缩后有一不完全代偿间歇。

（2）室性期前收缩：QRS 波群提前出现，形态宽大畸形，QRS 时限 > 0.12 秒，其前无相关的 P 波；T 波常与 QRS 波群的主波方向相反；期前收缩后有完全代偿间歇。

（三）扑动和颤动

1. **心房扑动**　阵发性房扑的症状较轻，有心慌和胸闷。但心室率较快的房扑或合并二尖瓣狭窄，可诱发心源性休克或急性肺水肿。

2. **心房颤动**　临床表现与发作的类型、心室率快慢、是否形成心房附壁血栓等有关。急性房颤心悸、气促、胸闷等表现明显。并发器质性心脏病、心室率极快者（> 150 次 / 分），可诱发急性肺水肿或心源性休克。

3. **心电图特点**

（1）心房扑动：窦性 P 波消失，代之以振幅和间期较恒定、呈规律的锯齿状的扑动波，称为 F 波，频率 250 ～ 350 次 / 分。房扑波常以 2：1 的比例传导到心率，心室率规则或不规则，取决于房室传导比例，一般情况下 QRS 波群形态正常。

（2）心房颤动：窦性 P 波消失，代之以小而不规则的基线波动（f 波），频率 350 ～ 600 次 / 分，一般情况下 QRS 波群形态正常。心室率极不规则，通常在 100 ～ 160 次 / 分。

4. **心室扑动和心室颤动**　心室扑动简称室扑，是指心室快而弱的无效性收缩。心室颤动简称室颤，是指心室各部位不协调的颤动，是最严重、最危险的致命性心律失常，对血流动力学的影响相当于心脏骤停。

（1）临床表现：意识丧失、发绀、抽搐、呼吸停止，甚至死亡。查体心音消失，脉搏触不到，血压测不到。

（2）心电图特点：室扑呈正弦波形，波幅大而规则，频率 150 ～ 300 次 / 分。室颤的波形、振幅和频率完全无规则，无法辨认 QRS 波群与 T 波。

（四）心律失常的护理

1. **休息活动护理**　无器质性心脏病者，应注意劳逸结合，避免感染，鼓励其从事正常工作，维持正常生活，可不必卧床休息。对持续性室性心动过速、持续性房颤、二度Ⅱ型及三度房室传导阻滞等严重心律失常患者，应绝对卧床休息，协助其做好生活护理。心动过缓者嘱其勿屏气，以免刺激迷走神经加重病情。

2. **体位护理**　心律失常发作导致胸闷、心悸、头晕时，应采用高枕卧位、半卧位，避免左侧卧位，因左侧卧位会加重其不适。

3. **饮食护理**　宜选择低脂、高蛋白、高维生素、易消化饮食，避免过饱及刺激性食物，戒烟、

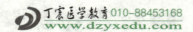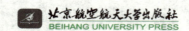

酒及咖啡、浓茶，保持大便通畅。

4. 病情观察　密切观察生命体征，测量脉搏或心率的时间不少于 1 分钟。注意观察神志、面色（发绀或苍白）的变化，出现呼吸困难、晕厥等表现应立即通知医生。监测心电图、血氧饱和度、电解质的变化。频发、成联律的室性期前收缩，室速，持续性房颤，二度Ⅱ型或三度房室传导阻滞等严重心律失常，有潜在猝死的危险，应加强监护。出现室颤，应按心脏骤停做好抢救。

5. 用药护理

（1）胺碘酮：化学结构与甲状腺素相似，其作用与不良反应与甲状腺素受体有关。可抑制多种离子通道，主要用于抗心律失常，可减慢心脏传导；还可治疗心绞痛，具有舒张血管平滑肌、扩张冠状动脉、降低心肌耗氧量的作用。对房扑、房颤、室上速、室速均有效，还常用于急性心肌梗死后心律失常的治疗。常见不良反应有窦性心动过缓、房室传导阻滞，静脉给药时低血压常见，很少引起致命性心律失常，故应用较广。心外毒性最严重的为肺纤维化，长期使用可致死亡，应严密监测呼吸功能，及早发现肺损伤。长期应用还可发生角膜色素沉积，停药可恢复，不影响视力。少数患者可出现甲状腺功能亢进或减退。胃肠道反应有恶心、呕吐、便秘等。静脉给药时应选择大血管，观察穿刺局部情况，防止药液外渗。

（2）利多卡因：为钠通道阻滞剂，对因缺血或洋地黄中毒引起的心律失常有较强的抑制作用，对房性心律失常效果差，常用于治疗室性心律失常，如室性期前收缩、室速和室颤。肝功能不全的患者静脉注射过快，可出现头晕、嗜睡。大剂量可引起房室传导阻滞和低血压。眼球震颤是利多卡因中毒的早期症状。

（3）奎尼丁：对心脏毒性较严重，避免夜间给药，白天给药剂量较大时，应严密监测血压、心律变化，如血压明显下降、心率减慢或心律不规则，须暂停用药，报告医生。奎尼丁还会引起恶心、呕吐、腹痛、腹泻等消化道不良反应。

（4）腺苷：静脉快速推注，注射后迅速降低窦性心率，减慢房室传导，主要用于室上速的治疗。静脉注射速度过快可引起短暂心脏停搏。治疗剂量可有胸部压迫感、呼吸困难、面色潮红等反应。支气管哮喘患者禁用。

四、心脏瓣膜病

（一）二尖瓣狭窄

1. 症状

（1）呼吸困难：是最常见也是最早期的症状，在运动、情绪激动、妊娠、感染等情况下易诱发。原因为左心衰竭。随着病情的进展，可出现夜间阵发性呼吸困难，严重时可导致急性肺水肿。

（2）咳嗽、咳痰：多在夜间睡眠或劳动后出现。起初为无痰干咳或泡沫痰，发生急性肺水肿时咳粉红色泡沫痰。

（3）咯血：突然大咯血是由于严重二尖瓣狭窄使左心房压力增高，继而肺静脉压力增高，支气管静脉曲张破裂出血导致。痰中带血或血痰可能与支气管炎、肺部感染有关。

（4）其他症状：晚期右心衰竭时可有食欲减退、腹胀、下肢水肿等体循环静脉淤血的表现。扩大的左心房压迫喉返神经引起声音嘶哑。

2. 体征　典型体征为"二尖瓣面容"，双颧绀红，口唇轻度发绀。出现右心衰竭时可有颈静脉怒张、肝颈静脉反流征阳性等。特征性的心脏杂音为心尖区舒张中晚期低调的隆隆样杂音，伴舒张期震颤。心尖区第一心音亢进，出现肺动脉高压时可有肺动脉瓣区第二心音（P_2）亢进、分裂。

3. 并发症

（1）心房颤动：是最常见的心律失常，也是相对早期的常见并发症，可能是患者就诊的首发症状。

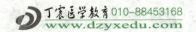
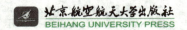

房颤的原因是左心房扩大及房壁纤维化。

（2）**左心衰竭**：是晚期最常见的并发症，也是死亡的主要原因。突然出现的急性肺水肿常由房颤引起。

（3）**血栓栓塞**：以脑栓塞最多见。栓子多来自于扩大的左心房伴心房颤动者。右心房血栓脱落可导致肺栓塞。

（4）右心衰竭：为晚期常见并发症。右心衰竭时，右心排出量减少，使肺淤血症状减轻，呼吸困难反而缓解。

（5）感染性心内膜炎：较少见。

（6）肺部感染：肺淤血易合并肺部感染，感染后诱发或加重心力衰竭。

（二）二尖瓣关闭不全

1. **症状** 轻度二尖瓣反流常无症状，严重反流心排血量少，表现为疲劳、乏力。病程长，呼吸困难出现晚，心力衰竭一旦发生进展迅速。

2. **体征** 心脏搏动呈抬举样，向左下移位。心尖部全收缩期吹风样杂音是典型体征，在心尖区最响，伴有震颤。第一心音减弱或不能闻及。

3. **并发症** 与二尖瓣狭窄相似，常有房颤。相比二尖瓣狭窄，感染性心内膜炎常见，体循环栓塞较少见。

（三）主动脉狭窄

1. **症状** 无症状期长。瓣口严重狭窄时出现主动脉狭窄典型三联征，即呼吸困难、心绞痛和晕厥。

（1）呼吸困难：劳力性呼吸困难是晚期常见的首发症状，继而出现左心衰竭的其他呼吸困难。

（2）心绞痛：是重度主动脉狭窄的最早、最常见的症状，因心肌缺血所致，常由运动诱发。

（3）晕厥：因心排血量减少导致，常由劳力诱发。休息时晕厥常由心律失常如房颤引起。

2. **体征** 心尖区可触及收缩期抬举样搏动。收缩压降低，脉压减小，脉搏细弱。胸骨右缘第2肋间（主动脉瓣听诊区）可闻及粗糙、响亮的收缩期吹风样杂音是最主要的体征，向颈部传导。

3. **并发症** 主要有房颤、心力衰竭和胃肠道出血。心脏性猝死、感染性心内膜炎和体循环栓塞较少见。

（四）主动脉关闭不全

1. **症状** 轻症者无症状时间长，出现心悸、心前区不适、头部动脉搏动感与心排血量增大有关。晚期可出现左心代偿性肥大和扩张、左心衰竭、肺淤血、呼吸困难。有效心排血量降低时患者出现疲劳、乏力和体位性头晕，重度主动脉瓣反流可引起晕厥甚至猝死。

2. **体征** 面色苍白，头随心搏摆动。特征性体征为主动脉第二听诊区（胸骨左缘第3、4肋间）可闻及高调叹气样舒张期杂音，轻度反流者只有坐位前倾、呼气末才能听到。严重主动脉瓣反流患者收缩压升高、舒张压降低、脉压增大，出现周围血管征，如点头征、水冲脉、毛细血管搏动征、股动脉枪击音等。

3. **并发症** 感染性心内膜炎、左心衰竭、室性心律失常较常见，心脏性猝死少见。心脏瓣膜病鉴别见表1-7。

（五）心脏瓣膜病的护理

1. **休息活动护理** 风湿活动期卧床休息，病情好转后逐渐增加活动。有血栓形成者应绝对卧床休息，以防血栓脱落造成栓塞。协助卧床患者做好生理护理，预防下肢深静脉血栓形成。

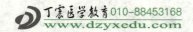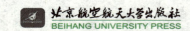

表1-7　心脏瓣膜病鉴别

	二尖瓣狭窄	二尖瓣关闭不全	主动脉瓣狭窄	主动脉瓣关闭不全
早期症状	劳力性呼吸困难	无症状或疲劳、乏力	无明显症状	无症状或心悸、心尖区不适
严重症状	急性肺水肿常见	呼吸困难出现较晚	呼吸困难、心绞痛、晕厥三联征	呼吸困难
杂音听诊部位	心尖区	心尖区	胸骨右缘第2肋间	胸骨左缘第3、4肋间
杂音时期	舒张中晚期	全收缩期	收缩期	舒张期
杂音性质	隆隆样	粗糙吹风样	粗糙、响亮吹风样	高调叹息样
最常见并发症	房颤	房颤	房颤	感染性心内膜炎
其他并发症	左心衰竭、血栓栓塞、右心衰竭、肺炎、感染性心内膜炎	左心衰竭、感染性心内膜炎、体循环栓塞	左心衰竭、胃肠道出血	左心衰竭、室性心律失常

2．**饮食护理**　给予高热量、高蛋白、高维生素、清淡易消化饮食，少食多餐，避免过饱，多食新鲜蔬菜、水果，保持大便通畅。

3．**病情观察**　观察有无风湿活动的表现，如皮肤环形红斑、皮下结节、关节红肿及疼痛不适等。观察有无乏力、呼吸困难、心悸、胸痛、肝大、下肢水肿等症状，积极纠正心律失常，防止病情加重。

4．**用药护理**　遵医嘱用药，如应用抗心律失常、抗血小板聚集及抗凝药物，预防附壁血栓形成和栓塞。一旦发生栓塞，立即报告医师，遵医嘱给予溶栓、抗凝治疗，配合抢救。应用阿司匹林和华法林时，应密切观察有无出血倾向，如鼻出血、牙龈出血、血尿、柏油样便等，定期复查凝血酶原时间。

5．**预防感染**　防寒保暖，预防感冒，避免呼吸道感染，发生感染应及时用药治疗。在拔牙、内镜检查、导尿术、分娩、人工流产等手术操作前，应告诉医生自己有风湿性心脏病病史，预防性使用抗生素。反复发生扁桃体炎者在风湿活动控制后 2～4 个月手术切除扁桃体。

五、冠状动脉粥样硬化性心脏病

（一）稳定型心绞痛

稳定型心绞痛也称劳力性心绞痛，是在冠状动脉固定性严重狭窄的基础上，由于心肌负荷增加引起心肌急剧的、暂时的缺血缺氧的临床综合征，可伴心功能障碍，但没有心肌坏死。

1．**临床表现**

（1）典型症状：发作性胸痛和胸部不适。

（2）疼痛部位：主要在胸骨体上、中段之后及心前区，范围有手掌大小。

（3）放射方式：多至左肩，沿左臂尺侧达无名指和小指，向上可达颈、咽部和下颌部。

（4）疼痛特点：压迫、发闷、紧缩感，也可有烧灼感，偶伴濒死、恐惧感。不会有针刺或刀割样锐痛。

（5）持续时间：疼痛逐步加重，然后逐渐消失，一般持续 3～5 分钟。发作时，患者往往不自觉

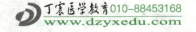

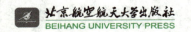

地停止原来的活动，一般会在原来诱发疼痛的活动停止后缓解。

（6）好发时段：清晨和上午，与晨间痛阈低、交感神经兴奋性增高等昼夜节律变化有关。

（7）体征：发作时可见患者心率增快、血压升高、表情焦虑、出冷汗。

2．护理措施

（1）休息与活动：发作时立即卧床休息。24小时内应鼓励患者做床上被动运动，防止下肢静脉血栓形成。下肢静脉血栓形成及血栓性静脉炎多因术后长期卧床或下肢静脉多次输注高渗液体和刺激性药物等引起，血栓脱落最容易栓塞的器官是肺。发生静脉血栓后，应停止患肢静脉输液；抬高患肢并制动，局部硫酸镁湿热敷，配合理疗和全身性抗生素治疗；禁忌局部按摩，以防血栓脱落。

（2）饮食护理：给予低热量、低脂、低胆固醇、低盐、高维生素饮食，少食多餐，避免暴饮暴食及刺激性饮食。戒烟限酒。

（3）用药护理：硝酸酯制剂常有头部胀痛、面色潮红、心悸等血管扩张的不良反应，嘱患者含药后应立即平卧，以防直立性低血压的发生；静脉用药时要控制滴速，不可擅自调节，随时监测血压变化。随身携带硝酸甘油，以备发作时急救。硝酸甘油见光易分解，应避光放在棕色瓶内。药瓶开封后每6个月更换一次，确保疗效。

（二）急性心肌梗死

1．临床表现　多数患者在发病前数天有乏力、胸部不适、活动时心悸等心绞痛的前驱症状。或者心绞痛发作更加频繁，持续更久，硝酸甘油疗效变差等。心绞痛与急性心梗鉴别见表1-8。

表1-8　心绞痛与急性心梗鉴别

	心绞痛	急性心梗
典型症状	发作性胸痛和胸部不适	心前区剧烈疼痛是最早出现和最突出的症状
胸痛特点	压榨、憋闷、紧缩、烧灼或窒息感	
濒死、恐惧感	偶伴	常伴
胸痛部位	胸骨后上中段或心前区	
放射	多至左肩，沿左臂尺侧至无名指和小指；向上可至颈、咽部和下颌部	
持续时间	一般3～5分钟，不超过30分钟	10～20分钟以上
诱因	体力劳动、情绪激动、饱餐、寒冷、吸烟	一般无明显诱因
好发时段	早晨和上午	
含服硝酸甘油	1～2分钟开始起效，10分钟以上不缓解考虑非心绞痛	无效
消化道症状	无	恶心、呕吐、上腹胀，重者可有呃逆
全身症状	无	发热，38℃左右
体　征	心率增快，血压下降	心率多增快，血压下降，第四心音奔马律
严重表现	无	心律失常、猝死、休克、心衰

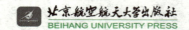

2. 护理措施

（1）休息与活动：发病 12 小时内绝对卧床休息，搬运时，用担架车护送，保持环境安静，谢绝探视，解除焦虑。休息可降低心肌耗氧量和交感神经兴奋性，避免增加心脏负担。如无并发症，可根据病情卧床 1～3 天，病情不稳定及高危患者可适当延长卧床时间。一般第 2 天可允许使用便器坐在床旁大便，第 3 天可在病房内活动，第 4～5 天逐步增加活动，直至每天 3 次步行 100～150m。对疑有心肌梗死的入院患者，应尽可能减少相关性不大的辅助检查（如 X 线检查），以免加重患者心脏负担。

（2）饮食护理：急性心梗患者需禁食至胸痛消失，然后给予流质、半流质饮食，逐步过渡到普通饮食。给予低钠、低脂、低热量、低胆固醇、清淡、易消化饮食，少量多餐，避免饱餐。

（3）防治便秘：急性心梗患者适当增加纤维素类食物，必要时使用缓泻药及通便药如开塞露，以防止便秘时用力排便导致心律失常或心力衰竭，甚至心脏破裂。

（4）病情观察：急性心梗患者立即送入监护病房，连续心电监护，监测心率、心律、血压、呼吸的变化，发现心律失常、猝死、心力衰竭和休克的征兆，应及时通知医生给予处理。

（5）用药护理

①吗啡或哌替啶：注意有无呼吸抑制、血压下降等表现。

②抗栓药、抗凝药及溶栓药：应用阿司匹林、氯吡格雷、肝素等药物，使用过程中应严密观察有无出血倾向。应用尿激酶等溶栓药物应严密监测出凝血时间和纤溶酶原，注意观察有无皮肤和牙龈出血。行冠状动脉旁路手术术前 3 天停用抗凝药，防止术中出血不止。

③他汀类药物：可引起肝损害和肌病，用药期间应严密监测血清转氨酶及肌酸激酶。

（6）PCI 术后护理：停用肝素 4 小时后，患者继续卧床 24 小时，术肢制动，加压包扎。观察足背动脉搏动情况，术区有无出血、血肿。

六、病毒性心肌炎

1. 临床表现　临床表现差异很大，预后大多数良好，轻者可无明显症状，重者可猝死。

（1）前驱症状：在起病前数日或发病前 1～3 周，多有上呼吸道感染或肠道病毒感染病史，表现为发热、乏力、食欲缺乏、咽痛、肌痛、腹痛或腹泻等。

（2）心肌炎症状：轻者可无症状而仅有心电图异常。一般病例常出现心悸、胸闷、呼吸困难、心前区隐痛、乏力等表现。严重者甚至出现心力衰竭、严重心律失常、心源性休克等。少数患儿呈慢性病程，演变为扩张型心肌病。

（3）体征：心脏正常或轻度扩大，第一心音减弱，可出现奔马律和交替脉等心力衰竭的体征。心律失常，心动过速与发热程度不平行。伴心包炎可闻及心包摩擦音。重症患儿可出现血压下降或心源性休克。

2. 护理措施　重点是充分休息，加强营养。

（1）休息活动护理：卧床休息至体温稳定后 3～4 周，保证充分睡眠，待症状消失，心肌酶、病毒中和抗体、白细胞等实验室检查指标及体征正常后，方可逐渐增加活动。恢复期继续限制活动，总休息时间不少于 6 个月。病情好转后半年至 1 年内避免重体力劳动，以减少心肌耗氧量。

（2）饮食护理：加强营养，应给予易消化、富含维生素和优质蛋白质的饮食，心力衰竭者限制钠盐摄入，避免刺激性食物，如浓茶、浓咖啡等，戒烟、酒。保持情绪稳定。

（3）病情观察：进行心电监护，注意有无心律失常和心功能改变，发现多源性期前收缩、频发室性期前收缩、高度或完全性房室传导阻滞、心动过速、心动过缓时应立即报告医生，采取紧急处理措施。心肌炎患儿对洋地黄类药物敏感，易中毒，应减少药量。

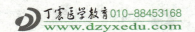
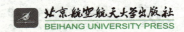

七、原发性高血压

1．临床表现

（1）症状：多数起病隐匿，症状不明显，仅在测量血压或出现心、脑、肾等并发症后才被发现。常见症状有头痛、头晕、心悸、后枕部或颞部搏动感。还有的表现为失眠、健忘、注意力不集中、情绪激动易怒、耳鸣等神经症状。症状严重程度并不一定与血压水平成正比。

（2）体征：长期持续高血压可有左心室肥厚，主动脉瓣区第二心音（A_2）亢进。

（3）并发症

①心血管病：长期高血压使左心室后负荷加重，左心室肥厚、扩大，久之可致充血性心力衰竭。高血压还可促进冠状动脉粥样硬化的形成和发展，是冠心病的重要危险因素。

②脑血管病：包括脑出血、脑血栓形成、短暂性脑缺血发作、腔隙性脑梗死等。长期高血压使脑血管形成微动脉瘤，破裂可发生脑出血。

③慢性肾衰竭：长期高血压会使肾小动脉硬化，晚期出现慢性肾衰竭。

④视网膜病变：视网膜小动脉痉挛、硬化。

⑤主动脉夹层。

（4）高血压脑病：血压急剧增高，导致脑血管痉挛或脑血管充血扩张而致脑水肿。表现为剧烈头痛、恶心呕吐、视物模糊等。

2．原发性高血压心血管危险分层 见表1-9。

表1-9　原发性高血压心血管危险分层

其他危险因素和病史	高血压		
	1级	2级	3级
无	低危	中危	高危
1～2个其他危险因素	中危	中危	很高危
≥3个其他危险因素或靶器官损害	高危	高危	很高危
临床合并症或合并糖尿病	很高危	很高危	很高危

3．护理措施

（1）休息活动护理：合理安排休息、工作与活动，根据年龄及身体状况选择运动，持之以恒循序渐进。1级高血压患者可适当休息，保证充足睡眠；若血压较高，患者出现头晕、眼花、耳鸣等症状时，应卧床休息。保持病室安静，减少探视，治疗和护理操作集中进行，保证患者充足的休息、睡眠。

（2）饮食护理：给予低脂、低胆固醇饮食，限制动物脂肪、内脏、甲壳类食物的摄入，补充适量蛋白质，多吃新鲜蔬菜、水果。多食含钾丰富的蔬菜（油菜、香菇、红枣等）、水果（柑橘、香蕉等），防止便秘。

（3）直立性低血压护理：服降压药后如有眩晕、恶心、乏力时，立即平卧，取头低足高位，增加脑部供血。指导患者改变体位要缓慢，禁止长时间站立，防止直立性低血压。避免用过热的水洗澡或洗蒸汽浴，防止周围血管扩张导致晕厥。

（4）高血压急症护理

①避免危险因素：保持心情舒畅，遵医嘱服药，避免过劳和寒冷刺激。

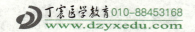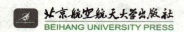

②病情监测：加强生命体征监测，静滴降压药过程中，每 5 ～ 10 分钟测量血压一次。发现血压急症，应立即通知医生，保持病室安静，给氧，连接好心电、血压、呼吸监护。做好生理护理。

（5）用药护理

①钙通道阻滞剂：常见不良反应为颜面潮红、头痛、眩晕、心悸、踝部及胫前水肿、牙龈增生等，踝部及胫前水肿非因水钠潴留，而是由毛细血管扩张所致。

②硝普钠：不良反应有恶心、呕吐、精神不安、肌肉痉挛、头痛、皮疹、发热等。口服不吸收，静脉给药后 5 分钟即见效，停药后作用仅维持 3 ～ 5 分钟，故只可静脉滴注。

（6）疾病知识指导：向患者及家属解释高血压对健康的危害，以引起重视。坚持长期的饮食、运动、药物治疗。家庭血压监测一般在每天早晨起床排尿后、服用降压药物之前或晚上临睡前测量。每次测 2 ～ 3 遍，取平均值。测量前应安静休息 5 分钟，禁止吸烟、饮咖啡和茶 30 分钟。

（7）饮食指导：高钠饮食可加重体内水钠潴留，使血压升高，故应指导患者将钠盐摄入量逐步降至 < 6g/d，减少每天总热量摄入，控制体重。超重、肥胖患者有计划地减少体重是降低血压非常有效的方法，一般以每周减重 0.5 ～ 1kg 为宜。

（8）生活习惯指导：戒除不良嗜好，戒烟，限酒。劳逸结合，保证充足睡眠，保持乐观情绪。

（9）运动指导：根据年龄及病情选择适当的体育锻炼，因人而异，量力而行。最适宜的运动为慢跑、步行、太极拳、游泳、体操等，避免竞技性运动和力量型运动，如球类比赛、举重、俯卧撑、冬泳、攀岩、跳绳等。判断运动量是否合适的简单方法为：运动中的心率 = 170 一年龄，或者运动后休息 10 分钟，心率、呼吸应恢复到正常或接近正常，否则考虑运动强度过大。当运动中出现头晕、心慌、气急等症状时应就地休息。清晨血压较高，也是心血管事件的高发时间段，因此选择下午或傍晚运动最佳。

（10）用药指导：告知患者及其家属有关降压药的名称、剂量、用法、作用与不良反应，强调终身治疗的重要性。教育患者服药剂量必须遵医嘱执行，按时按量，不可随意增减药量或突然撤换药物，不可漏服或补服上次漏下的剂量。

（11）复诊指导：低危或中危者，每 1 ～ 3 个月随访一次；高危者至少每 1 个月随访一次。经治疗后血压达标者可每 3 个月随访一次；血压未达标者，建议每 2 ～ 4 周随访一次；当出现血压异常波动或有症状者，随时就诊。

---

1. 心排血量突然下降而出现的晕厥称为

A. 病窦综合征　　　　　　B. 脑卒中　　　　　　C. 阿 - 斯综合征

D. 倾倒综合征　　　　　　E. 心脏骤停

2. 长期半卧位的心源性水肿患者最易发生皮肤溃烂的部位是

A. 背部　　　　　　　　　B. 肘部　　　　　　　C. 足跟部

D. 腰骶部　　　　　　　　E. 双踝骨突出处

3. 长期卧床的心力衰竭患者，其水肿最易出现的部位是

A. 腹部　　　　　　　　　B. 踝部　　　　　　　C. 胫前部

D. 腰骶部　　　　　　　　E. 眼睑部

4. 左心衰竭最典型的脉搏是

A. 奇脉　　　　　　　　　B. 不整脉　　　　　　C. 交替脉

D. 丝脉　　　　　　　　　E. 洪脉

5. 急性左心衰竭患者吸氧时，用乙醇湿化的原理是

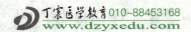
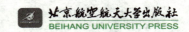

A. 消毒 B. 降低肺泡内泡沫的表面张力，改善通气

C. 清除呼吸道分泌物 D. 增加氧气的湿度

E. 扩张支气管，改善通气

6. 心律失常中最危重的是

A. 一度房室传导阻滞 B. 室性期前收缩 C. 心室颤动

D. 二度Ⅰ型房室传导阻滞 E. 心房颤动

7. 成人脉压增大的提示患者可能存在

A. 甲状腺功能亢进症 B. 甲状腺功能减低 C. 肺动脉瓣狭窄

D. 主动脉瓣关闭不全 E. 主动脉压力增高

8. 心肌梗死时最早最突出的症状是

A. 疼痛 B. 心悸 C. 呕吐

D. 呃逆 E. 气促

9. 患者，男，50岁。高血压病史10年，近日出现咳嗽，白色泡沫痰，端坐呼吸，应考虑

A. 左心衰竭 B. 肺心病 C. 风心病

D. 支气管哮喘 E. 支气管扩张

10. 患儿，女，6个月。患肺炎7天，突然出现呼吸困难，面色苍白。查体：心率240次/分，心音低钝，肝脏肋下3cm，尿少，下肢水肿。患儿最可能是

A. Ⅰ型呼吸衰竭 B. Ⅱ型呼吸衰竭 C. 心力衰竭

D. 心源性休克 E. 急性肾衰竭

答案：1. C。2. D。3. D。4. C。5. B。6. C。7. D。8. A。9. A。10. C。

第3节　消化系统疾病

一、常见症状护理

1. 恶心、呕吐

（1）临床表现：见表1-10。

表1-10　不同疾病的恶心、呕吐的表现

疾　病	表　现
急性胃炎	有时伴有上腹部不适或疼痛，呕吐后缓解
慢性胃炎	较急性胃炎更明显
幽门梗阻	呕吐严重且量大，含有隔夜食物及腐臭味
急性肠炎	呕吐同时伴有腹泻

注：肠梗阻、急性阑尾炎，肝、胆、胰腺疾病，均有恶心、呕吐表现。剧烈而频繁的呕吐可使胃液大量丢失，引起水、电解质、酸碱平衡紊乱。

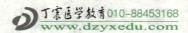
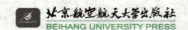

（2）护理措施

①保持呼吸道通畅：呕吐时将患者头偏向一侧，避免误吸。

②病情观察：观察患者呕吐的量、次数、颜色、气味及性质，记录患者的生命体征及液体出入量，注意有无脱水、酸碱平衡失调等症状。

2. 腹胀

（1）临床表现：腹部胀满、膨隆，排气过多，严重可有胀痛感、腹水。

（2）护理措施

①排气的护理：可多活动，促进肠道蠕动，也可采取肛管排气、灌肠或软便剂导泻、薄荷油腹部热敷等方法缓解不适。

②饮食护理：少食多餐，食用蔬菜等高纤维食物，避免易产气、便秘饮食。有腹水患者根据病情限制饮水及盐的摄入。

③腹穿的护理：穿刺前说明注意事项，测量腹围、体重、生命体征，排空膀胱。穿刺后束紧腹带，避免腹内压骤然下降，并用无菌敷料覆盖穿刺部位，注意有无渗血、渗液。准确记录抽出腹水的颜色、性质和量。

3. 腹痛　常分为急性、慢性。取有利于减轻疼痛的体位。急性腹痛诊断未明时，应禁食、禁用强效镇痛剂，以免掩盖病情。

（1）临床表现

①腹腔内实质性脏器病变：持续性、进行性加剧。

②腹腔内空腔脏器病变：阵发性，表现为隐痛、钝痛、灼痛、胀痛、刀割样痛、绞痛等。

（2）护理措施

①病情观察：密切观察患者疼痛的性质、特点，观察患者的神志、面容、生命体征，了解患者的主诉，判断疼痛的严重程度。

②减轻疼痛：采取利于减轻患者疼痛的体位，针对病因，采取减轻疼痛的方法，并告知患者避免诱发因素。

③用药护理：必要时遵医嘱用药，但诊断未明确时避免随意使用镇痛药，最好禁食。

4. 腹泻　大便次数超过 3 次 / 天，且稀薄、容量及水分增加。

（1）临床表现：见表 1-11。

表1-11　不同原因引起腹泻的表现

疾　　病	表　　现
肠黏膜炎症、溃疡	含大量水，伴有脓血、黏液
消化不良、肠道吸收功能不良	含有不消化食物、泡沫及恶臭味，禁食后可缓解
胃肠道水和电解质分泌过多或吸收受抑制	水样便、量大

（2）护理措施

①调整饮食：腹泻时如果限制饮食过久，会导致营养不良，使抵抗力下降，致腹泻迁延不愈。故应继续饮食，满足生理需要，补充疾病消耗。

②皮肤护理：保持肛周皮肤及会阴部清洁干燥，每次便后用温水清洗臀部并拭干，局部皮肤发红应涂以 5% 鞣酸软膏或 40% 氧化锌油。涂油或药膏时，应使用棉签在皮肤上轻轻滚动，不可上下刷抹，避免造成皮肤损伤。

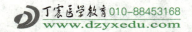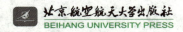

③病情观察：观察腹泻和大便情况，发现异常及时采集送检。观察生命体征，出现异常应及时报告医生。观察水、电解质紊乱及酸碱失衡情况，及时发现脱水、低钾血症等。

5. 呕血和黑便 上消化道出血的特征性表现。出血量＞400ml出现头晕、心悸、乏力等症状；短时间内出血量＞1000ml出现休克表现。出血速度是评估上消化道出血严重性的最关键指标。

（1）呕血：多为棕褐色，呈咖啡渣样。若出血量大而速度快，血液未经胃酸混合即呕出，则呈鲜红色或血块。

（2）黑便：常呈柏油样，黏稠而发亮，由血红蛋白中的铁与肠内硫化物作用形成黑色的硫化铁所致。出血量大时，粪便可呈暗红或鲜红色。

6. 黄疸

（1）临床表现：巩膜、黏膜和皮肤黄染，可伴有全身瘙痒。还可出现乏力、发热、食欲减退等症状。

（2）护理措施：注意观察患者尿液及粪便的颜色，皮肤黄染的分布，保证足够的休息及营养，做好皮肤的护理。

二、胃　炎

（一）急性单纯性胃炎

1. 症状 发病快，可有中上腹不适、腹痛、食欲减退、恶心、呕吐等表现，严重者可有发热、脱水、酸中毒，甚至引起休克。

2. 体征 腹部有压痛、肠鸣音亢进。

（二）急性糜烂性胃炎

上消化道出血为主要表现。部分患者症状轻，或有腹部不适、恶心、呕吐等症状。

（三）急性腐蚀性胃炎

1. 疼痛 口腔、咽喉及上腹部剧痛，可伴有吞咽疼痛或困难。

2. 灼痂 腐蚀剂不同，在唇、口腔等处可出现不同颜色灼痂。硫酸为黑色痂、盐酸为灰棕色痂、硝酸呈深黄色痂、醋酸或草酸为白色痂，强碱呈透明水肿。

（四）慢性胃炎

大多数患者无任何症状。有症状者的典型表现是上腹饱胀不适，钝痛、烧灼痛，餐后常加重，伴反酸、嗳气、食欲缺乏、恶心等消化不良的表现。体征不明显，可有上腹轻压痛。自身免疫性胃炎患者还可出现贫血、厌食、体重减轻等症状。

（五）急、慢性胃炎的护理

1. 休息活动护理 胃炎急性发作或伴有消化道出血者应卧床休息。病情缓解后适当锻炼，避免过度劳累，提高抵抗力。

2. 饮食护理 避免食用过咸、过甜、过硬、生冷、刺激性食物（如辣椒）或饮料（如浓茶、咖啡）、粗纤维食物（如芹菜、韭菜）和油炸食品。胃酸缺乏者可酌情食用酸性食物如山楂、食醋、浓肉汤、鸡汤等。

3. 腹痛护理 避免精神紧张，采取转移注意力、腹部按摩、深呼吸等方法缓解疼痛。在排除急腹症的前提下，遵医嘱给予局部热敷。

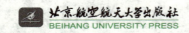

4. **用药护理**　禁用或慎用阿司匹林、糖皮质激素如强的松等药物，减少对胃黏膜的损伤。

5. **出院指导**　向患者及家属介绍本病的病因，及时根治幽门螺杆菌感染，避免诱发因素。避免过冷、过热、辛辣等刺激性食物及浓茶、咖啡。避免使用对胃黏膜有刺激的药物，必须使用时应同时服用抗酸药或胃黏膜保护药。

三、消化性溃疡

1. **临床表现**　以慢性、周期性发作、节律性上腹部疼痛为特点，伴反酸、嗳气、烧心、恶心、食欲减退等消化不良症状，但缺乏特异性。部分患者无症状。十二指肠溃疡比胃溃疡更多见，周期性和节律性更明显，秋冬和冬春之交更易发病，常可被进食或服用抗酸药所缓解。胃溃疡与十二指肠溃疡的鉴别见表1-12。

表1-12　胃溃疡与十二指肠溃疡的鉴别

	胃溃疡	十二指肠溃疡
好发人群	中壮年男性	青壮年男性
好发部位	胃小弯，胃角或胃窦	球部，前壁较常见
胃酸分泌	正常或偏低	增高
发病机制	防御修复因素减弱为主	侵袭因素增强为主
疼痛部位	中上腹或剑突下稍偏左	中上腹或稍偏右
疼痛性质	烧灼、隐痛、钝痛、胀痛或饥饿样不适感	
疼痛节律	"进餐—餐后疼痛—空腹缓解"规律，即餐后30分钟至1小时疼痛，1~2小时后缓解，下次进餐后再重复上述规律	"进餐—餐后缓解—空腹疼痛"规律，即餐后3~4小时疼痛，若不服药或进餐则持续至下次进餐后才缓解
空腹痛	无	有
午夜痛	少有	多有（半数患者）
可否癌变	可能	极少

2. **常见并发症**

（1）出血：消化性溃疡最常见的并发症是上消化道出血，消化性溃疡也是上消化道出血最常见的病因。

（2）急性穿孔：常见于十二指肠溃疡。既往有溃疡病史，近日症状加重，部分患者穿孔前数天有服用阿司匹林等非甾体抗炎药、糖皮质激素和（或）饮食不当、情绪波动、过度疲劳等诱因。典型表现为骤发刀割样剧烈腹痛，持续性或阵发性加重，初始位于上腹部，很快波及全腹，有时伴肩胛部牵涉痛。患者出现恶心、呕吐、面色苍白、四肢冰冷、出冷汗、脉搏快、呼吸浅等。病情进一步发展还可出现血压下降、发热、白细胞增高等全身感染中毒表现及腹胀、肠麻痹症状。查体见急性痛苦面容，取屈曲体位，仰卧拒动，腹式呼吸减弱或消失，出现全腹压痛、反跳痛、腹肌紧张呈"木板样"强直等急性腹膜炎的体征。叩诊肝浊音界缩小或消失，移动性浊音阳性。听诊肠鸣音减弱或消失。B超示腹腔有液性暗区。腹部立位X线检查见膈下新月状游离气体影最具特征性，是急性穿孔最重

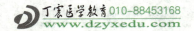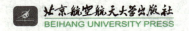

要的诊断依据。腹腔穿刺可抽出黄色浑浊液体或食物残渣。

（3）瘢痕性幽门梗阻：溃疡引起幽门梗阻的原因为痉挛、水肿和瘢痕，十二指肠球后溃疡更易引起梗阻。呕吐是最为突出的症状，呕吐物为发酵隔夜食物，且量很大，有大量黏液，不含胆汁，有腐败酸臭味。典型体征为上腹可见胃型及自左肋下向右腹的蠕动波、晃动上腹部时可闻及振水声。

（4）癌变：少数胃溃疡患者可发生癌变，十二指肠溃疡则一般不会癌变。发生癌变时，疼痛节律可变为无规律性。对45岁以上、溃疡久治不愈、大便隐血试验阳性者，应高度警惕。

3．护理措施

（1）一般护理

①休息活动护理：溃疡活动期、症状严重或有并发症的患者应卧床休息；溃疡缓解期可适当活动，劳逸结合，活动以不感到劳累和诱发疼痛为原则，避免餐后剧烈运动。

②饮食护理

a．进餐方式：指导患者规律进食，定时定量，少量多餐，细嚼慢咽，每天进餐4～5次，以中和胃酸。避免餐间零食，避免急食及过饱，以减少胃酸分泌。症状控制后尽快恢复正常的饮食规律。

b．食物选择：溃疡活动期以清淡、营养丰富、无刺激的饮食为主。缓解期给予高热量、高蛋白、高维生素、易消化的饮食。症状较重者以面食为主，因面食柔软易消化，且其因含碱，可有效中和胃酸。不习惯面食者，以软饭、米粥代替。如有少量出血，可给予温牛奶、米汤等温凉、清淡流质饮食，以中和胃酸，利于黏膜恢复；如合并大出血、穿孔、幽门梗阻，应禁食。避免食用过咸、过甜、过硬、生冷、刺激性食物（如辣椒）或饮料（如浓茶、咖啡）、粗纤维食物（如芹菜、韭菜）和油炸食品。戒烟、禁酒。两餐之间可给适量的脱脂牛奶，蛋白质可中和胃酸，但牛奶中的钙质有刺激胃酸分泌的作用，不宜多饮。脂肪可引起胃排空减慢，致胃酸分泌增多，故摄取应适当。

③疼痛护理：观察上腹部疼痛的部位、性质、节律及与进食的关系，有无恶心、呕吐、黑便、呕血。突发剧烈腹痛，考虑是否穿孔，监测患者的脉搏、血压、意识状态和腹部体征；停用非甾体抗炎药及糖皮质激素类药物；遵医嘱服用抑制胃酸分泌、弱碱抗酸及保护胃黏膜等药物，十二指肠溃疡进食碱性食物如苏打饼干后腹痛可缓解。无出血的患者也可采用局部热敷或针灸止痛。

④用药护理：见表1-13。

（2）非手术治疗护理

①急性穿孔护理

a．最重要的护理措施是禁食和胃肠减压。胃肠减压可抽出胃肠道内容物和气体，减少消化道内容物继续流入腹腔，减少胃肠内积液、积气，减少胃酸、胰液等消化液分泌，改善肠壁血运。

b．无休克者取半卧位，使腹腔内渗液流入盆腔，有利于炎症局限和引流，减轻中毒症状，减轻腹胀对呼吸和循环的影响，放松腹肌，减轻疼痛。合并休克者应采取平卧位。

c．监测生命体征，密切观察腹痛、腹膜刺激征及肠鸣音的变化。建立静脉通路，遵医嘱合理使用抗生素控制感染，给予镇痛治疗，缓解患者恐惧心理。吸氧，高热患者给予降温，加强营养支持。静脉补充液体和电解质，维持有效循环血量。进行抗休克治疗的同时做好急症手术准备。

②急性出血护理：取平卧位，下肢抬略高，以保证脑部供血；呕吐时头偏向一侧，防止窒息或误吸。密切监测生命体征，特别注意观察血压变化。具体措施见本节上消化道出血。

③幽门梗阻护理：不完全梗阻者给予无渣半流食，完全梗阻者术前禁食。观察呕吐情况，给予输液和营养支持，纠正低氯低钾性碱中毒。完全梗阻者术前3天每晚用300～500ml温等渗盐水洗胃，以减轻胃壁水肿和炎症，利于术后吻合口愈合。

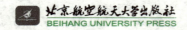

表1-13　消化性溃疡治疗用药

类 别	药 物	机制及作用	不良反应	服药时间
H_2受体拮抗剂	××替丁（西咪/法莫/雷尼）	阻止组胺与H_2受体相结合，抑制胃酸分泌	头晕、嗜睡、腹泻、腹胀、皮疹、肝损害、骨髓抑制、心率失常	餐中或餐后即刻/睡前，与抗酸药间隔1小时以上
质子泵抑制剂	××拉唑（奥美/兰索/艾司奥美）	抑制H^+-K^+-ATP酶，是最强的抑制胃酸分泌药	头晕（避免开车及其他高度集中注意力的工作）、荨麻疹、口苦	晨起吞服或早晚各服1次，不可咀嚼
铋剂	枸橼酸铋钾 胶体果胶铋	形成胃黏膜保护屏障，兼有抗Hp的作用	便秘和粪便变黑，恶心，一过性转氨酶升高，过量蓄积会引起神经毒性，需经肾脏排泄，有肾毒性	餐前半小时，不可与抗酸药同时服
胃黏膜保护药	硫糖铝	保护胃黏膜，刺激内源性前列腺素合成，增加黏膜血流量	便秘、口干、眩晕、嗜睡	餐前1小时及睡前嚼服
弱碱抗酸药	氢氧化铝 铝碳酸镁（达喜）	使胃内酸度降低	胃肠不适、消化不良、便秘，避免与奶制品同服	餐前0.5～1小时或疼痛嚼服 餐后1～2小时或睡前嚼服
促胃肠动力药	西沙必利 多潘立酮（吗丁啉）	5-HT_4受体激动剂（西）多巴胺受体拮抗剂（多）促进胃肠动力，治疗反流性疾病	心律失常甚至猝死（西）头晕、嗜睡、泌乳（多）	早餐前或睡前（西）餐前半小时（多）
硝咪唑类	甲硝唑/替硝唑	抗厌氧菌/抗滴虫/抗阿米巴原虫	胃肠道反应为主，苦味、金属味感，干扰乙醛代谢，服药期间严格禁酒	餐后半小时
青霉素类	阿莫西林	敏感菌所致的呼吸道、尿路、胆道感染；抗肺炎链球菌、幽门螺杆菌效果好	恶心、呕吐、腹泻等消化道反应和皮疹为主，少数有血清转氨酶升高	餐后
大环内酯抗生素	克拉霉素/红霉素/阿奇霉素	治疗葡萄球菌、肺炎链球菌、肺炎支原体、流感嗜血杆菌、淋球菌等感染	呕吐、腹泻、腹痛，肝功能损害	多于餐后，但阿奇霉素空腹

四、溃疡性结肠炎

1. **临床表现**　反复发作的腹泻、黏液脓血便及腹痛是溃疡性结肠炎的典型症状。多数呈慢性经过，发作与缓解交替，少数症状持续并逐渐加重，甚至急性或暴发性起病。

（1）症状

①腹泻及黏液脓血便：**腹泻是最主要的症状**，黏液脓血便是本病活动期的重要表现。轻者每天排便 2～4 次，粪便成糊状，便血轻或无便血。**重者每天排便达 10 次以上**，大量脓血，甚至呈稀水样血便。

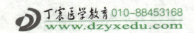 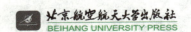

②腹痛：多有轻或中度腹痛，为左下腹或下腹的阵痛，亦可波及全腹。有疼痛一便意一便后缓解的规律，大多伴有里急后重，为直肠炎症刺激所致。若并发中毒性巨结肠或腹膜炎，则腹痛持续且剧烈。其他症状可有腹胀、食欲减退、恶心、呕吐等。

③全身表现：轻型患者全身表现不明显。中、重型患者活动期有低热或中度发热，高热多提示有并发症或急性暴发型。重症患者可出现衰弱、消瘦、贫血、低白蛋白血症、水和电解质平衡紊乱等表现。

④肠外表现：结节性红斑、关节炎、眼脉络膜炎、口腔复发性溃疡等。

（2）体征：轻、中型患者仅有左下腹轻压痛，有时可触及痉挛的降结肠和乙状结肠。重者常有明显腹部压痛和鼓肠。

（3）并发症：中毒性巨结肠、肠道大出血、急性肠穿孔、肠梗阻、结肠癌等。中毒性巨结肠多由低钾血症、钡剂灌肠或肠镜检查、使用抗胆碱药物等引起，表现为病情急剧恶化，可出现肠型、腹部压痛、肠鸣音减弱或消失等表现，易引起急性肠穿孔。

2．护理措施

（1）休息活动护理：活动期患者应充分休息，重症者卧床休息。

（2）饮食护理：急性活动期给予无渣流质或半流质软食。急性暴发型患者应禁食，遵医嘱给予静脉高营养。病情缓解后应给予质软、易消化、富含营养、高热量的少渣软食。避免进食冷、硬、含纤维素多及刺激性食物，禁食牛奶和乳制品。

（3）病情观察：观察每天排便的次数，粪便的量和性质。观察腹痛的性质、部位及生命体征变化。如腹痛性质突然改变，应警惕肠穿孔、肠出血等并发症。

（4）腹泻护理：保持皮肤干燥，防止感染。

（5）用药护理：柳氮磺吡啶的不良反应有恶心、呕吐、食欲减退、头痛等，餐后服药可减轻胃肠道反应；另外有皮疹、粒细胞减少、再生障碍性贫血等，服药期间应定期复查血象。

五、肝硬化

1．临床表现 好发于 35 ～ 50 岁青壮年男性，发病隐匿，病程缓慢，可分为肝功能代偿期和失代偿期。

（1）代偿期：早期无症状或症状轻微，以乏力、食欲缺乏、低热为主要表现，可伴有腹部不适、恶心、厌油腻、腹胀、腹泻等症状。常因劳累、精神紧张或伴随其他疾病而出现，经休息或治疗可缓解。患者营养状况一般或消瘦，脾脏轻、中度肿大，肝功能检查正常或轻度异常。

（2）失代偿期：主要表现为肝功能减退和门静脉高压引起的症状和体征。

①肝功能减退的临床表现

a．全身表现：一般情况较差，消瘦、乏力、精神不振、面色灰暗黝黑（肝病面容）、皮肤巩膜黄染、皮肤干枯粗糙、夜盲、口角炎、不规则发热等。

b．消化系统症状：食欲减退是最常见症状，常伴恶心、呕吐，厌油腻，餐后加重，荤食后易腹泻。

c．出血倾向和贫血：与肝合成凝血因子减少、脾功能亢进和毛细血管脆性增加有关。常表现为鼻出血，牙龈出血，皮肤黏膜瘀点、瘀斑，消化道出血和月经过多等症状。营养不良、肠道吸收障碍、消化道出血和脾功能亢进等因素常导致患者不同程度的贫血。

d．内分泌失调：雌激素增多（肝对雌激素的灭活功能减退）、雄激素减少，男性出现性欲减退、毛发脱落、不育及乳房发育；女性出现月经失调、闭经、不孕等。雌激素增多的突出体征有蜘蛛痣和肝掌。蜘蛛痣主要分布在面颈部、上胸、肩背和上肢等上腔静脉引流区域。肝掌表现为手掌大小鱼际和指端腹侧部位皮肤发红。肾上腺皮质激素减少，常表现为面部和其他暴露部位皮肤色素沉着。醛

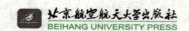

固酮和抗利尿激素增多，导致腹水形成。

e. 皮肤瘙痒：与肝功能受损导致血清胆红素增高有关。

f. 低白蛋白血症：常有下肢水肿和腹水。

②门静脉高压的临床表现

a. 腹水：腹水是失代偿期最突出的临床表现。形成机制主要为：门静脉压力增高（为决定性因素）、有效循环血容量不足、低蛋白血症、肝脏对醛固酮和抗利尿激素灭活作用减弱、肝淋巴液生成过多。腹水出现前，常有餐后腹胀。大量腹水时，腹部膨隆，呈蛙状腹，腹壁紧张发亮，叩诊有移动性浊音，出现呼吸困难、心悸等。

b. 侧支循环的建立与开放：当门脉高压达到 200mmH$_2$O 以上时，持续的门静脉高压引起回心血液流经肝脏受阻，使门静脉交通支开放并扩张，形成侧支循环。常见的侧支循环有食管 - 胃底静脉曲张、腹壁静脉曲张、痔静脉扩张、腹膜后吻合支曲张、脾肾分流等。

c. 脾大、脾功能亢进：脾因长期淤血而肿大。继而出现脾功能亢进，表现为白细胞、红细胞、血小板等全血细胞减少，易并发感染及出血。

③肝脏体征：早期肝增大，表面尚平滑，质地稍硬；晚期肝缩小，表面可呈结节状，质地坚硬。

（3）并发症

①上消化道出血：多由食管 - 胃底静脉曲张破裂出血所致，是最常见的并发症。

②胆石症：随着肝功能失代偿的程度加重，胆石症发生率增高。

③感染：抵抗力降低、门 - 腔静脉侧支循环开放等易导致细菌感染。如胆道感染，肺部、肠道及尿路感染，自发性腹膜炎等。自发性腹膜炎的致病菌以革兰阴性杆菌为主。

④肝性脑病：是晚期肝硬化的最严重并发症，是最常见的死亡原因。呼吸有肝臭味，提示肝昏迷。

⑤原发性肝癌：若短期内病情迅速恶化，肝脏进行性增大，表面凹凸不平，持续性肝区疼痛，腹水增多且为血性，有不明原因的发热、消瘦等，应怀疑并发原发性肝癌。

⑥肝肾综合征：又称功能性肾衰竭，主要表现为在难治性腹水基础上出现少尿、无尿及氮质血症，肾脏无明显器质性损害。

⑦肝肺综合征：严重肝病伴肺血管扩张和低氧血症。表现为呼吸困难、发绀和杵状指。

⑧电解质和酸碱平衡紊乱：常有低钠血症、低钾低氯血症与代谢性碱中毒。

⑨门静脉血栓形成或海绵样变：血栓缓慢形成多无明显症状；急性或亚急性发展时，表现为腹胀、剧烈腹痛、脾大、顽固性腹水、呕血、便血。

2. 护理措施

（1）体位护理：少量腹水者取平卧位，并可抬高下肢，以增加肝、肾血流量，减轻水肿；大量腹水者取半卧位，以减轻呼吸困难和心悸。阴囊水肿者可用托带托起阴囊，促进水肿消退。避免剧烈咳嗽、用力排便等腹内压骤增的动作。

（2）休息活动护理：代偿期适当减少活动，可参加轻体力工作。失代偿期应以卧床休息为主，适当活动，活动量以不感到疲劳为宜。肝硬化并发感染应绝对卧床休息。

（3）饮食护理：给予高热量、高蛋白质、高维生素、易消化饮食，禁止饮酒，适当摄入脂肪。肝功能显著损害或有肝性脑病先兆时，应限制或禁食蛋白质，病情好转后逐渐增加摄入量，并以植物蛋白为主。有腹水时限制钠、水的摄入。食管 - 胃底静脉曲张者避免食用粗纤维多和坚硬、粗糙的食物，以免曲张静脉破裂出血。

（4）病情观察：密切观察生命体征、精神状态，观察呕吐物和排泄物的颜色、性质和量，注意有无休克、肝性脑病和上消化道出血。有腹水者每天测腹围 1 次，每周测体重 1 次，准确记录液体出入量。注意监测血常规、肝肾功能、血清电解质和酸碱度的变化。

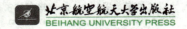

（5）用药护理：注意利尿速度不宜过快，每天体重减轻不超过 0.5（无水肿）～ 1kg（有下肢水肿），防止诱发肝性脑病和肝肾综合征。

（6）腹腔穿刺放腹水的护理：术前说明注意事项，测量腹围、体重、生命体征，排空膀胱。术后束紧腹带，避免腹内压骤然下降，并用无菌敷料覆盖穿刺部位，注意有无渗血、渗液。准确记录抽出腹水的颜色、性质和量，标本及时送检。

六、原发性肝癌

1. 临床表现　早期缺乏典型表现，中晚期可有局部和全身症状。

（1）症状

①肝区疼痛：是最常见和最主要的症状，也是半数以上患者的首发症状，多为持续性胀痛、钝痛或刺痛，夜间或劳累后加重。癌肿坏死、破裂可致腹腔内出血，表现为突发右上腹剧痛，有腹膜刺激征等急腹症表现。

②全身与消化道症状：无特异性，表现为消瘦、乏力、低热、食欲缺乏、腹胀等，晚期还可出现贫血、黄疸、腹水及恶病质等表现。

③伴癌综合征：较少见，如低血糖、红细胞增多症、高胆固醇血症及高钙血症等。

（2）体征

①肝大和肿块：为中、晚期肝癌最主要的体征。肝进行性肿大，质地坚硬，边缘不规则，表面凹凸不平，有明显结节，可伴有压痛。

②黄疸和腹水：晚期出现。

（3）并发症

①肝性脑病：为肝癌终末期最严重的并发症，约 1/3 的患者因此死亡。

②上消化道出血：约占肝癌死亡原因的15%。多因食管 - 胃底静脉曲张破裂出血所致。

③肝癌结节破裂出血：约 10% 的患者因此致死。

④继发感染。

2. 护理措施

（1）疼痛护理：观察疼痛特点，帮助患者减轻疼痛，必要时应用镇痛药物。

（2）肝动脉栓塞化疗患者护理

①术前护理：行各种术前检查及碘过敏试验。术前 1 天给予易消化饮食，术前 6 小时禁食、禁水。术前半小时可遵医嘱给予镇静药并测量血压。

②术后护理：取平卧位，术后24 ～ 48 小时卧床休息。穿刺部位压迫止血15 分钟再加压包扎，沙袋压迫 6 ～ 8 小时，保持穿刺侧肢体伸直24 小时，并观察穿刺部位和肢体远端皮肤情况。禁食 2 ～ 3 天，从流质饮食开始，少量多餐。术后 4 ～ 8 小时体温可升高，持续约 1 周，高温者应采取降温措施。术后 1 周后，因肝缺血影响肝糖原储存和蛋白质合成，遵医嘱静脉补充白蛋白和葡萄糖液。

七、肝性脑病

1. 临床表现　主要表现为高级神经中枢的功能紊乱以及运动和反射异常。根据意识障碍程度、神经系统表现和脑电图改变，将肝性脑病分为 5 期（表 1-14）。肝性脑病最具有特征性的体征是扑翼样震颤。

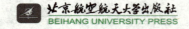

表1-14　肝性脑病的临床分期

分　期	意识障碍程度	神经系统表现	脑电图改变	有无扑翼样震颤
0期（潜伏期）	无	心理或智力测试轻微异常	正常	无
1期（前驱期）	无	轻度性格改变和行为异常	多数正常	有
2期（昏迷前期）	嗜睡	行为异常、言语不清、书写障碍、定向力障碍	特征性异常	有
3期（昏睡期）	昏睡	精神错乱，神经体征持续存在或加重	异常	有
4期（昏迷期）	昏迷	浅昏迷肌张力、腱反射亢进；深昏迷降低或消失	明显异常	无法引出

2．护理措施

（1）休息活动护理：绝对卧床休息，昏迷者需专人护理，过意识清醒者加强巡视。保持病房安静，定期通风，限制探视。对烦躁不安者加用床挡，必要时使用约束带。

（2）饮食护理

①急性期发作首日禁食蛋白质，减少蛋白质分解而产生的氨。每天供给足量的热量和维生素，即无蛋白、高热量饮食，以糖类为主，限制摄入脂肪类食物。

②昏迷患者鼻饲 25% 葡萄糖液供给热量，以减少体内蛋白质代谢产氨。

③清醒后可逐渐增加蛋白质饮食，最好给予植物性蛋白如豆制品，含支链氨基酸较多，有利于保护结肠的正常菌群及酸化肠道，减少氨的生成。慢性肝性脑病患者不需禁食蛋白质。

④禁用维生素 B_6，以免多巴在外周神经处转为多巴胺，影响多巴进入脑组织，减少中枢神经系统正常递质的传导。

⑤显著腹水者给予无盐低钠饮食，24 小时摄入液体量为前一天尿量 +1000ml。

（3）去除和避免诱发因素

①积极预防和控制上消化道出血，出血停止后也应继续灌肠和导泻，以清除肠道内积血，减少氨的吸收。

②保持大便通畅。口服或鼻饲 25% 硫酸镁导泻，也可用生理盐水或弱酸溶液灌肠，禁用肥皂水等碱性溶液灌肠，以免增加氨的吸收。导泻时密切观察患者血压、脉搏、尿量及排便量等 4 个指标。

③避免应用催眠镇静药、麻醉药和对肝脏有毒性作用的药物等。出现烦躁不安或抽搐时，禁用吗啡、水合氯醛、哌替啶及巴比妥类药物，可用地西泮、氯苯那敏等，使用量为常规用量的 1/3 ～ 1/2，并减少给药次数。

④避免快速利尿和过快过多放腹水，在放腹水的过程中突然出现昏迷，应立即停止放腹水。

八、急性胰腺炎

1．临床表现

（1）症状

①腹痛：是主要表现和首发症状，多于暴饮暴食或酗酒后突然发作。疼痛剧烈而持续，可有阵发

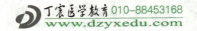
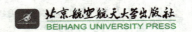

性加剧。腹痛多位于中、左上腹，向腰背部呈带状放射，取弯腰屈膝侧卧位可减轻疼痛，进食后疼痛加重，一般胃肠解痉药不能缓解。水肿型腹痛3～5天可缓解，坏死型腹部剧痛且持续时间较长，极少数年老体弱患者腹痛极轻微或无腹痛。

②腹胀：与腹痛同时存在，早期为反射性，继发感染后由腹膜后的炎症刺激引起。患者可停止排便、排气。

③恶心、呕吐：恶心、呕吐早期即可出现，呕吐物多为胃十二指肠内容物，偶有血液，呕吐后腹痛不缓解。

④发热：常为中度以上发热，持续3～5天。如持续不退1周以上且白细胞升高，应考虑有胰腺脓肿或胆道炎症等继发感染。

⑤水、电解质及酸碱平衡紊乱：呕吐频繁者出现代谢性碱中毒。重症者可有脱水和代谢性酸中毒，伴有低钾、低镁、低钙，血糖增高。严重低血钙可导致手足抽搐，提示预后不良。

（2）体征

①轻症急性胰腺炎：中上腹压痛，但无反跳痛、肌紧张，肠鸣音减弱，轻度脱水貌，与腹痛程度不相符。

②重症急性胰腺炎：急性重病面容，痛苦表情，脉搏增快，呼吸急促及血压下降。全腹压痛明显，有肌紧张和反跳痛。可出现移动性浊音，腹水多呈血性。胰酶、血液及坏死组织液穿过筋膜和肌层渗入腹壁下，可导致腰部两侧皮肤呈暗灰蓝色（Grey-Turner征），或脐周皮肤出现青紫（Cullen征）。胰头水肿压迫胆总管可引起黄疸。

（3）并发症

①局部并发症：胰瘘、胰腺脓肿和假性囊肿。

②全身并发症：心力衰竭、急性肾衰竭、急性呼吸窘迫综合征、消化道出血、高血糖、DIC、脓毒症和菌血症等。其中休克最为常见。

2．护理措施

（1）休息活动护理：绝对卧床休息，协助患者取弯腰屈膝侧卧位，以减轻疼痛。因剧痛辗转不安者，做好安全防护，防止坠床，避免周围放置危险物品。

（2）饮食护理：禁食3～5天，明显腹胀者行胃肠减压。轻症胰腺炎恢复饮食的条件是症状消失、体征缓解、肠鸣音恢复正常、出现饥饿感，而不需要等待淀粉酶完全恢复正常。开始可给予少量无脂、低蛋白流质饮食。

（3）防治低血容量性休克：禁食期间保证每天超过3000ml以上的液体摄入量。若患者出现血压下降、神志不清、尿量减少、面色苍白、皮肤湿冷等低血容量性休克的表现，立即配合医生进行抢救：协助患者平卧，给氧并注意保暖；迅速建立静脉通路，遵医嘱补充液体、血浆或全血；迅速准备好抢救用物，如静脉切开包、人工呼吸器、气管切开包等；如血压仍不回升，遵医嘱应用血管活性药物。

九、结核性腹膜炎

1．临床表现　一般起病缓慢，早期症状轻；少数起病急，主要表现为急性腹痛、高热。

（1）症状

①发热、盗汗：多为低热、中等热，约1/3患者为弛张热，少数为稽留热。高热伴有明显毒血症者，主要见于渗出型、干酪型，或伴有粟粒型肺结核、干酪样肺炎等严重结核病的患者。

②腹痛：疼痛多位于脐周、下腹，也可发生于全腹。腹痛的发生可能与进餐引起胃肠反射或肠内容物通过炎症、狭窄肠端，引起局部肠痉挛有关。早期腹痛不明显，症状轻者可始终没有明显腹痛

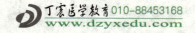
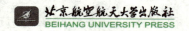

或为持续性隐痛、钝痛；偶可表现为急腹症，系肠系膜淋巴结结核、腹腔内其他结核的干酪样坏死病灶破溃，或肠结核急性穿孔所致。并发肠梗阻者可有阵发性绞痛。

③腹水：多为少量、中量。

④其他：常有腹泻症状，多为炎症致胃肠功能紊乱所致，呈糊状，一般≤ 3 ～ 4 次 / 天。后期有消瘦、水肿、贫血、舌炎、口角炎等营养不良表现。

（2）体征

①柔韧感：腹部触诊有柔韧感，即"揉面感"，是结核性腹膜炎的典型体征，是由于腹膜受轻度刺激或有慢性炎症所致。缺乏特异性。

②腹部压痛：一般压痛轻微，少有反跳痛。

③腹部肿块：常位于脐周，多见于粘连型或干酪型。肿块大小不一，边缘不整，表面不平，有时呈结节感，活动度小，多由增厚的大网膜、肿大的肠系膜淋巴结、粘连成团的肠曲或干酪样坏死脓性物积聚而成。

（3）并发症：肠梗阻、肠瘘等。其中肠梗阻较常见，表现为呕吐、腹胀，停止排便，肠鸣音亢进。

2. 护理措施

（1）休息活动护理：活动发热期应卧床休息，保证足够的睡眠，降低代谢率。

（2）饮食护理：保证足够的营养，增加机体抵抗力，给予高热量、高蛋白、高维生素、易消化饮食，少食多餐。

（3）病情观察：观察患者疼痛的部位、性质及持续时间。记录患者的体温、脉搏等生命体征，注意观察有无其他并发症，发现异常及时告知医生。

（4）腹水护理：穿刺前测量腹围、体重、生命体征，排空膀胱。穿刺后束紧腹带，避免腹内压骤然下降，并用无菌敷料覆盖穿刺部位，注意有无渗血、渗液。准确记录抽出腹水的颜色、性质和量。

（5）用药护理：向患者及家属告知抗结核药多有耳毒性、肾毒性、胃肠道反应等不良反应，注意定期检查。坚持用药，不可私自停药或更改服用剂量。

（6）出院指导：定时复诊，以便及时了解病情发展。

十、上消化道出血

1. 临床表现

（1）呕血与黑便：是上消化道出血的特征性表现。

①呕血与黑便的关系：上消化道大出血均有黑便，但不一定有呕血。出血部位在幽门以上者常有呕血和黑便，若出血量少而速度慢时仅见黑便。出血部位在幽门以下多仅有黑便，若出血量大且速度快可因血液反流入胃，表现为呕血。

②呕血与黑便的特点：呕血多为棕褐色，呈咖啡渣样。若出血量大而速度快，血液未经胃酸混合即呕出，则呈鲜红色或血块。黑便常呈柏油样，黏稠而发亮，由血红蛋白中的铁与肠内硫化物作用形成黑色的硫化铁所致。出血量大时，粪便可呈暗红或鲜红色。

（2）失血性周围循环衰竭：大出血早期表现为头晕、心悸、乏力、口渴、晕厥等组织缺血的表现。处理不及时可发展为休克状态，出现面色苍白、血压下降、脉搏细速、呼吸急促、四肢湿冷、尿量减少等。

（3）发热：大量出血后，部分患者在 24 小时内出现低热，一般不超过 38.5℃，持续 3 ～ 5 天后可恢复正常。

（4）出血程度的评估：见表 1-15。

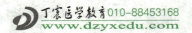

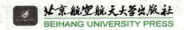

表1-15　上消化道出血程度的评估

出血量	临床表现
＞5ml	大便隐血试验阳性
＞50ml	出现黑便
胃内积血＞250ml	出现呕血
1次出血量＜400ml	不出现全身症状
出血量＞400ml	出现头晕、心悸、乏力等症状
短时间内出血量＞1000ml	出现休克表现

2．护理措施

（1）休息活动护理：大出血时绝对卧床休息，取平卧位并将下肢略抬高，以保证脑部供血。呕血时头偏向一侧，防止误吸，保持呼吸道通畅，必要时吸氧。

（2）饮食护理：大量出血者暂禁食，消化性溃疡出血停止24小时后再给予温流质饮食；食管 - 胃底静脉破裂出血停止48～72小时后再提供半量冷流质饮食。少量出血、无呕吐者，给予温凉流质饮食，出血停止后改为营养丰富、易消化、无刺激性半流质、软食，少量多餐。避免生、冷、硬、粗糙、刺激性的食物，戒烟酒。食管 - 胃底静脉曲张破裂出血者，止血后限制钠和蛋白质的摄入量，以免加重腹水或诱发肝性脑病。

（3）病情观察：严密观察患者生命体征，出血速度是评估上消化道出血严重性的最关键指标。

（4）继续或再次出血的判断：以下表现提示有活动性出血或再出血。

①反复呕血，甚至呕吐物由咖啡色转为鲜红色。

②黑便次数及量增多，或排出暗红色甚至鲜红色血便，伴肠鸣音亢进。

③血红蛋白、红细胞计数、血细胞比容测定继续降低，网织红细胞计数持续升高。

④经充分输液、输血仍不能稳定血压和脉搏，或暂时好转后又恶化。

⑤在补液足够、尿量正常的情况下，血尿素氮持续或再次增高。

⑥原有肝门静脉高压的患者，在出血后脾暂时性缩小，若不见脾恢复提示有继续出血。出血停止的表现为患者血压、脉搏稳定在正常水平，大便转黄色，血尿素氮恢复正常。

（5）三腔二囊管的护理：经鼻腔或口腔插管至65cm时抽取胃液，检查管端确定在胃内，并抽出胃内积血。先向胃囊内注气150～200ml至囊内压50～70mmHg，向外加压牵引，以压迫胃底。如未能止血，再向食管囊内注气约100ml至囊内压35～45mmHg。为防止黏膜糜烂，气囊充气加压12～24小时应放松牵引，放气15～30分钟，必要时可重复注气压迫。出血停止后，放气并保留管道继续观察24小时，未再出血可考虑拔管。气囊压迫一般为3～4天，继续出血者可适当延长时间。

1．消化性溃疡的并发症**不包括**

A．大出血　　　　　　　　　B．急性穿孔　　　　　　　　C．瘢痕性幽门梗阻

D．癌变　　　　　　　　　　E．贫血

2．溃疡性结肠炎的腹痛特点是

A．便后 - 腹痛加重　　　　　　　B．进餐 - 腹痛加重　　　　　　　C．腹痛 - 便后缓解

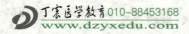
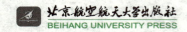

D．进餐 - 腹痛缓解　　　　　　　　E．饥饿 - 腹痛加重

3．肝硬化门静脉高压最突出的临床表现为

A．厌油腻　　　　　B．消瘦乏力　　　C．牙龈出血　　D．腹水E．黄疸

4．肝硬化患者肝功能失代偿期最突出的临床表现是

A．食欲缺乏　　　　　　　　B．恶心、呕吐　　　　　　　C．乏力、黄疸

D．肝脏增大　　　　　　　　E．腹水

5．急性胰腺炎患者禁食的主要目的是

A．防止呕吐　　　　　　　　B．减轻胃肠道负担　　　　　C．减少胰液分泌

D．减少胃蛋白酶分泌　　　　E．减少胆汁反流

6．上消化道出血患者大便的表现是

A．稀水样　　　　　B．果酱样　　　C．蛋花样　　　D．柏油样　　　E．白陶土样

7．患者，男，28 岁。酒后上腹剧烈疼痛 6 小时，伴恶心、呕吐。体检：体温 38℃，辗转不安，巩膜轻度黄染，血清淀粉酶 256U，尿淀粉酶 512U。首要的护理措施是

A．物理降温　　　　　　　　B．防止坠床　　　　　　　　C．胃肠减压

D．协助患者翻身　　　　　　E．建立静脉通路

答案：1．E。2．C。3．D。4．E。5．C。6．D。7．C。

第4节　泌尿系统疾病

一、常见症状护理

1．常见症状

（1）肾源性水肿：是肾疾病最常见的症状，可分为肾炎性水肿和肾病性水肿，两者鉴别见表1-16。

（2）肾性高血压：按病因可分为肾血管性和肾实质性，按发生机制又可分为容量依赖型和肾素依赖型，两者鉴别见表1-17。

表1-16　肾炎性水肿和肾病性水肿鉴别

	肾炎性水肿	肾病性水肿
发生机制	肾小球滤过率下降→水钠潴留	大量蛋白尿→血浆蛋白降低→胶体渗透压下降
水肿开始部位	眼睑及颜面部	下肢
凹　陷	不明显	明显
伴随症状	血压增高	无高血压及循环淤血

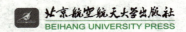

表1-17　容量依赖型和肾素依赖型高血压鉴别

	容量依赖型	肾素依赖型
发生机制	水钠潴留引起血容量增加	肾素-血管紧张素-醛固酮系统兴奋
常见疾病	急、慢性肾炎和多数肾功能不全	肾血管疾病和少数慢性肾衰竭晚期
治疗原则	限制水钠，使用利尿药	使用ACEI、ARB、钙通道阻滞剂类药物降压

（3）尿量异常：肾小球滤过率可受有效滤过压、肾血流量、滤过膜的通透性及滤过面积影响。肾小球毛细血管血压、血浆胶体渗透压、肾小囊内压共同构成有效滤过压。滤过率增加，可发生蛋白尿、血尿；滤过率降低，可出现少尿甚至无尿。

①正常尿量：成年人24小时尿量为1000～2000ml。

②少尿或无尿：尿量＜400ml/24h或17ml/h为少尿，＜100ml/24h为无尿。少尿可因肾前性（血容量不足等）、肾性（急、慢性肾衰竭等）及肾后性（尿路梗阻等）引起。

③多尿：尿量＞2500ml/24h。

④夜尿增多：是指夜尿量超过白天尿量或夜尿持续＞750ml。夜尿持续增多，尿比重低而固定可提示肾小管浓缩功能减退。

（4）蛋白尿：每天尿蛋白含量持续超过150mg，尿蛋白定性检查呈阳性称为蛋白尿。

（5）血尿：新鲜尿沉渣每高倍视野红细胞＞3个或1小时尿红细胞计数＞10万个，称镜下血尿。尿液外观为洗肉水样或血样即为肉眼血尿，提示1L尿液中含有1ml以上血液。

①初始血尿：提示病变在尿道。

②终末血尿：提示病变在后尿道、膀胱颈部或膀胱三角区。

③全程血尿：提示病变在膀胱、输尿管或肾脏。

（6）白细胞尿、脓尿和菌尿：新鲜离心尿液每高倍视野白细胞＞5个，或新鲜尿液白细胞计数＞40万个，称为白细胞尿或脓尿。中段尿涂片镜检每个高倍视野均可见细菌，或尿培养菌落计数超过10^5/ml称为菌尿，仅见于泌尿系统感染。

（7）管型尿：肾小球发生病变后，由蛋白质、细胞及其碎片在肾小管内凝聚而成，包括细胞管型、颗粒管型、透明管型等。白细胞管型是活动性肾盂肾炎的特征，红细胞管型提示急性肾小球肾炎，蜡样管型提示慢性肾衰竭。

（8）尿路刺激征：包括尿频、尿急、尿痛，排尿不尽感及下腹坠痛。

①尿频：单位时间内排尿次数增多而每次尿量减少。正常一般白天排尿4～6次，夜间0～2次。

②尿急：有尿意即迫不及待需要排尿，难以控制。

③尿痛：排尿时感觉会阴、下腹部疼痛或烧灼感。

（9）肾区疼痛及肾绞痛：急、慢性肾疾病常表现为肾区胀痛或隐痛、肾区压痛和叩击痛，多由于肾包膜受牵拉所致。肾绞痛由输尿管内结石、血块等移行所致，表现为患侧发作性剧烈绞痛，并向下腹部、大腿内侧及会阴部放射，多伴有血尿。

（10）排尿困难：排尿时须增加腹压才能排出，病情严重时增加腹压也不能排出而形成尿潴留，见于膀胱以下尿路梗阻。

（11）尿潴留：膀胱排空不完全或停止排尿，可分为急性和慢性尿潴留。急性尿潴留见于膀胱出口以下尿路严重梗阻，突然短时间内不能排尿，膀胱迅速膨胀。慢性尿潴留见于膀胱颈部以下尿路不完全性梗阻或神经源性膀胱。正常情况下残余尿量＜5ml，＞50～100ml则为异常。

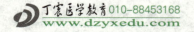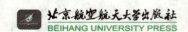

（12）尿失禁：尿不能控制而自行排出。

2. 肾源性水肿的护理措施

（1）休息活动护理：轻度水肿者休息与活动可交替进行，限制活动量。严重水肿者应卧床休息，增加肾血流量和尿量，缓解水钠潴留。眼睑、面部水肿者，休息时抬高头部；下肢水肿者抬高下肢；阴囊水肿者用吊带托起；胸腔积液者取半卧位。

（2）饮食护理：合理的饮食可减轻肾脏负担，改善肾功能。

①水：尿量＞1000ml/d，不需严格限水。尿量＜500ml/d 或严重水肿者，严格限制水的摄入，量出为入，每天摄入量≤前 1 天尿量 + 不显性失水量（约 500ml）。

②钠盐：低盐饮食，以 2～3g/d 为宜，避免进食含钠丰富的食物及饮料，如腌制食物、味精、汽水等，可用糖、醋或柠檬等增进食欲。

③蛋白质：严重水肿伴低蛋白血症患者，可给予正常量的优质蛋白质饮食，以 0.8～1g/（kg·d）为宜，不应给予高蛋白饮食。有氮质血症的水肿患者，应限制蛋白质的摄入，给予 0.6～0.8g/（kg·d），低蛋白饮食可延缓肾小球硬化及肾功能减退。慢性肾衰竭者根据 GFR 调节蛋白质摄入量。

④热量：保证热量充足，防止发生负氮平衡，摄入量≥30kcal/（kg·d）。

（3）病情观察：肾源性水肿最重要的护理措施是准确记录 24 小时液体出入量。密切观察水肿消长情况，监测生命体征和腹围，观察有无急性心力衰竭和高血压脑病的表现，定期测量体重变化。

（4）用药护理：遵医嘱使用利尿药、糖皮质激素或其他免疫抑制药等，注意药物的疗效及不良反应。长期使用利尿药应定期监测血清电解质和酸碱平衡情况。

（5）皮肤护理：保持皮肤清洁、干燥，每天温水拭浴或淋浴，但清洁时勿过分用力。衣着柔软、宽松。长期卧床者经常变换体位，以防压疮。阴囊水肿者可用丁字带将阴囊托起。严重水肿者尽量静脉给药，避免肌内注射，防止注射部位渗液而发生感染。

二、慢性肾小球肾炎

1. 临床表现　可发生于任何年龄，以青中年男性为主，起病缓慢、隐匿，蛋白尿、血尿、高血压和水肿为基本表现。

（1）蛋白尿：是本病必有的表现。多为轻度蛋白尿，部分患者出现大量蛋白尿。

（2）血尿：多为镜下血尿，也可出现肉眼血尿。

（3）水肿：可有可无，一般不严重，多为眼睑和（或）下肢凹陷性水肿，晚期持续存在。

（4）高血压：血压正常或轻度升高，部分患者出现血压（特别是舒张压）持续性中等以上程度升高。

（5）肾功能损害：呈慢性进行性损害，可出现夜尿增多。感染、劳累、妊娠、血压升高、肾毒性药物、预防接种及高蛋白、高脂或高磷饮食可诱发肾功能急剧恶化，去除诱因后肾功能可有一定程度的缓解。慢性肾功能不全为其终末期并发症。

2. 护理措施

（1）休息活动护理：注意休息和睡眠，适度活动，避免体力活动、受凉，防止感染。为预防下肢静脉血栓形成，可被动运动肢体。

（2）饮食护理：采取低量优质蛋白、低磷饮食，蛋白质以 0.6～0.8g/（kg·d）为宜。保证热量足够，充分补充维生素及矿物质。长期低优质蛋白饮食者注意补充必需氨基酸。水肿明显和高血压者给予低盐饮食。

（3）病情观察：重点关注血压变化，中度以上的高血压如控制不佳，肾功能恶化较快，预后较差。准确记录 24 小时出入液量，监测尿量、体重，观察水肿、贫血及肾功能减退程度等情况，及时发现肾衰竭。

（4）预防感染：遵医嘱应用抗生素 1～2 周，以免发生感染。

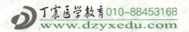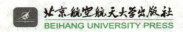

（5）用药指导：遵医嘱长期正确用药，使用降压药时不宜降压过快、过低，注意观察药物疗效和不良反应。避免应用有肾毒性作用的药物如氨基糖苷类（庆大霉素、链霉素、卡那霉素、妥布霉素、新霉素、阿米卡星）、磺胺类、两性霉素 B、第一代头孢菌素等。

三、原发性肾病综合征

原发性肾病综合征是由各种肾疾病所致的，以大量蛋白尿（尿蛋白＞3.5g/d）、低白蛋白血症（血浆白蛋白＜30g/L）、水肿、高脂血症为临床表现的一组综合征。其中，前两项为诊断本病的必备条件。

1. 临床表现　起病缓急与病理类型有关，患儿起病或复发前常有呼吸道感染。

（1）大量蛋白尿：大量蛋白尿是肾病综合征的起病根源，是最根本和最重要的病理生理改变，也是导致其他三大临床表现的基本原因，对机体的影响最大。

（2）低白蛋白血症：因大量蛋白从尿中丢失所致。肝代偿性合成白蛋白不足，胃黏膜水肿影响蛋白质吸收可进一步加重低蛋白血症。低白蛋白血症导致血浆胶体渗透压下降是水肿的主要原因。

（3）水肿：是肾病综合征患者最常见和最突出的体征，是患者入院后护理最重要的评估内容。

（4）高脂血症：以高胆固醇血症最为常见，其发生与低白蛋白血症刺激肝合成脂蛋白增加和脂蛋白分解减少有关。

（5）并发症

①感染：是常见的并发症和致死原因，也是导致肾病综合征复发及疗效不佳的主要原因，其发生与蛋白质营养不良、免疫功能紊乱及应用糖皮质激素等有关。最常见的感染部位依次为呼吸道、泌尿道及皮肤。

②血栓、栓塞：多数患者血液呈高凝状态，易发生血管内血栓形成和栓塞，以肾静脉血栓最常见，可使肾病综合征加重，是直接影响疗效和预后的重要原因。

③肾衰竭：是肾病综合征导致肾损伤的最终后果。

④蛋白质及脂肪代谢紊乱。

2. 护理措施

（1）休息活动护理：全身严重水肿、胸腹腔积液者，易引起呼吸困难，需绝对卧床休息，取半卧位，以增加肾血流量，从而增加尿量。床上适度活动，防止关节僵硬、挛缩及肢体血栓形成。水肿减轻后可下床室内活动，尿蛋白＜2g/d 可进行室外活动，恢复期避免剧烈活动。高血压者应限制活动量。

（2）饮食护理：一般给予正常量的优质蛋白（动物蛋白），摄入量以 0.8～1.0g/（kg·d）为宜。肾功能不全时根据内生肌酐清除率调整蛋白质摄入量。保证足够的热量，以 30～35kcal/（kg·d）为宜。为减轻高脂血症，应少进富含饱和脂肪酸的食物，多吃不饱和脂肪酸及富含可溶性纤维食物。水肿时限制钠盐＜3g/d，避免腌制食品。轻度水肿无须严格限水，严重水肿或每天尿量＜500ml 者严格限制水的摄入。

（3）皮肤护理：保持皮肤干燥，防止感染。

（4）预防感染：保持病室环境清洁，定期空气消毒。加强口腔护理。严格无菌操作，保持全身皮肤和会阴清洁。加强营养和休息，注意保暖。尽量减少探视，预防交叉感染。

（5）用药护理

①利尿药：定期复查电解质，遵医嘱补钾，肾衰竭者禁用保钾利尿药。注意利尿不宜过快、过猛，以免血容量不足而加重血液高凝，诱发血栓、栓塞并发症。

②糖皮质激素：严格遵医嘱用药，长期使用应注意有无消化道溃疡、继发感染、骨质疏松、高血压、糖尿病、满月脸及向心性肥胖等不良反应。用药应遵循起始足量、缓慢减药、长期维持的原则。可采取全天量顿服或维持用药期间两天量隔天一次顿服，以减轻不良反应。中程疗法总疗程 6 个月，长程疗法 9 个月。

③环磷酰胺：**不良反应有出血性膀胱炎、骨髓抑制**、胃肠道反应、中毒性肝损害、脱发及性腺抑制（尤其男性）等。

④环孢素 A：长期应用存在肝肾毒性、高血压、高尿酸血症、多毛及牙龈增生等不良反应，停药后易复发。

四、肾盂肾炎

1. 临床表现

（1）急性肾盂肾炎：**最典型的症状为突发高热和膀胱刺激征**，合并全身中毒症状，可有单侧或双侧腰痛、肾区叩击痛及脊肋角压痛。

（2）慢性肾盂肾炎：大多数因急性肾盂肾炎治疗不彻底发展而来。病程长，迁延不愈，反复发作，多见于老年人和孕妇。部分患者有"无症状性菌尿"。

（3）并发症：多见于严重急性肾盂肾炎，可有肾周围炎、肾乳头坏死、肾脓肿、脓毒症等。

2. 护理措施

（1）休息活动护理：**急性期需卧床休息，慢性肾盂肾炎患者不宜从事重体力活动**。

（2）饮食护理：给予高热量、高蛋白、高维生素饮食。鼓励多饮水，**每天饮水 2000ml 以上，每2 小时排尿 1 次**，通过增加尿量起到冲洗尿路的作用，促进细菌和毒素排出，减少炎症对膀胱和尿道的刺激。**多饮水、勤排尿是最简便有效的预防尿路感染的措施。**

（3）高热护理：遵医嘱应用抗菌药物，**口服复方磺胺甲噁唑时嘱患者多饮水，并同时服用碳酸氢钠，以碱化尿液、增强疗效、减少磺胺结晶形成**，避免引起肾损伤。可进行物理降温，必要时按医嘱药物降温。

五、慢性肾衰竭

1. 临床表现　起病隐匿，早期仅有原发病表现。当发展至肾衰竭失代偿期时，才出现明显症状。尿毒症期时出现全身各器官功能失调的表现。

（1）水、电解质和酸碱平衡失调：常出现水肿或脱水、低钠或高钠血症、低钾或高钾血症、低钙血症、高磷血症及代谢性酸中毒，以代谢性酸中毒和水钠平衡紊乱最多见。

（2）消化系统：**食欲减退是最早期和最常见的症状**，还可出现恶心、呕吐、腹胀、腹泻、消化道出血，尿毒症晚期因唾液中的尿素被分解成氨，**呼气有尿臭味**。

（3）心血管系统：心血管病变是慢性肾衰的常见并发症和最主要的死因。

①高血压和左心室肥大：**存在不同程度的高血压，主要与水钠潴留有关。**

②心力衰竭：**是尿毒症患者最常见的死亡原因**。与高血压、水钠潴留、尿毒症性心肌病等有关。

③尿毒症性心包炎：是病情危重的表现之一，其发生多与尿毒症毒素蓄积、低蛋白血症和心力衰竭有关。轻者无症状，典型者表现为胸痛及心包积液体征，心包积液多为血性。

④动脉粥样硬化：与高血压、脂质代谢紊乱有关，动脉粥样硬化发展迅速，也是主要的致死因素。

（4）血液系统

①贫血：**所有患者必有轻、中度贫血，为正细胞性、正色素性贫血，发生原因主要为肾脏促红细胞生成素减少**，致红细胞生成减少和破坏增加。

②出血倾向：常有皮下出血、鼻出血、月经过多等。

（5）呼吸系统：出现气促、气短，酸中毒时呼吸深而长。晚期可出现"尿毒症肺水肿"，肺部 X线显示"蝴蝶翼"征。

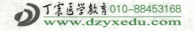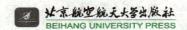

（6）精神、神经系统：早期常疲乏、失眠、注意力不集中，后期可出现性格改变、抑郁、记忆力下降，尿毒症时表现为谵妄、幻觉、昏迷等。

（7）骨骼病变：由于活性维生素 D_3 不足、低血钙症和高磷血症、继发性甲状旁腺功能亢进等因素可致肾性骨营养不良症，以高转化性骨病最多见。

（8）皮肤表现：皮肤瘙痒是最常见症状之一，与继发性甲亢引起的钙沉着于皮肤有关。尿毒症患者的特征性面容表现为面色苍白或黄褐色，与贫血、尿素霜的沉积有关。

（9）内分泌失调：常有性功能障碍，女性患者闭经、不孕，男性患者阳痿、不育。

（10）代谢紊乱：可出现糖耐量异常、高甘油三酯血症、高胆固醇血症和血浆白蛋白水平降低等。

（11）继发感染：其发生与免疫系统功能低下和白细胞功能异常有关，以肺部、泌尿和皮肤感染多见，为主要死亡原因之一。

（12）临床分期：根据肾功能损害程度，慢性肾衰竭可分为 4 期（表 1-18）。

表1-18　慢性肾衰竭的临床分期

分　　期	肌酐清除率（ml/min）	血肌酐（μmol/L）	临床表现
肾功能代偿期	50～80	133～177	无症状
肾功能失代偿期	25～50	178～450	轻度贫血、乏力和夜尿增多
肾衰竭期	10～25	451～707	中度贫血，消化道症状，夜尿增多，轻度水、电解质、酸碱平衡紊乱
尿毒症期	<10	≥707	明显贫血，消化道症状，水、电解质和酸碱平衡紊乱，神经系统症状

2. 护理措施

（1）休息活动护理：以休息为主，避免过度劳累。病情较重或合并心力衰竭、严重贫血者，应绝对卧床休息，并协助患者做好各项生活护理。病情较轻、能起床活动者，应适当活动，以不出现心慌、气急、乏力和头晕为宜。长期卧床患者应适当床上活动，避免肢体血栓形成或肌肉萎缩。

（2）饮食护理：给予低量优质蛋白（动物蛋白）、高热量、低磷、低钾、高钙、高维生素的易消化饮食。根据肾小球滤过率调整蛋白质的摄入量，一般为 0.4～0.8g/（kg·d）。血液透析患者的蛋白质摄入量为 1.0～1.2g/（kg·d）。主食最好采用麦淀粉，以及其他热量高、蛋白质低的食物，如藕粉、粉丝、薯类等。避免摄取含钾量高的食物。

（3）病情观察：最重要的是每天准确记录24小时液体出入量。密切监测患者生命体征及意识状态，每天定时测量体重，注意有无并发症的表现，尤其注意防止高钾血症，禁食含钾高的食物及使用含钾的药物，如青霉素钾、螺内酯等药物。禁止输库存血，因库存血含钾量较高。

（4）预防感染：监测患者体温变化，评估导致感染的危险因素及部位。严格执行无菌操作，避免不必要的侵入性检查和治疗。加强对皮肤、口腔及外阴的护理，卧床患者定期翻身。注意保暖，尽量少去人群密集的公共场所。血液透析者可行乙肝疫苗接种，并尽量减少输血。

（5）水肿护理：详见本节常见症状护理的相关内容。

（6）用药护理：遵医嘱正确用药，注意观察药物疗效和不良反应。应用促红细胞生成素皮下注射时，应定期更换注射部位。避免应用庆大霉素等有肾毒性作用的药物。

（7）皮肤护理：保持皮肤清洁、干燥，避免使用刺激性液体洗澡。勤换衣服，衣着柔软、宽松。经常更换卧位，按摩受压部位，防止压疮。

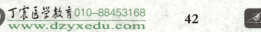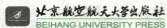

1. 水肿患者进食蛋白质应选用

A. 优质低蛋白　　　　　　　　B. 高蛋白　　　　　C. 任意蛋白

D. 以植物蛋白为主　　　　　　E. 大量豆浆

2. 可延缓肾功能减退的饮食是

A. 低蛋白饮食　　　　　　　　B. 低盐饮食　　　　C. 高纤维素

D. 低胆固醇　　　　　　　　　E. 低甘油三酯

3. 预防尿路感染最简便有效的干预措施是

A. 注意休息，避免劳累　　　　B. 注意个人卫生　　C. 多饮水，勤排尿

D. 进食营养丰富的食物，补充多种维生素　　　E. 坚持体育运动，提高机体抵抗力

4. 预防肾盂肾炎复发最简单的措施是

A. 保持外阴清洁　　　　　　　B. 隔天一次抗生素　　C. 多饮水

D. 每天尿道口消毒　　　　　　E. 每次尿后冲洗膀胱

5. 慢性肾衰竭患者最早出现的临床症状是

A. 贫血　　　　　　　　　　　B. 高血压　　　　　C. 皮肤瘙痒

D. 食欲缺乏、恶心、呕吐　　　E. 水肿

6. 关于腹膜透析患者护理措施描述，正确的是

A. 病室内紫外线灯空气消毒 1 次 / 天　　　B. 液体注入前要加温至 38℃

C. 体外连接管 3 ~ 6 个月更换　　　　　　D. 间歇性腹膜透析者每周更换 "Y" 系统

E. 高磷低脂饮食

答案：1. A。2. A。3. C。4. C。5. D。6. C。

第 5 节　血液及造血系统疾病

一、常见症状护理

血液由血细胞和血浆组成，血细胞包括红细胞、白细胞及血小板。红细胞进入血液循环后的平均寿命约 120 天，中性粒细胞平均寿命 2 ~ 3 天，嗜酸性粒细胞 8 ~ 12 天，嗜碱性粒细胞 12 ~ 15 天，血小板 7 ~ 14 天。正常成人红细胞计数，男性为（4.0 ~ 5.5）×10^{12}/L，女性为（3.5 ~ 5.0）×10^{12}/L。

1. 血液病常见症状

（1）贫血：是血液病最常见的症状之一。血红蛋白浓度是反映贫血最重要的检查指标。在海平面地区，成年男性 Hb < 120g/L，女性 Hb < 110g/L 即可诊断为贫血。

①分类

a. 红细胞和血红蛋白生成不足性贫血：造血物质缺乏，如营养性缺铁性贫血；骨髓造血功能障碍，如再生障碍性贫血；慢性感染、肾病伴发的贫血等。

b. 溶血性贫血：如遗传性球形红细胞增多症、新生儿溶血病等。

c. 失血性贫血：各种急性和慢性失血性贫血。

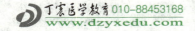 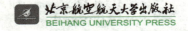

②临床表现：疲乏、困倦和软弱无力是贫血最常见和最早出现的症状。**皮肤黏膜苍白是贫血最突出的体征和患者就诊的主要原因，以眼结膜、口唇、甲床多见。**神经系统对缺氧最敏感，常有头晕、头痛、失眠多梦、注意力不集中等。

（2）继发感染

①常见原因：急性白血病、再生障碍性贫血、淋巴瘤等血液病引起白细胞数减少和功能缺陷，免疫抑制药的应用及贫血或营养不良等。

②临床表现：发热是感染最常见的症状。感染部位以口腔、牙龈、咽峡最常见，其次为呼吸系统、皮肤、泌尿系统等，严重者可发生败血症。

（3）出血或出血倾向：由止血和凝血功能障碍而引起自发性出血或轻微创伤后出血不止的一种症状。

①常见原因：血小板数量减少或功能异常，血管脆性增加，凝血因子缺乏，血液中抗凝血物质增加。

②临床表现：可发生在全身任何部位，以口腔、鼻腔、牙龈最常见。颅内出血最严重，可导致患者死亡。

2. 血液病患者的护理

（1）出血倾向

①休息活动护理：仅有皮肤黏膜出血且症状轻微，无须限制活动。若血小板计数 $< 50 \times 10^9/L$，宜减少活动，增加卧床休息时间。严重出血或血小板计数 $< 20 \times 10^9/L$ 者，绝对卧床休息，协助生活护理。

②饮食护理：给予高热量、高蛋白、高维生素、少渣软食。保持大便通畅，必要时应用缓泻药。加强口腔护理，餐前、餐后可用冷的苏打漱口水含漱。

③病情观察：定时测血压、心率，注意意识状态。严密观察出血部位、出血范围、出血量等，及时识别重症出血及其先兆。

④皮肤出血的护理：保持皮肤清洁，避免搔抓皮肤，避免肢体碰撞或外伤。护理操作动作要轻稳，尽量少用注射药物，注射或穿刺后延长按压时间，直至止血。

⑤鼻出血的护理：**避免用力擤鼻或用手挖鼻痂，可用液状石蜡滴鼻，防止黏膜干裂出血。**少量鼻出血可用干棉球或 1∶1000 肾上腺素棉球填塞止血，并局部冷敷。出血严重可用凡士林油纱条做鼻孔填塞压迫止血。

⑥口腔、牙龈出血的护理：用软毛牙刷，勿用牙签剔牙，避免食用煎炸、坚硬的食物。牙龈渗血时，可用肾上腺素棉球吸收，明胶海绵片贴敷牙龈或局部压迫止血。并可用棉签蘸漱口液清洁牙齿。

⑦密切观察止血药的疗效和不良反应：遵医嘱输血及应用血液制品，做好"三查八对"。

（2）发热

①休息活动护理：维持适宜的温湿度，定期通风。卧床休息，取舒适体位，必要时吸氧。

②饮食护理：给予高蛋白、高热量、高维生素、易消化饮食，多饮水，每天饮水至少 2000ml 以上，必要时遵医嘱静脉补液。

③病情观察：注意观察生命体征、意识状态及进食情况，尤其是体温的变化。

④降温护理：**物理降温可在颈部、腋下及腹股沟等大血管处放置冰袋，血液病或有出血倾向者禁用乙醇或温水拭浴，**以免局部血管扩张造成皮下出血。大量出汗时，及时更换衣物，保持皮肤清洁干燥，防止受凉和虚脱。

⑤预防感染：定期进行病室消毒，限制探视人员，以防交叉感染。白细胞 $< 1 \times 10^9/L$ 时应实行保护性隔离。

二、贫血

（一）缺铁性贫血

1. 临床表现

（1）原发病表现：血尿、黑便、月经过多等。

（2）贫血共有表现：皮肤黏膜苍白（无发绀）、乏力、头晕、心悸、气短等。只有贫血而无出血，不存在血小板下降。

（3）缺铁性贫血的特殊表现

①组织缺铁表现：皮肤干燥、萎缩、无光泽，毛发干枯易脱落，指（趾）甲扁平、脆薄易裂，出现反甲或匙状甲。黏膜损害常有舌炎、口角炎、舌乳头萎缩，严重者吞咽困难。

②神经、精神系统异常：儿童较明显，如易激惹、烦躁、注意力不集中。少数患者有异食癖，喜吃泥土、生米等。

2. 护理措施

（1）饮食护理：给予高蛋白、高维生素、含铁丰富的饮食。含铁丰富的食物主要有动物肝、肾、血、瘦肉及蛋黄、海带、紫菜、木耳、豆类、香菇等，其中动物食物的铁更易吸收。谷类、蔬菜、水果含铁较低，乳类含铁最低。纠正不良饮食习惯，避免偏食或挑食，提倡均衡饮食。进食定时、定量，必要时少量多餐。多吃富含维生素 C 的食物，有利于铁吸收。婴幼儿宜母乳喂养，及时添加辅食。早产儿出生后 2 个月开始预防性补铁。妊娠期及哺乳期妇女多食含铁丰富的食物。

（2）病情观察：观察原发病和贫血症状、体征，评估其活动耐力。定期检测红细胞计数、血红蛋白浓度、网织红细胞等指标变化。

（3）用药护理

①口服铁剂的护理：最常见的不良反应是恶心、呕吐、胃部不适和黑便等胃肠道反应，应从小剂量开始，于两餐之间服用。可与维生素 C 或各种果汁同服，但避免与茶、咖啡、牛奶、植酸盐等同服，以免影响铁吸收。口服液体铁剂使用吸管，服后漱口，避免牙齿染黑。

②注射铁剂的护理：需深层肌内注射并经常更换注射部位，减少疼痛与硬结形成。注射时应注意不要在皮肤暴露部位注射。抽取药液后，更换针头注射。可采用"Z"形注射法，以免药液溢出导致皮肤染色。注射后 10 分钟至 6 小时内，密切观察不良反应，主要有注射局部肿痛、硬结形成、皮肤发黑和过敏反应等。

③疗效判断：一般补充铁剂 12 ～ 24 小时后患者自觉症状好转，精神症状减轻，食欲增加。网织红细胞能最早反映其治疗效果，用药 1 周左右开始上升，10 天左右达到高峰。2 周后血红蛋白开始升高，通常 1 ～ 2 个月恢复至正常。铁剂治疗应在血红蛋白恢复正常后继续服用 3 ～ 6 个月，以增加铁储存。

（二）再生障碍性贫血

1. 临床表现
主要表现为进行性贫血、出血、反复感染而肝、脾、淋巴结多无肿大。按临床表现的严重程度和发病缓急可分为重型和非重型（表 1-19）。

2. 护理措施

（1）休息活动护理：重度以上贫血，血红蛋白 < 60g/L 时，应绝对卧床休息，协助自理活动。中轻度贫血应休息与活动交替进行。

（2）出血护理：注意观察生命体征、皮肤黏膜及内脏出血的表现，一旦发生头痛、呕吐、烦躁不安等颅内出血征象，立即报告医生并配合抢救。

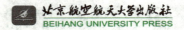

表1-19　重型再障和非重型再障的临床表现

	重型再障	非重型再障
病　程	起病急，进展快，病情重	起病缓，进展慢，病情较轻
首发症状	出血与感染	以贫血为主，偶有出血
贫　血	进行性加重	首发和主要表现
感　染	持续高热，难以控制，呼吸道感染最多见	高热少见，感染易控制
出　血	除皮肤黏膜外，常有内脏出血	以皮肤黏膜出血为主
骨髓象	多部位增生极度低下	增生减低或活跃，可有增生灶
预　后	不良，多于6～12个月死亡	较好，经治疗可长期存活

（3）感染护理：密切观察体温变化，发热常提示有感染存在。限制探视人数及次数，严格执行无菌操作。粒细胞绝对值≤ 0.5×10⁹/L 者，实行保护性隔离。加强营养支持和口腔护理，督促患者进餐后及晨起、睡前根据口腔 pH 值选用适当的口腔护理溶液漱口。保持皮肤清洁干燥，睡前、便后用 1：5000 高锰酸钾溶液坐浴。

（4）用药护理：丙酸睾酮为油剂，不易被吸收，注射局部易形成硬块，需采用长针头深层、缓慢、分层注射，经常更换注射部位，发现硬块要及时理疗。长期应用的不良反应有肝功能损害和女性男性化，如毛须增多、声音变粗、痤疮、女性闭经等。

三、特发性血小板减少性紫癜

1. 临床表现

（1）急性型：多见于儿童，常有呼吸道病毒感染的前驱症状，起病急骤，常伴畏寒、发热。皮肤黏膜出血较重，全身皮肤现瘀点、紫癜及大小不等的瘀斑，好发于四肢，以下肢为多见。颅内出血是患者死亡的主要原因。急性型多为自限性，在 4～6 周可恢复。

（2）慢性型：多见于育龄期妇女。起病缓慢隐匿。出血症状较轻，多为反复发作的皮肤黏膜瘀点、瘀斑，女性患者常以月经过多为主，甚至是唯一症状。

2. 护理措施

（1）休息活动护理：血小板计数 > 50×10⁹/L 者，可适当活动，避免外伤。血小板≤ 50×10⁹/L 以下者，减少活动，增加卧床休息时间。血小板≤ 20×10⁹/L 时，绝对卧床，避免严重出血或颅内出血。

（2）饮食护理：给予高热量、高蛋白、高维生素、少渣清淡饮食。

（3）病情观察：出现嗜睡、头痛、呕吐、视物模糊、瞳孔不等大、昏迷等，提示可能有颅内出血，应重点监测患者的血小板计数。

（4）症状护理：皮肤出血者不可搔抓，保持皮肤清洁。鼻腔出血不止，可用油纱条填塞。

（5）用药护理：餐后服药，长期使用糖皮质激素会引起身体外形的变化、胃肠道出血、诱发感染、骨质疏松等。

（6）疾病知识指导：介绍 ITP 治疗和护理的相关知识，避免使用阿司匹林等损伤血小板的药物。告知患者睡眠充足、情绪稳定、大小便通畅和有效控制高血压是预防颅内出血的有效措施。

（7）病情监测指导：定期门诊复查，并教会患者及家属识别出血征象，一旦发现皮肤黏膜出血加

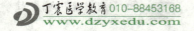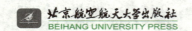

重或内脏出血的征象，应及时就诊。

（8）用药指导：指导患者遵医嘱按时、按量、按疗程服药，不可自行停药或增减药物用量。教会患者自我监测药物的不良反应。服药期间注意保暖，去公共场所时戴口罩，避免感冒以防加重病情或复发。

四、白血病

（一）急性白血病

1. 临床表现　起病急缓不一，急者多为高热或严重出血，缓者多为面色苍白、疲乏、低热、轻微出血等。

（1）贫血：常为首发症状，呈进行性加重。贫血的原因包括正常红细胞生成减少及无效性红细胞生成、溶血、出血等，最主要机制是骨髓中白血病细胞极度增生与干扰，造成正常红细胞生成减少。

（2）发热：为早期表现，也是最常见的症状。高热常提示有继发感染，引起感染的原因主要是成熟粒细胞缺乏或功能缺陷。感染可发生在全身任何部位，以口腔炎最多见，其次是呼吸道及肛周皮肤。最常见的致病菌为革兰阴性杆菌，如肺炎克雷白杆菌、铜绿假单胞菌、大肠埃希菌等。疾病后期常伴真菌感染，与长期应用广谱抗生素、激素、化疗药物有关。

（3）出血：最主要原因是血小板减少。可发生在全身任何部位，以颅内出血最严重，出现头痛、呕吐、瞳孔大小不等，甚至突然死亡。

（4）白血病细胞浸润的表现

①肝、脾及淋巴结肿大。

②骨骼和关节：胸骨下段局部压痛对白血病诊断有一定价值，关节、骨骼疼痛以儿童多见。骨膜受累可形成粒细胞肉瘤（绿色瘤），以眼眶部位最常见，可引起眼球突出、复视或失明。

③中枢神经系统：最常见的髓外浸润部位，主要原因是化疗药物不易通过血 - 脑屏障。表现为头痛、呕吐、颈强直，甚至抽搐、昏迷。

④睾丸：一侧睾丸无痛性肿大，是仅次于中枢神经系统的髓外复发的根源。

2. 护理措施

（1）休息活动护理：以休息为主，缓解期和化疗间歇期可适当活动。化疗及病情较重者，应绝对卧床休息。

（2）饮食护理：给予高热量、高蛋白、高维生素、适量纤维素、清淡、易消化饮食，以半流质为主，少量多餐。避免高糖、高脂、产气和刺激性的食物，避免化疗前后 2 小时内进食，避免进餐后立即平卧。

（3）病情观察：密切观察生命体征的变化，有无感染，皮肤黏膜淤血或出血点。重点警惕发生颅内出血等严重并发症。

（4）化疗不良反应的护理

①预防组织坏死：多数化疗药物对组织刺激大，多次静脉注射可引起静脉炎。若药液外渗可引起局部组织坏死、蜂窝织炎，故仅用于静脉注射。首选中心静脉或深静脉置管，若使用外周浅表静脉，宜选择粗直的大血管。静脉给药前，最重要的注意事项是告知患者，并要求签署化疗同意书。此后用生理盐水冲管，确保针头在静脉内，推注速度要慢，边推边抽回血，以保证药液无外渗。输注完毕后再用生理盐水冲管后拔针。联合应用多种药物时，先用刺激性弱的药物。

若静脉穿刺处疼痛，首先考虑是否发生药液外渗。药液一旦外渗，应立即停止给药，保留针头接注射器回抽后，注入解毒剂再拔针，之后应用地塞米松或利多卡因局部封闭，间断冰敷 24 小时，肢体抬高 48 小时，报告医师并记录。

②保护静脉：药物适当稀释，以减轻对血管壁的刺激。长期治疗需制订静脉使用计划，左、右臂

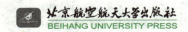

交替使用。发生静脉炎的局部血管禁止输液，患处避免受压，给予热敷，硫酸镁湿敷或理疗。

③骨髓抑制：抗肿瘤药物多数均有不同程度的骨髓抑制不良反应，应定期查血象，每次疗程结束后复查骨髓象。化疗期间最主要的观察项目就是血常规，如白细胞 $< 3.5×10^9$/L，或血小板 $< 80×10^9$/L 时，应暂停化疗，预防感染。白细胞 $< 1×10^9$/L，实行保护隔离。血小板 $< 20×10^9$/L，绝对卧床休息，协助做好生活护理。

④预防感染：对重度骨髓抑制者，置于无菌室或层流无菌室内。若无层流室，置于单人病房，定期严格消毒，禁止探视，避免交叉感染。加强口腔、皮肤及肛周护理。

⑤胃肠道反应：化疗期间给予清淡、易消化和富有营养的饮食，少食多餐。出现恶心、呕吐时，应暂缓或停止进食，加强口腔护理。呕吐频繁可用止吐镇静药。必要时静脉补充营养。

⑥常见化疗药不良反应：见表 1-20。

表1-20　常见化疗药不良反应及护理

常见不良反应	常见药物	护理措施
心脏毒性	柔红霉素 多柔比星（阿霉素） 高三尖杉酯碱	用药前后监测心率、心律及血压，用药时缓慢静滴，速度<40滴/分
肝功能损害	巯嘌呤 甲氨蝶呤 门冬酰胺酶	观察有无黄疸，定期监测肝功能
出血性膀胱炎	环磷酰胺（烷化类）	多饮水，每天超过3000ml，以稀释尿中药物浓度
周围神经炎 手足麻木感	长春新碱	停药后可逐渐消失
口腔黏膜溃疡	甲氨蝶呤	加强口腔护理，每天2次，用0.5%普鲁卡因含漱
脱　发	大多数化疗药	化疗结束后可再生，戴冰帽，减少药物到达毛囊

（二）慢性髓系白血病

1. **临床表现**　起病缓慢，早期常无自觉症状。

（1）慢性期：一般持续 1～4 年，主要有乏力、消瘦、低热、多汗或盗汗等代谢亢进的表现。脾大为最突出的体征，可达脐或脐以下，质地坚实、平滑、无压痛。但脾梗死时，有明显压痛。多数患者可有胸骨中、下段压痛和肝脏中度肿大。

（2）加速期：多表现为高热、体重下降、虚弱、脾进行性肿大，骨骼疼痛及逐渐出现的贫血、出血，对原来有效的药物发生耐药，可维持数月到数年。

（3）急性变期：表现与急性白血病相似，预后极差。

（4）异基因造血干细胞移植：是唯一可治愈慢粒的方法。

2. **护理措施**

（1）休息活动护理：血红蛋白 60g/L 以下的贫血患者，以休息为主。

（2）饮食护理：给予高热量、高蛋白、高维生素饮食，如瘦肉、新鲜蔬菜及水果，少量多餐以减轻腹胀。化疗期间每天饮水量＞3000ml，以利于尿酸的稀释和排泄。

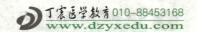
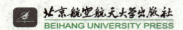

（3）脾胀痛护理：保持环境安静、舒适，尽量卧床休息，减少活动，取左侧卧位。避免弯腰和碰撞腹部，防止脾破裂。

（4）化疗药物不良反应护理

①伊马替尼：消化道反应、水肿、肌肉骨骼疼痛、肝损害。

②靛玉红：腹泻、腹痛、便血。

（5）病情观察：注意观察患者有无原因不明的发热、骨痛、贫血、出血加重及脾迅速肿大。一旦出现异常，及时就诊。

---

1. 含铁最少的食物是

A．奶类　　　B．鸡血　　　　　C．木耳　　　　　D．蛋黄　　　　　E．猪肝

2. 急性特发性血小板减少性紫癜的表现<u>不包括</u>

A．多见于儿童　　　　　　B．多有畏寒、发热　　　　　C．全身的皮肤、黏膜出血

D．泌尿道出血　　　　　　E．淋巴结肿大

3. 白血病患者发病时高热，主要原因是

A．贫血　　　　　　　　　B．代谢亢进　　　　　　　　C．白细胞浸润

D．感染　　　　　　　　　E．化疗反应

4. 急性白血病患者主要死于

A．药物不良反应　　　　　B．多系统器官功能障碍（MODS）

C．严重感染　　　　　　　D．严重水肿

E．颅内出血

答案： 1．A。2．E。3．D。4．C。

第6节　内分泌代谢性疾病

一、常见症状护理

1. 身体外形改变

（1）消瘦：实测体重低于标准体重的 10%～20%，或体重指数 < 18.5kg/m²。常由于营养物质分解代谢增强、胃肠功能紊乱所致，多见于糖尿病、甲状腺功能亢进、肾上腺皮质功能低下者。

（2）肥胖：实测体重超过标准体重的 20%，或体重指数 ≥ 28kg/m²。可分为单纯性肥胖和继发性肥胖。单纯性肥胖与摄入过多或消耗过少有关。继发性肥胖多见于甲状腺功能减退症、2 型糖尿病、肾上腺皮质增生、垂体功能不全等疾病。

（3）身材过高或矮小：身材过高见于巨人症，身材矮小见于侏儒症、呆小症。侏儒症由生长激素缺乏引起，身体比例适当，无智力障碍。呆小症因甲状腺激素分泌不足导致，下肢短，上部量＞下部量，骨龄落后，性发育迟缓，智力低下。

（4）面容改变：甲状腺功能亢进症患者常有眼球突出、颈部增粗。甲状腺功能减退症可见黏液性水肿面容，颜面水肿、目光呆滞。库欣综合征常有满月脸、痤疮和多血质貌等。

（5）皮肤变化

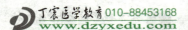

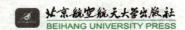

①皮肤或黏膜色素量增加或色素颜色增深：多见于肾上腺皮质疾病患者。

②紫纹和痤疮：紫纹是库欣综合征特征之一，病理性痤疮见于库欣综合征、先天性肾上腺皮质增生症。

2. 生殖发育及性功能异常　包括生殖器官发育迟缓或过早，性欲减退或丧失，女性月经紊乱、溢乳、闭经或不孕，男性勃起功能障碍或乳房发育。

3. 其他症状体征　进食或营养异常、高血压、疲乏、排泄异常、骨痛与自发性骨折等。

4. 护理措施

（1）体重过低

①饮食护理：给予高热量、高蛋白、高维生素饮食，制定合适的饮食计划，可针对具体疾病设计饮食计划。少食多餐，对食欲缺乏者应尽量提高其食欲，选择患者喜爱的食物，注意食物的搭配。必要时可行营养支持或鼻饲。

②休息活动：多卧床休息，保证足够的睡眠，减少代谢率。

③预防感染：保持皮肤清洁、干燥，做好口腔护理。

（2）肥胖

①饮食护理：给予低脂、低热量、少盐、粗纤维、高维生素饮食，根据患者的每天的热量制定合适的饮食计划。

②休息活动：鼓励患者运动治疗，消耗能量达到减轻体重的目的。

③药物治疗：遵医嘱使用抑制食欲类药物或其他药物治疗。

④对症治疗：伴有其他症状者，注意同时改善其他症状，做好心理护理，消除其因外形改变而产生焦虑、自卑等不良心理。

二、弥漫性毒性甲状腺肿甲状腺功能亢进症

1. 临床表现　以青、中年女性高发。多数起病缓慢，少数在感染或精神创伤等应激后急性起病。

（1）甲状腺毒症表现

①高代谢综合征：由于T_3、T_4分泌增多，导致交感神经兴奋性增高和新陈代谢加速，常有心悸、乏力、怕热、多汗、消瘦、食欲亢进等。

②神经系统：神经过敏，多言好动，紧张焦虑，焦躁易怒，失眠不安，注意力不集中，记忆力减退，手、眼睑震颤，腱反射亢进。

③心血管系统：心悸、胸闷、气短，第一心音亢进。心搏出量增加可致收缩压增高，外周血管扩张，血管阻力下降，可致舒张压下降，导致脉压增大。窦性心动过速，心律失常以房性期前收缩最常见。合并甲状腺毒症心脏病时，可出现心脏增大和心力衰竭，心律失常则以心房颤动多见。

④消化系统：胃肠蠕动增快，食欲亢进，消瘦，排便频繁。重者可有肝大、肝功能异常，偶有黄疸。

⑤肌肉与骨骼系统：可伴发周期性麻痹和近端肌肉进行性无力、萎缩。也可伴发重症肌无力及骨质疏松。

⑥生殖系统：女性常有月经减少或闭经。男性有勃起功能障碍，偶有乳腺发育。

⑦造血系统：淋巴细胞、单核细胞增高，但白细胞总数减低。伴发血小板减少性紫癜。

⑧血 ACTH 及 24 小时尿 17-羟皮质类固醇升高，继而受过高 T_3/T_4 抑制而下降。

（2）甲状腺肿：程度不等的甲状腺肿大，呈弥漫性、对称性，质地中等，无压痛。甲状腺上下极可触及震颤，闻及血管杂音，为本病重要的体征。

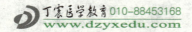
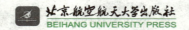

（3）突眼征：可分为单纯性和浸润性突眼两类。

①单纯性突眼：与甲状腺毒症导致的交感神经兴奋性增高有关。

②浸润性突眼：称为Graves眼病，与眶周组织的自身免疫炎症反应有关。表现为眼内异物感、胀痛、畏光、流泪、视力下降。检查见突眼，眼睑肿胀，结膜充血水肿，眼球活动受限。严重者可形成角膜溃疡、全眼炎，甚至失明。

（4）甲状腺危象：也称为甲亢危象，表现为所有甲亢症状的急剧加重和恶化，多发生于较重甲亢未予治疗或治疗不充分，导致大量T_3、T_4释放入血的患者。

①诱因：应激状态（感染、手术、放射性碘治疗等），严重躯体疾病，口服过量TH制剂，严重精神创伤，手术中过度挤压甲状腺。

②临床表现：原有甲亢症状加重，继而出现高热或过高热（体温≥39℃），大汗，心动过速（≥140次/分），常有心房颤动或心房扑动，烦躁，焦虑不安，谵妄，恶心，呕吐，腹泻，危重患者可有心力衰竭、休克及昏迷，病死率在20%以上。

2. 护理措施

（1）休息活动护理：将患者安置在安静、通风良好、室温恒定的环境中，避免嘈杂，限制探视时间，治疗、护理集中进行。轻症患者可照常工作和学习，活动以不感疲劳为度，适当增加休息时间。病情重、有心力衰竭或严重感染者应严格卧床休息。大量出汗者，应随时更换衣服及床单，防止受凉。

（2）饮食护理：经常测量体重，根据患者体重变化情况调整饮食计划。给予高热量、高蛋白、高维生素及矿物质丰富的饮食。主食应足量，可增加奶类、蛋类、瘦肉类等优质蛋白，以纠正负氮平衡。多饮水，每天饮水2000～3000ml以补充出汗、腹泻、呼吸加快等丢失的水分，但对并发心脏疾病者应避免大量饮水。禁止摄入刺激性的食物及饮料，以免引起精神兴奋，戒烟、酒。减少粗纤维的摄入，以免加重腹泻。避免进食含碘丰富的食物，应食用无碘盐，忌食海带、紫菜等海产品，慎食卷心菜、甘蓝等易致甲状腺肿的食物。

（3）病情观察：观察患者心率、脉压和基础代谢率的变化，以判断甲亢的严重程度。观察患者体重和症状的发展变化。观察患者精神状态和手指震颤情况，注意有无焦虑、烦躁等甲亢加重的表现，必要时使用镇静药。

（4）眼部护理：采取保护措施，预防眼睛受到刺激和伤害。睡眠或休息时抬高头部，减轻球后水肿。外出戴深色眼镜，减少光线、灰尘和异物的侵害。使用眼药水湿润眼睛，避免过度干燥。睡前涂抗生素眼膏，眼睑不能闭合者用无菌纱布或眼罩覆盖双眼。眼睛有异物感、刺痛或流泪时，勿用手直接揉眼睛，可用0.5%甲基纤维素或0.5%氢化可的松溶液滴眼。限制钠盐摄入，遵医嘱适量使用利尿药，以减轻组织充血、水肿。定期眼科角膜检查，有畏光、流泪、疼痛、视力改变等角膜炎、角膜溃疡先兆，应立即复诊。

（5）用药护理：护士应指导患者正确用药，不可自行减量或停药，并密切观察药物的不良反应，及时处理。

①硫脲类抗甲状腺药物的不良反应有粒细胞减少、皮疹、皮肤瘙痒、中毒性肝病和血管炎等。粒细胞缺乏是最严重的不良反应，可发生在服药的任何时间，表现为发热、咽痛、全身不适等，严重者可出现菌血症或脓毒症，甚至死亡。治疗中应定期复查血象，如白细胞<3.0×10⁹/L或中性粒细胞<1.5×10⁹/L应停药，并遵医嘱给予促进白细胞增生药。严密监测肝功能，预防暴发性肝坏死。一般药疹用抗组胺药控制，不必停药。严重皮疹则应立即停药。

②¹³¹I治疗前和治疗后1个月内避免服用含碘的药物和食物。空腹服用，2小时内不可进食固体食物，服药后24小时内避免咳嗽、咳痰，以减少¹³¹I丢失。服药后多饮水，增加排尿，并注意定期复查，以免导致永久性甲状腺功能减退。服药后第1周避免用手按压甲状腺。服药后患者的排泄物、衣服、

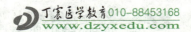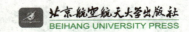

被褥及用具等需单独存放，待放射作用消失后再做清洁处理。

③β受体阻滞剂用药过程中须注意观察心率，以防心动过缓。有哮喘病史的患者禁用。

（6）甲状腺危象的护理

①避免诱因。

②休息活动护理：绝对卧床休息，避免一切不良刺激。烦躁不安者遵医嘱给予适量镇静药。呼吸困难时取半卧位，立即给氧。

③用药护理：及时、准确给药，迅速建立静脉通路。注意碘剂过敏反应，如出现口腔黏膜发炎、腹泻、恶心、呕吐、鼻出血等症状，应立即停药，通知医师配合处理。准备好抢救药物，如镇静药、血管活性药物、强心药等。

④对症护理：体温过高者给予冰敷或乙醇拭浴降温。禁用阿司匹林，该药可与甲状腺球蛋白结合而释放出游离的甲状腺激素，加重病情。躁动不安者使用床档。昏迷者加强皮肤、口腔护理。腹泻严重者应注意肛周护理，预防肛周感染。

三、糖尿病

1．临床表现

（1）代谢紊乱综合征："三多一少"，即多尿、多饮、多食和体重减轻。血糖升高后因渗透性利尿引起多尿，继而口渴多饮。外周组织对葡萄糖利用障碍，脂肪分解增多，蛋白质代谢负平衡，出现乏力、消瘦，儿童生长发育受阻。患者易感饥饿、多食。可有皮肤瘙痒，特别是外阴瘙痒，四肢酸痛、麻木、腰痛、性欲减退、阳痿不育、月经失调、便秘、视物模糊等表现。部分患者无明显症状，仅于体检或因各种疾病就诊化验时发现高血糖。

（2）糖尿病急性并发症

①糖尿病酮症酸中毒（DKA）：为最常见的糖尿病急症。糖尿病代谢紊乱加重时，脂肪动员和分解加速，大量脂肪酸在肝脏经β氧化产生大量乙酰乙酸、β-羟丁酸和丙酮，三者统称为酮体。乙酰乙酸和β-羟丁酸均为较强的有机酸，在体内蓄积过多，可发生代谢性酸中毒。1型糖尿病有自发DKA的倾向，2型糖尿病常见的诱因有急性感染、胰岛素不适当减量或突然中断治疗、饮食不当、严重疾病、创伤、手术、妊娠、分娩、精神刺激等。早期三多一少症状加重，酸中毒失代偿后出现疲乏、恶心、呕吐、头痛、嗜睡、呼吸深大（库斯莫呼吸），呼气中有烂苹果味（丙酮味）。后期严重失水，尿少，血压下降、心率加快。血酮体多在3.0mmol/L以上，血糖一般为16.7～33.3mmol/L。

②高渗高血糖综合征（HHS）：以严重高血糖而无明显酮症、血浆渗透压显著升高、脱水和意识障碍为特征，多见于老年2型糖尿病患者，多数患者原来并无糖尿病病史。与DKA相比，失水更严重，神经精神症状更突出。血糖多在33.3mmol/L以上，血钠多升高至155mmol/L以上。血浆渗透压显著增高是HHS的重要特征和诊断依据。

（3）糖尿病慢性并发症

①感染：糖尿病由于机体细胞及体液免疫功能减退、血管及周围神经病变等原因易并发各种感染，血糖控制差者更易发生也更严重。肾盂肾炎和膀胱炎常见，尤其多见于女性，常反复发作。疖、痈等皮肤化脓性感染可致菌血症或脓毒症。皮肤真菌感染如足癣、体癣也常见。肺结核发病率高，进展快，易形成空洞。

②血管病变：大血管病变是糖尿病最严重而突出的并发症，主要表现为动脉粥样硬化，可引起冠心病、脑血管病、肾动脉硬化、肢体外周动脉硬化等。微血管病变是糖尿病的特异性并发症，以肾脏和视网膜病变最为严重。糖尿病肾病表现为蛋白尿，眼睑或下肢水肿，高血压，肾功能减退、肾衰竭，

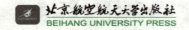

血尿素氮和肌酐升高等。糖尿病视网膜病变多见于病程超过 10 年者，是糖尿病患者失明的主要原因之一。

③神经病变：以周围神经病变最为常见，呈对称性，下肢较上肢严重，表现为四肢麻木、刺痛感、蚁走感、袜套样感，感觉过敏或消失。

④糖尿病足：由于神经病变、血管病变和感染导致足部的溃疡和坏疽，是糖尿病最严重和治疗费用最多的慢性并发症之一，是糖尿病非外伤性截肢的最主要原因。

2. 护理措施

（1）休息运动护理：血糖＞ 14mmol/L、有糖尿病急性并发症、明显低血糖症、各种器官严重慢性并发症者不宜运动，增加休息。病情稳定者应安排有规律的合适运动，循序渐进，长期坚持。运动不宜在空腹时进行，防止低血糖发生。运动时应随身携带糖果等，当出现低血糖症状时及时食用并暂停运动。

（2）饮食护理：控制饮食的关键在于控制总热量。在保持总热量不变的原则下，增加一种食物时应同时减去另一种食物。出现饥饿时，可增加蔬菜、豆制品等副食。严格定时进食，严格限制甜食。每周定期测量体重，如果体重改变＞ 2kg，应报告医师。

（3）口服降糖药护理：遵医嘱按时用药，不可擅自增减药物剂量或停药。用药期间监测血糖，观察药物不良反应及注意事项（表 1-21）。

表1-21　常用口服降糖药物的不良反应及用药注意事项

药物分类	给药原则	不良反应
双胍类	餐中或餐后服，小剂量开始，每天最大剂量不超过2g	主要不良反应为恶心、呕吐、腹胀、腹泻、腹痛、消化不良等胃肠道反应，乳酸性酸中毒罕见但最严重。双胍类药物单独应用极少引起低血糖
磺酰脲类	从小剂量开始，于早餐前半小时口服	低血糖反应最重要，常见于用药剂量过大、进食少、活动量大者及老年人，还可出现体重增加、胃肠道反应、皮疹、肝功能损害等
格列奈类	餐前即刻服用	低血糖反应，体重增加
噻唑烷二酮类	每天1次，固定时间	单独使用时不会导致低血糖反应，常有体重增加、水肿；罗格列酮还可导致心血管事件、脑卒中、骨折等，已禁用；吡格列酮长期应用有增加膀胱癌的风险
葡萄糖苷酶抑制剂	与第一口饭嚼服	单独服用不会发生低血糖反应，不会增加体重，甚至有使体重下降的趋势。主要不良反应为胃肠道反应

（4）胰岛素治疗护理：准确执行医嘱，做到制剂、剂量准确，按时注射。

（5）低血糖反应护理：服用胰岛素促泌剂和注射胰岛素等药物后，通常在没有进餐的情况下，可出现心悸、疲乏、饥饿感、出冷汗、脉速、恶心、呕吐，重者抽搐、昏迷，甚至死亡。发生低血糖反应后，意识清楚者可用白糖以温水冲服。意识障碍者静脉注射 50% 葡萄糖溶液 20 ～ 40ml，清醒

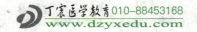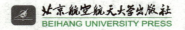

后再进食，防止再昏迷。

（6）预防感染：注意观察患者体温、脉搏等变化。

①皮肤护理：保持皮肤清洁，洗澡水温不可过热，香皂以中性为宜，内衣棉质、宽松、透气。皮肤瘙痒患者嘱其不要搔抓。如有皮肤感染，应选敏感抗生素，严格执行无菌技术。

②呼吸道护理：注意保暖，室内通风，避免接触上呼吸道感染人员，做好口腔护理。

③泌尿道护理：注意会阴清洁，防止和减少瘙痒和湿疹发生。

（7）糖尿病足护理：每天检查双足，观察有无水疱、皮肤破损等。保持足部清洁，避免感染。每天洗脚，水温＜37℃，不宜用热水袋、电热器等物品直接对足部保暖。避免赤脚行走、赤脚穿凉鞋和拖鞋，选择干净、透气、柔软的鞋袜。每天采用步行、腿部运动等多种方法促进肢体血液循环。足部出现鸡眼、水疱、溃疡等破损不可自搽药物，应请医生处理。戒烟。

---

1. 甲亢患者典型的表现是
A. 易饥多食，体重锐减　　　　　B. 大便呈糊状　　　　C. 大便有不消化食物
D. 肠鸣音亢进　　　　　　　　　E. 大便次数多

2. 糖尿病患者运动过程中出现强烈饥饿感、心悸、手抖、出汗，最可能的原因是
A. 合并甲状腺功能亢进　　　　　B. 心绞痛　　　　　　　C. 高血压
D. 低血压　　　　　　　　　　　E. 低血糖

3. 呼吸有烂苹果味见于
A. 吃鱼肝油后　　　　　　　　　B. 糖尿病酮症　　　　　C. 慢性膀胱炎
D. 急性肺脓肿　　　　　　　　　E. 支气管扩张

4. 糖尿病最基本的治疗措施是
A. 运动疗法　　　　　　　　　　B. 坚持配合治疗　　　　C. 定期查血糖
D. 药物治疗　　　　　　　　　　E. 控制饮食

5. 患者，男，56岁。怕热多汗3年余，心率110次／分，食欲好但逐渐消瘦。检查发现FT$_3$、FT$_4$增高，昨天突然出现昏睡，体温达到40℃，心率160次／分，呕吐少量胃内容物、腹泻、大汗。此患者最可能发生了
A. 急性左心衰竭　　　　　　　　B. 急性胃肠炎　　　　　C. 甲状腺危象
D. 败血症　　　　　　　　　　　E. 垂体危象

答案：1. A。2. E。3. B。4. E。5. C。

第7节　风湿性疾病

一、常见症状护理

1. **关节疼痛与肿胀**　关节疼痛是关节受累最常见的首发症状，也是患者就诊的主要原因。不同风湿性疾病常见的关节疼痛特点（表1-22）。

2. **多器官系统损害**　可累及皮肤、肺、肾、心脏等各个器官系统。如系统性红斑狼疮可有肾脏、神经、消化、心血管等系统等损害。

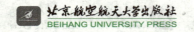

表1-22　不同风湿性疾病常见的关节疼痛特点

疾病	疼痛部位、性质	伴随症状	预后
风湿热	游走性	红、肿、热	预后好，无关节破坏
类风湿关节炎	腕、掌指、近端指关节，活动后减轻	发热、乏力	关节损伤，甚至畸形
骨关节炎	累及远端指间关节，膝关节痛于活动后减轻	行走失衡、活动受限	
系统性红斑狼疮	近端指关节、腕、足、膝、踝	多脏器损害	关节畸形

注：除痛风外其余风湿性疾病多为缓慢起病。

二、系统性红斑狼疮

1. 临床表现　好发于 20 ～ 40 岁的育龄女性。典型表现为面部蝶形红斑，反复发作，病程迁延。临床症状复杂多样，早期表现不典型，后期多个器官可同时受累，病程多呈发作与缓解交替。

（1）全身症状：活动期患者常表现为长期低、中度发热，疲倦、乏力、体重下降等。

（2）皮肤黏膜表现：多数患者出现皮肤黏膜损害，其中最具特征性的皮肤损害是蝶形红斑，好发于鼻梁和双颧颊部。还常发生光敏感、脱发、甲周红斑、网状青斑、雷诺现象等，各种皮疹多无明显瘙痒。活动期可见口腔和鼻黏膜的痛性溃疡。

（3）肌肉关节表现：关节痛是首发症状，以指、腕、膝关节最常见，常出现对称性多关节肿痛，较少伴有红肿和畸形。也可出现肌痛、肌无力和肌炎。

（4）肾脏表现：狼疮性肾炎是最常见和最严重的临床表现，是 SLE 患者死亡的常见原因，几乎所有患者均有肾损害。

（5）心血管表现：以心包炎最为常见，可为纤维蛋白性心包炎或渗出性心包炎。也可发生心肌炎、心内膜炎和心肌缺血。

（6）肺部表现：常出现胸腔积液、发热、活动后气促、干咳、低氧血症等。

（7）消化系统表现：常有食欲减退、腹痛、腹泻、消化道出血、急性腹膜炎、肝大等。

（8）神经系统表现：常有情绪障碍、认知功能减退、抽搐、偏瘫、昏迷等。提示疾病处于活动期，病情危重、预后不良。

类风湿关节炎与系统性红斑狼疮的病因、临床表现、辅助检查及治疗等多方面有很多相反或相同的特点，鉴别见表 1-23。

2. 护理措施

（1）休息活动护理：急性活动期应卧床休息，慢性期或病情稳定者可逐渐增加活动量，适当参与社会活动和日常工作，注意避免劳累，预防感染。

（2）饮食护理：给予高热量、高蛋白、高维生素、低脂肪、易消化的饮食，少食多餐，避免刺激性食物，避免食用含补骨脂素的食物，如芹菜、香菜、蘑菇、无花果等。

（3）皮肤、头发护理：保持皮肤清洁干燥，可用温水冲洗或擦洗，避免使用碱性肥皂和化妆品，防止刺激皮肤。外出时注意遮阳，避免阳光直接照射裸露皮肤，必要时穿长袖衣裤、戴遮阳帽、打伞，禁忌日光浴。

（4）口腔护理：保持口腔清洁，口腔黏膜破损者晨起、睡前、进餐前后用漱口液漱口，防止感染。

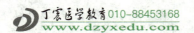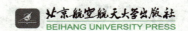

表1-23 类风湿关节炎与系统性红斑狼疮鉴别

	类风湿关节炎	系统性红斑狼疮
病因	免疫因素	
诱因	寒冷潮湿	阳光照射
好发人群	年轻女性	
病理	滑膜炎和血管炎	血管炎
关节痛	对称分布（晨僵是活动性指标）	对称分布
关节畸形	有（致残）	无
肾脏损害	无	有（常见死亡原因）
皮肤表现	类风湿结节	蝶形红斑
贫血	有（正色素性正细胞性贫血）	有
免疫学检查	类风湿因子（活动性和严重性成正比）	抗核抗体筛选，抗Sm抗体特异
首选药物	阿司匹林	糖皮质激素

（5）用药护理：遵医嘱准确用药，不可自行增减或停用药物，以免反跳。非甾体抗炎药最主要的不良反应是胃肠道反应，宜餐后服用。大剂量甲泼尼龙冲击治疗时，宜加用氢氧化铝凝胶，防止急性上消化道出血。

（6）生育指导：SLE好发于育龄女性，非缓解期的患者注意避孕，病情稳定及心、肺、肾功能正常者可在医生指导下妊娠。环磷酰胺、甲氨蝶呤、硫唑嘌呤等药物可能影响胎儿的生长发育，必须停用3个月以上方可妊娠。

三、类风湿关节炎

1. **临床表现** 可发生在任何年龄，以35～50岁女性最常见。

（1）全身表现：在出现明显关节症状前，常有乏力、全身不适、发热、食欲减退和手、足发冷等表现。

（2）关节表现

①关节痛：是最早出现的症状，表现为对称性、持续性多关节炎，时轻时重，伴有压痛。常累及小关节，以近端指间关节、掌指关节及腕关节最常见，大关节也可受累。

②关节肿：关节腔内积液、关节周围软组织炎症或滑膜肥厚引起，与关节痛部位相同，常呈对称性。近端指间呈梭形肿胀是类风湿关节炎的特征性表现。

③晨僵：是类风湿关节炎的突出症状，为观察本病活动性的重要指标，持续时间常超过1小时，活动后缓解。

④关节畸形：是本病的结局，最常见的关节畸形有腕和肘关节强直、手指尺侧偏斜、掌指关节半脱位、天鹅颈样及纽扣花样改变等。

⑤关节功能障碍：急性期多因关节肿痛而限制关节活动。晚期多由关节畸形所致。

（3）关节外表现：常累及浆膜、心、肺、眼等器官。

①类风湿结节：为最常见的特异性皮肤表现，提示本病处于活动期。好发于前臂伸面、肘鹰嘴

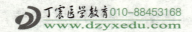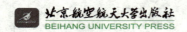

突附近、枕部、跟腱等关节隆突部及经常受压部位的皮下，大小不等，坚硬如橡皮，无压痛，对称性分布。

②类风湿血管炎：可发生于任何部位，常累及中小血管。眼受累多为巩膜炎，严重者可影响视力。

③肺部表现：男性居多，肺间质病变是最常见的肺病变。还可出现结节样改变、胸膜炎、肺动脉高压等。

④心脏表现：以心包炎最常见，多数无相关临床表现。

⑤神经系统表现：周围神经病变，最常累及正中神经、尺神经以及桡神经。

⑥血液系统表现：为正细胞正色素性贫血。Felty 综合征患者合并有脾大、白细胞减少和（或）贫血、血小板减少。

⑦干燥综合征：常有口干、眼干症状。

2．护理措施

（1）休息活动护理：活动期发热或关节疼痛明显时应卧床休息，限制受累关节活动，保持正确的体位，但不宜绝对卧床。

（2）体位护理：病变发展至关节强直时，应保持关节功能位，以保持肢体生理功能。可使用矫形支架和夹板，双侧腕、指关节肿胀畸形应保持腕关节背伸 20°～30°，指关节掌屈，半握拳；膝关节维持伸直位，足底置护足板以防足下垂。

（3）晨僵及疼痛护理：晨僵患者戴手套保暖，晨起后温水浴或用热水泡手 15 分钟。对受累关节采取局部按摩、热敷、热水浴、红外线等理疗方法改善血液循环，缓解肌肉挛缩，缓解疼痛。也可用谈话、听音乐等形式分散疼痛注意力。

（4）功能锻炼：病情缓解后，鼓励患者及早进行功能锻炼，运动量要适当，循序渐进，由被动运动过渡到主动运动，防止关节僵硬和肌肉萎缩。注意训练手的灵活性和协调性，练习手部抓握、搓揉动作，伸腰、踢腿及其他全身性伸展运动等。

（5）病情观察：密切观察关节肿痛、畸形和活动受限情况，注意有无关节外症状。评估患者自理能力和心理状况。

（6）用药护理：遵医嘱定时、定量服药，不可自行增减药量或停药。非甾体抗炎药在服用后易出现胃肠道反应，应餐后服药，多饮水。改变病情抗风湿药的不良反应主要有胃肠道反应、脱发、口腔溃疡、肝损害和骨髓抑制等，应密切观察血象变化，加强口腔护理。

（7）指导患者居住环境应干燥、安静，避免感染、寒冷、潮湿、过劳等诱因，注意保暖。生活有规律，保证充分的休息与睡眠。

（8）加强营养，给予高蛋白、高维生素、富含钾和钙的清淡、易消化饮食，多吃水果、蔬菜。禁食海鲜、柿子、花生、牛奶、咖啡及油腻、辛辣刺激性食物。注意控制体重，减轻关节负担。

（9）强调休息和治疗性锻炼两者兼顾的重要性。缓解期有计划地进行功能锻炼，强度以不引起关节疼痛加重为度，循序渐进。

（10）生活和工作中注意保护关节。避免剧烈使用小关节，尽量使用大关节。避免关节长时间保持一个姿势，经常变换体位，睡觉时保持膝、髋关节伸展。

（11）指导患者定期复查血、尿常规及肝肾功能等。如有严重的不良反应，应立即停药并及时就诊。

1．系统性红斑狼疮最多损害的脏器是
A．脑　　　B．胃　　　C．肠　　　D．骨　　　E．肾

2．系统性红斑狼疮的特征性皮肤损害是

A．紫癜 B．玫瑰疹 C．蝶形红斑 D．荨麻疹 E．红色丘疹

3．对系统性红斑狼疮有皮肤损害的患者，护理措施**不妥**的是

A．常用清水清洗 B．忌用碱性肥皂 C．忌用化妆品

D．避免阳光曝晒 E．10℃水局部湿敷

4．类风湿关节炎缓解期最重要的护理是

A．观察病情 B．避免劳累 C．营养丰富

D．功能锻炼 E．避免精神刺激

5．患者，女，45岁。有类风湿关节炎病史，可缓解关节畸形形成的措施是

A．长期卧床休息 B．进食高热量高蛋白饮食 C．小夹板固定

D．长期服抗生素防感染 E．持久进行关节功能锻炼

答案：1．E。2．C。3．E。4．D。5．E。

第8节 理化因素所致疾病

一、有机磷农药中毒

1．临床表现

（1）发病情况：急性中毒发病时间和症状与农药毒性大小、剂量、侵入途径和机体状态相关。不同侵入途径的发病时间不同。有机磷农药中毒无论表现轻重均有特殊大蒜气味。

（2）主要症状

①毒蕈碱样症状：又称M样症状，由副交感神经末梢过度兴奋引起，出现最早。主要表现为平滑肌痉挛，如瞳孔缩小、腹痛、腹泻等；腺体分泌增加，如多汗、全身湿冷、流泪和流涎；气道分泌物增多，如咳嗽、气促、呼吸困难、肺水肿等；括约肌松弛，如大小便失禁。可用阿托品对抗。

②烟碱样症状：又称N样症状，由横纹肌运动神经过度兴奋所致，出现颜面、眼睑、舌肌、四肢和全身肌纤维颤动，甚至强直性痉挛。患者常有全身紧缩和压迫感，后期可发生肌力减退和瘫痪。呼吸肌麻痹时常引起呼吸衰竭。刺激交感神经节，节后纤维末梢释放儿茶酚胺，表现为血压升高和心律失常。

③中枢神经系统症状：脑中乙酰胆碱酯酶浓度＜60%时，逐渐出现头晕、头痛、烦躁不安、谵妄、抽搐及昏迷等表现。

（3）中毒程度：可分为3级（表1-24）。

表1-24 有机磷农药中毒程度的分级

分 级	胆碱酯酶活力	临床表现
轻度中毒	70%～50%	以M样症状为主
中度中毒	50%～30%	M样症状加重，出现N样症状
重度中毒	＜30%	具有M、N样症状，并伴有肺水肿、抽搐、昏迷、呼吸衰竭和脑水肿

 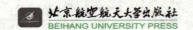

（4）迟发症和并发症

①迟发性多发神经病：急性中度和重度中毒患者症状消失后 2～3 周出现感觉、运动型多发性神经病变。表现为肢体末端的烧灼感、疼痛、麻木及下肢无力、瘫痪、四肢肌肉萎缩等症状。多由有机磷农药抑制神经靶酯酶并使其老化引起。

②中间综合征：急性中毒症状缓解后和迟发性神经病发生前，多在急性中毒后 24～96 小时和复能药用量不足的患者突然病情加重，主要表现为肌无力，出现屈颈肌、四肢近端肌无力、眼睑下垂、眼外展障碍、面瘫和呼吸肌麻痹等，多与胆碱酯酶长期受抑制，导致神经肌肉接头处传递受阻有关。

③并发症：肺水肿、脑水肿、呼吸衰竭。

2．护理措施

（1）迅速评估中毒情况：毒物接触史；临床症状和体征；毒物送检，迅速采集剩余毒物及各种标本，如呕吐物、唾液、胃内容物、血液、尿、粪及其他可疑物品等送检。

（2）病情观察：密切监测生命体征、尿量、瞳孔和意识改变，及时发现并发症的表现。

（3）清除未吸收毒物：洗胃应尽早、彻底、反复进行，洗胃后保留胃管 24 小时以上，以防洗胃不彻底，注意洗出液体有无蒜臭味。洗胃过程中应注意观察患者生命体征，如出现呼吸、心搏骤停应立即停止洗胃并紧急抢救。

（4）保持呼吸道通畅：清醒者取半卧位，昏迷者平卧位，肩部垫高，或头偏一侧，注意随时清除痰液和呕吐物，以防误吸。必要时行气管插管或气管切开，禁用吗啡、巴比妥类等抑制呼吸的药物。

（5）吸氧护理：持续高流量吸氧，每天更换鼻导管和吸氧鼻孔。

（6）用药护理

①阿托品的用药原则：早期、联合、足量、反复给药，直至 M 样症状明显好转，或有阿托品化表现为止。

②阿托品的用药护理：阿托品不可作为预防用药。阿托品中毒和阿托品化的剂量接近，因此用药过程中应密切观察，阿托品化和阿托品中毒的区别见表 1-25。阿托品中毒可使用毛果芸香碱或新斯的明拮抗。

表1-25　阿托品化和阿托品中毒的鉴别

	阿托品化	阿托品中毒
瞳孔	较前扩大	极度扩大
神志	意识清楚或模糊	烦躁不安、谵妄、抽搐、昏迷
心率	快而有力，≤120次/分	心动过速，甚至室颤
皮肤	颜面潮红，皮肤干燥	颜面紫红，皮肤干燥
体温	正常或轻度升高	高热，>40℃

③胆碱酯酶复能剂的用药原则：在洗胃的同时尽早应用，首次足量、联合、重复用药。轻度中毒可仅用复能剂，中度以上中毒必须合用阿托品，但减少阿托品剂量。

④胆碱酯酶复能剂的用药护理：常见不良反应有一过性眩晕、视物模糊、复视、口苦、咽痛、恶心、颜面潮红、血压升高、全身麻木和灼热感等。复能剂稀释后缓慢静注或静滴，如用量过多、注射太快或未经稀释，可抑制胆碱酯酶活力，导致呼吸抑制。复能剂在碱性溶液中易水解为有剧毒的氰化物，应避免与碱性药物配伍使用。碘解磷定刺激性强，注射时确保针头在血管内，不宜肌内给药。

（7）加强宣传有机磷农药中毒的相关知识。生产和加工农药过程中，应严格执行安全操作规程。

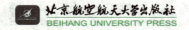

喷洒农药时，加强个人防护，应顺风操作，穿质厚的长袖上衣及长裤，扎紧袖口、裤管，戴帽子、口罩和手套。衣服被污染时，应及时更换并彻底清洗皮肤。

（8）接触农药过程中，一旦出现头晕、胸闷、流涎、恶心、呕吐等症状，应立即就诊。

二、急性一氧化碳中毒

1. 临床表现

（1）急性中毒：与空气中 CO、血液中 COHb 浓度及患者中毒前的健康状况有关。按中毒程度，可分为 3 级（表 1-26）。

（2）迟发性脑病（神经精神后发症）：多见于中度、重度中毒患者清醒，经过 2 ~ 60 天的"假愈期"后。主要表现为：

①精神意识障碍，出现痴呆木僵、谵妄状态或去皮质状态。

②锥体外系神经障碍，出现震颤麻痹综合征，表现为表情淡漠、肌张力增强、静止性震颤、慌张步态等。

③锥体系神经损害，出现偏瘫、病理反射阳性或小便失禁。

④大脑局灶性功能障碍，出现失明、失语及继发性癫痫等。

表1-26　急性一氧化碳中毒的临床表现

分　级	临床表现	血液COHb浓度	预　后
轻度中毒	搏动性剧烈头痛，头晕，恶心，呕吐，无力，心悸	10%~20%	脱离中毒环境，吸入新鲜空气或氧疗，症状很快消失
中度中毒	面色潮红，口唇樱桃红色，脉快，多汗，意识模糊或浅昏迷	30%~40%	氧疗后患者可恢复正常，无明显并发症
重度中毒	深昏迷，呼吸抑制，休克，肺水肿，心律失常或心力衰竭	>50%	病死率高，清醒后多有并发症

2. 护理措施

（1）休息活动护理：昏迷者取平卧位，头偏向一侧，保持呼吸道通畅，及时清理呼吸道分泌物。清醒后应休息 2 周，警惕迟发性脑病的发生。

（2）病情观察：密切监测生命体征，注意观察神经系统功能的改变。

（3）吸氧护理：**立即给予面罩或鼻导管高浓度吸氧，流量 8 ~ 10L/min**。给氧时间尽量不超过 24 小时，以免氧中毒和二氧化碳潴留。重症患者尽早行高压氧舱治疗，以中毒后 4 小时内进行为佳。必要时做气管插管或气管切开。

（4）对症护理：高热者给予物理降温，惊厥者遵医嘱使用镇静药，防止坠床和自伤。

三、中　暑

1. 临床表现

（1）先兆中暑：在高温环境下活动一定时间后，出现乏力、多汗、口渴、头晕、胸闷、恶心、心悸，体温正常或略有升高，不超过 38℃。

（2）轻度中暑：先兆中暑症状加重，同时体温 > 38℃，常有面色潮红或苍白，皮肤灼热，烦躁不安，

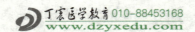 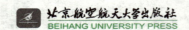

大汗淋漓、皮肤湿冷、血压下降、脉搏增快等早期循环衰竭表现。

（3）重度中暑：根据发病机制和临床表现不同，分为热衰竭、热痉挛和热射病（表 1-27）。

表1-27 重度中暑的临床表现

	热衰竭	热痉挛	热射病
发病机制	体液和钠盐丢失过多，外周血管扩张，血容量不足	大量出汗和饮用低张液体后，引起低钠、低氯血症	热应激机制失代偿，使中心体温骤升，导致中枢神经系统和循环系统功能障碍
临床表现	最常见类型，好发于老年人、产妇、儿童和慢性病患者。表现为面色苍白、大汗淋漓、脉搏细速、血压下降、晕厥甚至休克	头痛、头晕、四肢、腹部和背部肌肉痉挛和疼痛，以腓肠肌最常见，呈对称性和阵发性	最严重类型，主要表现为高热、无汗和意识障碍，出现颜面潮红、皮肤干燥无汗、谵妄、昏迷、抽搐，严重者可有休克、脑水肿、肺水肿、DIC及多器官功能衰竭等严重并发症
直肠体温	≤40℃	正常	≥41℃
神志障碍	无	无	明显

2. 护理措施

（1）休息活动护理：卧床休息，休克患者取中凹卧位，头偏向一侧，保持呼吸道通畅。

（2）饮食护理：给予高热量、高蛋白、高维生素、低脂肪的清淡、半流质饮食，加强口腔护理和皮肤护理。

（3）病情观察：严密监测肛温，每 15～30 分钟测量 1 次。无论何种降温方法，肛温 38℃时即可暂停降温，避免体温过低。注意观察生命体征、皮肤出汗和末梢循环情况，出现呼吸抑制、深昏迷、血压下降则停用药物降温。

（4）降温护理：乙醇拭浴应以拍打式手法擦拭背、臀及四肢，减少产热。冰袋冷敷或冷水拭浴应用力按摩四肢及躯干，促进散热。各种降温措施见表 1-28。

表1-28 中暑患者的降温措施

分 类	降温措施
环境降温	转移至通风阴凉处，使用电风扇或空调，维持室温20～25℃
体表降温	冰袋冷敷，冷水或乙醇拭浴，按摩四肢及躯干皮肤，促进血液循环，加速散热
体内降温	热射病伴休克时最适宜的降温措施是动脉快速推注4℃的5%葡萄糖盐水，也可用冰盐水注入胃内或灌肠
药物降温	热射病患者使用解热镇痛药无效，常用氯丙嗪、山莨菪碱和人工冬眠疗法

（5）用药护理：氯丙嗪降温时，严格遵医嘱控制滴速，注意观察血压变化。静脉给药时，输液速度不可过快，以免发生肺水肿。

1. 有机磷农药中毒烟碱样症状的典型表现是
A. 肌纤维颤动　　　　　　　　　B. 腹泻　　　　　　　　　　C. 流涎
D. 肺水肿　　　　　　　　　　　E. 恶心、呕吐

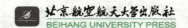

2．口服有机磷农药中毒患者洗胃后，护士仍保留胃管的原因是

A．防洗胃不彻底 　　　　　B．通过胃管补充营养 　　C．必要时胃肠减压

D．抽取十二指肠液 　　　　E．以便喂泻药

3．属于一氧化碳中毒的临床表现是

A．面色苍白、大汗、四肢湿冷 　　　　B．头部温度高，体温基本正常

C．面色潮红、多汗、口唇呈樱桃红色 　D．早期多汗，体温可达 40℃以上，继而无汗干热

E．皮肤苍白、出冷汗、血压下降、体温基本正常

答案：1．A。2．A。3．C。

第9节　神经系统疾病

一、常见症状护理

1．**头痛**　是指外眦、外耳道与枕外隆突连线以上部位的疼痛。

（1）病因：颅内疾病，如颅内感染、血管病变、占位性病变等。头颅邻近器官或组织疾病，如五官、颈椎、颈肌病变。全身性疾病，如发热性疾病、高血压、缺氧等。神经症及癔症等。

（2）头痛的评估：应评估头痛的部位、性质、程度、先兆及伴随症状、发生与持续时间、发作频率、加重或缓解的因素，与体位、饮食、情绪、睡眠、咳嗽、屏气及排便等的关系。

（3）一般护理：非器质性头痛者增加休息和睡眠。器质性头痛者绝对卧床，减少头部活动。颅内压增高者抬高床头 15°～30°，头偏向一侧。

（4）减轻头痛：指导缓慢深呼吸，听轻音乐、引导式想象、冷敷或热敷、理疗及按摩等。

（5）用药护理：告知药物作用与不良反应，大量应用止痛药可致依赖或成瘾。

2．**意识障碍**　是对外界环境刺激缺乏反应的一种精神状态。通过患者言语反应、针刺的痛觉反应、瞳孔反射、角膜反射等来判断意识障碍的程度。

（1）意识状态：根据意识障碍的程度可分为嗜睡、意识模糊、昏睡及昏迷。

（2）生活护理：定时翻身，保持外阴清洁，防止尿路感染和压疮。鼻饲高热量、高维生素饮食，补充足够水分。每天口腔护理 2 次，张口呼吸的患者口部覆盖温湿纱布。注意观察体温、呼吸和痰液性状，预防坠积性肺炎。谵妄躁动者应专人看护，加床栏，必要时使用约束带。

（3）病情观察：严密监测并记录生命体征、意识及瞳孔变化，观察有无恶心、呕吐及呕吐物的性状与量，及时发现消化道出血和脑疝。

（4）保持呼吸道通畅：取平卧位，头偏向一侧，以防误吸。肩下垫高，颈部伸展，防止舌后坠。准备吸引器，做好气管切开和使用呼吸机的准备。

3．**感觉障碍**　是指机体对各种形式的刺激无感知、感知减退或异常的一组综合征。

（1）生活护理：保持床单整洁、干燥、无渣屑，避免高热或过冷刺激，慎用热水袋或冰袋。肢体保暖需用热水袋时，外包毛巾，水温不超过 50℃。感觉过敏者尽量避免不必要的刺激。

（2）知觉训练：可进行肢体被动运动、按摩、理疗、针灸和各种冷、热、电的刺激。如每天用温水擦洗感觉障碍的部位，用砂纸、棉絮丝等刺激触觉。

4．**运动障碍**　指运动系统的任何部位受损所导致的骨骼肌活动异常，分为瘫痪、不随意运动及

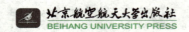

共济失调等。随意运动是评估肢体有无瘫痪的重要检查。

（1）按病变部位和瘫痪的性质，分为上运动神经元性瘫痪（痉挛性／中枢性瘫痪）和下运动神经元性瘫痪（弛缓性／周围性瘫痪），见表1-29。

（2）按瘫痪的形式，分为单瘫、截瘫、交叉性瘫、偏瘫、四肢瘫等（表1-30）。

表1-29　上、下运动神经元性瘫痪的特点

	上运动神经元性瘫痪	下运动神经元性瘫痪
瘫痪分布	整个肢体为主	肌群为主
肌张力	增高	减低
腱反射	增强	减低或消失
病理反射	阳性	阴性
肌萎缩	无或轻度失用性萎缩	明显
肌束颤动	无	有

表1-30　瘫痪的常见形式

瘫痪形式	临床表现	常见病因
单　瘫	单个肢体瘫痪	大脑半球、周围神经或肌肉病变
截　瘫	双下肢瘫痪	脊髓横贯性损伤
交叉瘫	病变侧脑神经麻痹和对侧肢体瘫痪	一侧脑干病变
偏　瘫	一侧面部和肢体瘫痪	一侧大脑半球病变
四肢瘫	四肢不能运动或肌力减退	高颈段脊髓病变、周围神经病变

（3）生活护理：评估患者生活自理能力受限的程度，给予相应协助。卧床患者采取舒适体位，尽量避免半卧位。鼓励患者合理饮食，加强口腔护理。协助患者洗漱、进食、如厕、沐浴等日常活动。指导患者学会使用便器，勿拖拉和用力过猛，以免损伤皮肤。防治压疮。排尿困难患者予以膀胱按摩。便秘者适当运动和按摩腹部，养成定时排便的习惯。

（4）安全护理：防止坠床和跌倒是运动障碍者最重要的护理措施。病床高度适中，应安装保护性床栏。走廊、厕所装有扶手，地面要平整干燥，防湿、防滑。患者应穿防滑鞋，衣着宽松。患者行走时不要分散其注意力。呼叫器及经常使用的物品应置于患者伸手可及处。行走不稳者应选择合适的助行工具，并有人陪伴，防止受伤。

（5）功能锻炼：告知患者及家属早期功能锻炼的重要性，强调合理、适度，循序渐进，主动与被动相结合，床上运动与床下运动相结合，肢体功能与其他功能锻炼相结合的原则。

二、急性脑血管疾病

（一）脑血栓形成

1. 临床表现

（1）多见于 50 岁以上的中老年人。

（2）起病缓慢，一般有前驱症状，如头晕、头痛、肢体麻木及短暂脑缺血发作等。

（3）多在休息或睡眠时发病，可能与此时血压下降、血流减慢、血黏度增加有关。

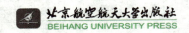

（4）神经症状取决于梗死灶的大小和部位，如偏瘫、失语、偏身感觉障碍和共济失调等，多无意识障碍。

（5）病情轻者，经治疗短期可缓解，无后遗症。病情重者可并发昏迷、颅内压增高等。

2. 护理措施

（1）休息活动护理：急性期患者卧床休息，取平卧位。头部禁止放置冰袋及冷敷，以免脑血管收缩使血流量减少。

（2）饮食护理：给予低脂、低盐、高维生素、高纤维素的无刺激饮食。若有吞咽困难，可予糊状流食或半流食，必要时鼻饲。

（3）病情观察：密切观察生命体征、意识状态及瞳孔变化，出现脑缺血加重和颅内压增高征象时，立即报告医生并快速使用脱水药。

（4）满足患者基本生活需要，指导早期功能锻炼。

（二）脑栓塞

1. 临床表现

（1）任何年龄阶段均可发生，青壮年多见。

（2）多在活动中急骤发病，多无前驱症状，为起病最快的脑血管病。

（3）意识障碍较轻且恢复快，神经系统表现与脑血栓形成相似，但更易复发和出血。

（4）多有导致栓塞的原发病和同时并发的脑外栓塞表现。

2. 护理措施 同脑血栓形成。

（三）脑出血

1. 临床表现

（1）临床特点

①多见于50岁以上男性患者，常有高血压史，冬季易发。

②活动中或情绪激动时突然发生，无前驱症状。

③有肢体瘫痪、失语等局灶定位症状和颅内压增高表现，意识障碍出现迅速。

④发病后血压多有明显升高。

（2）基底节区出血：是最多见的脑出血。累及内囊表现为"三偏症"，即病灶对侧肢体偏瘫、对侧偏身感觉障碍和同向偏盲。丘脑出血累及优势半球常伴失语，也可有丘脑性痴呆。出血量小，临床症状较轻。出血量大可有意识障碍，易引起脑疝，甚至死亡。

（3）脑干出血：多数为脑桥出血。小量出血无意识障碍，可出现交叉性瘫痪和共济失调性偏瘫。大量出血累及脑桥后，患者立即昏迷，双侧面部和肢体瘫痪，两侧瞳孔缩小如针尖（脑桥出血的特征性表现）、中枢性高热、呼吸衰竭，多于48小时内死亡。

（4）小脑出血：少量出血常有眩晕、呕吐、枕部头痛、共济失调等，无肢体瘫痪。出血量较多形成枕骨大孔疝而死亡。

脑梗死和脑出血的鉴别见表1-31。

2. 护理措施

（1）休息活动护理：绝对卧床休息，取侧卧位，头胸抬高15°～30°，减轻脑水肿。发病24～48小时避免搬动患者，治疗、护理操作集中进行，避免各种引起颅内压增高的因素，病室保持安静。

（2）饮食护理：急性脑出血患者在发病24小时内禁食，24小时后如病情平稳、无颅内压增高和严重消化道出血时，给予高蛋白、高维生素、高纤维素、低盐、低脂的半流质饮食。进食时患者取坐位或高侧卧位（健侧在下），进食应缓慢，食物应送至口腔健侧近舌根处，以利于吞咽。进餐后应保

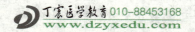
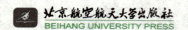

持坐位 30 ～ 60 分钟，吞咽困难的患者不能用吸管喝水或喝汤。如用水杯喝水，应喝至半杯处，防止水位过低患者仰头喝水误吸。必要时可行鼻饲流质饮食或静脉营养。

表1-31　脑梗死和脑出血鉴别

	脑梗死	脑出血
发病年龄	多为60岁以上	多为60岁以下
起病状态	休息或睡眠	活动或情绪激动
颅内压增高	轻或无	多见
意识障碍	轻或无	多见且较重
CT检查	24小时后低密度病灶	即刻出现高密度病灶
脑脊液	无色透明	可有血性

（3）病情观察：定时监测生命体征、意识状态及瞳孔变化，有无颅压增高、脑疝早期、上消化道出血的表现。

（4）脑疝护理：保持呼吸道通畅，给予吸氧。迅速开放静脉，遵医嘱快速静滴脱水药，甘露醇应在 15 ～ 30 分钟滴完，避免药液外渗。备好气管切开包、脑室穿刺引流包、呼吸机、监护仪和抢救药品等。

（四）蛛网膜下腔出血

1. 临床表现　以中青年多见，起病急骤，持续性剧烈头痛，喷射性呕吐。可出现脑膜刺激征，是最具特征性的体征。一般无定位性神经系统体征及肢体瘫痪。蛛网膜下腔出血与脑出血的鉴别见表 1-32。

表1-32　蛛网膜下腔出血与脑出血鉴别

	蛛网膜下腔出血	脑出血
病　因	先天性动脉瘤，动静脉畸形	高血压、动脉粥样硬化
发病年龄	先天性动脉瘤40～60岁；动静脉畸形青少年多见	50岁以上
血　压	正常或增高	显著升高
头　痛	极常见剧烈	常见较剧烈
脑膜刺激征	多见	少见
神经系统定位体征	无	偏瘫、偏身感觉障碍、偏盲等
脑脊液	均匀一致血性	可有血性

2. 护理措施

（1）休息活动护理：绝对卧床 4 ～ 6 周，抬高床头 15° ～ 20°，改变体位或转头时动作缓慢，避免搬动和过早下床活动。

（2）缓解疼痛：指导患者放松技术，转移患者注意力，必要时给予镇静、镇痛药物。

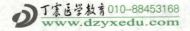 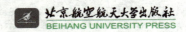

（3）用药护理：甘露醇低温出现结晶时，需加温溶解后再用，定期监测肾功能和电解质。尼莫地平可致皮肤发红、多汗、胃肠不适、血压下降等不良反应，应适当控制输液速度。

（4）预防并发症：蛛网膜下腔出血再发率较高，以首次出血后1个月内再出血的危险最大，2周再发率最高。若病情稳定后，突然再次剧烈头痛、呕吐、昏迷、脑膜刺激征明显加重等，应及时报告医生。

（五）短暂性脑缺血发作

1. 临床表现　好发于中老年男性，发作突然，持续短暂5～30分钟，一般在1小时内恢复，最多不超过24小时，为局灶性神经功能丧失，不留神经功能缺失，反复发作。短暂性脑缺血发作、脑血栓形成与脑栓塞的鉴别见表1-33。

表1-33　缺血性脑血管疾病鉴别

	短暂性脑缺血发作	脑血栓形成	脑栓塞
病　因	脑动脉粥样硬化	脑动脉粥样硬化	风湿性心瓣膜病
起病时间	突发	缓慢	急骤
起病状态	反复发作	休息或睡眠，有前驱症状	活动后，多无前驱症状
意识障碍	无	多无	轻且恢复快
局灶定位症状	24小时内完全恢复	常见	常见

2. 护理措施

（1）休息活动护理：发作时卧床休息，枕头不宜太高。转头应缓慢且幅度不宜太大。频繁发作者避免重体力劳动，沐浴和外出应有家人陪伴，防止跌倒和外伤。

（2）饮食指导：低盐、低脂、低钙、低糖、足量蛋白和高维生素饮食，戒烟酒，避免刺激性食物和暴饮暴食，避免过分饥饿。

（3）病情观察：频繁发作者密切观察和记录每次发作的持续时间、间歇时间及伴随症状，警惕完全性缺血性脑卒中的发生。

（4）用药护理：按医嘱正确服药，不能随意调整、更改和终止用药，注意观察药物疗效和不良反应。

三、癫　痫

1. 临床表现

（1）部分性发作：为最常见的类型，源于大脑半球局部神经元的异常放电。

①单纯部分性发作：发作时程短，一般不超过1分钟，起始与结束均较突然，表现为一侧肢体局部肌肉感觉障碍或节律性抽搐征，可出现幻觉，但无意识障碍。

②复杂部分性发作：也称精神运动性发作，可有意识障碍、自动症、运动症状，临床表现为无理吵闹、唱歌、脱衣裸体等，事后不能回忆。

③部分性发作继发全面性发作：单纯部分性发作可发展为复杂部分性发作，单纯或复杂部分性发作均可发展为全面性强直阵挛发作。

（2）全面性发作：起源于双侧脑部，多在初期就有意识丧失。

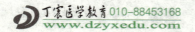
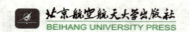

①全面强直 - 阵挛发作：旧称大发作，为最常见的发作类型之一，以意识丧失和全身对称性抽搐为特征。早期出现意识丧失、跌倒，发作前可有瞬间疲乏、麻木、恐惧或无意识动作等先兆表现。随后的发作分为强直期（全身骨骼肌持续性收缩）、阵挛期（肌肉交替性收缩与松弛）和发作后期（以面肌和咬肌为主的短暂阵挛）三期。

强直期表现为眼球上翻或凝视，咀嚼肌收缩可咬伤舌头，喉肌收缩可致患者发出一声尖叫，口吐白沫，躯干先屈曲后反张，持续 10 ～ 20 秒后进入阵挛期。

每一次阵挛后有一短暂间歇。强直期和阵挛期均有呼吸停止、血压升高、瞳孔散大及分泌物增多等表现。

发作后期牙关紧闭，大小便失禁。呼吸首先恢复，随后瞳孔、血压、心率恢复正常。从发作到意识恢复历经 5 ～ 15 分钟。

醒后常有头痛、嗜睡、全身酸痛，对发作不能回忆，此时强行约束患者可发生伤人或自伤。

②强直性发作：多见于弥漫性脑损害儿童，睡眠中发作较多，发作持续数秒至数十秒。

③阵挛性发作：婴幼儿为主，重复阵挛性抽动伴意识丧失为主要特征，表现为双侧对称或某一肢体为主的抽动。

④失神发作：意识短暂丧失，持续 3 ～ 15 秒，无先兆或局部症状，持续时间短，发作后仍继续原有的动作。

⑤肌阵挛发作：表现为快速、短暂、触电样肌肉收缩，可见于任何年龄。

⑥失张力发作：部分或全身肌肉张力突然降低导致点头、张口、肢体下垂或跌倒等，持续数秒至 1 分钟，发作后立即清醒。

（3）癫痫持续状态：新的定义是指一次全面强直 - 阵挛发作持续 5 分钟以上。旧定义是指若发作间歇期仍有意识障碍，或癫痫发作持续 30 分钟以上，或在短时间内频繁发作。癫痫持续状态是内科常见急症，若治疗不及时可导致永久性脑损害，致残率和病死率均很高。

2．护理措施

（1）保持呼吸道通畅：是癫痫发作时的首要护理措施。应取头低侧卧或平卧头侧位，下颌稍向前。松开领带、衣扣和裤带，防止过紧压迫呼吸。取下活动性义齿，必要时使用吸引器，将舌拉出，防止舌后坠阻塞呼吸道。吸痰，必要时气管切开。不可强行喂药、喂水，防止误吸。

（2）安全护理

①发作期有前驱症状时立即平卧，动态发作时，应抱住患者缓慢就地放倒。癫痫发作勿用力按压抽搐肢体，防止骨折及关节脱位，使用牙垫或压舌板防止舌咬伤，放置保护性床挡。

②发作间期创造安全、安静的休养环境，保持室内光线柔和、无刺激。

（3）病情观察：严密监测生命体征及神志、瞳孔变化，注意观察发作类型，发作的时间及次数，发作过程中有无心率增快、血压升高、呼吸减慢、大小便失禁等。

（4）癫痫持续状态的护理：密切监测患者生命体征。按医嘱给予抗惊厥药。控制输液量和速度，必要时输入脱水药、吸氧，尽快控制抽搐，防治脑水肿，纠正水、电解质失衡。保持环境安静，避免强光刺激。

（5）用药护理：多数常见不良反应为短暂性反应，缓慢减量即可明显减少，餐后服药可减少恶心反应。服药前应做血、尿常规和肝肾功能检查。按医嘱坚持长期有规律服药，避免突然停药、减药、漏服药及自行换药。

①卡马西平：胃肠道反应、眩晕、复视、骨髓抑制、皮疹及肝损伤等。

②苯妥英钠：胃肠道反应、牙龈增生、毛发增多、面容粗糙、粒细胞减少、智能及行为改变等。

③丙戊酸：肥胖、震颤、恶心、呕吐、体重增加、毛发减少、肝损害及胰腺炎等。

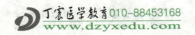
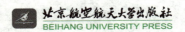

④苯巴比妥：嗜睡、小脑征、复视、认知和行为异常。

⑤托吡酯：震颤、头痛、头晕、小脑征、胃肠道反应、体重减轻等。

⑥拉莫三嗪：头晕、嗜睡、恶心、皮疹等。

⑦加巴喷丁：嗜睡、头晕、复视、健忘、感觉异常等。

（6）生活指导：规律生活，适度运动，劳逸结合，保持睡眠充足；减少精神和感觉刺激；合理饮食，宜进食清淡、无刺激、营养丰富的食物，保持大便通畅，避免过饥过饱，戒烟酒；禁止从事高风险活动：如跑步、攀登、游泳、驾驶及在炉火旁、高压电机旁作业、单独外出，以免发作时危及生命。

四、急性炎症性脱髓鞘性多发性神经病

1. 临床表现　急性起病，好发于夏、秋季节，以学龄前期、学龄期儿童多见。发病前 1～3 周常有发热等呼吸道或胃肠道感染症状。

（1）运动障碍：肢体对称性弛缓性肌无力为首发症状。自肢体远端开始呈上行性麻痹进展，由双下肢开始逐渐累及躯体肌、脑神经。急性起病者在 24 小时内可因呼吸肌瘫痪导致呼吸困难，是本病死亡的主要原因。

（2）脑神经受损：可表现为对称或不对称的脑神经麻痹，儿童常有吞咽困难、饮水呛咳、声音嘶哑等。

（3）感觉障碍：感觉障碍症状相对轻微，很少有感觉缺失者，主要表现为神经根痛和皮肤感觉异常。患者可出现肢体烧灼感、麻木、刺痛和（或）手套、袜子型感觉减退或缺失。

（4）自主神经障碍：症状轻微，主要表现为多汗、便秘、皮肤潮红、手足肿胀、一过性尿潴留、血压升高及心律失常等。

2. 护理措施

（1）休息活动护理：急性期保持瘫痪肢体于功能位，协助患者做肢体被动运动，防止发生足下垂、爪形手等。恢复期鼓励患者做主动运动，加强对自理生活能力的训练。

（2）饮食护理：提供高蛋白、高热量、高维生素的易消化饮食。根据患者吞咽和咀嚼能力选择流食、半流食或鼻饲饮食等。

（3）改善呼吸功能：保持室内通风，观察患者生命体征，呼吸困难者给予持续低流量氧吸入，做好气管插管或机械通气的准备。

---

1. 血栓形成患者的护理措施**不包括**

A. 平卧位　　　　　　　　B. 头置冰袋　　　　　　　C. 防褥疮

D. 急性期后肢体锻炼　　　E. 血压＞200/110mmHg 时，需降压治疗

2. 癫痫大发作的临床特征是

A. 局部肌肉节律性抽搐　　B. 牙关紧闭　　　　　　　C. 突发突止的意识障碍

D. 意识丧失、全身抽搐　　E. 大小便失禁

3. 导致急性脱髓鞘性多发性神经炎患者死亡的主要原因是

A. 心力衰竭　　　　　　　B. 呼吸肌麻痹　　　　　　C. 面神经麻痹

D. 水、电解质紊乱　　　　E. 酸碱平衡紊乱

4. 患者，男，72 岁。患原发性高血压，未认真治疗，近半月感左侧上、下肢活动乏力未在意，今晨起床时不小心跌于地上，发现口斜眼歪，左上、下肢不能自主运动，但意识清醒，该患者

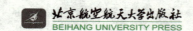

可能的疾病是

A．脑栓塞　　　　　　　B．脑出血　　　　C．脑血栓形成

D．腔隙脑梗死　　　　　E．短暂脑缺血发作

答案：1．B。2．D。3．B。4．C。

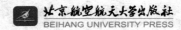

第 2 章　外科护理学

第1节　水、电解质、酸碱代谢紊乱

一、水和钠代谢紊乱

不同性质脱水的临床特点及治疗见表 2-1。

表2-1　不同性质脱水的临床特点及治疗

	等渗性	低渗性	高渗性	水中毒
血钠（mmol/L）	135~150	<135	>150	
主要丧失液区	细胞外液	细胞外液	细胞内液	
临床表现	恶心、乏力、少尿，但不口渴；眼窝凹陷，皮肤干燥；体液丢失达体重5%，可有脉速、肢冷等血容量不足表现，体液丢失达体重的6%~7%可有休克	初期无口渴，恶心、视物模糊、乏力、站立性晕倒；严重者神志不清，肌痉挛性抽痛，腱反应消失，昏迷，休克；尿钠、氯低，尿比重低，早期尿量正常或略增多	体液丢失达体重2%~4%为轻度，口渴明显，无其他症状；4%~6%为中度，极度口渴，烦躁，乏力，眼窝凹陷，尿少，尿比重高；>6%为重度，躁狂，幻觉，谵妄，昏迷	急性水中毒起病急骤，可出现神经、精神症状，重者发生脑疝；慢性水中毒发病缓慢，易被原发疾病掩盖，出现体重增加、软弱无力、恶心、呕吐、嗜睡等表现
治疗原则	消除病因是关键补液，平衡盐溶液或等渗盐水	静脉输注含盐溶液或高渗盐水以纠正细胞外液的低渗状态及补充血容量	5%葡萄糖、低渗（0.45%）或等渗氯化钠	立即停止水分摄入，进行脱水治疗，如甘露醇、呋塞米（速尿）等

二、电解质代谢紊乱

（一）钾代谢异常

钾的代谢异常有低钾血症和高钾血症，以低钾血症常见。钾代谢紊乱的临床特点及治疗见表 2-2。

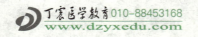
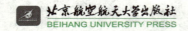

表2-2　钾代谢紊乱的临床特点及治疗

	低钾血症	高钾血症
血钾浓度	<3.5mmol/L	>5.5mmol/L
临床表现	①心脏：心肌收缩无力，心音低钝，心动过速，室颤，心衰，猝死 ②骨骼肌：四肢软弱无力，腱反射迟钝或消失，呼吸肌受累致呼吸困难或窒息 ③胃肠道及泌尿道平滑肌：恶心，食欲缺乏，肠蠕动减弱，腹胀，肠鸣音减弱，便秘，肠麻痹；尿潴留 ④泌尿系统：因低钾、低氯性碱中毒，出现反常性酸性尿 ⑤神经系统：表情淡漠，反应迟钝，定向力差，昏睡、昏迷	①心脏：抑制心脏传导系统，抑制心肌收缩，心动过缓，房室传导阻滞，心脏停搏 ②骨骼肌：四肢软弱无力，腱反射迟钝或消失，严重者呈弛缓性瘫痪 ③神经系统：精神萎靡，嗜睡
心电图	T波低平，ST段下降，QT间期延长，出现u波	T波高尖，PR间期延长，P波下降或消失，QRS波群增宽，ST段升高
治疗原则及护理	①轻度缺钾首选口服补钾，最安全，一般用量3～6g/d，即可使血钾浓度升高1.0～1.5mmol/L ②中度、重度缺钾需静脉补钾，静滴浓度<0.3%（40mmol/L） ③严重低钾者每天补钾<15g，速度<20mmol/h ④尿量>40ml/h方可补钾特别重要 ⑤禁止静脉推注补钾，补钾浓度过高会抑制心肌致停搏并刺激静脉致疼痛	①立即停止口服和静脉补钾，避免进食水果等含钾高的食物，停用保钾利尿药及含钾的药物 ②静脉缓慢推注10%葡萄糖酸钙或5%氯化钙，对抗钾离子对心肌的抑制作用 ③促进钾向细胞内转移：5%碳酸氢钠碱化细胞外液，快速静滴；葡萄糖加胰岛素快速静滴；支气管扩张药沙丁胺醇吸入 ④加速排钾：排钾利尿药呋塞米，阳离子交换树脂，腹腔或血液透析

（二）磷代谢异常

人体内的磷 85% 存在于骨骼中，细胞外液中含量很少。磷代谢异常分为低磷血症和高磷血症。

1. 低磷血症

（1）血磷浓度 < 0.96mmol/L。

（2）病因：长期经静脉或胃肠途径补充不含磷的营养物；急性酒精中毒、甲亢、肾小管性酸中毒、使用糖皮质激素或利尿药等；大量葡萄糖及胰岛素输入、呼吸性碱中毒时磷向细胞内转移。

（3）临床表现：无特异性，可有神经肌肉症状，重者出现抽搐、昏迷、精神障碍，更甚者因呼吸肌无力而死亡。

（4）治疗要点：积极处理原发病；因甲亢引起者，可考虑手术治疗；经静脉或口服补磷。

2. 高磷血症

（1）血磷浓度 > 1.62mmol/L。

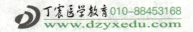
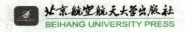

（2）病因：可见于急性肾衰竭、甲状旁腺功能减退、过量服用维生素 D、挤压伤、糖尿病酮症酸中毒等。

（3）临床表现：临床表现不典型，有低钙血症、肾功能受损的表现。

（4）治疗要点：积极处理原发病；减少磷的摄入，针对低钙血症进行治疗。

三、酸碱平衡紊乱和液体疗法

1. **代谢性酸中毒** 依据 HCO_3^- 测定结果，分为轻、中、重 3 度。轻度酸中毒症状不明显；典型的酸中毒表现为精神萎靡或烦躁不安，呼吸深快，呼气带酮味，面红或口唇樱桃红色，腹痛，呕吐，腱反射减弱或消失，嗜睡甚至昏迷。酸中毒时通过 H^+-K^+ 交换使细胞外 K^+ 增高，导致心律失常。

2. **代谢性碱中毒** 一般无明显症状。有时有呼吸变浅、变慢，嗜睡、精神错乱，常伴有低钾血症和脱水的表现，严重者可昏迷。

3. **呼吸性酸中毒** 胸闷，呼吸困难，躁动不安，头痛。CO_2 潴留先兴奋、后抑制，兴奋表现为失眠、躁动、昼睡夜醒；体表小静脉扩张，皮肤充血，颜面潮红，球结膜水肿，四肢及皮肤温暖潮湿。慢性严重 CO_2 潴留时抑制神经中枢，可出现神志淡漠、嗜睡、昏迷、抽搐、扑翼样震颤、腱反射减弱或消失等肺性脑病的表现。

4. **呼吸性碱中毒** 呼吸加快，神经肌肉兴奋性增高，急性轻者可有口唇、四肢发麻、刺痛，肌肉颤动；重者有眩晕、昏迷、视力模糊、抽搐，可伴胸闷、胸痛、口干、腹胀等。

5. **液体疗法**

（1）补液量

①补充累积损失量：是指补充自发病以来累积损失的液体量。

②补充继续丢失量：是指补充治疗过程中因呕吐、腹泻、胃肠引流等引起液体的继续丢失。

③供给生理需要量：包括尿（占 60%）、大便（5%）在内的显性失水和通过皮肤、呼吸在内的不显性失水（35%）。不显性失水在发热时增加，体温每增加 1℃，不显性失水增加 12%。

（2）补液原则：先盐后糖，先晶后胶，先快后慢，液种交替，见尿补钾。

（3）**补液观察与监测** 观察脱水是否改善，注意观察生命体征、精神状态、尿量等。体液过多时应限制入量，脱水利尿。

---

1. 高渗性脱水早期临床表现的主要特点是

A. 皮肤弹性差　　　　　　　B. 口渴　　　　　　　　C. 尿比重高

D. 烦躁　　　　　　　　　　E. 血压降低

2. 低钾血症的临床表现<u>不包括</u>

A. 肌肉软弱无力　　　　　　　　　　B. 心电图改变

C. 腹胀、呕吐、肠鸣音减弱或消失　　D. 发热、畏寒

E. 神志淡漠或嗜睡

答案：1. B. 2. D.

第2节　外科营养支持

一、肠内营养

1. 给予方法

（1）供给途径

①口服：能经口摄食且耐受者可采用口服。

②鼻胃管或鼻肠管：简单易行，临床使用最多的方法。适用于短期（＜2～3周）营养支持的患者。

③胃及空肠造瘘管：适用于长期营养支持的患者。可采用手术或经皮内镜辅助放置胃/空肠造瘘管。

（2）输注方式

①按时多次给予：用注射器将营养液分次缓慢注入，每次100～300ml左右，每天6～8次。

②间隙重力滴注：将配制好的营养液经输液管与肠道喂养管连接，借助重力缓慢滴注。每次250～500ml，每天4～6次。此方法类似正常饮食，患者有较多自由活动时间。

③连续经泵输注：应用输液泵在12～24小时均匀持续输注，是临床上推荐的肠内营养输注方式，便于监控管理，胃肠道不良反应较少，营养效果好。

2. 护理措施

（1）预防误吸

①管道护理：选择管径适宜的喂养管，妥善固定；输注前确定喂养管位置，不可上移。

②体位护理：宜取半卧位，防止反流和误吸。

③评估胃内残留量：经胃进行肠内营养时每隔4小时评估1次胃内残留量，若超过150ml时，应减慢或暂停输注。

（2）提高胃肠道耐受性：输液速度应循序渐进；防止营养液污染，营养液现用现配，暂不用时置于4℃冰箱保存，24小时内用完。输注时保持营养液温度接近体温，口服温度一般为37℃左右，鼻饲及经造瘘口注入时的温度宜为41～42℃。

（3）保护皮肤黏膜：使用材质细软的喂养管；用油膏涂抹鼻腔黏膜，保持鼻腔润滑；造瘘口周围皮肤保持清洁、干燥。

（4）防止并发症

①胃肠道并发症：表现为恶心呕吐、腹胀腹泻等。应控制营养液的浓度、渗透压、输液速度、温度等。

②感染性并发症：吸入性肺炎、急性腹膜炎等。

③代谢性并发症：水、电解质、酸碱代谢紊乱，各脏器功能异常等。

二、肠外营养

1. 输注方法

（1）输注途径：经周围静脉肠外营养支持，操作较简单、安全性高、并发症较少，适用于肠外营养时间＜2周、部分补充营养素的患者。经中心静脉肠外营养支持，适用于长期肠外营养、营养素需要量较多及营养液的渗透压较高的患者。

（2）输注方式：全营养液混合液输注又称全合一（AIO）营养液，其优点是减少了代谢性并发症的发生，可经周围静脉输注，简化过程和减少感染机会。单瓶输注不具备全营养混合液输注条件时，可采用单瓶输注。由于各营养素非同时输注，易造成浪费。

2. 并发症　气胸、空气栓塞、感染、糖代谢紊乱、肝功能异常、血栓性静脉炎等。

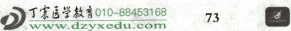
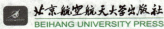

3．护理措施

（1）控制输液速度，葡萄糖输注速度应控制在 5mg/（kg·min）以下；输液浓度也应由较低浓度开始，逐渐增加。

（2）静脉营养导管严禁输入其他液体、药物及血液，也不可在此处采集血标本或测中心静脉压。

（3）出现感染者，取营养液做细菌培养，每天 1 次。

（4）密切观察患者的临床表现，注意有无并发症的发生；严格无菌操作。

1．不宜应用营养疗法的患者是

A．休克　　　　　　　　　　　B．上消化道大出血　　　C．急性肾衰竭

D．食管癌晚期　　　　　　　　E．严重消瘦

2．不宜应用营养疗法的患者是

A．休克　　　　　　　　　　　B．短肠综合征　　　　　C．急性肾衰

D．急性胰腺炎　　　　　　　　E．大面积烧伤

3．患者，女，40 岁。短肠综合征，长期中心静脉输注营养，下列护理错误的是

A．营养液在无菌环境下配制　　　　　B．输注之前暂存 4℃冰箱中

C．配制好的营养液必须在 48 小时内用完　　D．不可在此静脉输血、给药、取血化验

E．每天取少量营养液做细菌培养

答案：1．A。2．A。3．C。

第3节　外科休克

一、概　述

按照休克的发病过程，可分为休克代偿期和休克抑制期，又称为休克早期和休克期（表2-3）。血压是最常用的监测指标，收缩压＜90mmHg、脉压＜20mmHg 提示休克。心率改变出现在血压下降之前，是早期最敏感的观察指标。而尿量是反映组织灌流情况最佳的定量指标。

表2-3　休克的临床表现

	休克代偿期	休克抑制期	
程　度	轻度	中度	重度
失血量	＜20%	20%～40%	＞40%
神　志	清楚，紧张或烦躁不安	反应迟钝，表情淡漠	意识模糊或昏迷
皮肤颜色	苍白	苍白或发绀	显著苍白，肢端青紫
皮肤温度	正常或湿冷	发凉、潮湿	厥冷（肢端明显）
心　率	＜100次/分，尚有力	100～200次/分，较弱	很弱或摸不清

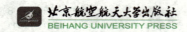

（续　表）

	休克代偿期	休克抑制期	
血　压	正常或稍升高，脉压减小	收缩压70～90mmHg，脉压<20mmHg	收缩压<70mmHg或测不到
尿　量	正常或稍少	减少	极少或无尿

二、低血容量性休克

低血容量性休克的主要表现为 CVP 降低、回心血量减少、CO 下降所造成的低血压；经神经内分泌机制作用引起外周血管收缩、血管阻力增加和心率加快；以及由微循环障碍造成的各种组织器官功能不全和病变。

三、感染性休克

感染性休克的血流动力学有低动力型和高动力型改变。临床表现见表 2-4。

表2-4　感染性休克的临床表现

	低动力型（冷休克）	高动力型（暖休克）
神志	烦躁不安、淡漠或嗜睡	清醒
皮肤颜色	苍白或发绀	淡红或潮红
皮肤温度	湿冷、冷汗	温暖、干燥
毛细血管充盈时间	延长	1～2秒
脉搏	细速	慢而有力
脉压（mmHg）	<30	>30
尿量（ml/h）	<25	>30
临床病例	多见	少见

补液原则是及时、快速、足量。常根据血压和中心静脉压指导补液（表 2-5）。中心静脉压（CVP）代表右心房或胸段腔静脉内的压力变化，在反映全身血容量及心功能状态方面早于动脉压。CVP 的正常值为 5 ～ 12cmH$_2$O，＜ 5cmH$_2$O 提示血容量不足，＞ 15cmH$_2$O 提示心功能不全，＞ 20cmH$_2$O 提示存在充血性心力衰竭。严密观察病情变化，定时监测生命体征及中心静脉压改变，注意观察患者意识改变、皮肤颜色及温度。准确记录 24 小时出入量，为后续治疗的依据。尿量＞ 30ml/h 提示休克好转。

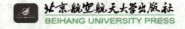

表2-5　血压、中心静脉压与补液的关系

血压	中心静脉压	原　因	处理原则
低	低	血容量严重不足	充分补液，加快输液速度
正常	低	血容量不足	适当补液
低	高	心功能不全或血容量相对过多	给予强心药，纠正酸中毒，舒张血管
正常	高	容量血管过度收缩	舒张血管
低	正常	心功能不全或血容量不足	补液试验

四、休克的护理

1. **改善组织灌注**　取休克体位，必要时使用抗休克裤。抗休克裤既能控制腹部和下肢出血，又能增加血液回流，改善组织灌流。休克纠正后须由腹部开始缓慢放气，每15秒测量血压1次，若血压下降超过5mmHg，应停止放气，并重新注气，以免引起低血压。

2. **保持呼吸道通畅**　神志淡漠或昏迷患者，头偏向一侧，防止窒息。密切观察呼吸改变，及时清除呼吸道分泌物。常规给氧，予以氧浓度40%～50%。必要时行气管插管或气管切开。

3. **用药护理**　小剂量、低浓度缓慢使用血管活性药物，直至血压平稳后逐渐停药。注意避免药物外渗，若注射部位出现红肿、疼痛，应立即更换滴注部位，并用普鲁卡因行局部封闭。

4. **调节体温**　每4小时监测一次体温，通过加盖棉被、毛毯和调节室温等方法进行保暖，但禁用热水袋、电热毯等体表加温方法，避免烫伤，并防止皮肤血管扩张导致休克加重和耗氧量增加。出现高热时可采用物理或药物方法进行降温。一般室内温度以20℃左右为宜。

5. **增强心肌功能**　遵医嘱给予增强心肌功能的药物，注意观察心率变化及药物不良反应。

6. **预防感染**　严格无菌操作；合理使用抗生素。根据病情留置导尿管，以测尿量及比重，了解肾血流灌注情况；尿量＞40ml/h方可补钾。

7. **预防意外损伤**　勤翻身，预防压疮。烦躁或神志不清者，应加床边护栏以防坠床，必要时用约束带固定四肢。

---

1. 患者，男，25岁。肝破裂修补术后回病房不久发生休克，生命体征很可能表现为

A. 血压升高，脉搏增加，呼吸加速　　B. 血压升高，脉搏减少，呼吸加速

C. 血压下降，脉搏增加，呼吸加速　　D. 血压下降，脉搏减少，呼吸加速

E. 血压下降，脉搏减少，呼吸减慢

2. 患者，男，43岁。因车祸右大腿骨折，伴有休克，下列护理措施错误的是

A. 吸氧　　　　　　　B. 扩容　　　　　C. 保温，必要时可用热水袋加温

D. 密切观察尿量　　　E. 骨折部位充分固定

3. 患者，男，40岁。左下胸受压，左8、9、10后肋骨骨折，脾破裂，面色苍白，四肢湿冷，脉搏120次/分，血压80/60mmHg，以下紧急措施中错误的是

A. 尽快控制活动性出血　　B. 避免多搬动　C. 盖棉被并置热水袋加强保暖

D. 吸氧，适当给予镇痛药　　E. 立即建立静脉通路

答案：1. C。2. C。3. C。

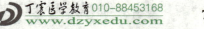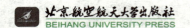

第4节 多器官功能障碍综合征

一、概 述

1. 熟悉 MODS 的高危因素，出现严重创伤、感染、烧伤等应提高警惕，及早治疗。

2. 治疗 MODS 应有整体观念，当某一系统器官出现功能障碍时，客观衡量病情，防止出现其他系统器官的功能不全。

3. 防治感染，使感染病变局限化。

4. 及早处理最先发生功能不全的器官，阻断病理的连锁反应，以免形成 MODS。

二、急性呼吸窘迫综合征

1. 临床表现

（1）症状：ARDS 发病迅速，多在原发病后的 72 小时内发生，病程一般不超过 7 天。除原发病的表现外，最早出现的症状是呼吸加快，呼吸困难进行性加重等呼吸窘迫表现，伴烦躁、焦虑、多汗等。呼吸深快、呼吸费力，伴明显发绀，不能用氧疗法改善，也不能用其他原发心肺疾病解释。

（2）体征：早期体检无明显异常体征，或仅闻少量细湿啰音。后期听诊双肺可有中小水泡音、管状呼吸音。

2．护理措施

（1）休息活动护理：取半卧位或坐位，改善呼吸状态，躁动患者应防止意外伤害。

（2）饮食护理：给予高热量、高蛋白、易消化、产气少的饮食。昏迷患者给予鼻饲或静脉提供足够的营养。

（3）病情观察：持续监测患者的心率、血压变化。观察呼吸的频率、幅度、类型等，注意有无皮肤颜色、温度改变。监测尿量，合理补液，监测中心静脉压的变化。

（4）保持呼吸道通畅：协助患者翻身叩背，遵医嘱给予相应药物化痰，指导患者做深呼吸和有效咳嗽，保持人工通气管的湿化。

（5）预防感染：严格无菌操作，气管插管每天更换位置，气管切开处每天换药 1 次。危重患者加强肺部护理，减少肺部并发症的发生。

（6）用药护理：使用呼吸兴奋药时，应注意观察患者有无面色潮红、烦躁不安、恶心呕吐等剂量过大的表现。

（7）日常生活指导：加强营养，人工气道拔除 24 小时后可进流食，逐渐过渡到半流质及普食。急性期绝对卧床休息，保证充足的睡眠。避免诱因，指导患者戒烟，注意预防感冒。

（8）病情监测指导：一旦出现呼吸困难、气促、发绀等异常情况，应立即就诊。

三、急性肾衰竭

1. 临床表现

（1）起始期：未发生明显的肾实质损伤，急性肾衰竭尚可预防，持续数小时至几天。

（2）维持期（少尿期）：一般持续 7 ～ 14 天，出现一系列尿毒症表现。

①全身表现：消化系统症状常为首发症状，还可出现咳嗽、呼吸困难、高血压、心力衰竭、意识模糊、抽搐、出血倾向、感染（主要的死亡原因之一）、多脏器功能衰竭等症状。

②水、电解质和酸碱平衡失调：可表现为代谢性酸中毒、高钾血症、低钠血症、水过多等，以代

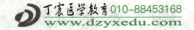
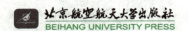

谢性酸中毒和高钾血症最常见。高钾血症可致各种心律失常，严重者发生心室颤动或心脏骤停，是最主要的电解质紊乱和最危险的并发症，是少尿期的首位死因。

（3）恢复期：持续 1 ～ 3 周，可有多尿表现，每天尿量可达 3000 ～ 5000ml，随后逐渐恢复正常。多尿期早期仍可有高钾血症，后期可出现低钾血症。

2．护理措施

（1）休息活动护理：少尿期应绝对卧床休息，以减轻肾脏负担。下肢水肿者抬高下肢，促进血液回流。当尿量增加、病情好转时，可逐渐增加活动量。

（2）饮食护理：在少尿期 3 天以内，不宜摄入蛋白质，严禁含钾食物，如橘子、榨菜、紫菜、菠菜、香蕉、香菇、薯类、山药、坚果等。少尿期 3 ～ 4 天之后，给予低蛋白、高热量、高维生素的清淡流质或半流质饮食，严格禁止摄入含钾食物或药物等。限制蛋白质 0.8g/（kg·d），以优质蛋白（肉类、蛋类、奶类）为宜。不能进食者可鼻饲或静脉营养，尽量减少钠、钾、氯的摄入量。

（3）维持水平衡：少尿期患者严格限制液体入量，坚持"量出为入，宁少勿多"的补液原则。严格记录 24 小时液体出入量，每天补充液量＝前 1 天总排出量 +500ml。恢复期患者，初期补充排出水分的 1/3 ～ 1/2，注意多饮水和及时补钾、钠。

（4）病情观察：密切监测患者的生命体征、尿量、肾功能及电解质的变化，注意观察有无体液过多的表现，包括：皮下水肿，体重增加＞ 0.5kg/d，血钠偏低且无失盐，中心静脉压＞ 12cmH$_2$O，胸部 X 线显示肺充血征象，心率增快、呼吸急促、血压增高但无感染等。

（5）高钾血症的护理：当血钾＞ 6.5mmol/L，应配合医生紧急处理。

① 10% 葡萄糖酸钙 10 ～ 20ml 稀释后缓慢静脉推注（不少于 5 分钟），以拮抗钾离子对心肌的抑制作用。

② 11.2% 乳酸钠或 5% 碳酸氢钠静脉滴注，纠正酸中毒并促进钾离子向细胞内移动。

③ 50% 葡萄糖和胰岛素缓慢静脉注射，促进糖原合成，使钾离子向细胞内移动。

（6）预防感染：遵医嘱适当应用抗生素，做好呼吸道护理及尿管护理。

（7）疾病预防指导：慎用肾毒性药物，避免使用大剂量造影剂。加强劳动防护，避免接触重金属、工业毒物等。误服毒物时，应立即洗胃或导泻，并及时应用有效解毒剂。

（8）病情监测：指导患者避免诱因，自我监测，定期复查肾功能。

四、弥散性血管内凝血

1．临床表现

（1）出血：是 DIC 最常见的症状。表现为突然发生的自发性、多发性的出血，部位可遍及全身，多见于皮肤黏膜、伤口及穿刺部位。

（2）低血压、休克或微循环障碍：轻症多为血压降低，重症则出现休克或微循环障碍，早期即可出现多个重要器官功能不全，但休克程度与出血量常不成比例。顽固性休克是 DIC 病情严重及预后不良的先兆。

（3）栓塞：浅层的皮肤、消化道黏膜栓塞可使浅表组织缺血。内脏栓塞常见于肾、肺、脑等，可引起肾衰竭、呼吸衰竭、颅内高压等。

（4）溶血：溶血一般较轻，早期不易察觉。常表现为进行性贫血，贫血程度与出血量不成比例。

2．护理措施

（1）一般护理：卧床休息，吸氧。休克患者取中凹位，呼吸困难严重者取半坐卧位。加强皮肤护理和排泄护理。给予流质或半流质饮食，必要时禁食。

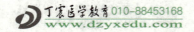 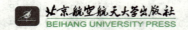

（2）病情观察：密切观察生命体征、神志和尿量的变化，及时识别休克。观察有无持续、多部位的出血或渗血，注意出血部位、范围和出血量。

（3）急救护理：快速开放静脉通道，及时补液。按医嘱给药，纠正酸中毒，维持血压。肝素主要的不良反应是出血，应用时最常见的临床监测指标是部分凝血活酶时间，凝血时间在20分钟左右为宜。肝素过量可用鱼精蛋白解救。DIC患者若使用血液制品，应使用纤维蛋白原。

（4）疾病知识指导：强调反复做实验室检查的重要性和必要性。

---

1. 多系统器官功能衰竭，最易受损的是
A. 肝　　　　　　B. 血液　　　　　C. 肾　　　　　D. 心　　　　　E. 肺

2. 急性肾衰禁止摄入蛋白质的时间是少尿期开始的
A. 1天之内　　　　　　B. 2天之内　　　　　　C. 3天之内
D. 4天之内　　　　　　E. 7天之内

3. 患儿，男，9岁。游泳时溺水，经现场急救后送往医院，次日患儿出现面色发绀、呼吸困难加重，血氧分压下降，听诊双肺有水泡音。X线胸部摄片可见网状阴影。可能发生了
A. 心力衰竭　　　　　　B. ARDS　　　　　　C. DIC
D. 代谢性碱中毒　　　　E. 感染性休克

4. 患者，女，60岁。肺癌晚期，护士晨间抽血时发现其血液很快凝固。查体：皮肤可见少量出血点。应高度怀疑
A. DIC　　　　　B. ARDS　　　　　C. MODS　　　　　D. 肺栓塞　　　　　E. 再生障碍性贫血

答案：1. E。2. C。3. B。4. A。

第5节　麻　醉

一、全身麻醉

1. 反流与误吸　误吸大量胃内容物后的死亡率极高，完全呼吸道梗阻可立即导致窒息，危及生命；误吸胃液可引起肺水肿和肺不张。预防的主要措施有：术前应禁食、禁水，促进胃排空，提高胃液的pH值，加强呼吸道防护；术后去枕平卧，头偏向一侧。全麻清醒的可靠指征是能准确地回答问题。

2. 呼吸道梗阻

（1）上呼吸道梗阻：是指声门以上的呼吸道梗阻。主要原因为舌后坠、异物及口腔分泌物阻塞，喉头水肿或喉痉挛等。

（2）下呼吸道梗阻：是指声门以下的呼吸道梗阻。主要原因为气管导管扭折、导管斜面紧贴在气管壁上、误吸等。轻者出现肺部啰音，重者出现呼吸困难、发绀、心率加快、血压下降。一旦发现，立即报告医生处理。

3. 通气不足　由麻醉药产生的中枢性或外周性呼吸抑制所致。应给予机械通气。吸入麻醉应警惕发生肺膨胀不全。

4. 低氧血症　主要原因为吸入氧浓度过低、气道阻塞、肺不张、肺水肿及误吸等。表现为呼吸急促、发绀、躁动不安等。应及时给氧，必要时给予机械通气。

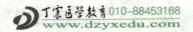
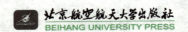

5. **低血压** 多因麻醉过深、失血过多、过敏反应、牵拉内脏引起迷走神经反射等。处理应先减浅麻醉，补充血容量，必要时暂停手术，给予阿托品，待血压平稳后再继续手术。

6. **高血压** 主要原因为麻醉过浅、镇痛药用量不足、未能及时控制手术刺激引起的应激反应有关。主要的处理措施是根据手术刺激程度调整麻醉深度。

7. **心律失常** 窦性心动过速常为麻醉过浅的表现，应适当加深麻醉。手术牵拉内脏可因迷走神经反射致心动过缓，严重时可致心脏骤停，应暂停手术操作，必要时给予阿托品。

8. **高热、抽搐和惊厥** 主要由全身麻醉药引起中枢性体温调节紊乱有关。处理应给予物理降温，特别是头部降温，防止脑水肿。

二、椎管内麻醉

1. **蛛网膜下腔阻滞麻醉**

（1）头痛：是最常见的并发症，主要因脑脊液经穿刺孔漏出，引起颅内压下降、颅内血管扩张所致。去枕平卧6～8小时，可防止因脑脊液外漏致头痛。典型的头痛常位于枕部、顶部或颞部，呈搏动性，抬头或坐起时加重。轻度头痛经卧床2～3天可自行消失；中度头痛治疗可采取平卧或头低位，补液，应用小剂量镇静、镇痛药；严重头痛可采用硬膜外间隙充填疗法。

（2）尿潴留：主要由支配膀胱的骶2～4神经被阻滞后恢复较迟、手术后切口疼痛、下腹部手术时膀胱的直接刺激及患者不习惯在床上排尿的体位等所致。

（3）神经并发症：脑神经受累，假性脑脊膜炎，粘连性蛛网膜炎，马尾神经综合征等。

2. **硬脊膜外腔阻滞麻醉**

（1）全脊麻：指全部脊神经受阻滞，是硬膜外阻滞最危险的并发症。原因为穿刺针或导管误入蛛网膜下腔而未被及时发现，将超量局麻药注入而产生异常广泛的神经根阻滞。主要表现为注药后迅速出现低血压，意识丧失，呼吸、循环停止，全部脊神经支配区域无痛觉，处理不及时可发生心脏骤停。预防应严格操作规程，不能省略"试验剂量"。发生全脊麻后，应维持呼吸和循环功能，输液，机械通气，应用升压药；心脏骤停应立即行心肺复苏。

（2）穿刺针或导管误入血管：硬膜外间隙有丰富的血管丛，尤其是足月妊娠者，因静脉怒张更易刺入血管，故注药前务必回抽。一旦误入血管将发生毒性反应，出现抽搐或心血管症状。处理应给予吸氧，静脉注射地西泮或硫喷妥钠抗惊厥，同时维持有效的循环和呼吸。

（3）血压下降：常因交感神经被阻滞所致。应去枕平卧4～6小时，防止血压波动，加快输液速度，给予升压药物等。

（4）呼吸抑制：因肋间肌及膈肌运动被抑制所致。预防应减少局麻药用量，严密观察病情变化，给氧，做好急救准备。

（5）硬膜外血肿：由硬膜外间隙静脉丛穿刺出血所致，凝血功能障碍及使用抗凝药物的患者发生血肿的风险增加。硬膜外血肿少见，却是并发截瘫的首要原因。一经确诊，尽早（8小时内）手术清除血肿。超过12小时再手术恢复的可能性极小。

（6）其他并发症：脊神经根损伤，脊髓损伤，导管折断，硬膜外脓肿等。

三、局部麻醉

1. **局部麻醉药物中毒**

（1）临床表现 舌或口唇麻木、头晕、耳鸣、视物模糊、抽搐、惊厥、昏迷，甚至呼吸停止等中枢神经系统毒性反应。心律失常、心肌收缩力减弱、血压下降，甚至心脏骤停等心血管系统毒性反应。

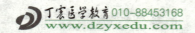
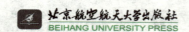

（2）预防

①根据需要选择不同浓度、不同剂量的局麻药，防止过量。

②注射局麻药前须行回抽试验，证实无气、无血、无脑脊液后方可注射。

③局麻药液中加肾上腺素，可使局部血管收缩，延长局麻药吸收，减少局麻药用量。但手指、足趾和阴茎等处的局麻手术或甲亢、心律失常、高血压及周围血管疾病等患者，不应加肾上腺素。

（3）治疗：一旦发生应立即停药；支持循环和呼吸功能，给氧；遵医嘱给予地西泮；控制抽搐或惊厥可用 2.5% 硫喷妥钠。

2．局部麻醉的护理

（1）一般护理：局麻术后休息片刻，无异常反应方可离去。告知患者如有不适随时就诊。

（2）过敏反应及护理

①表现：在使用少量局麻药后，出现荨麻疹、喉头水肿、支气管痉挛、低血压及血管神经性水肿，严重者危及生命。

②处理：一旦发生应立即停药；保持呼吸道通畅，给氧；遵医嘱给予肾上腺素、糖皮质激素及抗组胺药。

四、麻醉期护理

1．麻醉前准备

（1）择期手术患者术前 8 ～ 12 小时禁食，4 小时开始禁水。

（2）改善患者体质，使患者各器官功能处于良好的状态，提高身体的耐受力。

（3）做好心理护理，缓解患者恐惧焦虑的情绪。

2．术前用药

（1）镇痛药：提高痛阈，镇静，镇痛。与全身麻醉药起协同作用，减少全身麻醉药的用量。常用药物有吗啡、哌替啶等。

（2）苯二氮䓬类药物：镇静，催眠，抗惊厥，抗焦虑，预防局麻药毒性。常用药物有地西泮、咪达唑仑等。

（3）巴比妥类药物：主要抑制大脑皮质，有镇静、催眠、抗惊厥作用，并可减少局麻药的毒性反应。常用苯巴比妥（鲁米那）。

（4）抗胆碱药：可抑制呼吸道腺体和唾液腺分泌，以保持呼吸道通畅。还可抑制迷走神经反射，提升心率。常用药物有阿托品、东莨菪碱等，但目前不主张常规使用。

（5）H_2 受体阻断剂：有抗组胺作用，可减少胃液量，提高胃内 pH 值。常用于急腹症及临产妇未能做空腹准备者，可减少术中胃液反流和误吸的风险。

3．麻醉后苏醒期的护理

（1）气管插管的拔管条件：意识、肌力、自主呼吸、咽喉反射恢复良好，无呼吸困难，鼻腔、口腔及气管内无分泌物。

（2）麻醉恢复室的工作：观察和评价生命体征、转送患者。

（3）患者回普通病房的条件

①神经系统：意识、肌力恢复，可做指定动作，如握手、睁眼等。

②呼吸系统：已拔除气管内插管，呼吸频率、肺听诊正常，无呼吸道梗阻。

③循环系统：生命体征、心电图正常。

④其他：血气分析结果正常，血容量充足。

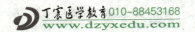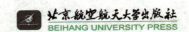

五、术后镇痛

1．方法

（1）传统方法：传统的术后镇痛方法有口服药物，肌内、皮下、静脉注射药物和直肠给药等。缺点较多，如镇痛效果不满意，不能及时止痛，不能个体化用药等。

（2）现代方法：目前以患者自控镇痛法（PCA）较好。患者感到疼痛时，可自行按压PCA装置的给药键，按设定的剂量注入镇痛药，以达到止痛效果。

2．并发症及处理

（1）呼吸抑制：加强生命体征的检测。患者出现呼吸异常时，应加以关注。选择适宜的体位，保持呼吸道通常。

（2）内脏运动减弱：病情稳定应鼓励患者起床活动预防肠粘连。发生尿潴留时留置导尿。甲氧氯普胺能促进胃肠道运动，使消化道排气延迟的症状得以改善，减轻胃潴留。

（3）其他：恶心、呕吐、皮肤瘙痒等。给予清淡饮食，重者应查明原因，对因治疗；皮肤瘙痒时做好皮肤护理，防止抓挠。

1．硬膜外麻醉最危险的并发症是

A．局麻药毒性反应   B．穿刺异感   C．穿刺部位感染

D．导管折断、血肿   E．全部脊神经受阻滞

2．腰麻后患者的卧位是

A．平卧位   B．去枕平卧位   C．头高足低位

D．头低足高位   E．1/4侧卧位

3．患者，女，37岁。局麻下行腹壁脂肪瘤手术，手术开始9分钟，患者出现紧张不安，呼吸、心率加快，血压增高，抽搐等，考虑可能是局麻药中毒，首要的处理措施是

A．注射普萘洛尔   B．注射硫喷妥钠   C．注射阿托品

D．停用局麻药   E．人工辅助通气

答案：1．E。2．B。3．B。

第6节　心肺脑复苏

脑复苏及复苏后处理：心搏呼吸骤停引起脑损害的基本病理是脑缺氧和脑水肿。脑复苏是防治脑缺血缺氧、减轻脑水肿、保护脑细胞、恢复脑功能到心搏骤停前水平的综合措施。心脏骤停后60秒即出现脑细胞损害，故应尽早实施脑复苏。

1．脑复苏的主要治疗和护理措施

（1）降温治疗：低温可减少脑耗氧量，将体温降至32～34℃，维持12～24小时。

（2）维持适当的血压水平：维持正常或稍高于正常水平的血压，保证有足够的脑灌注压维持脑血流。

（3）脱水治疗：20%甘露醇或25%山梨醇，每次200～250ml，快速（15～30分钟）静脉滴注。可防治脑水肿。

（4）糖皮质激素：可降低颅内压，抑制血管内凝血，降低毛细血管通透性，维持血脑屏障的完整性，

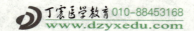 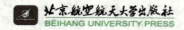

防止细胞自溶和死亡。

（5）解除脑血管痉挛：常用钙通道阻滞剂。

（6）高压氧治疗。

2．脑复苏后的主要治疗和护理措施

（1）专人监护心率、心律：理想心率为 80 ～ 120 次 / 分。对心动过缓、过速或心律失常应及时采取防治措施。

（2）维持良好的呼吸功能：保持呼吸道通畅，及时清除呼吸道分泌物。

（3）防治肾衰竭：监测尿量及血生化改变，防治肾衰竭。

（4）确保有效循环稳定：理想血压为 80 ～ 90/50 ～ 60mmHg。

（5）防治并发症：及时发现并治疗肋骨骨折、血气胸等严重并发症。注意观察神经系统变化，头部抬高 10°～ 30°，以利于头部的静脉回流，预防脑水肿。

（6）预防感染，复苏后应常规使用抗生素。

（7）定时翻身，预防压疮。

1．进行心脏复苏的首要指征是

A．伤口不出血 　　　　　　　B．皮肤发绀 　　　　　　　C．心音消失

D．呼吸停止、瞳孔散大 　　　E．意识丧失、大动脉搏动消失

2．心跳呼吸骤停复苏成功后，观察期间应使

A．血压维持略高水平，不必吸氧 　　B．血压维持略高水平，常规吸氧

C．血压维持略低水平，不必吸氧 　　D．血压维持略低水平，常规吸氧

E．血压不考虑，常规吸氧

3．心肺复苏后处理，<u>不恰当的是</u>

A．常规吸氧 　　　　　　　　B．纠正低血压 　　　　　　C．纠正体液失衡

D．不用抗生素 　　　　　　　E．纠正酸中毒

答案：1．E。2．B。3．D。

第7节　外科重症监护

1．监测血流动力学静脉置管患者的护理

（1）预防感染：严格无菌操作，及时更换敷料。

（2）加强监测：出现静脉压升高、颈静脉怒张，心音遥远、心搏微弱，脉压小、动脉压降低，应考虑为 Beck 三联征。

（3）管道护理：妥善固定，连接紧密。

（4）中心静脉导管护理：每天更换输液管道，准确记录出入液量。严禁在中心静脉导管处输血、静脉取血。

（5）肺动脉漂浮导管测压期间的护理：防止气体进入引起气栓。检查肢体末梢循环情况，观察皮肤颜色、脉搏及微血管充盈程度的变化。

（6）拔管后的护理：局部加压固定后敷料覆盖，必要时用沙袋压迫。拔管后 24 小时内观察局部

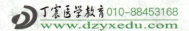
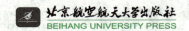

有无渗血及肢体肿胀等情况。

2．其他系统及脏器功能的监护

（1）中枢神经系统功能监护：观察患者意识状态、瞳孔变化、反射活动等。对颅脑损伤的患者还应关注脑电图、颅内压、脑血流图等检查的变化。

（2）肝功能监护：加强肝功能指标的测定，如血清胆红素、白蛋白、腹水等。观察患者皮肤巩膜有无黄疸及神志改变，若患者出现嗜睡、神志恍惚、昏迷等表现，应警惕可能出现肝昏迷或肝性脑病。

（3）肾功能监护：准确记录尿液的量、颜色及性状。做好肾功能检测，如肾小球滤过率、血尿素氮、肾血流量测定、肾小管功能测定。出现急性肾衰竭时，应积极治疗原发病、控制发病环节，包括严格控制水、钠的入量，纠正水、电解质、酸碱平衡失调，透析治疗，控制感染等，出现高钾血症应立即处理。

患者，女，43岁。车祸导致头部外伤，昏迷，入院住 ICU 病房，病情观察内容<u>不必要</u>的是

A．瞳孔　　　　　　　B．血氧饱和度　　　　　C．渗出液量

D．肢体活动　　　　　E．血压

答案：D。

第8节　手术前后患者护理

一、手术前患者护理

1．**心理准备**　手术前护理最重要的措施是消除患者的恐惧心理。建立良好的护患关系，鼓励患者表达感受，耐心倾听，取得其信任，帮助患者宣泄恐惧、焦虑等不良情绪，使其感受到被关心和重视。耐心解释手术的必要性，介绍医院技术水平和手术成功的例子，增强治疗的信心。

2．**身体准备**　帮助患者完善必要的实验室、影像学等检查。

3．**手术区皮肤准备**　手术前 1 天下午或晚上清洁皮肤。细菌密度较高的部位，如手、足及不能使用强刺激性消毒剂的部位，如面部和会阴部，术前用氯己定反复擦洗。根据手术部位备皮，重点是充分清洁手术野皮肤和剃除毛发，备皮范围包括切口皮肤至少 15cm 的区域。常见手术区备皮范围见表 2-6。

4．**呼吸道准备**　术后患者因伤口疼痛，不愿配合有效咳嗽和排痰，容易引起肺不张和肺炎。因此，应做好术前呼吸道准备。术前 2 周戒烟，肺部已有感染者术前 3～5 天起应用抗生素，痰液黏稠者给予超声雾化吸入。胸部手术者训练腹式呼吸，腹部手术者训练胸式呼吸。促进有效排痰。

5．**胃肠道准备**　目的是减少麻醉引起的呕吐及误吸，也可以预防消化道手术中的污染。禁食禁饮，必要时胃肠减压。择期手术患者术前 8～12 小时禁食，术前 4 小时开始禁水。胃肠道手术前 3 天开始进流质饮食，手术当天早晨常规放置胃管。幽门梗阻患者术前 3 天每晚用生理盐水洗胃。结肠或直肠手术术前 3 天口服肠道不吸收抗生素，术前 1 天及手术当天行清洁灌肠或结肠灌洗。一般对局麻下的小手术，如脓性指头炎切开引流术，术前可不必禁食。

6．**排便练习**　因多数患者不习惯在床上大小便，容易导致尿潴留和便秘，故术前应在床上练习排便。

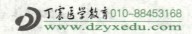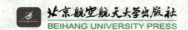

表2-6　常见手术区备皮范围

手术部位	备皮范围
颅脑手术	剃除除眉毛外全部头发及颈部毛发
颈部手术	上自唇下，下至乳头水平、两侧至斜方肌前缘
胸部手术	上自锁骨上及肩上，下至脐水平，包括患侧上臂和腋下，胸背均超过中线5cm以上
上腹部手术	上自乳头水平，下至耻骨联合，两侧至腋后线
下腹部手术	上自剑突，下至大腿上1/3前内侧及会阴部，两侧至腋后线，剃除阴毛
腹股沟手术	上自脐平线，下至大腿上1/3内侧，两侧至腋后线，包括会阴部，剃除阴毛
肾手术	上自乳头平线，下至耻骨联合，前后均过正中线
会阴部及肛门手术	上自髂前上棘，下至大腿上1/3，包括会阴部及臀部，剃除阴毛
四肢手术	以切口为中心包括上、下方各20cm以上，一般超过远、近端关节或为整个肢体

7.**放置导尿管**　排空小便，下腹部、盆腔手术及手术时间超过 4 小时的患者，应在手术当天早晨放置导尿管，避免术中误伤。

8.**其他准备**　促进休息和睡眠。拟行大手术前，做好血型鉴定和交叉配血试验。术晨测量生命体征，如有发热、血压升高或女性患者月经来潮，及时通知医师。体温＞38.5℃者应考虑延期手术，血压＞160/100mmHg 者应给予降压药物，使血压得以有效控制，但不要求降至正常水平后才手术。

二、手术后患者护理

1.体位护理
（1）全麻未清醒患者应去枕平卧，使头偏向一侧至清醒，防止口腔分泌物和呕吐物误吸。
（2）蛛网膜下腔阻滞麻醉者应去枕平卧 6 ～ 8 小时，防止因脑脊液外漏致头痛。
（3）硬脊膜外腔阻滞麻醉者应平卧 4 ～ 6 小时，防止血压波动。
（4）麻醉清醒，前提条件是血压平稳后，方可根据手术部位或病情需要调整体位。

2.观察生命体征　全麻或大手术患者术后每 15 ～ 30 分钟测量一次脉搏、呼吸、血压及观察瞳孔、神志恢复情况，病情平稳后可改为每小时测量一次或遵医嘱定时测量。

3.饮食护理　为促进术后恢复，禁食期间应补充足够的水、电解质及营养。局麻下实施的小手术，如体表或肢体手术，术后即可进食。经蛛网膜下腔或硬脊膜外腔阻滞麻醉的非胃肠道手术者，术后3 ～ 6小时即可进食；胃肠道手术者一般术后禁食 24 ～ 48 小时，待肠蠕动恢复、肛门排气后开始进水和少量流食，逐步过渡到半流食、普食。开始进食早期应避免食用牛奶、豆类等易产气的食物。

4.休息活动护理　病情平稳后应鼓励患者早期床上活动，并尽早离床活动。术后早期活动可增加肺活量，促进肺的扩张和分泌物的排出，预防肺部并发症；可改善全身血液循环，促进伤口愈合，减少下肢静脉血流缓慢所致深静脉血栓形成；有利于肠道和膀胱功能恢复，减少腹胀和尿潴留的发生。但术后早期活动可加重伤口疼痛或出血，门脉分流术、肝叶切除术等患者，术后易导致出血，不宜早期下床活动；休克、心力衰竭、严重感染、出血、重度贫血、极度衰弱等患者，也不宜早期下床活动。

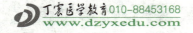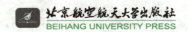

5．术后不适及并发症的护理

（1）疼痛：麻醉作用消失后，患者开始感觉切口出现疼痛，此外，患者术后咳嗽、深呼吸以及进行功能锻炼等均可引起疼痛。遵医嘱给予镇静镇痛药，如哌替啶、地西泮等；指导患者分散注意力。

（2）恶心、呕吐：常见原因是麻醉反应，待麻醉作用消失后，即可停止。其他原因如药物影响、严重腹胀、肠梗阻等。观察呕吐物的性质及量，准确记录；取合适的体位，头偏向一侧，防止呕吐物误吸入气管，引起窒息或肺部并发症。可先给予镇静镇吐药物，查明原因后进行对因治疗。

（3）切口感染：术后 3～4 天，切口疼痛加重，出现红、肿、热、痛或波动感等，伴有体温升高、脉率加快和白细胞计数升高，应怀疑为切口感染。合理使用抗生素，勤换敷料；清除切口，引流脓液。为预防肺部感染，不宜使用镇咳药，以免痰液聚集在肺部，加重病情。

（4）切口裂开：多见于腹部及肢体邻近关节部位。常见原因包括营养不良、低蛋白血症、缝合不当、切口感染或腹内压突然增高，如剧烈咳嗽、打喷嚏、呕吐或严重腹胀等。术前加强营养；缝合时应在良好麻醉、腹壁松弛条件下缝合切口；术后延缓拆线时间，使用腹带加压包扎；及时处理腹胀、便秘等易引起腹内压增高的因素；切口位于肢体关节部位者，拆线后避免大幅度动作；切口完全裂开时，应使患者保持镇静，用无菌生理盐水覆盖切口，腹带包扎，通知医师重新手术缝合。

（5）肺不张：常发生在胸部、腹部大手术后，特别是老年人、有长期吸烟史、术前合并呼吸道感染者。术前应积极治疗原有肺部感染疾病，戒烟；术后取平卧位，头偏向一侧，防止误吸；协助患者翻身、体位排痰或给予药物化痰；病情稳定应鼓励患者自行咳嗽排痰；合理应用抗生素。

（6）尿路感染：尿潴留和未严格无菌操作是常见原因。急性膀胱炎主要表现为尿频、尿急、尿痛，伴或不伴有排尿困难，一般无全身症状；急性肾盂肾炎多见于女性，出现畏寒、发热、肾区疼痛等表现。留置导尿时，应严格无菌操作；鼓励患者多饮水；合理应用抗生素，控制感染。

（7）深静脉血栓形成：多见于术后腹胀，长时间制动，长期卧床、活动减少的老年人或肥胖者。鼓励患者术后早期下床活动；穿弹力袜，促进下肢静脉回流；患肢禁忌输液、按摩；遵医嘱使用复方丹参片、阿司匹林等药物，以降低血液黏滞度，改善微循环。

1．上腹部手术备皮范围，界线是

A．上自锁骨，下至脐水平　　　　　B．上自乳头连线，下至脐水平

C．上自乳头连线，下至耻骨联合　　D．上自剑突水平，下至耻骨联合

E．上自剑突水平，下至大腿上 1/3

2．术前常规禁食的时间是

A．6 小时　　　　B．12 小时　　　C．16 小时　　　D．18 小时　　　E．24 小时

答案：1．C。2．B。

第9节　外科感染

一、概　述

1．局部表现　红、肿、热、痛、功能障碍。

2．全身症状　轻者无身症状；较重者可出现头痛头晕、精神不振、心悸出汗等全身不适的表现；重者可出现营养不良，代谢紊乱，肺、肝、肾、脑、心等重要器官的功能障碍，甚至并发感染性休克、

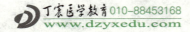
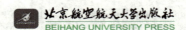

脓毒症等。

3．**特异性表现**　特异性感染的患者可因致病菌不同而出现不同的症状和体征。如破伤风可出现肌紧张性收缩及阵发性强烈痉挛。

二、浅部软组织的化脓性感染

（一）疖

1．**局部症状**　早期为红、肿、热、痛的小硬结，直径＜2cm。随后肿痛范围扩大，小硬结中央组织坏死而软化，出现黄白色的脓栓，触之有波动感。脓栓可自行脱落。脓液流尽后，炎症消退愈合。

2．**全身症状**　一般无全身症状。但发生在血供丰富的部位，或机体免疫力降低时，可引起毒血症状。面疖，尤其是危险三角区，即上唇、鼻、鼻唇沟的疖，被挤压时，易致颅内化脓性海绵状静脉窦炎，出现颜面部进行性红肿，寒战、高热、头痛，甚至昏迷、死亡。

（二）痈

1．局部小片皮肤硬肿，色暗红，界限不清，其中可有数个脓点，疼痛较轻。

2．随后脓点增大、增多，中央区皮肤坏死脱落，疮口呈蜂窝状如火山口，疼痛加剧，多伴寒战、发热、食欲缺乏、乏力等全身症状，严重者可因脓毒症或全身化脓性感染而危及生命。唇痈易导致颅内化脓性海绵状静脉窦炎，危险性更大。

（三）急性蜂窝织炎

1．**一般性皮下蜂窝织炎**　局部疼痛、红肿，指压后可稍退色，边界不清，病变中央常缺血坏死。深部感染者，局部表现多不明显，但全身症状明显。

2．**产气性皮下蜂窝织炎**　以厌氧菌为主，会阴部或下腹部多见。局部有捻发音，蜂窝组织及深筋膜坏死，脓液恶臭，全身症状严重。

3．**口底、颌下蜂窝织炎**　多起源于口腔或面部，迅速波及咽喉部，易致喉头水肿、气管受压造成窒息。

4．**新生儿皮下坏疽**　多发生在背部、臀部等经常受压的部位。

（四）急性淋巴管炎和淋巴结炎

1．**急性淋巴管炎**　可分为网状淋巴管炎（丹毒）和管状淋巴管炎。

（1）丹毒：由 A 组 β 溶血性链球菌经体表小伤口或足癣病灶处侵入所致，好发于下肢和面部。起病急，先有畏寒、发热等全身症状，随后出现局部片状红疹，色鲜红，略隆起，中央较淡，边界清楚，有灼痛感。红肿区可见水疱，附近淋巴结肿大、疼痛。病情严重可致全身脓毒症。下肢丹毒反复发作可使淋巴管水肿，发展为"象皮肿"。

（2）管状淋巴管炎：常见于四肢，以下肢最多见，常因足癣所致。浅层急性淋巴管炎会在表皮下形成红色线条，自原发病灶向近心端延伸，质硬、有压痛。深层淋巴管炎皮肤无红线，但患肢肿胀，沿淋巴管有压痛。

2．**急性淋巴结炎**　好发于颈部、腋窝和腹股沟，也可见于肘内侧或腘窝处。轻者仅有淋巴结肿大、触痛，可与周围组织分界清楚；严重者可形成局部脓肿，疼痛加重，有波动感或破溃流脓，可伴全身症状。

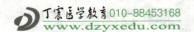
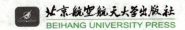

三、全身性感染

1. 临床表现

（1）全身性感染起病急骤、发展迅速，体温可高达 40～41℃。出现头痛头晕、食欲缺乏、恶心呕吐、腹胀腹泻，神志淡漠、谵妄、甚至昏迷。心率加快、脉搏细速，呼吸急促甚至困难。肝、脾可肿大，出现肝、肾功能损害，重者有黄疸或皮下出血、瘀斑等。

（2）菌血症热型多呈稽留热，血细菌培养为阳性，偶为阴性，一般不出现转移性脓肿；脓毒症热型多呈弛张热，转移性脓肿多发生在腰背部及四肢的皮下或深部软组织内。

2. 护理措施

（1）控制感染，维持正常体温：正确采集血标本做细菌培养；遵医嘱使用抗生素；做好物理降温或药物降温；严格无菌操作。

（2）营养支持：鼓励患者多饮水，给予高热量、高蛋白、易消化饮食；重者可输入白蛋白、血浆等。

四、特异性感染

（一）破伤风

1. 临床表现

（1）临床分期

①潜伏期：长短不一，通常 7～8 天。潜伏期越短，预后越差。

②前驱期：症状无特异性，以张口不便为主要特征，出现乏力、头痛、头晕、咀嚼无力、反射亢进等前驱症状。

③发作期：典型症状是肌紧张性收缩及阵发性强烈痉挛，以咀嚼肌最先受累，随后依次为面部表情肌、颈、背、腹、四肢肌，最后为膈肌。出现相应的表现如咀嚼不能、张口困难，苦笑面容，颈项强直，角弓反张，累及膈肌可致呼吸困难，甚至呼吸暂停。轻微的刺激（声、光、疼痛、接触、饮水等）均可诱发强烈的阵发性痉挛。发作时患者神志清楚，表情痛苦，可持续数秒至数分钟。

（2）并发症：主要并发症在呼吸道，如窒息、肺部感染。其他如骨折、尿潴留、呼吸骤停、水电解质紊乱和酸碱平衡失调等。主要死亡原因为窒息、心力衰竭和肺部感染。

病程多为 3～4 周，缓解期平均约 1 周，肌紧张与反射亢进可继续一段时间。恢复期精神症状多可自行恢复。

2. 护理措施

（1）休息活动护理：安置于单人隔离病室，保持室内安静，限制探视，尽量减少搬动患者，避免光、声、寒冷及精神等各类刺激。医护人员走路轻、语声低，治疗和护理操作尽量集中，多于应用镇静药 30 分钟内进行。室内急救药品和物品齐全，以便抢救窒息等严重并发症。病室温度以 15～20℃为宜。

（2）饮食护理：痉挛发作间歇期，给予高热量、高蛋白、高维生素饮食。病情稳定时可少量多次，以免呛咳或误吸。病情严重时应提供肠内、外营养。

（3）病情观察：专人护理，每 4 小时监测并记录患者的生命体征和神志，注意观察抽搐发作的次数、时间和症状。

（4）保持呼吸道通畅：定时翻身、拍背，痰液黏稠时给予雾化吸入，必要时吸痰。无法咳痰或有窒息危险者，尽早行气管切开。进食时注意避免呛咳、误吸，频繁抽搐者禁止经口进食。

（5）防止受伤：卧床休息，床边加护栏，必要时加用约束带，防止坠床。剧烈抽搐时禁止强行按

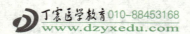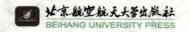

压肢体，上下牙齿之间放置牙垫，避免舌咬伤。关节部位放置软垫保护，以防肌腱断裂和骨折。

（6）隔离护理：破伤风梭菌具传染性，应严格执行接触隔离制度。所有器械、敷料均需专用，使用后灭菌处理，敷料应焚烧。定期进行病室消毒，尽可能使用一次性物品，重复使用的碗、筷、药杯等应用 0.1% ～ 0.2% 过氧乙酸浸泡后，再煮沸消毒 30 分钟。排泄物经严格消毒后再处理。医护人员进入病室应穿隔离衣，戴帽子、口罩、手套等，体表有伤口者避免接触患者。

（7）用药护理：遵医嘱应用镇静、解痉药。每次抽搐发作后检查静脉通路，及时发现抽搐引起的静脉通路堵塞、脱落。

（8）注意自我保护，避免皮肤损伤，教会居民正确处理伤口的方法。普及科学接生，避免不洁接产，以防新生儿及产妇破伤风。

（9）一旦出现深窄伤口、伤口沾染粪便、未经消毒的急产或流产、陈旧性异物摘除术前，应接受破伤风主动免疫或被动免疫。

（10）破伤风的发病不能确保形成对破伤风的免疫，在确诊破伤风 1 个月后，应给予破伤风类毒素，完成主动免疫。儿童应定期注射破伤风类毒素或百白破三联疫苗，以获得主动免疫。

（二）气性坏疽

1. 临床表现

（1）潜伏期：潜伏期 1 ～ 4 天，常在伤后 3 天发病，可短至 6 ～ 8 小时。

（2）局部表现：患者早期自觉伤肢沉重，有包扎过紧感或疼痛感。不久后伤处出现"胀裂样"剧痛，为最早的症状，一般镇痛药不能缓解。患部肿胀呈进行性加重，压痛剧烈。伤口周围皮肤肿胀、苍白、发亮，很快变为紫红色，进而变为紫黑色，出现大小不等的水疱，轻压可有捻发感，有气泡从伤口溢出，并有稀薄、恶臭的浆液样血性分泌物流出。伤口内肌肉坏死，呈暗红色或土灰色，失去弹性。

（3）全身症状：头晕头痛、烦躁不安、高热、脉速、呼吸急促、贫血。晚期可出现感染性休克。

2. 护理措施

（1）疼痛护理：遵医嘱给予镇痛药；观察疼痛的性质、程度。

（2）控制感染、维持正常体温：准确记录生命体征；遵医嘱合理使用抗生素；高热者做好物理降温或药物降温。

（3）伤口护理：做好皮肤护理，观察伤口分泌物性质；对切开或截肢后的敞开伤口，用 3% 过氧化氢溶液冲洗、湿敷，经常更换敷料。

（4）消毒隔离：严格执行消毒隔离制度，做好接触隔离。详见"破伤风"的消毒隔离护理。

（5）心理护理：鼓励患者正确看待截肢，增加生活信心，加强社会支持。指导患者正确使用假肢，进行适应性训练。

---

1. 破伤风患者的全身骨骼肌持续性收缩阵发性痉挛，最先出现症状的部位是

A. 面肌 B. 咀嚼肌 C. 颈项肌

D. 背腹肌 E. 四肢肌

2. 患者，女，23 岁。鼻三角区疖，患者挤压后出现寒战、高热、头痛，眼结膜充血，眼球突出。判断最可能发生的情况是

A. 感染性休克 B. 脓毒血症 C. 深部脓肿形成

D. 颅内海绵窦感染 E. 菌血症

3. 患儿，女，10 岁。出现面部危险三角区疖已 3 天，今天入院，在护理过程中，应特别警惕

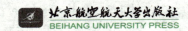

患儿发生的病情是

A．窒息 　　　　　　　　　　B．颅内海绵状静脉窦炎　　C．脓血症
D．败血症 　　　　　　　　　　E．接触性传染

4．患者，男，34岁。建筑工地劳动时不慎刺伤手掌，伤后6天手掌凹陷消失，疼痛剧烈，中指、环指、小指半屈状，拉直疼痛，考虑是

A．掌深间隙感染 　　　　　　B．掌中间隙感染　　　　　　C．化脓性滑囊炎
D．化脓性指头炎 　　　　　　E．急性甲沟炎

答案：1．B。2．D。3．B。4．B。

第10节　损　伤

一、概　述

1．**分类**　按皮肤完整性，可分为闭合性和开放性损伤见表2-7、2-8。

表2-7　闭合性损伤的常见类型和表现

分　类	发生原因	表　现
挫　伤	最常见的软组织损伤，钝性暴力引起	局部肿胀、触痛，皮肤红或青紫
挤压伤	肌肉丰富部位受重物长时间挤压	挤压综合征，出现高钾血症和急性肾衰竭
扭　伤	间接暴力使关节超出生理活动范围	
爆震伤（冲击伤）	爆炸产生的强烈冲击波造成	体表无明显损伤，但脏器或鼓膜可出血、破裂或水肿

表2-8　开放性损伤的常见类型和表现

分　类	发生原因	表　现
擦　伤	与表面较粗糙的物体快速摩擦造成	创面有擦痕、小出血点和浆液渗出
切割伤	锐利器械切割	创缘平整，创口小、深，易造成血管、神经、肌腱等深部组织损伤
刺　伤	尖锐物体刺入组织	伤口深而细小，可伤及深部器官
撕脱伤	浅表和深部组织撕脱、断裂	组织破坏较严重，出血多，易休克和感染。最严重的头皮损伤是头皮撕脱伤
裂　伤	钝器打击造成皮肤及皮下组织断裂	伤口不规则，创缘多不整齐
火器伤	枪弹或弹片所致	贯通或盲管伤，损伤范围大，坏死组织多，病情复杂，易感染

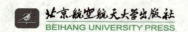

2．临床表现

（1）局部症状：疼痛、肿胀、功能障碍、伤口和出血（开放性损伤特有的征象）。伤口按清洁度可分为 3 类。

①清洁伤口：无菌手术切口或经清创术处理后的、无明显污染的创伤伤口。

②污染伤口：被异物或细菌沾染、但未发生感染的伤口，一般指伤后 8 小时以内的伤口。

③感染伤口：伤口有脓液、渗出液及坏死组织，周围皮肤红、肿、热、痛。

（2）全身症状：轻者无明显全身表现。重者可有发热、脉速、呼吸加快、食欲缺乏等全身炎症反应综合征的表现。

3．并发症和防治　严重损伤后，易发生感染、休克、脂肪栓塞综合征、应激性溃疡、凝血功能障碍、器官功能障碍等。

4．护理措施

（1）紧急护理

①对创伤患者最先采取的措施是抢救生命。评估伤情，立即就地抢救。必须优先抢救心搏和呼吸骤停、窒息、大出血、开放性或张力性气胸、休克、腹腔内脏脱出等特别危急患者。

②一旦发生心搏和呼吸骤停，应立即实施胸外心脏按压和口对口人工呼吸。

③保持呼吸道通畅：清理口鼻腔，开放气道，给氧。

④迅速有效止血：采用指压法、加压包扎（最常见）、填塞法、止血带法等迅速控制伤口大出血。胸部开放性伤口要立即封闭。使用止血带时，应注意正确的缚扎部位、方法和止血时间，以能止住出血为度，一般每隔 1 小时放松 1～2 分钟，一般不应超过 4 小时，防止肢体缺血坏死。

⑤补充血容量：有效止血后，迅速开放 2～3 条静脉输液通道。

⑥包扎：用无菌或清洁的敷料包扎伤口。腹腔内脏脱出者，先用干净器皿保护后再包扎。

⑦固定：肢体骨折或脱位应妥善固定。

⑧转运：搬动前对四肢骨折者应妥善固定。疑有脊柱损伤者，必须保持伤处稳定，可平卧于硬板床上，避免弯曲或扭动，以防加重损伤。胸部损伤重者，宜取伤侧向下的低斜坡卧位，促进健侧呼吸。运转途中患者头部朝后（与运行方向相反），避免脑缺血突然死亡。

（2）软组织闭合性损伤的护理：抬高患肢 15°～30°，局部制动，以减轻局部肿胀和疼痛。软组织创伤后 12 小时内局部冷敷，禁止热敷，以减少出血和肿胀。12 小时后热敷、红外线治疗和药物外敷，促进吸收和炎症消退。病情稳定后指导患者进行功能锻炼。

（3）软组织开放性创伤的护理

①污染伤口清创缝合后护理：严密观察伤口有无出血、感染及引流是否通畅。注意肢端循环情况，定时更换伤口敷料，遵医嘱使用抗生素预防感染。

②伤口换药：严格执行无菌操作，防止感染。

二、清创术与更换敷料

（一）清创术

清创分为以下 7 个步骤：

1．用无菌敷料覆盖伤口，用无菌刷和肥皂液清洗周围皮肤。

2．去除伤口敷料后取出异物、血块及脱落的组织碎片，用生理盐水反复冲洗。

3．常规消毒铺巾。

4．沿原伤口切除创缘皮肤 1～2mm，必要时可扩大伤口，但肢体部位应沿纵轴切开，经关节

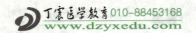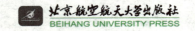

的切口应作 S 形切开。

5．由浅至深，切除失活的组织，清除血肿、凝血块和异物，对损伤的肌腱和神经可酌情进行修复或仅用周围组织掩盖。

6．妥善止血。再次用生理盐水反复冲洗伤腔，污染重者可用 3% 过氧化氢溶液清洗后再以生理盐水冲洗。

7．彻底清创后，伤后时间短和污染轻的伤口可予缝合，但不宜过密、过紧，以伤口边缘对合为度。缝合后消毒皮肤，外加包扎，必要时固定制动。

（二）更换敷料

1．换药方法

（1）换药前准备

①患者准备：取合适体位，暴露创面，便于操作。严重损伤或大面积烧伤患者，必要时在换药前应用镇静药或镇痛药。

②换药人员准备：按无菌操作原则穿戴整齐，清洁双手。了解患者伤口情况后准备换药用物。

③物品准备：无菌换药碗（盘）、消毒棉球、敷料、绷带、引流物及污物盘等，无菌镊 2～3 把。

（2）操作

①去除伤口敷料：用手揭去外层敷料，用无菌镊除去内层敷料。动作轻柔，防止用力揭开，引起疼痛、渗血及新生肉芽组织损伤。

②处理伤口：双手执镊操作。用乙醇棉球由外向内擦拭消毒伤口周围皮肤，消毒范围大于敷料范围，避免拭入伤口内。再以生理盐水棉球蘸吸除去伤口内的分泌物及脓液，坏死组织和痂皮予以剪除，根据伤口深度和创面情况置入引流物。

③包扎固定伤口：再次消毒周围皮肤后以无菌敷料覆盖创面及伤口，用胶布或绷带固定。

（3）换药后整理：换药完毕后，协助患者取舒适体位。整理用物，换下的敷料倒入污物桶内，器械经消毒处理后集中消毒灭菌。特殊感染的敷料如破伤风、铜绿假单胞菌敷料应立即焚烧销毁，器械、器皿做特殊灭菌处理。

2．不同伤口的处理

（1）缝合伤口的处理：临床拆线时间比较见表2-9。术后 3～4 天若伤口出现疼痛或有发热，应检查伤口，以防出现感染。针眼周围发红可能出现了缝线反应，可用 70% 乙醇湿敷或红外线照射，使炎症吸收。线眼处出现小脓疱时，即刻拆去缝线并去除脓液，再涂碘酊。化脓时应拆除缝线，及早进行引流。

表2-9　拆线时间比较

类　型	拆线时间
头面颈部	4～5天
下腹及会阴部	6～7天
胸、上腹和背臀部	7～9天
四　肢	10～12天
减张伤口	14天
年老体弱、营养不良者	适当延迟拆线时间

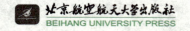

（2）肉芽创面的处理：见表 2-10。

（3）脓腔伤口的处理：保持引流通畅，必要时冲洗脓腔。选用合适的引流物，浅部伤口常用凡士林或液状石蜡纱布；引流物不可堵塞外口，个别小的引流口需再切开扩大。

表2-10　肉芽创面护理

类　型	护　理
健康肉芽组织	外敷等渗盐水或凡士林纱布
肉芽生长过度	将肉芽剪平后或用10%硝酸银烧灼后生理盐水湿敷
肉芽水肿	5%氯化钠溶液湿敷
伤面脓液量多而稀薄	0.02%呋喃西林溶液纱布湿敷
伤面脓液稠厚且坏死组织多	硼酸溶液湿敷

三、烧　伤

1. 临床表现

（1）烧伤面积

①中国新九分法：将体表面积划分为 11 个 9% 的等份，另加会阴的 1%，构成 100% 的总体表面积，见表 2-11。

表2-11　新九分法估计烧伤面积

部　位		占成人体表面积		占儿童体表面积
头颈部	发	3%		
	面	3%	9%	9%+（12－年龄）%
	颈	3%		
双上肢	双手	5%		
	双前臂	6%	9%×2＝18%	18%
	双上臂	7%		
躯　干	腹侧	13%		
	背侧	13%	9%×3＝27%	27%
	会阴	1%		
双下肢	双臀	5%		
	双足	7%		
	双小腿	13%	9%×5+1%＝46%	46%－（12－年龄）%
	双大腿	21%		

注：①女性烧伤面积双臀和双足各占6%。
②记忆口诀：三三三上五六七，腹背十三会阴一，双臀男五女为六，下七十三二十一

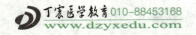
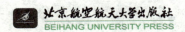

②手掌法：患者本人五指并拢，单掌手掌的面积约为体表总面积的1%，适用于小面积烧伤，也可辅助九分法评估烧伤面积。

（2）烧伤深度：通常采用三度四分法，见表2-12。

（3）烧伤严重程度：按烧伤的总面积和烧伤的深度将烧伤程度分为4度（表2-13）。

2．护理措施

（1）现场救护

①迅速脱离热源。尽快脱离火场，脱去燃烧或沸水浸渍的衣物，就地翻滚、跳入水池或用非易燃物品覆盖，禁止用扑打火焰、奔跑呼叫。中小面积烧伤，尤其是四肢烧伤立即用冷水连续冲洗或浸泡，既可减轻疼痛，又可防止余热继续损伤组织。

②抢救生命。

③防治休克。

④保护创面。

⑤尽快转送。

（2）休克期护理：大面积烧伤患者遵医嘱及时补液是休克期的首要护理措施。

①补液量：伤后第一个24小时补液量＝体重（kg）×Ⅱ、Ⅲ度烧伤面积（%）×1.5ml（小儿1.8ml，婴儿2ml）+生理日需量2000ml。补液总量的一半应在伤后8小时内输完，另一半在其后的16小时输完。伤后第2个24小时，晶体液和胶体液为第1个24小时计算量的1/2，生理日需量不变。

表2-12　烧伤深度的评估

深　度	烧伤深度	临床表现	预　后
Ⅰ　度	伤及表皮角质层、透明层和颗粒层	皮肤红斑（红斑性烧伤），痛觉过敏，无水疱	3～7天愈合，不留痕迹
浅Ⅱ度	伤及真皮浅层（乳头层），部分表皮生发层（基底层）健在	创面红润潮湿，疼痛剧烈，大小不一的水疱（水疱性烧伤），疱壁较薄，含黄色澄清液体	2周左右愈合，有色素沉着，不留瘢痕
深Ⅱ度	伤及真皮乳头层以下，仍残留部分网状层	触之较韧，痛觉迟钝，有拔毛痛，创面苍白与潮红相间，有水疱，疱壁较厚	3～4周可自行愈合，留有瘢痕
Ⅲ　度	伤及皮肤全层，皮下、肌肉或骨骼	痛觉消失，创面无水疱，干燥如皮革样或呈蜡白、焦黄，痂下可见树枝状栓塞的血管	3～4周后焦痂自然脱落，难愈合，须植皮

表2-13　烧伤严重程度的判断

严重程度	判断标准
轻度烧伤	Ⅱ度面积<10%
中度烧伤	Ⅱ度面积11%～30%，或有Ⅲ度烧伤但面积<10%
重度烧伤	总面积31%～50%，或Ⅲ度面积11%～20%，或并发休克、复合伤或吸入性烧伤
特重烧伤	总面积>50%，或Ⅲ度面积>20%，或已有严重并发症

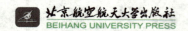

②补液种类与安排：一般晶体液：胶体液为 2∶1（如 1.5ml 中电解质液 1ml，胶体液 0.5ml），特重度烧伤与小儿烧伤为 1∶1。补液原则一般是先晶后胶、先盐后糖、先快后慢，晶体液和胶体液交替输入。晶体液首选平衡盐溶液，适当补充碳酸氢钠溶液。胶体液首选血浆，也可用全血或血浆代用品。生理日需量常用 5%～10% 葡萄糖液。

③观察指标：监测每小时尿量是判断血容量是否充足的简便而可靠的指标，也是调整输液速度最有效的观察指标。尿量应达到 [1ml/（kg·h]。此外，还应观察精神状态（无烦躁不安，无明显口渴）、皮肤黏膜颜色、血压（不低于 90mmHg）和心率（不高于 120 次 / 分）等，有条件者应监测肺动脉压、中心静脉压（5～12cmH$_2$O）和心输出量，随时调整输液的量和成分。

（3）创面护理

①包扎疗法的护理：抬高患肢，维持各关节功能位，保持敷料清洁干燥。注意观察创面有无感染及肢体末梢血液循环情况。

②暴露疗法的护理：注意隔离，防止交叉感染。保持创面干燥，拭干渗液，表面涂抗菌药物。注意保护创面，定时翻身，避免创面长时间受压。

（4）防治感染：密切观察有无感染征象，若创面出现黄绿色分泌物伴有恶臭味或紫黑色出血性坏死斑，提示铜绿假单胞菌感染。遵医嘱选用有效抗生素，做好消毒隔离工作。

（5）饮食护理：加强营养，给予高蛋白、高热量、高维生素、清淡、易消化饮食，少量多餐。必要时肠内或肠外补充营养。

（6）创面愈合过程中，可出现皮肤干燥、瘙痒等，指导患者避免摩擦、抓挠。每天清洗局部，但避免使用刺激性肥皂清洗和接触过热的水。穿纯棉内衣，1 年内避免太阳曝晒烧伤部位。

（7）指导患者进行正确的功能锻炼，以主动运动为主，被动运动为辅。注意保持各关节功能位，如颈部烧伤应取后伸位，四肢烧伤取伸直位，手部固定在半握拳的姿势，指关节掌屈，指间垫油纱以防粘连。

（8）指导患者坚持使用抑制瘢痕增生药物、持续加压包扎局部等辅助措施 6 个月至 1 年，以减少瘢痕增生。

---

1. 深Ⅱ度烧伤特点，<u>不包括</u>

A．痛觉迟钝　　　　　　　B．剧痛、水疱大、明显水肿　　　　C．基底苍白与潮红相间

D．小水疱、壁厚　　　　　E．3～4 周愈合，有瘢痕

2. 深Ⅱ度烧伤的特点是

A．深达真皮浅层　　　　　B．10 天左右愈合　　　　　　　　　C．水疱破后，基底红润

D．痛觉迟钝　　　　　　　E．愈后仅有色素沉着

3. 患儿，5 岁。发、面、颈部烧伤，其面积为全身面积的

A．9%　　　　　B．12%　　　　　C．14%　　　　　D．16%　　　　　E．18%

4. 患者，男，28 岁。双手深Ⅱ度烧伤。康复科护士为患者做手部功能恢复指导时，指导患者平时双手应处于

A．握拳位　　　　　　　　B．背伸位　　　　　　　　　　　　C．伸直位

D．手指面与掌面成直角　　E．半握拳位

答案： 1. B。2. D。3. D。4. E。

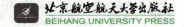

第11节　器官移植

一、皮肤移植的护理措施

1．**术前准备**　供皮区常规备皮。受皮区术前数天应勤换药，以抗生素溶液湿敷，减少分泌液。创面不能存有溶血性链球菌。大面积烧伤焦痂切除者要准备足够血液。

2．**植皮方法**

（1）取皮：供皮区用70%乙醇消毒，碘酊可降低皮片存活率。以植皮刀取不同厚度皮片，浸泡在冷的等渗盐水中，皮片在热盐水中需氧高，易坏死。供皮区创面立即用凡士林纱布覆盖，外加多层干纱布加压包扎。如切取全厚皮片，必须将皮下脂肪修净。

（2）植皮：创面止血后放皮片，周边缝合固定，维持加压固定到适当时间。通常皮片需要固定8～12天，如皮片色泽红润，皮片与创面粘连紧密，表明皮片已经成活。

3．**术后护理**

（1）植皮的肢体要制动，以免皮片移动影响存活率。不可抓摸创面，小儿双手应加约束；保持包扎敷料的清洁和干燥。皮下有脓液时，应剪开小口引流，切勿挤压。皮片若坏死，应及时剪去坏死部分。

（2）供皮区如无感染，可在术后14天更换敷料。

（3）若出现感染，除定时口腔护理外，每周做1～2次咽拭培养，观察咽峡、上颌及舌根有无白膜黏附，发现异常及时做涂片培养寻找真菌，真菌阳性可用制霉菌素。

二、肾移植

1．**术前护理**

（1）皮肤准备：保持皮肤清洁，做好备皮工作，术日前晚用消毒液擦身。

（2）营养支持：鼓励患者进食低钠、优质蛋白、高糖、高维生素饮食，必要时遵医嘱经肠内、外途径补充营养，以改善患者的营养状况，纠正低蛋白血症，提高手术耐受性。

（3）透析治疗：术前最后一次血液透析距手术时间不应超过24小时。

（4）完善术前检查：如血型、HLA抗原、混合淋巴细胞培养、淋巴细胞毒性试验等。

2．**术后护理**

（1）病情观察

①监测生命体征：开始时每小时测量1次，待平稳后逐渐减少测量次数。体温如＞38℃，应注意是否发生排斥反应或感染。

②监测尿量：尿量是反映移植肾功能状况及体液平衡的重要指标，术后早期维持在200～500ml/h为宜。保持尿管通畅。监测记录尿液的量、颜色、性质。尿毒症患者由于术前存在不同程度的水钠潴留和术后早期移植肾功能不全，多数患者肾移植术后早期（一般是3～4天内）出现多尿，尿量可达1000ml/h以上，每天尿量达到5000～10 000ml，称为多尿期。尿量＜100ml/h，应及时通知医师。

③观察伤口：观察伤口有无红、肿、热、痛及分泌物，根据伤口渗出情况及时换药。观察并记录髂窝引流管引出液的色、质、量。若引出血性液体＞100ml/h，提示可能出现活动性出血。注意移植肾局部有无压痛。

（2）合理补液

①静脉选择：不在手术侧下肢和动静脉造瘘肢体建立静脉通道。建立两条静脉通道。

②输液原则：遵循"量出为入"的原则。根据尿量和CVP及时调整补液速度与量，保持出入量平衡。后1小时的补液量与速度依照前1小时排出的尿量而定。一般当尿量＜200ml/h、200～500ml/h、

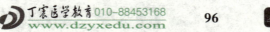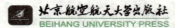

$500 \sim 1000ml/h$ 和 $> 1000ml/h$ 时，补液量分别为等于尿量、尿量的 4/5、2/3 和 1/2。血容量不足时应加速扩容。24 小时出入量差额一般不能超过 $1500 \sim 2000ml$。

③输液种类：除治疗用药外，以糖和盐交替或 0.45% 氯化钠溶液补给。当尿量 $> 300ml/h$ 时，应加强盐的补充，盐、糖的比例为 2：1。术后早期一般不补钾，出现低钙血症应适当补钙。

（3）免疫抑制药的应用与监测

①免疫抑制药的应用常规：常用的肾移植三联免疫抑制治疗方案为：环孢素 A/ 他克莫司 + 吗替麦考酚酯 / 西罗莫司 / 硫唑嘌呤 + 激素。

②术前使用抗体诱导者，继续按疗程使用抗淋巴细胞球蛋白（ALG）等。

③免疫抑制浓度监测：定期测定血药浓度，以防因血药浓度过低或过高引起排斥反应或药物中毒。服药前 30 分钟测血药浓度谷值，服药后 2 小时测血药浓度峰值，抽血剂量要准确。

（4）饮食指导与营养支持：术后第 2 天如胃肠道功能恢复，可给予少量饮食，以后逐渐加量。对肾功能恢复较好的患者给予高蛋白、到热量、易消化的饮食，提高机体免疫力。严格记录饮食和饮水量。

（5）并发症的护理

①出血：常于术后 72 小时内发生。监测患者生命体征、出血情况等。适当活动，预防吻合口破裂。加快输液速度，遵医嘱使用止血药、升压药及输血等。做好手术探查的准备。

②感染：是器官移植最常见的致命并发症。以预防为主，合理使用抗生素，严格无菌操作，做好基础护理，预防交叉感染，定期做各项检查，及早发现感染症状。

③急性排斥反应：多发生于术后 1 ~ 2 周。观察患者的生命体征、尿量、肾功能及移植肾区的情况，及早发现排斥反应。遵医嘱行抗排斥反应的冲击治疗，观察用药效果。如体温下降至正常，尿量增多，体重稳定，移植肾肿胀消退、质变软、无压痛，全身症状缓解或消失，血肌酐、尿素氮下降，提示排斥逆转。

④泌尿系统并发症：若引流出尿液样液体且超过 100ml，提示尿漏的可能。若引流出乳糜样液提示淋巴漏。

1．肾移植急性排异反应一般发生于手术后

A．24 小时内　　　　　　　B．2～3 天　　　　　　　C．1 周左右

D．6～60 天　　　　　　　E．61 天～ 6 个月

2．患者，女，51 岁。慢性肾衰竭，肾移植手术治疗。肾血流恢复 30 分钟后，移植肾由红转为暗红，后出现青紫、坏死。该患者发生的情况是

A．中毒性休克　　　　　　B．超急排斥反应　　　　　C．加速血管排斥反应

D．急性排斥反应　　　　　E．慢性排斥反应

答案：1．C。2．B。

第 12 节　肿　瘤

一、概　述

1．临床表现

（1）局部表现

①肿块：是诊断肿瘤的重要依据，也是体表或浅表肿瘤的首要症状。

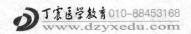
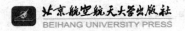

②疼痛：出现局部隐痛、跳痛、灼热痛或放射痛，夜间明显。晚期疼痛常难以忍受。

③溃疡：体表或空腔器官的肿瘤易发生溃疡，可有恶臭及血性分泌物。

④出血：肿瘤自身破溃或侵犯血管可致出血，如呕血、黑便、血尿、咯血等。

⑤阻塞：常发生于空腔脏器，也可因肿瘤直接压迫邻近器官所致。

（2）全身表现：良性及早期恶性肿瘤多无明显全身症状，或仅有非特异性表现，如低热、贫血、乏力、消瘦等，晚期可出现全身衰竭、恶病质。

2．预防

（1）一级预防：为病因预防，是指消除或减少可能致癌的因素，降低发病率。如保护环境，控制大气、水源、土壤等污染。改变不良的饮食习惯、生活方式。减少职业性暴露于致癌物。接种疫苗。避免持续过度的精神紧张及压力。

（2）二级预防：是指早期发现、早期诊断、早期治疗，以提高生存率，降低死亡率。

（3）三级预防：是指治疗后的康复，以提高生存质量、减轻痛苦、延长生命。

二、常见体表肿瘤

血管瘤在临床常见，多发生于皮肤、皮下。血管瘤的类型常见有 3 类，具体特点见表 2-14。

表2-14　血管瘤的特点

名称	临床表现	分类	治疗
毛细血管瘤	好发于颜面、肩、头皮和颈部，女性多见。早期见皮肤有小红点或小红斑，逐渐增大，红色加深并且隆起。真性肿瘤增大的速度比婴儿发育要快，瘤体境界分明，压之可稍退色	真性肿瘤、错构瘤	早期可予手术切除或冷冻治疗，效果良好。瘤体增大时可用^{32}磷敷贴或X线照射治疗。生长范围较广的毛细血管瘤，可用泼尼松治疗
海绵状血管瘤	由小静脉和脂肪组织构成。生长在皮下组织内、肌内，少数可在骨或内脏等部位。皮肤颜色正常或呈青紫色。肿块质地柔软、边界欠清，可有钙化结节和触痛	皮下海绵状血管瘤、肌肉海绵状血管瘤	及早手术切除
蔓状血管瘤	由较粗的迂曲血管构成，范围较大。发生于皮下、肌组织、骨组织。表现为蜿蜒的血管，有压缩性和膨胀性，偶可闻及血管杂音或触及硬结		及早手术切除。术前必须做血管造影检查，了解病变范围

三、肿瘤的护理

1．肿瘤手术治疗患者的护理

（1）术前准备：为患者备皮时，动作轻柔。便秘者遵医嘱行灌肠。教会患者锻炼的方法，术后及早开始锻炼。

（2）术后锻炼

①乳腺癌根治术：进行握拳、屈腕、屈肘、上举和肩关节活动范围的锻炼。注意开始活动的时间。

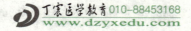 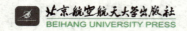

详见外科护理学乳房疾病的相关内容。

②开胸手术：术后患者因怕痛而不敢活动，鼓励患者加强患侧手臂上举及肩关节活动，注意纠正肩下垂。

③颈淋巴结清扫术：伤口愈合后进行肩关节及颈活动范围的锻炼，特别注意随时保持术侧肩略高于健侧。

④截肢术：患者术前学会使用拐，锻炼手臂拉力，预防失用性萎缩，做好安装义肢的准备，此外，应做好患者的心理护理。

⑤全喉切除术：术后训练患者自行吸痰、清洗气管导管，更换喉垫的方法，指导患者练习食管发音或使用人工喉。

2. 肿瘤放射治疗患者的护理

（1）放疗前的护理：有针对性地进行心理疏导，减轻患者的焦虑和恐惧情绪。

（2）放疗中的护理：调整治疗方法及剂量，保护不必照射的部位。

（3）放疗后的护理：保持局部皮肤清洁干燥，清洗时应轻柔，禁用力擦洗和使用肥皂，避免摩擦、搔抓及冷、热、日光直射等理化刺激。

（4）放疗反应的护理

①皮肤反应的护理：皮肤反应可分为 3 度，其临床表现及护理措施见表 2-15。

表2-15 放疗皮肤反应的表现及护理

	一度反应（干反应）	二度反应（湿反应）	三度反应
临床表现	红斑，烧灼和刺痒感，继续照射变为暗红色，有脱屑	高度充血、水肿，水疱形成，有渗出液，糜烂	溃疡形成或坏死，难以愈合
护理措施	涂0.2%薄荷淀粉或羊毛脂止痒	涂2%甲紫或氢化可的松乳膏，不必包扎。有水疱时，涂硼酸软膏，包扎1～2天，待渗出吸收后改用暴露疗法	

②黏膜反应的护理：加强局部黏膜清洁，如口腔漱口、阴道冲洗、鼻咽用抗生素及润滑剂滴鼻等。

③器官反应的护理：治疗期间加强对照射器官功能状态的观察，对症护理，反应严重时报告医生，暂停放疗。

3. 肿瘤化学治疗患者的护理

（1）给药方法：大剂量冲击疗法、中剂量短程疗法、小剂量长程给药法。

（2）给药途径

①静脉：一般刺激性药物宜静脉推注，注药时要确保针头在血管内，注药完毕抽少量回血，保持注射器内有一定的负压再拔针，压迫针眼 1 ～ 2 分钟；强刺激性药物宜静脉冲入；抗代谢药宜静脉点滴，一般静滴 4 ～ 8 小时。

②肌内注射：肌内注射宜深，适于对组织无刺激性的药物。

③口服：减轻药物对胃黏膜的刺激，防止被胃酸破坏。

④腔内注射：主要用于癌性胸、腹水和心包积液。

⑤动脉注射：直接将药物注入供应肿瘤的动脉，适于某些晚期不宜手术或复发而局限性肿瘤。注意保持导管通畅，防止动脉血回流，预防气栓、血栓、缺血性坏死和感染。

（3）常见毒性反应和护理：化疗药物的常见毒性反应见表2-16。

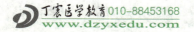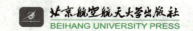

表2-16　化疗药物的常见毒性反应

系统或器官	常见毒性反应	常见药物
造血系统	骨髓抑制，白细胞和血小板减少	绝大多数化疗药均有不同程度的骨髓抑制
消化系统	恶心、呕吐	大多数抗肿瘤药最常见的毒性反应
头发	脱发	大多数抗肿瘤药都可引起不同程度的脱发
心脏	心肌退行性变和心肌间质水肿	多柔比星（阿霉素），柔红霉素，高三尖杉酯碱
呼吸系统	间质性肺炎和肺间质纤维化	博来霉素，白消安，丝裂霉素，甲氨蝶呤
肝脏	肝脏损害	L-门冬酰胺酶，甲氨蝶呤，巯嘌呤，放线菌素
泌尿系统	出血性膀胱炎 肾小管损害	环磷酰胺 顺铂
神经系统	外周神经病变	长春新碱，顺铂，甲氨蝶呤，氟尿嘧啶
免疫系统	过敏反应	L-门冬酰胺酶，博来霉素
血管或局部组织	组织坏死和血栓性静脉炎	长春新碱，多柔比星，丝裂霉素

①组织坏死和血栓性静脉炎：预防组织坏死，保护静脉。掌握静脉穿刺及注射刺激性药物的技术。药液不慎溢出需立即停止注药或输液，保留针头接注射器回抽后，皮下注入解毒剂再拔针，局部涂氢化可的松，冰敷 24 小时，做好记录。刺激性药物应加以稀释，长期治疗时应交替使用左右臂，促进静脉恢复。

②胃肠道反应：提供营养丰富、可口的饮食。重者可在饭后给予镇静止吐药。

③骨髓抑制：定期查血常规。白细胞计数降至 3.5×10^9/L，血小板计数降至 80×10^9/L 时，需暂停药，给补血药物，增加营养；白细胞计数降至 1.0×10^9/L，做好保护隔离，预防感染；重度骨髓抑制的患者应住无菌室或层流无菌室。

④口腔黏膜反应：保持口腔清洁。合并真菌感染时，可用 1% ～ 4% 碳酸氢钠溶液、制霉菌素漱口。

⑤皮肤反应：叮嘱患者不要抓挠，瘙痒时可用炉甘石洗剂止痒。

⑥脱发：做好心理护理，指导患者正确对待脱发。注药前可在头部放置冰帽，注药后待 30 分钟左右摘除，宜减少药物对毛囊的刺激。

（4）复诊指导：在恶性肿瘤治疗后最初 2 年内，每 3 个月至少随访 1 次，以后每半年复查 1 次，超过 5 年后每年复查 1 次直至终生。

---

1. 有关癌肿的局部特征，<u>不正确</u>的是
A. 表面高低不平　　　　　B. 界限不清　　　　　C. 固定，不活动
D. 质地坚硬　　　　　　　E. 早期就有疼痛

2. 黑痣恶变的临床表现<u>不包括</u>
A. 色素减退　　　　　　　B. 色素加深　　　　　C. 瘙痒不适
D. 区域淋巴结肿大　　　　E. 周围出现色素环

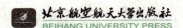

3. 化疗副反应中最常见、最严重的是
A．造血功能障碍　　　　　B．消化道反应　　　　C．皮肤黏膜损伤
D．肝肾功能损伤　　　　　E．周围神经毒性

答案： 1．E。2．A。3．A。

第13节　颅内压增高

一、颅内压增高

1．临床表现

（1）头痛：是最常见的症状，以早晨或晚间较重，多位于额部及颞部，表现为胀痛和撕裂痛，可从颈枕部向前放射至眼眶。程度可随颅内压增高而进行性加重，咳嗽、打喷嚏、用力、弯腰或低头活动时易加重。

（2）呕吐：呈喷射性，由迷走神经受激惹所致，常于剧烈头痛时发生，易发生于餐后。

（3）视神经乳头水肿：是颅内压增高的客观体征。表现为视神经乳头充血、边缘模糊、中央凹陷变浅或消失，视网膜静脉怒张、纡曲，严重时乳头周围可见火焰状出血。长期、慢性颅内压增高可致视神经乳头颜色苍白、视野向心缩水，引起视神经继发性萎缩，甚至失明。

（4）意识障碍：慢性颅内压增高时进展缓慢，有时不一定出现，表现为意识淡漠，嗜睡，反应迟钝。急性颅内压增高时出现早而明显，呈进行性意识障碍，甚至昏迷。

（5）生命体征变化：代偿期出现典型生命体征改变（库欣反应），"两慢一高"，即脉搏减慢，呼吸深慢，血压升高，尤其是收缩压增高、脉压增大。继而出现潮式呼吸，血压下降，脉搏细弱，最终死于呼吸循环衰竭。

（6）其他症状和体征：复视、头晕、猝倒、头皮静脉怒张等。小儿患者可有头颅增大、囟门饱满、颅缝增宽或分离。头颅叩诊可呈破罐声。

2．护理措施

（1）一般护理：床头抬高15°～30°，以利于颅内静脉回流，减轻脑水肿；吸氧，改善脑缺氧，使脑血管收缩，减少脑血流量。控制液体摄入量，不能进食者，每天静脉入量在1500～2000ml，每天尿量不少于600ml。控制输液速度，防止输液过快加重脑水肿。遵医嘱使用抗生素预防感染。躁动不安者不可强制约束，以免患者挣扎导致颅内压增高。

（2）防止颅内压骤然升高：安静休息，避免情绪激动，防止血压骤升而升高颅内压。保持呼吸道通畅，避免剧烈咳嗽和用力排便。及时控制癫痫发作，一旦发生及时抗癫痫治疗。

（3）药物治疗的护理：使用脱水药物时控制好输液速度，观察脱水治疗效果，准确记录液体出入量。为防止颅内压反跳现象，停药前应逐渐减药或延长给药间隔时间。使用糖皮质激素治疗期间，应注意观察有无应激性溃疡出血、感染等药物不良反应。

（4）冬眠低温治疗的护理：使患者的体温维持于亚低温状态，从而降低脑组织新陈代谢，减轻脑水肿，降低颅内压。病房光线宜暗，室温18～20℃。先给予足量冬眠药物，患者御寒反应消失后加用物理降温措施，以肛温32～34℃、腋温31～33℃为理想。避免体温大起大落，在冬眠期间尽量减少体位改变。若脉搏＞100次/分，收缩压＜100mmHg，呼吸减慢或不规则，应及时停止或更换冬眠药物。疗程常为3～5天，治疗结束时先停物理降温，再逐渐停用冬眠药物，任其自然复温。

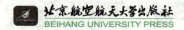

（5）脑室引流的护理

①引流管的连接和位置：严格无菌状态下连接固定引流瓶，引流管开口高于侧脑室平面10～15cm，以维持正常的颅内压。搬动患者时暂时夹闭引流管，防止脑脊液反流而致颅内感染。

②观察引流速度和量：术后早期引流速度不宜过快，正常脑脊液每天分泌400～500ml，故每天引流量宜不超过500ml，颅内感染患者可适当增加引流量。可通过抬高或降低引流瓶的位置来控制引流速度和量。

③观察脑脊液的颜色、量及性状：正常脑脊液无色透明，术后1～2天可略呈血性，后逐渐转为淡黄色。脑脊液量多呈血性提示脑室内出血，脑脊液浑浊提示颅内感染。脑室引流时间不宜过长，一般不超过5～7天，否则易增加颅内感染的风险。

④保持引流通畅：引流管不受压、成角、扭曲或折叠。可根据管内液面随患者的呼吸上下波动来判断引流管是否通畅。若引流管阻塞，可将血块等阻塞物挤出或用注射器抽吸，禁止用生理盐水冲洗。每天更换引流袋或引流瓶，但不必每天更换、冲洗或消毒引流管，脱出也不可重新插入，防止引起颅内感染或损伤脑组织。

⑤拔除引流管：无菌操作下拔管前可先试行抬高或夹闭引流管2小时，以了解脑脊液循环是否通畅，观察有无颅内压再次升高的表现。拔管后注意观察是否有颅内压反跳症状。

二、急性脑疝

1. 临床表现

（1）小脑幕切迹疝

①颅内压增高症状：进行性加重的剧烈头痛，伴躁动不安，出现与进食无关的频繁喷射性呕吐。

②进行性意识障碍：意识是判断病情进展的重要指标，反映大脑皮质和脑干的功能状态。

③瞳孔改变：可判断病变部位的指标，主要表现为一侧瞳孔进行性散大。脑疝初期由于患侧动眼神经受刺激导致患侧瞳孔缩小，随着脑疝进行性恶化，脑干血供受影响，动眼神经麻痹致患侧瞳孔散大，直接、间接对光反应消失，伴眼睑下垂及眼球外斜。脑疝晚期对侧动眼神经受脑干移位也受到推挤，表现为双侧瞳孔散大固定，对光反应消失。

④运动障碍：钩回疝压迫大脑脚导致锥体束受累，病变对侧肢体肌力减弱或瘫痪，病理征阳性，甚至出现去大脑强直发作，是脑干受损严重的信号。

⑤生命体征变化：先出现库欣反应，脑干受压后生命中枢功能紊乱或衰竭，可出现血压忽高忽低、脉搏快弱、心律不齐，呼吸浅而不规则，高热或体温不升，甚至死亡。

（2）枕骨大孔疝：为小脑幕下的小脑扁桃体及邻近小脑组织经枕骨大孔向椎管内移位。病情变化更快，常有进行性颅内压增高的临床表现，因脑干缺氧，瞳孔可忽大忽小，剧烈头痛、频繁呕吐、颈项强直或强迫头位，生命体征紊乱出现早，意识障碍出现较晚。因呼吸中枢受损严重，患者早期即可突发呼吸骤停而死亡。

2. 急救护理

（1）快速脱水降颅压，静脉输入甘露醇、山梨醇、呋塞米、糖皮质激素等药物。保持呼吸道通畅、吸氧，以保证适当的血氧浓度。呼吸功能障碍时立即行气管插管或人工辅助呼吸。

（2）密切观察病情变化，尤其注意意识变化、呼吸、心搏及瞳孔改变。

（3）迅速做好各项术前准备。

---

1. 颅内压增高的三主征是

A. 头痛、呕吐、高热　　　　B. 头痛、呕吐、视神经乳头水肿　C. 头痛、抽搐、偏瘫

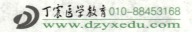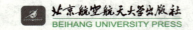

D．呕吐、抽搐、昏迷　　　　　E．头痛、呕吐、瞳孔散大

2．颅内压增高引起死亡的主要原因是

A．呕吐　　　B．意识障碍　　　C．脱水　　　　D．感染　　　　E．脑疝

3．患者，男，84岁。行走时突跌倒，神志不清，经医院检查，一侧肢体瘫痪，口斜眼歪，一侧瞳孔直径5mm，另一侧瞳孔直径3mm。瞳孔不等大的原因是

A．颅内压增高　　　　　　B．脑膜炎　　　　　　C．脑动脉血栓形成
D．脑疝　　　　　　　　　E．脑梗死

答案：1．B。2．E。3．D。

第14节　颅脑损伤

一、颅骨骨折

1．临床表现

（1）颅盖骨折

①线性骨折：发生率最高，常有局部压痛、肿胀，伴局部骨膜下血肿。

②凹陷性骨折：好发于额、顶部，局部可扪及颅骨下陷，骨折片损伤脑功能区，可出现相应的病灶症状和局限性癫痫。并发颅内血肿，可导致颅内压增高表现。

（2）颅底骨折：以线性骨折为主，易撕裂硬脑膜，产生脑脊液外漏，为开放性骨折。根据骨折部位分为颅前窝骨折、颅中窝骨折和颅后窝骨折（表2-17）。

表2-17　颅底骨折的临床表现

	颅前窝骨折	颅中窝骨折	颅后窝骨折
脑脊液漏部位	鼻漏	鼻漏和耳漏	无
瘀斑部位	眶周、球结膜下瘀斑（熊猫眼）	乳突区瘀斑（Battle征）	乳突区、枕下部、咽后壁瘀斑
可能损伤的脑神经	视、嗅神经	面、听神经	第Ⅸ～Ⅻ对脑神经

2．护理措施

（1）预防颅内感染：预防因脑脊液逆行导致颅内感染是护理的重点。

①体位护理：绝对卧床，取半卧位，头偏向患侧，直至脑脊液漏停止3～5天后改为平卧位，目的是借重力作用使脑组织移向颅底，促进漏口封闭。

②保持局部清洁：每天2次清洁、消毒口腔、鼻腔或外耳道，注意棉球不可过湿，避免挖鼻、抠耳，禁止堵塞鼻腔和外耳道。

③预防颅内继发感染：脑脊液漏者，禁止经鼻腔或耳道冲洗、滴药，禁止经鼻腔吸痰、放置胃管及鼻导管给氧等护理操作，禁止做腰椎穿刺。

④避免颅内压骤升：避免咳嗽、擤鼻涕、打喷嚏、用力屏气排便等动作，防止颅内压骤升导致气

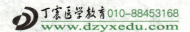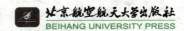

颅或脑脊液逆流。

⑤密切观察有无颅内感染征象，如体温增高和脑膜刺激征等，遵医嘱使用抗菌药物及 TAT。

（2）病情观察

①明确有无脑脊液外漏。

②记录 24 小时浸湿的棉球数，估计脑脊液外漏量。

③严密观察患者的意识、瞳孔、生命体征及肢体活动情况，及早识别颅内继发性损伤。

④注意有无剧烈头痛、呕吐、眩晕、脉搏细弱、血压偏低等颅内低压综合征的表现，头痛在立位时加重，卧位时缓解。

二、脑损伤

（一）脑震荡

1. 伤后立即出现短暂的意识障碍，一般不超过半小时。清醒后大多出现逆行性遗忘。

2. 意识障碍期间可有皮肤苍白、血压下降、心动徐缓、呼吸浅慢、肌张力降低、各生理反射迟钝或消失。此后可出现头痛、头晕、恶心、呕吐等症状。

（二）脑挫裂伤

1. 意识障碍　是脑挫裂伤最突出的表现。伤后立即出现，绝大多数在半小时以上，重症者可长期持续昏迷。

2. 局灶症状和体征　受伤时当即出现，依损伤的部位和程度而不同。

3. 颅内压增高和脑疝　头痛与呕吐。

4. 原发性脑干损伤　是脑挫裂伤最严重的类型。受伤后立即出现长时间深度昏迷，可不伴有颅内压增高表现。

（三）颅内血肿

1. 硬膜外血肿

（1）伤后昏迷有中间清醒期为典型表现，原发性脑损伤最初短时昏迷，之后中间意识清醒，后因脑疝形成继之昏迷。

（2）若原发性脑损伤较重，血肿形成迅速，则伤后昏迷进行性加重或持续昏迷。

（3）若无原发性脑损伤，早期可无意识障碍，当血肿引起脑疝时才出现意识障碍。

2. 硬膜下血肿　是临床最常见的颅内血肿类型。

（1）急性硬膜下血肿：多见于额颞部，常合并脑挫裂伤及继发的脑水肿，出血多来自挫裂的脑实质血管，表现为进行性加深的意识障碍，无中间清醒期。

（2）亚急性硬膜下血肿：脑挫裂伤较轻，血肿形成较慢，可有意识好转期。

（3）慢性硬膜下血肿：好发于老年人，有轻微或无明显外伤史，其血肿形成完整包膜，缓慢增大，进而出现颅内压增高症状。

3. 脑内血肿　表现为进行性加重的意识障碍，若血肿累及重要脑功能区，可出现偏瘫、失语、癫痫等症状。

三、颅脑损伤的护理

1. 现场急救　争分夺秒地积极抢救患者生命，查明有无颅脑以外的合并伤，如开放性气胸、

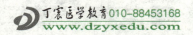
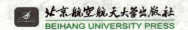

大出血等伤情。保持呼吸道通畅，补充血容量防治休克。开放性损伤时要妥善保护伤口或膨出的脑组织。

2．**一般护理**　意识清醒患者适当抬高床头，以利于静脉回流，减轻脑水肿。昏迷患者去枕侧卧位或侧俯卧位，清除呼吸道分泌物及其他血污以免误吸。早期禁食，采用肠外营养，待肠蠕动恢复后，过渡到肠内营养支持。对躁动患者不可强加约束，避免因过分挣扎使颅内压升高。慎用镇痛、镇静药，以免影响病情观察。

3．**病情观察**

（1）意识状态：采用格拉斯哥昏迷计分法（GCS），对睁眼、言语和运动 3 个方面评分，用相同程度的语言和疼痛刺激，对患者的反应作动态分析。最高 15 分表示意识清醒，低于 8 分表示昏迷，分数越低意识障碍越严重（表2-18）。

（2）生命体征：出现库欣反应提示颅内压增高。伤后 1 周持续高热提示有继发感染。

（3）瞳孔改变：伤后立即出现一侧瞳孔散大提示原发性动眼神经损伤。伤后瞳孔正常，以后一侧瞳孔先缩小继之进行性散大，伴对光反射减弱或消失是小脑幕切迹疝的眼征。脑干损伤时双侧瞳孔时大时小，对光反射消失。脑桥出血时瞳孔呈针尖样。临终患者双侧瞳孔散大，对光反射消失，眼球固定。

表2-18　格拉斯哥昏迷计分法（GCS）

睁眼反应	计分	言语反应	计分	运动反应	计分
自动睁眼	4	回答正确	5	遵嘱活动	6
呼唤睁眼	3	回答错误	4	刺痛定位	5
刺痛睁眼	2	胡言乱语	3	躲避刺痛	4
不能睁眼	1	只能发声	2	刺痛肢屈	3
		不能发声	1	刺痛肢伸	2
				不能活动	1

（4）神经系统体征：原发性脑损伤表现为伤后立即出现一侧肢体运动障碍且相对稳定，为对侧大脑皮质运动区受损。继发性脑损伤表现为伤后一段时间才出现一侧肢体运动障碍且进行性加重，多由中脑受压、锥体束受损引起。

4．**手术护理**　术前止血及补充血容量，严密评估颅内血肿的进展情况，完善术前准备。术后送 ICU 病房严密监护，继续实施降低颅内压的措施，常用药物有甘露醇、糖皮质激素及利尿药等。做好创口和引流管的护理，引流管护理应严格无菌操作，保持通畅。注意有无颅内再出血迹象。

5．**预防并发症**

（1）皮肤护理，预防压疮。

（2）加强会阴护理，留置导尿管不宜超过 3～5 天。

（3）做好气道管理，预防肺部感染。

（4）眼睑不能闭合者涂眼膏，预防角膜炎或角膜溃疡。

（5）预防失用综合征，每天行四肢关节被动活动及肌肉按摩。

6．**用药指导**　嘱定期服用抗癫痫药物，不可突然停药，避免单独外出，以防意外发生。

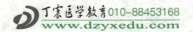
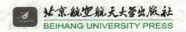

7. **康复指导**　协助制订康复计划，指导功能锻炼，鼓励患者脑损伤后遗留的语言、运动或智力障碍在伤后有部分恢复的可能。

8. **随诊指导**　一般3～6个月门诊复查，如出现头痛、呕吐、抽搐、不明原因发热等应及时就诊。一般术后半年可行颅骨修补。

---

1. 颅底骨折诊断的主要依据是

A. 颅脑外伤史　　　　　　　　B. 查找骨折音　　　　　　C. 临床表现

D. X线　　　　　　　　　　　E. B超

2. 脑脊液耳漏，严禁冲洗、堵塞、腰穿是为了防止

A. 头痛　　　　　　　　　　　B. 颅内压下降　　　　　　C. 形成脑疝

D. 颅内压升高　　　　　　　　E. 颅内感染

3. 最严重的头皮损伤是

A. 头皮搓伤　　　　　　　　　B. 头皮撕脱伤　　　　　　C. 头皮血肿

D. 皮下血肿　　　　　　　　　E. 帽状腱膜下血肿

4. 患者，男，40岁。头部外伤6小时入院，据家人讲患者伤后即出现意识丧失，1小时后渐清醒，并头痛、呕吐，于2小时前再次昏迷。查体：意识丧失，瞳孔等大等圆，对光反应存在。初步诊断为

A. 脑震荡　　　　　　　　　　B. 脑挫裂伤　　　　　　　C. 硬脑膜下血肿

D. 硬脑膜外血肿　　　　　　　E. 脑内血肿

答案：1. C。2. E。3. B。4. D。

第15节　颈部疾病

一、甲状腺功能亢进症

1. 术前护理

（1）休息活动护理：减少活动，适当卧床，以免体力消耗。

（2）饮食护理：给予高热量、高蛋白、高维生素的饮食。

（3）术前检查：除常规检查外，还包括颈部摄片，了解气管有无受压或移位。心电图检查。喉镜检查，确定声带功能。测定基础代谢率。测定血钙和磷，了解神经肌肉的应激反应及甲状旁腺功能。

（4）用药护理：**是术前用于降低基础代谢率的重要环节，可提高患者对手术的耐受性，预防术后并发症，也是甲亢术前最重要的护理措施。**

①通常用碘剂进行术前准备。每天3次，第1天每次3滴，第2天每次4滴，依此逐日每次增加1滴至每次16滴止，然后维持此剂量。**服药2～3周后甲亢症状可得到基本控制，表现为患者情绪稳定，睡眠好转，体重增加，脉率稳定在每分钟90次以下，脉压恢复正常，基础代谢率+20%以下，便可进行手术。**碘剂具有刺激性，可在饭后经凉开水稀释服用，或把碘剂滴在饼干、面包片上吞服，以减少对口腔和胃黏膜的刺激。**由于碘剂主要抑制甲状腺素的释放，凡不准备施行手术治疗的甲亢患者不宜服用碘剂。**

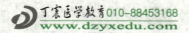
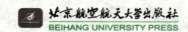

②对于甲亢严重者可遵医嘱先选用硫脲类药物治疗,待甲亢症状基本控制,再单独服用碘剂 1 ～ 2 周后行手术。由于硫脲类药物能使甲状腺肿大充血,增加手术出血的可能,而碘剂能减少甲状腺的血流量,减少腺体充血,使腺体缩小变硬,因此服用硫脲类药物后必须加用碘剂。

③对碘剂或硫脲类药物不耐受或无反应的患者,主张单用普萘洛尔或与碘剂合用做术前准备。用药后不引起腺体充血、增大变脆,有利于手术操作。最后 1 次须在术前 1 ～ 2 小时服用,术后继续口服 4 ～ 7 天。术前不用阿托品,以免引起心动过速。

（5）其他措施:术前练习将头放低、肩垫高,使患者能够适应术时颈过伸的体位。指导患者深呼吸及有效咳嗽,有助于术后保持呼吸道通畅。患者送往手术室后备麻醉床,床旁备引流装置、无菌手套、拆线包及气管切开包等。

2. 术后护理

（1）体位与休息活动护理:术后取平卧位,待血压平稳或全麻清醒后取半卧位,以利于呼吸和引流积血。变换体位、起身活动时可用手置于颈后以支撑头部。深呼吸、咳嗽时可用手固定颈部以减少震动。

（2）饮食护理:患者清醒、无呕吐即可给予少量温或凉水。若无误吸、呛咳等不适,可进温凉流质饮食,避免过热饮食刺激腺体充血、出血,少食慢咽。术后第 2 天可给予半流质饮食,并逐步过渡到软食和普食。若患者因疼痛不愿进食,可在进食前 30 分钟给予止痛药。

（3）引流护理:常规引流 24 ～ 48 小时,术后伤口引流量一般不超过 100ml,注意观察引流液的量、颜色和性质。

（4）用药护理:甲亢患者术后继续服用复方碘化钾溶液,每天 3 次,以每次 16 滴开始,逐日每次减少 1 滴,直至病情平稳。年轻患者术后常口服甲状腺素,以抑制促甲状腺激素的分泌和预防复发。

（5）术后并发症的观察与护理

①呼吸困难和窒息:是最危急的并发症,多发生于术后 48 小时内。常见原因有切口内出血,喉头水肿,气管塌陷,双侧喉返神经损伤等。临床表现为烦躁,进行性呼吸困难,发绀,甚至窒息。须立即进行床边抢救,剪开缝线,敞开伤口,迅速除去血肿,结扎出血的血管,必要时行气管切开、给氧。待病情好转,再送手术室作进一步检查、止血和其他处理。喉头水肿者立即应用大剂量糖皮质激素。

②喉返神经损伤:多因手术处理甲状腺下极时损伤。术中切断、缝扎可引起永久性损伤,立即出现症状。术中挫夹、牵拉、血肿压迫多为暂时性,术后数日出现症状,在 3 ～ 6 个月内可逐渐恢复。单侧喉返神经损伤引起声音嘶哑,可由健侧声带向患侧过度内收而代偿。双侧喉返神经损伤可引起两侧声带麻痹、失声或呼吸困难,甚至窒息,需立即行气管切开。

③喉上神经损伤:多在处理甲状腺上极时损伤喉上神经所致。若损伤外支,可使环甲肌瘫痪,引起声带松弛、声调降低。若损伤内支,则使喉部黏膜感觉丧失,患者饮水时易发生误咽或呛咳。喉上神经损伤者应取坐位或半坐位进食,试进半流质或干食,吞咽不可过快。一般经理疗后可自行恢复。

④手足抽搐:多于术后 1 ～ 2 天出现。与手术时甲状旁腺被误伤引起甲状旁腺功能低下、血钙浓度下降有关。多数患者仅有面部、唇部或手足部的针刺感、麻木感或强直感,经 2 ～ 3 周后症状可消失。严重者可出现面肌和手足伴有疼痛的持续性痉挛,甚至窒息死亡。预防的关键在于切除甲状腺时注意保留腺体背面的甲状旁腺。一旦发生,应适当限制肉类、乳品和蛋类等高磷食物,以免影响钙的吸收。症状轻者口服钙剂,并加用维生素 D_3;症状较重者,最有效的治疗是口服双氢速甾醇油剂,能迅速提高血钙含量。抽搐发作时,立即遵医嘱静脉注射 10% 葡萄糖酸钙或氯化钙

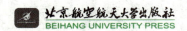

10～20ml，可重复使用。

⑤甲状腺功能低下：须长期补充甲状腺素。按时服药，不可自行停药或调整用药剂量，出现心慌、多汗、乏力、精神萎靡、嗜睡、食欲减退等甲状腺激素过多或过少的表现时，应及时报告医生。每年复查1次，调整药物剂量。

⑥用药指导：告知患者遵医嘱按剂量、按疗程服药，不可随意减量或停药。服用抗甲状腺药物的开始3个月，每周查血象1次，每隔1～2个月做甲状腺功能测定，每天清晨起床前自测脉搏，定期测量体重。脉搏减慢、体重增加是治疗有效的标志。

⑦生育指导：妊娠可加重甲亢，宜治愈后再妊娠。妊娠期甲亢者，宜选用抗甲状腺药物治疗，禁用 ^{131}I 治疗，慎用普萘洛尔，加强胎儿监测。产后如需继续服药，则不宜哺乳。

二、甲状腺肿瘤

1. 术前护理　指导患者练习术时体位，即将软枕垫于肩部，保持头低、颈过伸位。术前1天剃除患者耳后毛发并清洗干净。术前晚遵医嘱适当应用镇静催眠药。

2. 术后护理

（1）休息活动护理：术后取平卧位。待麻醉清醒、血压平稳后，改半卧位，以利于呼吸和引流。鼓励床上活动，促进血液循环和切口愈合。

（2）饮食护理：麻醉清醒、病情平稳后，给予少量饮水。若无不适感，鼓励进食或经吸管吸入流质饮食，逐步过渡为半流食及软食。禁忌过热饮食。

（3）病情观察：严密监测生命体征，尤其是呼吸、脉搏情况。注意识别并发症，观察有无呼吸困难、声音嘶哑、音调降低、误咽、呛咳等症状。及时发现创面渗血情况，并估计渗血量。

（4）保持呼吸道通畅，预防肺部并发症。

（5）遵医嘱补充水、电解质。

（6）术后并发症护理：详见甲状腺功能亢进症的相关内容。

（7）功能锻炼：头颈部制动一段时间后，可开始逐步练习活动，促进颈部功能恢复。颈淋巴结清扫术后，在切口愈合后应加强颈部和肩关节功能锻炼，随时保持患侧上肢高于健侧，以防肩下垂。功能锻炼至少持续至出院后3个月。

（8）复查指导：出院后定期门诊复查，检查颈部、肺部及甲状腺功能等。教会患者自行检查颈部的方法。若发现结节、肿块，应及时就诊。

三、常见颈部肿块

1. 甲状舌管囊肿　甲状舌管囊肿是与甲状腺发育有关的先天性畸形。多见于15岁以下儿童，男性为女性的2倍。表现为在颈前区中线、舌骨下方有直径1～2cm的圆形肿块，境界清楚，表面光滑，有囊性感，能随吞咽或伸、缩舌而上下移动。治疗宜手术切除。

2. 颈淋巴结结核　多见于儿童和青年人。颈部一侧或两侧有多个大小不等的肿大淋巴结，初期，肿大的淋巴结较硬，无痛，可推动。病变发展可发生淋巴结周围炎，淋巴结相互粘连，融合成团，形成不易推动的结节性肿块。晚期淋巴结发生干酪样坏死、液化，形成寒性脓肿，脓肿破溃后形成经久不愈的窦道或慢性溃疡。少部分患者可有低热、盗汗、食欲缺乏、消瘦等全身中毒症状。慢性淋巴结炎：多继发于头、面、颈部的炎症病灶。肿大的淋巴结分散在颈侧区或颌下、颏下区。黄豆大小、较扁平，质软或中等，表面光滑、活动，可有或无压痛需与恶性病变鉴别，必要时应切除肿大淋巴结作病理检查。

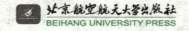

3. **恶性淋巴瘤**　包括霍奇金病和非霍奇金淋巴瘤，是来源于淋巴组织恶性增生的实体瘤，多见于男性青壮年。肿大的淋巴结可表现单侧或双侧可粘连成团，生长迅速，伴腋窝、腹股沟等全身淋巴结肿大，肝脾肿大，发热。淋巴结组织学病理检查可确诊。

4. **转移性肿瘤**　发病率仅次于慢性淋巴结炎和甲状腺疾病。以鼻咽癌和甲状腺癌转移最为多见。肿大的淋巴结坚硬，表面不平、固定。锁骨上窝转移性淋巴结的原发灶多在胸腹部，胃肠道、胰腺、妇科恶性肿瘤多经胸导管转移至左锁骨上淋巴结。

---

1. 甲亢患者应采取的术前准备是

A. 情绪稳定，体重减轻，脉率＜ 85 次 / 分　　　B. 情绪稳定，体重增加，脉率＜ 90 次 / 分

C. 情绪稳定，体重增加，BMR ＜ +25%　　　D. 情绪稳定，体重增加，BMR ＜ +30%

E. 脉率降低

2. 甲状腺大部切除术后引起饮水呛咳的原因是

A. 喉头水肿　　　　　　　　B. 甲状腺危象　　　C. 喉返神经损伤

D. 喉上神经损伤　　　　　　E. 切口内出血

3. 患者，女，53 岁。甲亢，甲状腺大部切除术后，留在伤口内的引流物取出的时间一般是在术后

A. 6 ～ 8 小时　　　　　　　B. 10 ～ 12 小时　　C. 14 ～ 18 小时

D. 24 ～ 48 小时　　　　　　E. 72 小时

答案： 1. B。2. D。3. D。

第 16 节　乳房疾病

一、急性乳腺炎

1. **临床表现**　患侧乳房局部变硬、红肿、发热，有压痛及搏动性疼痛。脓肿形成时，可有波动感，肿胀明显。常伴患侧腋窝淋巴结肿大、压痛。全身中毒症状可有寒战、高热、脉搏加快等。

2. **护理措施**

（1）一般护理：给予高蛋白、高热量、高维生素、低脂肪饮食，多饮水，注意休息，适当活动。

（2）预防乳汁淤积：**避免乳汁淤积是预防乳腺炎的关键**，每次哺乳之后将剩余的乳汁吸空。患侧乳房暂停哺乳，可用吸乳器，或用手、梳子背从乳房四周向乳头方向加压按摩，使乳管通畅。

（3）促进局部血液循环：用宽松胸罩托起乳房，减轻疼痛和肿胀。做好局部热敷和理疗的护理。

（4）控制感染：防止乳头皲裂、破损，可用自身乳汁涂抹。保持乳头清洁，哺乳前后用温开水清洗乳头。遵医嘱早期应用抗生素。高热者给予物理或药物降温。

（5）保持乳头清洁，纠正乳头内陷，妊娠期和哺乳期每天挤捏、提拉乳头。

（6）养成良好的哺乳习惯，定时哺乳，每次尽量将乳汁吸净，有淤积时用吸乳器或按摩排空乳汁。避免婴儿含乳头睡眠，注意婴儿口腔卫生。

（7）及时处理乳头破损，乳头皲裂或破损时应暂停哺乳，用吸乳器吸出乳汁喂养婴儿。局部用温水清洗后使用抗生素软膏，待愈合后再行哺乳。

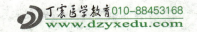
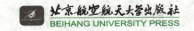

二、乳房良性肿块

常见乳房良性肿块及其对比见表2-19。

表2-19　常见乳房良性肿块

疾　病	病因病理	好发部位	临床特点	治疗要点
乳腺纤维腺瘤	可能与纤维细胞所含雌激素受体的量或质的异常有关。好发于20～25岁青年女性	乳房外上象限	无痛肿块，圆形或扁圆形，质坚韧，表面光滑或结节状，分界清楚，活动度大	手术切除
乳腺囊性增生病	女性激素代谢障碍，特别是雌、孕激素比例失调；部分乳腺实质成分中女性激素受体的质和量异常。好发于中年妇女	乳房外上象限或分散于整个乳房	肿块大小与质地可随月经周期变化，增厚区与周围组织分界不明显。周期性乳房胀痛，月经前疼痛加重，月经来潮后减轻或消失	首选非手术治疗，如中医中药；乳房切除术
乳管内乳头状瘤	与癌的发生有一定的关系，是乳腺癌发生的危险因素之一。好发于40～50岁的经产妇	大乳管近乳头的壶腹部	瘤体很小，常不可触及，带蒂，有绒毛，血管壁薄，易出血。乳头溢液为血性、暗棕色或黄色液体	手术切除

三、乳腺癌

1．临床表现　多发于40～60岁的女性。

（1）乳房肿块：为最常见的症状，早期为无痛、单发的小肿块，质硬，表面不光滑，与周围组织分界不清，活动度差，以乳房外上象限最常见。

（2）乳房外形改变

①"酒窝征"：癌细胞累及Cooper韧带，使其缩短而致皮肤表面凹陷，是乳腺癌的特征性体征。

②乳头改变：癌细胞侵入乳管使之缩短，把乳头牵向癌肿方向，造成乳头内陷、扁平、回缩而致两侧乳头不对称。

③"橘皮样"改变：癌细胞堵塞皮下淋巴管，导致局部淋巴回流障碍。

④铠甲胸：晚期结节彼此融合，弥漫成片，延伸至背部和对侧胸壁，使胸壁紧缩，呈铠甲状，限制呼吸。

⑤卫星结节：晚期出现多个坚硬小结节，呈卫星样围绕原发病灶。

⑥皮肤破溃：晚期癌肿侵及皮肤，易出血，伴恶臭。

（3）疼痛和乳头溢液：晚期累及骨膜或神经后疼痛明显。少数患者乳头溢出血性分泌物。

（4）转移症状：出现转移部位的相应症状。

2．护理措施

（1）术前护理

①一般护理：给予营养丰富、易消化食物，以储备能量。保持大便通畅，必要时应用缓泻药。妊娠期及哺乳期患者应立即停止妊娠或哺乳，以减轻激素的作用。

②术前准备：做好术前常规检查和准备。局部皮肤破溃者应注意保持清洁，遵医嘱应用抗生素。

（2）术后护理

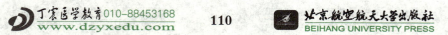

①休息活动护理：生命体征平稳后取半卧位，以利呼吸和引流。

②病情观察：严密观察生命体征及切口敷料有无渗血、渗液。向患者解释胸壁加压包扎可致呼吸压迫感。乳腺癌扩大根治术损伤胸膜易致气胸，术后应加强观察，若出现胸闷、呼吸困难，及时报告医生。

③维持有效引流：术后皮瓣下常规放置引流管，持续负压吸引，及时、有效地吸出残腔内的积液、积血，使皮瓣紧贴胸壁，便于皮瓣建立新的血液循环。妥善固定引流管，保持引流通畅，密切观察引流液的量、颜色和性质。术后 4～5 天每天引流量 < 10～15ml，按压伤口周围皮肤无空虚感，即可拔除引流管。

④预防患侧上肢肿胀：术后患侧腋窝淋巴结切除后，易发生上肢淋巴回流不畅。避免在患侧上肢测血压、抽血、静脉穿刺或皮下注射，避免患肢过度负重或受伤。术后患侧上肢用软枕垫高 10°～15°，按摩患侧上肢或进行握拳、屈腕、伸肘运动，以促进淋巴回流。肿胀严重者，可使用弹力袖或弹力绷带，以利于回流。

⑤防止皮瓣坏死：手术部位加压包扎，使皮瓣紧贴胸壁，便于皮瓣建立新的血液循环，防止皮瓣坏死，维持 7～10 天。包扎松紧度要适当，以能容纳 1 指、维持正常血运、不影响呼吸为宜。若绷带松脱，应及时重新加压包扎。术后 3 天内患侧肩部制动，以免皮瓣移动影响愈合。下床活动时用吊带或健侧手托扶患肢，需他人扶持时只能扶健侧，防止皮瓣移动。

⑥功能锻炼：早期功能锻炼可减少瘢痕牵拉，恢复术侧上肢功能。术后 24 小时内开始做手指和腕部的屈曲和伸展运动。术后 1～3 天，进行上肢肌肉等长收缩运动，开始屈肘、伸臂活动，促进血液和淋巴回流。术后第 4 天开始做肩关节的小范围前屈、后伸活动。术后 4～7 天，鼓励患者自行用患侧手洗脸、刷牙、进食，用患侧手摸到对侧肩部或同侧耳朵。术后 1～2 周，待皮瓣基本愈合后，开始活动肩关节，以肩部为中心，前后摆臂。术后 10 天，皮瓣黏附较牢固后开始全范围的肩关节活动，抬高患侧上肢，手指爬墙运动（直至患侧手指能高举过头），梳理头发。以患侧手能越过头顶摸到对侧耳朵为功能锻炼的理想目标。注意术后 7 天内不上举、10 天内不外展肩关节，避免患侧肢体支撑身体。

（3）康复指导：出院后坚持患侧上肢的功能锻炼，避免患肢搬动、提举重物。

（4）用药指导：鼓励患者坚持放疗、化疗，定期检查血常规和肝肾功能。抗雌激素制剂三苯氧胺可抑制肿瘤细胞生长，应至少服用 3 年，不良反应有潮热、恶心、呕吐、静脉血栓形成、阴道干燥或分泌物增多等。

（5）义乳或乳房重建术：出院时佩戴无重量的义乳，有重量的义乳在治愈后佩戴。义乳宜与健侧乳房大小相似，注意清洁。乳房根治术后 3 个月可行乳房重建术，但有肿瘤转移或乳腺炎者严禁植入假体。

（6）避孕指导：术后 5 年内应避免妊娠，减少乳腺癌复发。

（7）自我检查指导：自我检查是最重要的出院指导，最好在月经后 7～10 天进行。

---

1. 急性乳腺炎多发生于
A. 妊娠中期　　　　　　　　B. 月经期　　　　　　　　C. 初产妇产后哺乳期
D. 围绝经期　　　　　　　　E. 经产妇产后哺乳期

2. 关于急性乳腺炎患者的护理措施，错误的是
A. 停止母乳喂养　　　　　　B. 局部热敷
C. 给予高蛋白、低脂肪饮食　D. 定时测量体温、脉搏、呼吸
E. 定时用吸乳器吸空乳汁并按摩患乳

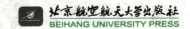

3. 患者，39岁。左乳肿块，界限不清，肿块多并呈串珠状，周期性疼痛，考虑肿物最可能是

A．乳腺囊性增生病 　　　　B．乳腺脂肪瘤 　　　　C．乳腺囊肿

D．乳管内乳头状瘤 　　　　E．乳腺癌

4. 患者，女，47岁。近来发现乳头有少量血性液体流出，但乳房内并无明显肿块触及，亦无痛，可考虑

A．乳房囊肿 　　　　B．乳管内乳头状瘤 　　　　C．乳腺癌

D．乳房囊性增生病 　　　　E．乳腺脂肪瘤

答案：1．C。2．A。3．A。4．B。

第17节　胸部损伤

一、肋骨骨折

1. **症状**　局部疼痛，咳嗽、深呼吸或变换体位时加重。疼痛及反常呼吸可引起胸闷、气促、呼吸困难、发绀、休克等，此时呼吸情况是最重要的评估内容。

2. **体征**　受伤胸壁肿胀、畸形，局部压痛明显，间接挤压疼痛加重（胸廓挤压征阳性），有助于与软组织挫伤鉴别。可产生骨摩擦音或摩擦感。骨折断端向内移位可刺破胸膜、肺组织，产生气胸、血胸或皮下气肿。多根多处肋骨骨折时，伤侧胸壁可见反常呼吸运动，导致纵隔扑动。

二、损伤性气胸

1. **闭合性气胸**　根据胸膜腔内积气的量与速度，小量气胸（肺萎陷30%以下）患者可无症状；中量、大量气胸（肺萎陷超过30%）患者有明显呼吸困难。体检可发现患侧胸廓饱满，气管向健侧移位，语颤减弱，叩诊呈鼓音，听诊呼吸音减弱或消失。

2. **开放性气胸**　患者可出现明显的呼吸困难、口唇发绀、颈静脉怒张、鼻翼扇动等表现，严重者休克。外界空气自由进出胸膜腔，呼吸时可闻及吸吮样的声音，称为胸部吸吮伤口。气管、心脏向健侧移位，患侧胸壁叩诊呈鼓音，听诊呼吸音减弱或消失。

3. **张力性气胸**　是可迅速致死的危急重症。患者有严重或极度的呼吸困难，大汗淋漓、发绀、烦躁不安、意识障碍，严重者出现休克或窒息。气管明显移向健侧，颈静脉怒张，皮下气肿明显，患侧胸部饱满，肋间隙增宽，叩诊呈高度鼓音，听诊呼吸音消失。

三、损伤性血胸

1. **少量血胸**　成人在500ml以下，可无明显症状。

2. **中量和大量血胸**　成人出血量分别是500～1000ml和1000ml以上，尤其是急性出血时，患者可出现面色苍白、脉搏细速、血压下降等低血容量性休克的表现，同时可出现呼吸急促、肋间隙饱满等胸腔积液的表现。当血胸合并感染时，患者可有高热、寒战、出汗和疲乏等表现。

3. **进行性血胸**

（1）持续脉搏加快，血压下降或补充血容量后仍不稳定。

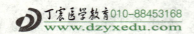
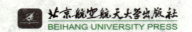

（2）胸腔闭式引流血量≥200ml/h，持续 3 小时。

（3）血红蛋白量、红细胞计数、血细胞比容进行性降低。

4．感染性血胸

（1）全身感染表现，常有畏寒、高热等。

（2）1ml 胸腔积液中加入 5ml 蒸馏水出现浑浊。

（3）白细胞计数增加。

（4）细菌培养发现致病菌。

5．凝固性血胸　当胸腔内迅速积聚大量血液，超过肺、心包和膈肌运动所起的去纤维蛋白作用时，胸腔内积血发生凝固，形成凝固性血胸。

四、胸部损伤的护理

1．胸部损伤患者的护理

（1）现场急救：开放性气胸应立即封闭伤口，张力性气胸立即进行胸膜腔穿刺排气或胸腔闭式引流。

（2）维持有效气体交换：

①保持呼吸道通畅，清理分泌物或呕吐物，及时供氧。

②必要时行气管插管等辅助呼吸。

③协助患者取半坐卧位。

④遵医嘱给予化痰药物，协助患者进行雾化治疗。

（3）病情观察：随时巡视，观察患者呼吸频率、节律、幅度等，有使用呼吸机者应观察呼吸机工作是否正常。一旦出现呼吸极度困难、发绀等异常状况应立即报告医生并协助处理。

（4）减轻疼痛：

①告知患者不能因担心疼痛而不敢咳嗽，可用双手按压患侧胸壁，以减轻疼痛。

②遵医嘱给予镇痛药。

③转移患者注意力。

（5）预防感染：

①密切观察患者体温、伤口变化。

②指导患者进行有效咳嗽、咳痰。

③遵医嘱合理使用抗生素。

④严格无菌操作，避免交叉感染。

⑤协助患者翻身、叩背、下床活动等。

⑥保持室内定期通风，温湿度适宜。

（6）胸腔穿刺抽气的护理：

①穿刺部位常为患侧胸部锁骨中线第 2 肋间。

②选用 50ml 或 100ml 注射器。

③注意抽气时注射器应与针头柄的胶管相连，防止空气进入；一次抽气量以不超过 1000ml 为宜，每天或隔天一次。

2．胸膜腔闭式引流患者的护理

（1）保持管道密闭

①正确安装引流装置，保证衔接处密封良好。

②更换引流瓶或患者移动时，应先用止血钳夹闭引流管。

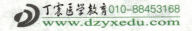 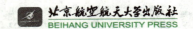

③在引流管周围用油纱布包盖皮肤。

④若引流管脱出胸腔，应立即用手捏住伤口周围皮肤，再用凡士林纱布封闭；若引流管连接处脱落，应立即用双钳夹闭并更换引流装置。

（2）保持引流通畅

①观察是否有气体或液体排出，引流瓶长管中的水柱是否随呼吸上下波动。

②保证水封瓶直立，低于胸部。

③患者宜取半坐卧位，鼓励其咳嗽、有效咳痰和深呼吸，促进气体和液体排出。

④定时挤捏引流管，防止阻塞、扭曲和受压，但切不可冲洗。

（3）严格无菌操作：引流瓶低于胸腔引流口 60～100cm，定时更换引流瓶及外接的引流管，保持引流口处敷料干燥、清洁，有渗液应及时更换，操作过程中时刻注意无菌原则。

（4）拔管护理

①拔管指征：置管 48～72 小时后，无气体逸出且引流液颜色变浅，24 小时液量＜50ml 或脓液＜10ml，X 线检查肺膨胀良好，患者无呼吸困难。

②拔管方法：拔管时嘱患者深吸气后屏气，拔管后并立即用凡士林纱布和厚敷料封闭伤口并包扎固定。

③拔管观察：拔管后 24 小时内注意观察患者有无胸闷、呼吸困难、渗液、出血和皮下气肿等。

---

1. 判断开放性气胸可靠的体征是
A. 呼吸困难　　　　　　　　　　B. 发绀　　　　　　C. 脉快
D. 伤口有气体出入的"嘶嘶"声　　E. 气管向健侧移位

2. 开放性气胸呼吸困难的主要原因为
A. 大汗　　　　　　　　　　　　B. 休克　　　　　　C. 纵隔摆动
D. 伤口有气体出入的"嘶嘶"声　　E. 皮下气肿

3. 胸腔闭式引流管自胸壁伤口脱出的首要措施是
A. 急呼医生　　　　　　　　　　B. 重新插入　　　　C. 捏紧引流口皮肤
D. 吸氧　　　　　　　　　　　　E. 急送手术室

4. 患者，女，59 岁。损伤性血胸入院，行闭式胸膜腔引流。以下护理措施不当的是
A. 随时检查引流装置是否密闭
B. 引流管周围用油纱布包盖严密
C. 搬动患者时，需双重关闭引流管
D. 引流管连接处脱落，应立即连接引流管，无需更换引流装置
E. 水封瓶长玻璃管始终保持直立

答案：1. D。2. C。3. C。4. D。

第18节 脓 胸

一、脓 胸

（一）急性脓胸

1. **症状** 常有高热、脉速、食欲缺乏等，胸痛、咳嗽、咳痰及全身不适，积脓较多时，患者感觉胸闷、呼吸急促等，严重者可伴有发绀和休克。

2. **体征** 患侧呼吸运动减弱，肋间隙饱满，叩诊呈浊音，纵隔向健侧移位，呼吸音减弱或消失。**脓气胸者上胸部叩诊呈鼓音，下胸部叩诊呈浊音。**

（二）慢性脓胸

1. **症状** 低热、食欲减退、消瘦、贫血、低蛋白血症、气促、咳嗽、咳脓痰等症状。

2. **体征** 体检见胸廓内陷，呼吸运动减弱，肋间隙变窄，**气管及纵隔偏向患侧**，听诊呼吸音减弱或消失，杵状指（趾）等。

二、脓胸的护理

1. **术前护理**

（1）加强营养：进食高蛋白、高热量及富含维生素的食物。对贫血和低蛋白血症者，可少量多次输入新鲜血或血浆。

（2）皮肤护理：协助患者翻身，保持衣被平整干净，按摩背部及骶尾部皮肤，预防压疮。

（3）减轻疼痛：指导患者作腹式深呼吸，减少胸廓运动、减轻疼痛；必要时给予镇静、镇痛处理。

（4）降低体温：高热者给予物理降温，鼓励患者多饮水，必要时应用药物降温。

（5）改善呼吸功能

①体位：半坐卧位利于呼吸和引流。**有支气管胸膜瘘者取患侧卧位，以免脓液流向健侧或发生窒息。**

②保持呼吸道通畅：协助患者排痰，行体位引流等，使用化痰剂促进排痰。合理给氧。

③协助医师进行治疗：急性脓胸者为控制感染及改善呼吸，应尽早行胸腔穿刺抽脓，每天或隔天1次。抽脓后，胸腔内注射抗生素。**脓液多时，可分次抽吸，每次抽脓量不宜超过1000ml。**脓液黏稠、抽吸困难、经治疗脓液不见减少，或伴有支气管胸膜瘘者应行胸腔闭式引流。已行脓腔闭式引流者，若引流情况较差，可改为胸腔插管开放引流。待脓腔容积少于10ml时，可拔出引流管，瘘管自然愈合。

2. **术后护理**

（1）病情观察：监测患者生命体征，注意观察患者的呼吸状况、引流液的性状和量，出现异常及时通知医师。

（2）维持有效呼吸

①控制反常呼吸：行胸廓成形术后患者应取术侧向下卧位，加压包扎，松紧适宜，根据肋骨切除范围，在胸廓下垫一硬枕或用1～3kg沙袋压迫，控制反常呼吸。

②呼吸功能训练：鼓励患者有效地咳嗽、排痰、吹气球等，促使肺充分膨胀，增加通气容量。

（3）保持引流管通畅：急性脓胸患者若能及时彻底排除脓液，一般可治愈。护理慢性脓胸患者时，

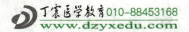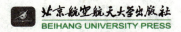

引流管不能过细，引流位置适当，以免影响脓液排出。若脓腔明显缩小，脓液不多，可将闭式引流改为开放式引流，注意保持局部清洁，及时更换敷料，妥善固定，防止滑脱。行胸膜纤维板剥脱术患者术后易发生大量渗血，若患者血压下降、脉搏增快、尿量减少、烦躁不安且呈贫血貌或胸腔闭式引流术后2～3小时引流量＞100～200ml/h且呈鲜红色时，立即报告医师，遵医嘱快速输新鲜血，给予止血药，必要时再次开胸止血。

（4）康复训练：患者应采取直立姿势，练习头部前后左右回转运动、上半身的前屈运动及左右弯曲运动。自术后第1天起即开始上肢运动，可能恢复到术前的活动水平。

---

1. 脓胸患者并发支气管胸膜瘘宜采用
A. 健侧卧位　　　　B. 患侧卧位　　C. 仰卧位　　　D. 俯卧位　　　E. 半卧位

2. 急性脓胸行胸腔穿刺时，每次抽脓量不超过
A. 500ml　　　　　B. 600ml　　　C. 800ml　　　D. 1000ml　　　E. 1200ml

答案：1. B。2. D。

第19节　肺癌外科治疗

1. 临床表现

（1）原发肿瘤症状：咳嗽、血痰、咯血、喘鸣、低热、体重减轻、食欲减退等。其中咳嗽是出现最早的症状，多为刺激性咳嗽，痰中带血。

（2）肿瘤压迫症状：胸痛、吞咽困难、声音嘶哑、腔静脉压迫综合征、Horner综合征等。

（3）远处转移症状：头痛、颅内压增高、骨痛、病理性骨折、肝区疼痛、肝大、黄疸、淋巴结肿大等。

（4）副癌综合征：骨关节痛，杵状指，库欣综合征，男性乳房发育，重症肌无力，多发性肌肉神经痛，钙、磷代谢紊乱。

2. 术前护理

术前戒烟2周。加强营养，注意口腔卫生，合并慢性支气管炎、肺内感染、肺气肿者遵医嘱应用抗生素。指导患者练习腹式深呼吸及有效咳嗽，预防肺部并发症的发生。介绍术后放置胸膜腔引流管的意义及注意事项。

3. 术后护理

（1）体位护理：麻醉未清醒时取平卧位，头偏向一侧。麻醉清醒、血压稳定后改为半坐卧位。肺段切除术或楔形切除术者，采用健侧卧位，促进患侧肺扩张。一侧肺叶切除者，采取健侧卧位，但呼吸功能较差者，宜选平卧位，避免健侧肺受压而影响通气。一侧全肺切除术者，避免过度侧卧，采取1/4侧卧位，防止纵隔移位和压迫健侧肺。血痰或支气管瘘管者，取患侧卧位。注意定时变换体位，避免头低足高位。

（2）休息活动护理：尽早下床活动，预防肺不张，改善呼吸循环功能。但术后3天内（年老体弱、心脑血管疾病者术后7天内）应在床上排泄，避免体位性低血压。加强手臂和肩关节运动，预防术侧肩关节强直、胸壁肌肉粘连及失用性萎缩。全肺切除术后取直立的功能位。

（3）病情观察：术后2～3小时每15分钟测量1次生命体征，心率和血压平稳后改为0.5～1小时测量1次。定时观察呼吸情况并呼唤患者，注意有无呼吸窘迫的现象。24小时内最常见的并发症为出血，出现异常应立即报告医生。

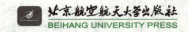

（4）保持呼吸道通畅：**指导患者深呼吸，有效咳嗽，并协助其翻身、叩背，必要时进行吸痰**。常规给予鼻导管吸氧 2 ～ 4L/min。痰液黏稠者，可用糜蛋白酶、地塞米松等药物行超声雾化。咳痰无力者，必要时吸痰。

（5）营养与输液：严格掌握输液总量和速度，以免发生肺水肿。**全肺切除术后，限制钠盐摄入量，24 小时补液量＜ 2000ml，速度以 20 ～ 30 滴 / 分为宜**。患者意识恢复且无恶心症状，拔除气管插管后即可饮水。肠蠕动恢复后，开始给予清淡流质或半流质饮食，逐渐过渡到高蛋白、高热量、高维生素、易消化的普食。左肺切除术后，因胃体升高易致胃扩张，术后应禁食 1 ～ 2 天。

（6）减轻疼痛：避免加重疼痛的因素，咳嗽时协助固定胸廓，适当给予镇痛药。

（7）维持胸腔引流通畅：按胸腔闭式引流常规进行护理。若引流血性液体每小时 100 ～ 200ml，色鲜红，伴有低血容量的表现，怀疑有活动性出血，应立即通知医生处理。术后 3 ～ 14 天持续引出大量气体应警惕支气管胸膜瘘，立即报告医师，取患侧卧位，使用抗生素，必要时做好开胸修补准备。

（8）复查指导：定期门诊复查，**出现伤口疼痛、剧烈咳嗽及咯血等症状，应尽快就诊**。

4. 纤维支气管镜检查的护理

（1）术前 4 小时禁食，防止误吸。术前半小时肌内注射阿托品，以减少呼吸道分泌，并给予地西泮镇静。

（2）术中取仰卧位，肩部略垫高。密切观察生命体征和反应。

（3）术后 2 小时内禁食、禁水。待麻醉作用消失后可小口饮水，无呛咳再进少量温凉流质或半流质食物。术后数小时内避免吸烟、谈话和咳嗽。有少量咯血及痰中带血不必担心，轻轻咳出即可。

---

1. 晚期肺癌患者出现面部、颈部、上肢静脉怒张，考虑癌肿压迫
A．锁骨下静脉   B．颈内静脉   C．颈外静脉
D．上腔静脉   E．下腔静脉

2. 全肺切除术后患者的输液速度是
A．20 滴 / 分以下   B．20 滴 / 分～ 30 滴 / 分   C．31 滴 / 分～ 40 滴 / 分
D．41 滴 / 分～ 50 滴 / 分   E．60 滴 / 分

答案：1. D。2. B。

第20节　食管癌

1. 临床表现　40 岁以上好发，男性多于女性。

（1）早期：症状不明显，**最典型的早期表现为吞咽粗硬食物时偶有不适感，如哽噎感、胸骨后烧灼样、针刺样或牵拉摩擦样疼痛**。

（2）**中晚期：典型症状为进行性吞咽困难**。患者逐渐消瘦、脱水、无力。晚期有恶病质，侵袭邻近器官或远处转移时，出现相应症状，如声音嘶哑、胸痛、呛咳等。**癌肿侵入气管，形成食管气管瘘；癌肿穿透大血管可出现致死性大呕血**。

2. 护理措施

（1）手术前护理

①饮食护理：**给予高热量、高蛋白、高维生素、清淡无刺激的流质或半流质饮食，必要时提供肠内、**

 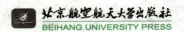

肠外营养。

②消化道准备：**术前3天流质饮食，术前1天禁食。**出现梗阻和炎症者，术前1周口服抗生素，如新霉素或甲硝唑。拟行结肠代食管手术者，术前3～5天口服肠道不吸收的抗生素，如甲硝唑、庆大霉素或新霉素等。术前2天进食无渣流质，**进食后有滞留或反流者，术前1天晚用抗生素生理盐水冲洗食管，以减轻充血水肿，减少术中污染，预防吻合口瘘。**术前晚行清洁灌肠或全肠道灌洗后禁饮禁食。手术日晨留置胃管，梗阻部位不可强行插入。

③呼吸道准备：术前2周严格戒烟，训练有效咳嗽和腹式深呼吸。

（2）手术后护理

①病情观察：术后2～3小时，严密监测生命体征的变化，待平稳后改为每30分钟至1小时测量1次。

②饮食护理：是术后护理的重点。**术后应严格禁饮、禁食3～4天。**待肛门排气、引流量减少后，拔除胃管。拔管24小时后先试饮少量水，**术后5～6天可给全清流质饮食。术后3周可进普食，避免进食生、硬、冷食物，并少食多餐。**饭后2小时内勿平卧，以免食物反流。反流严重者，睡眠时半卧位，并服用减少胃酸分泌的药物。

③呼吸道护理：**清醒后应半卧位，减轻伤口缝合处张力，**也便于观察呼吸型态、频率和节律。鼓励患者深呼吸、吹气球，促进肺膨胀。协助患者咳痰，必要时吸痰，保持气道通畅。

④胃肠减压护理：持续胃肠减压3～4天，观察并记录引流液的量、性状及颜色。**经常挤压胃管，避免管腔堵塞。胃管不通畅时，给予少量生理盐水冲管并及时回抽，**避免胃扩张增加而并发吻合口瘘。胃管脱出后立即通知医生，不应再盲目插入，以免戳穿吻合口。

⑤食管重建术后护理：保持减压管通畅，注意观察腹部体征，有无术后并发症。加强口腔卫生，粪便气味因结肠逆蠕动所致，半年后可逐渐缓解。

⑥胃造口术后护理：妥善固定，防止脱出、阻塞，保护局部皮肤。灌食初期胃造口管可每天更换1次，及时更换渗湿敷料，造口周围涂氧化锌软膏或置凡士林纱布保护皮肤。

⑦并发症的预防和护理

a. **吻合口瘘：是术后最严重的并发症，多发生在术后5～10天，表现为呼吸困难、胸腔积液和全身中毒症状。**一旦发生应立即通知医生并嘱患者禁食，行胸腔闭式引流，应用抗生素并加强营养支持，严密观察生命体征，必要时做好术前准备。

b. **乳糜胸：为损伤胸导管所致，多发生在术后2～10天。**乳糜液积聚在胸腔内，压迫肺及纵隔向健侧移位，出现胸闷、气急、心悸，甚至血压下降。应给予胸腔闭式引流，持续负压吸引，肠外营养支持。治疗无效时行胸导管结扎术。

---

1. 食管癌食管明显梗阻的患者，术前减轻食管黏膜水肿的措施是
   A. 术前禁食　　　　　　　　B. 营养支持　　　　　　　　C. 纠正水电解质酸碱失衡
   D. 加强口腔卫生　　　　　　E. 术前1天温盐水洗胃

2. 食管癌患者术后护理<u>不正确</u>的是
   A. 密切观察呼吸情况　　　　　　　　B. 观察有无吻合口瘘发生
   C. 保持胸腔闭式引流管通畅　　　　　D. 术后保持胃肠减压管通畅
   E. 术后2～3天肠蠕动恢复，肛门排气，即可进食

答案：1. E. 2. E.

第21节 心脏疾病

冠状动脉粥样硬化性心脏病

1. 临床表现

（1）稳定型心绞痛：在胸骨体上、中段之后及心前区，出现手掌大小的发作性胸痛和胸部不适。多至左肩，沿左臂尺侧达无名指和小指，向上可达颈、咽部和下颌部。休息及口服硝酸甘油可缓解，一般持续 3～5 分钟。

（2）急性心肌梗死：最早出现和最突出的症状是心前区剧烈疼痛，其部位和性质与心绞痛相同，但诱因不明显，常发生于安静时，程度更加剧烈，持续时间 10～20 分钟以上，经休息和含服硝酸甘油不能完全缓解。常伴有大汗、呼吸困难、恐惧和濒死感。有时伴发热、恶心、呕吐、上腹胀，重者可有呃逆。亦可出现心律失常、心源性休克、急性心衰等。

2. 护理措施

（1）术前护理

①术前用药护理：术前 3～5 天停用抗凝剂、利尿药、洋地黄、奎尼丁等药物，以防术中出血不止、洋地黄毒性反应等。

②活动与休息：指导患者深呼吸、有效咳嗽、床上功能锻炼等，避免劳累，保证充足的睡眠时间；做好心理护理，避免情绪波动。

③合理膳食：多食高维生素、粗纤维素、低脂、低盐的食物，防止便秘发生。心功能不足者应限盐。

④给氧：间断或持续氧气吸入，以保证重要器官的氧供，预防组织缺氧。

⑤戒烟：术前戒烟 3 周，有呼吸道感染者应积极抗感染治疗。

（2）术后护理

①加强循环和呼吸功能的监测：观察生命体征、心率、心律、心电图的变化，防止出现心律失常及心肌梗死；监测呼吸功能、血氧饱和度及动脉氧分压。

②抗凝治疗的护理：术后遵医嘱使用抗凝、抗血小板聚集药物，避免形成吻合口血栓。观察用药后反应、皮肤状况及凝血酶原时间，出现异常及时通知医师。

③取静脉的手术肢体的护理：术后局部加压包扎，观察足背动脉搏动情况及末梢循环状况，注意保暖。

④术后功能锻炼：术后 2 小时手术肢体可以进行下肢、脚掌和趾的被动功能锻炼；坐位时注意抬高患肢，避免足下垂；术后根据患者病情鼓励下床运动，勿站立过久；根据患者耐受程度，逐渐进行肌肉被动、主动运动。

---

1. 冠状动脉旁路手术术前 3 天停用抗凝剂的目的是

A. 防止血液稀释　　　　　B. 防止心律紊乱　　　　　C. 防止心动过速

D. 防止术中出血不止　　　E. 减轻洋地黄毒性反应

2. 体外循环术后患者<u>不可能</u>出现

A. 低血钾　　　　　　　　B. 呼吸性酸中毒　　　　　C. 伤口大量渗血

D. 游离血红蛋白升高　　　E. 体温过高

答案：1. D。2. B。

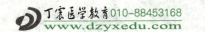 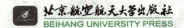

第22节　腹外疝

1. 临床表现　根据其发生部位，腹外疝可分为腹股沟疝、股疝、脐疝、切口疝、白线疝等，以腹股沟斜疝最多见。常见腹外疝的临床特点见表2-20。

表2-20　腹外疝的临床特点鉴别

	腹股沟斜疝	腹股沟直疝	股　疝	脐　疝
好发人群	儿童、青壮年男性	老年男性	40岁以上妇女	婴儿、中年以上妇女
突出途径	经腹股沟管突出，可进阴囊	由直疝三角突出，不进阴囊	经股管向股部卵圆窝突出	经脐环突出
疝块外形	椭圆或梨形，上部呈蒂柄状	半球形，基底较宽	半球形	球形
嵌顿机会	较多	极少	最易绞窄	婴儿极少，成人较易

（1）腹股沟斜疝：腹股沟斜疝是最多见的腹外疝，多见于男性，儿童、青少年多见。行走、咳嗽、强力劳动或排便等腹内压骤增是其主要原因，疝块呈椭圆形或梨形，上部呈蒂柄状，易发生嵌顿。腹股沟斜疝发生绞窄时，肠系膜动脉搏动消失，动脉血流减少，肠壁逐渐失去蠕动能力，疝内容物出血坏死，疝囊内液变为淡红色或暗红色（红褐色），若继发感染，囊液的性质则为脓性，表现为淡黄色。

（2）腹股沟直疝：多见于老年男性或体弱者，是腹内脏器或组织经腹壁下动脉内侧的直疝三角区突出而形成的疝，精索在疝囊前外方，疝囊颈在腹壁下动脉内侧，回纳疝块后压住深环疝块仍可突出。患者站立时，在腹股沟内侧端、耻骨结节外上方出现一半球形肿块，不伴有疼痛或其他症状；因疝囊颈宽大，平卧后肿块多能自行消失；直疝不进入阴囊，故极少发生嵌顿。

（3）股疝：腹内脏器或组织自股环、经股管向股部卵圆窝突出形成的疝，称为股疝。疝块不大，多在腹股沟韧带下方卵圆窝处有一半球形的突起。多见于40岁以上妇女，妊娠导致的腹内压增高是引起股疝的主要原因。平卧回纳内容物后，疝块可消失或不完全消失。股疝极易嵌顿主要是因为股管解剖特点，股管几乎垂直，疝块在卵圆窝处向前转折时形成一锐角，且股环本身较小，周围又多坚韧的韧带，因此股疝容易嵌顿，一旦嵌顿又可迅速发展为绞窄性疝。嵌顿后除引起局部明显疼痛外，常伴有明显的急性机械性肠梗阻症状。

（4）脐疝：疝囊通过脐环突出的疝称脐疝。婴儿脐疝多属先天性，成人一般是后天性。脐疝多属易复性，极少发生嵌顿和绞窄。有时小儿脐疝可因外伤或感染而溃破。啼哭是小儿腹压增高的常见原因，在成年人则以过于肥胖、妊娠为多。疝内容物在脐疝早期多为大网膜。

2. 护理措施

（1）术前护理

①休息活动护理：疝块较大者，应卧床休息，减少活动或活动时用疝带压住疝环口，防止发生嵌顿。

②病情观察：密切观察腹部症状，若出现明显腹痛，疝块突然增大、紧张发硬且触痛明显，不能回纳，应怀疑嵌顿性疝的发生，立即报告医生并配合紧急处理。

③消除引起腹内压增高的因素：有慢性咳嗽、长期便秘、排尿困难等腹内压增高因素者，给予对

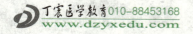
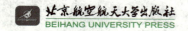

症处理，待症状控制后方可手术。术前 2 周戒烟，注意保暖。多饮水、多吃水果蔬菜等粗纤维食物，保持大便通畅。

④术前备皮、备血，术前 7 天停用抗凝药，便秘者术前 1 天晚灌肠，进入手术室前排空小便或留置尿管。年老体弱、腹壁肌肉薄弱或复发疝的患者，术前加强腹壁肌肉锻炼，练习卧床排便。

⑤嵌顿疝和绞窄性疝术前禁食、胃肠减压，做好急诊手术准备；若未发生嵌顿和绞窄，可不必放置胃管和胃肠减压。

（2）术后护理

①体位护理：术后取平卧，髋关节微屈，腘窝下垫枕，以降低腹股沟切口的张力和腹内压力，并利于切口愈合和减轻伤口疼痛。

②活动护理：术后 1 ～ 2 天卧床期间鼓励床上翻身及活动肢体，一般术后 3 ～ 5 天可下床活动，无张力疝修补术后次日即可下床活动。年老体弱、复发性疝、绞窄性疝、巨大性疝者可适当延迟下床时间。

③饮食护理：术后 6 ～ 12 小时无恶心、呕吐者可给予流食，次日可进软食或普食；肠切除吻合术后暂禁食，胃肠道功能恢复后方可开始进食。

④病情观察：严密观察生命体征，注意有无伤口渗血、感染和阴囊血肿的表现。

⑤预防阴囊血肿：最主要的护理措施是在斜疝修补术后，伤口部位压沙袋 12 ～ 24 小时，用丁字带或阴囊托托起阴囊，减轻渗血，促进淋巴回流和吸收。

⑥预防腹内压增高：术后注意保暖，以免受凉而致咳嗽。咳嗽时指导患者用手掌按压保护切口，以免缝线撕脱。保持排便通畅，便秘者遵医嘱适当应用通便药物，避免用力排便。

⑦预防切口感染：切口感染是疝复发的主要原因，术前严格备皮，术后遵医嘱应用抗生素，保持切口敷料清洁干燥，及时更换污染或脱落的敷料。

⑧尿潴留的护理：针灸或肌内注射氨甲酰胆碱促进排尿，必要时导尿。

（3）活动指导：出院后逐渐增加活动量，3 个月内应避免重体力劳动或提举重物。

（4）复查指导：积极治疗引起腹内压增高的原发病，定期门诊复查。若出现腹外疝复发征象，应及时就诊。

---

1. 嵌顿性疝和绞窄性疝的区别主要在于
A. 疝环大小　　　　B. 疝内容物能否回纳　　　　C. 疝内容物多少
D. 有无肠梗阻表现　　E. 疝内容物有无血运障碍

2. 常发生于中年女性的腹外疝类型是
A. 股疝　　B. 脐疝　　C. 切口疝　　D. 嵌顿性疝　　E. 绞窄性疝

3. 术后不宜早期下床活动的是
A. 静脉曲张剥脱术　　B. 阑尾炎切除术　　C. 乙状结肠切除术
D. 疝修补术　　E. 胆囊切除术

答案：1. E。2. A。3. D。

第23节　急性腹腔感染

一、急性化脓性腹膜炎

1. 症状

（1）腹痛：是最主要的临床表现，深呼吸、咳嗽、转动身体时疼痛加剧。疼痛先从原发病变部位开始，随炎症扩散至全腹腔。

（2）恶心、呕吐：腹膜受到刺激，可引起反射性恶心、呕吐。发生麻痹性肠梗阻时可吐出黄绿色胆汁或棕褐色粪便状肠内容物。

（3）体温、脉搏：开始正常，以后体温逐渐升高、脉搏逐渐加快。脉搏多加快，若脉搏快体温反降，提示疾病恶化。

（4）感染中毒症状：可出现高热、脉速、呼吸浅快、大汗、口干等症状。病情进一步发展，可有呼吸急促、口唇发钳、体温骤升或下降、血压下降，神志恍惚或不清等表现，表示已有重度脱水、代谢性酸中毒及休克。

2. 体征　腹部压痛、腹肌紧张和反跳痛是腹膜炎的标志性体征，尤以原发病灶所在部位最为明显。若有穿孔，可引起强烈的腹肌紧张，甚至呈"木板样"强直。幼儿、老人及极度虚弱患者腹肌紧张不明显。腹部叩诊时胃肠胀气呈鼓音。

二、腹腔脓肿

（一）膈下脓肿

1. 全身症状　发热，初为弛张热，脓肿形成后多为持续高热。脉率增快、乏力、衰弱、盗汗、厌食、消瘦、白细胞计数升高、中性粒细胞比例增加。

2. 局部症状　脓肿部位可有持续钝痛，深呼吸时加重。脓肿刺激膈肌时可引起呃逆。膈下感染可引起胸膜、肺反应，出现胸水、咳嗽、胸痛。严重时出现局部皮肤凹陷性水肿，皮肤温度升高。

（二）盆腔脓肿

急性腹膜炎治疗过程中、阑尾穿孔或结直肠手术后，出现体温下降后又升高、典型的直肠或膀胱刺激症状，如里急后重、大便频而量少、有黏液便、尿频、排尿困难等，应考虑盆腔脓肿。

（三）肠间脓肿

1. 可为单发或多个大小不等的脓肿。

2. 若脓肿周围广泛粘连，可发生不同程度的粘连性肠梗阻。

三、急性腹腔感染的护理

1. 术前护理／非手术治疗护理

（1）一般护理：观察腹部症状和体征的变化。

（2）体位活动：取半卧位，利于腹腔渗液流入盆腔，减轻中毒症状。休克患者取中凹卧位。

（3）饮食护理：腹腔脓肿患者应鼓励多饮水和高营养饮食，以改善全身中毒症状。胃肠道穿孔患者禁食，并持续胃肠减压。

（4）纠正水、电解质紊乱：遵医嘱补充液体和电解质等，以纠正水、电解质及酸碱失衡。必要时

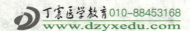
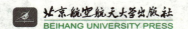

输入全血、血浆或白蛋白。感染中毒症状明显或休克患者，给予抗休克治疗。

（5）用药护理：高热患者采取物理降温或药物降温，遵医嘱给予有效抗生素。**疼痛严重者，给予镇静处理，对于已经确诊者，可使用哌替啶类镇痛剂；对于病因不明确或需要进行观察的患者，慎用镇痛剂，以免掩盖病情。**

2. 术后护理

（1）一般护理：密切监测生命体征，记录 24 小时出入量，危重者注意循环、呼吸。肾功能的监测。注意腹部体征变化，观察肠蠕动的恢复情况，如有异常，及时通知医师处理。保持引流通畅，防止引流管折叠、扭曲、堵塞。保持伤口清洁干燥，及时更换敷料，预防伤口感染。

（2）体位活动：术后全麻清醒前，采取去枕平卧位，头偏向一侧，防止呕吐物堵塞呼吸道。**清醒后取平卧位，6 小时后，待血压、脉搏平稳，改为半卧位。**

（3）饮食护理：术后禁食、胃肠减压，根据营养状况，给予肠外营养支持，待胃肠蠕动恢复后可逐步经口饮食。空肠造口者可给予肠内营养。禁食期间做好口腔护理，每天 2 次。

（4）纠正水、电解质紊乱：遵医嘱补充水、电解质，必要时输血，维持有效循环血量。

（5）用药护理：预防并发症，合理使用有效抗生素，预防和控制感染。

（6）饮食指导：指导患者术后饮食从流质饮食开始，逐步过渡到普食，少量多餐，进食富含蛋白质、热量和维生素的食物，促进机体恢复和伤口愈合。

（7）运动指导：**鼓励患者术后在卧床期间床上翻身活动，早期下床活动，促进肠功能恢复，防止肠粘连。**

（8）复诊指导：定期复诊，若出现腹胀、腹痛、恶心、呕吐等消化道症状，应立即就诊。

---

1. 腹膜炎术后半卧位的目的<u>不包括</u>

A. 有利于脓液局限盆腔　　　B. 有利于改善呼吸和循环　　　C. 有利于恢复肠蠕动

D. 减轻中毒症状　　　　　　E. 防止膈下感染

2. 患者，女，27 岁。急性阑尾炎出现穿孔，行手术切除阑尾。术后 9 天出现发热，排便次数增多，里急后重，并有少量黏液便。肛门指检：直肠前壁饱满，有触痛。考虑患者出现

A. 术后腹内出血　　　　　　B. 盆腔脓肿　　　　　　　　C. 吻合口破裂

D. 粘连性肠梗阻　　　　　　E. 腹腔脓肿

答案：1．C。2．B。

第 24 节　腹部损伤

1. 临床表现

（1）单纯腹壁损伤：局限性腹壁疼痛、压痛、肿胀和皮下瘀斑。

（2）实质脏器损伤：主要表现为腹腔内（或腹膜后）出血。常出现面色苍白、脉率加快或微弱，血压不稳，甚至休克。若胆管、胰管断裂，胆汁、胰液溢入腹腔，出现明显的腹痛和腹膜刺激征。肩部放射痛提示肝（右）或脾（左）损伤。出血量大者可有移动性浊音，是内出血的晚期体征。

（3）空腔脏器损伤：主要表现是弥漫性腹膜炎。多出现持续性剧烈腹痛，恶心、呕吐。伴全身性感染症状，最突出的体征是腹膜刺激征。

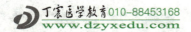 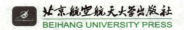

2．治疗与护理措施

（1）急救护理：首先处理危及生命的症状，如心搏呼吸骤停、大出血、张力性气胸等，及时补液抗休克，并紧急手术。内脏脱出时，不能强行纳回腹腔。诊断未明确前，禁用镇痛药。而诊断明确者，使用镇痛药可减轻疼痛，防止神经源性休克。

（2）非手术治疗的护理措施：绝对卧床休息，不随便搬动伤者。病情稳定者取半卧位，有利于引流和呼吸。病情不稳定时取平卧或休克卧位。严格执行外科急腹症的"四禁"，即禁食禁饮、禁忌灌肠、禁用泻药、禁用吗啡等镇痛药物。明显腹胀或疑有空腔脏器损伤者，尽早行胃肠减压，减少胃肠内容物漏出，减轻腹痛。密切观察生命体征、腹部症状和体征。补充足够的液体，并遵医嘱使用抗生素。

（3）手术前护理：禁食、胃肠减压，进行常规术前准备。

（4）术后护理

①休息活动护理：全麻清醒或硬膜外麻醉平卧 6 小时后，血压平稳者改为半卧位，有利于引流和改善呼吸。及早下床活动，促进肠蠕动恢复，预防肠粘连。

②饮食护理：术后继续禁食禁饮，胃肠减压。肛门排气后，可拔除胃管，摄入少量流质饮食，逐渐过渡到半流质饮食或普食。

③病情观察：定时监测生命体征，观察腹部症状体征、腹腔引流和伤口敷料情况。

④预防感染：遵医嘱使用抗生素，指导有效咳嗽，翻身拍背，痰液黏稠时多饮水，防止肺部感染。

⑤腹腔引流护理：妥善固定，保持引流通畅。普通引流袋每天更换，严格执行无菌操作。注意观察并记录引流液的性质和量。

1．腹腔内空腔脏器破裂时的主要临床表现是
A．弥漫性腹膜炎　　　　　B．败血症　　　　　C．失血性休克
D．麻痹性肠梗阻　　　　　E．气腹征

2．腹膜刺激征是指
A．腹胀、腹部压痛、反跳痛　　　B．腹部压痛、反跳痛、腹肌紧张
C．腹痛、反跳痛、腹肌紧张　　　D．腹胀、反跳痛、腹肌紧张
E．恶心、腹痛、腹肌紧张

答案：1．A。2．B。

第25节　胃、十二指肠疾病

一、胃、十二指肠溃疡的外科治疗

1．临床表现　以慢性、周期性发作、节律性上腹部疼痛为特点，伴反酸、嗳气、烧心、恶心、食欲减退等消化不良症状。胃溃疡与十二指肠溃疡的鉴别详见内科护理学消化系统疾病的相关内容。

2．常见并发症

（1）出血：消化性溃疡最常见的并发症是上消化道出血，消化性溃疡也是上消化道出血最常见的病因。

（2）急性穿孔：常见于十二指肠溃疡。典型表现为骤发刀割样剧烈腹痛，持续性或阵发性加重。

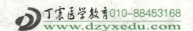
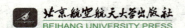

（3）瘢痕性幽门梗阻：呕吐是最为突出的症状。

3. 护理措施

（1）一般护理

①休息活动护理：溃疡活动期、症状严重或有并发症的患者应卧床休息；溃疡缓解期可适当活动，活动以不感到劳累和诱发疼痛为原则，避免餐后剧烈运动。

②饮食护理

a. 进餐方式：指导患者规律进食，定时定量，少量多餐，细嚼慢咽，每天进餐 4～5 次，以中和胃酸。

b. 食物选择：溃疡活动期以清淡、营养丰富、无刺激的饮食为主。缓解期给予高热量、高蛋白、高维生素、易消化的饮食。

③疼痛护理：停用非甾体抗炎药及糖皮质激素类药物；遵医嘱服用抑制胃酸分泌、弱碱抗酸及保护胃黏膜等药物。

（2）非手术治疗护理及术前护理

①急性穿孔护理

a. 最重要的护理措施是禁食和胃肠减压。

b. 无休克者取半卧位，合并休克者应采取平卧位。

c. 监测生命体征，密切观察腹痛、腹膜刺激征及肠鸣音的变化。进行抗休克治疗的同时做好急症手术准备。

②急性出血护理：取平卧位，下肢抬略高，以保证脑部供血；呕吐时头偏向一侧，防止窒息或误吸。

③幽门梗阻护理：不完全梗阻者给予无渣半流食，完全梗阻者术前禁食。观察呕吐情况，给予输液和营养支持，纠正低氯低钾性碱中毒。

（3）术后一般护理：胃大部切除术后 3 天最重要的措施是密切观察胃管引流液和血压的变化。

①病情观察：每 30 分钟测量一次血压、脉搏和呼吸，直到血压平稳。注意观察患者神志、体温、尿量、切口渗血及引流量等。

②体位护理：常取平卧位，待全麻清醒、血压平稳后改为低半卧位。

③引流管护理：引流管应妥善固定，避免脱出，一旦脱出不可自行重新插回。保持引流管通畅，防止受压、打折、扭曲。胃管的负压要适当，为防堵塞，可用手轻轻挤压；若堵塞，应在医生指导下用注射器抽取生理盐水冲洗。注意观察胃液的颜色、性质和量，术后 24 小时内胃管引流少量暗红色或咖啡色液体属正常，一般 100～300ml，以后渐少并转清。术后 3～4 天，引流量减少、肛门排气后，可拔出胃管。

④维持体液平衡：禁食期间应详细记录 24 小时液体出入量，为合理输液提供依据。患者术后由手术室返回病房后，病房护士应重点了解术中的液体出入量。维持水、电解质平衡，给予静脉营养支持，必要时输血，以利于切口和吻合口愈合。

⑤休息活动护理：病情允许时，应鼓励患者早期离床活动，预防肠粘连等并发症。

⑥饮食护理：拔除胃管当天可少量饮水或米汤；第 2 天进半量流质饮食；若无不适，第 3 天进全量流食；第 4 天可进半流质饮食，如稀饭；第 10～14 天可进软食。饮食恢复后，忌生、冷、硬和刺激性食物，少进食牛奶、豆类等产气食物，少食多餐，循序渐进。

（4）术后近期并发症的表现和护理

①胃出血：术后短期从胃管引流出大量鲜血，或 24 小时后仍有鲜血。多采用非手术疗法，应用止血药，输新鲜血。如出血量大或止血效果不理想，应尽早手术止血。

②胃排空障碍：也称胃瘫。可能与手术切断迷走神经等有关。多见于术后 4～10 天。患者出现持续性饱胀、钝痛、呕吐含有胆汁的胃内容物。多数患者经禁食、胃肠减压、肠外营养、纠正低蛋

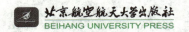

白及应用促胃肠动力药（多潘立酮、红霉素）等保守治疗好转。

③十二指肠残端破裂：是毕Ⅱ式胃大部切除术后近期最严重的并发症，多发生于术后24～48小时。表现为右上腹突发剧痛、发热、腹膜刺激征，腹腔穿刺可有胆汁样液体。一旦确诊应立即手术。

④吻合口破裂或瘘：常在术后5～7天发生，贫血、水肿、低蛋白血症的患者更易发生，与吻合口张力过大、缝合技术不当等有关。

⑤术后梗阻：多发生于毕Ⅱ式术后，共同特征是呕吐。

a.吻合口梗阻：多在术后由流食改为半流食时出现，常由于吻合口过小或吻合时内翻过多、术后吻合口水肿所致。表现为进食后上腹饱胀，溢出性呕吐。呕吐物为食物，含或不含胆汁。一般经禁食、胃肠减压、输液后可缓解。

b.输入段梗阻：若为急性完全性梗阻，表现为上腹部剧烈腹痛伴频繁呕吐，量少不含胆汁，呕吐后症状不缓解；梗阻近端为十二指肠残端，易发生绞窄，应及早手术解除梗阻。

c.输出段梗阻：多因粘连、大网膜水肿或炎性肿块压迫等所致。表现为上腹饱胀，呕吐物含食物和胆汁。先行保守治疗，若不缓解，应手术解除梗阻。

（5）术后远期并发症的表现和护理

①早期倾倒综合征：多发生于毕Ⅱ式术后，主要由于胃大部切除术后大量高渗食物快速进入空肠，刺激肠道分泌多种活性物质，引起大量细胞外液渗入肠腔，使循环血量骤然减少，同时胃肠功能紊乱。主要表现为进食半小时内出现上腹胀满、腹泻、心悸、大汗、头晕、乏力、面色苍白甚至晕厥等。预防应少食多餐，避免过甜、过咸、过浓、过热流食，宜进低糖类、高蛋白饮食，餐时限制饮水。进餐后平卧10～20分钟，多数患者6～12个月能逐渐自愈。

②晚期倾倒综合征：又称低血糖综合征，多在餐后2～4小时出现，表现为患者出现心慌、无力、眩晕、出汗、手颤等。预防应减少饮食中糖类比例，少量多餐。

③碱性反流性胃炎：是指胆汁、肠液、胰液等反流入胃，毕Ⅱ式手术后数月至数年发生。表现为上腹部及胸骨后烧灼样痛，进食后加重，呕吐胆汁样液，抑酸药治疗无效。首先给予保守治疗，少食多餐，餐后勿平卧，给予胃黏膜保护药和促胃肠动力药。重者应手术治疗。

二、胃 癌

1. 临床表现 50岁以上好发，男性多见。

（1）症状：早期胃癌无明显症状，首发症状多为上腹部不适、食欲减退等非特异性症状。进展期胃癌最早期的临床表现是上腹部隐痛。贲门部胃癌有胸骨后疼痛和进行性哽噎感。胃窦部癌有呕吐宿食等幽门梗阻表现。癌肿破溃或侵犯血管时，可有呕血和黑便。患者逐渐出现贫血、消瘦，晚期呈恶病质。

（2）体征：早期无明显体征，晚期可扪及上腹部质硬、固定的肿块，有压痛。远处转移时可有肝大、腹水、锁骨上淋巴结肿大等表现。

2. 护理措施

（1）术前护理

①饮食护理：给予高热量、高蛋白、高维生素、低脂肪、易消化的少渣饮食。必要时遵医嘱静脉输液提供营养。

②术前准备：幽门梗阻者在禁食的基础上，术前3天起每晚用温生理盐水洗胃，并口服肠道不吸收的抗生素。

（2）术后护理：详见"胃十二指肠溃疡外科治疗"的相关内容。

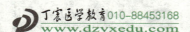
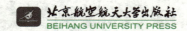

1. 胃十二指肠溃疡穿孔非手术治疗期间最关键的措施是

A. 半卧位　　　　　　　　B. 胃肠减压　　　　　C. 肠外营养

D. 应用抗生素　　　　　　E. 应用药物止痛

2. 胃大部切除术后最严重的并发症是

A. 胃出血　　　　　　　　B. 切口感染　　　　　C. 十二指肠残端破裂

D. 吻合口梗阻　　　　　　E. 倾倒综合征

3. 患者，男，37 岁。原有空腹时上腹痛，尤以天冷时频发，昨天突然呕吐，呕吐物含隔夜宿食，提示

A. 胃溃疡　　　　　　　　B. 十二指肠溃疡　　　　C. 胆道结石

D. 急性胰腺炎　　　　　　E. 幽门梗阻

答案： 1．B。2．C。3．E。

第 26 节　肠疾病

一、阑尾炎

（一）急性阑尾炎

1. 临床表现

（1）症状：**转移性右下腹痛：是急性阑尾炎的典型症状。**腹痛始发于上腹部，逐渐转移至脐周，是由于内脏神经反射所引起的疼痛，2 小时～1 天后转移并局限于右下腹，腹痛呈持续性。穿孔性阑尾炎随着阑尾腔压力骤然降低，腹痛可暂时缓解，但之后出现腹膜炎，腹痛加剧，范围扩大。胃肠道症状、全身症状。

（2）体征：**右下腹麦氏点固定压痛是急性阑尾炎的最常见和最重要的体征。**麦氏点位于脐与右髂前上棘连线中外 1/3 处。腹膜刺激征、右下腹肿块。

（3）诊断性试验

①结肠充气试验：患者仰卧位，用右手压迫左下腹部，再用左手反复挤压近侧结肠，结肠内积气可传至盲肠和阑尾，引起右下腹疼痛者为阳性。

②腰大肌试验：患者左侧卧位，使右大腿后伸，腰大肌紧张，引起右下腹疼痛者为阳性，提示腰大肌前方的阑尾有炎症。

③闭孔内肌试验：患者仰卧位，使右髋及右膝各屈曲 90°，然后被动向内旋转，若引起右下腹疼痛者为阳性，提示靠近闭孔内肌的阑尾发炎。

2. 护理措施

（1）术前护理：**禁食，但不必胃肠减压。安置患者半卧位，使腹肌松弛，减轻腹痛。禁服泻药及灌肠，防止穿孔或炎症扩散。诊断不明确前禁用吗啡、哌替啶等镇痛药，以免掩盖病情。**

（2）术后护理

①一般护理：全麻清醒或硬膜外麻醉术后 6 小时改为半卧位。术后当天禁食。待肠蠕动恢复逐步改为经口进食，术后 3～4 天可进普食。

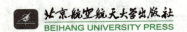

②休息活动护理：术后鼓励患者在床上活动肢体，术后24小时早期下床活动，促进肠蠕动恢复，预防肠粘连。

③病情观察：密切监测生命体征，预防术后并发症。保持切口敷料清洁、干燥，腹腔引流管应保持通畅。

④用药护理：遵医嘱应用抗生素控制感染。

⑤并发症护理

a. 切口感染：是阑尾切除术后最常见的并发症，可采取穿刺抽脓、局部拆线等方法促进切口愈合，并遵医嘱给予抗生素、理疗等。

b. 出血：一旦确诊，应迅速建立静脉通路，输血、补液，紧急再次手术。

c. 腹腔脓肿：发生在盆腔的脓肿由于刺激直肠，可有大便次数增多，混有黏液，伴里急后重。治疗方法有超声引导下穿刺抽脓、手术切开引流等。

d. 粘连性肠梗阻：经积极抗感染治疗及全身支持疗法多数患者的梗阻可缓解。如为完全性肠梗阻，应手术治疗。

e. 肠瘘：多因阑尾残端结扎线松脱所致。

（二）慢性阑尾炎

发作时常有反射性胃部不适、腹胀、便秘等症状，右下腹疼痛和局部压痛固定，但不严重。部分患者只有隐痛或不适，多于剧烈活动或饮食不洁时急性发作。部分患者左侧卧位时右下腹可扪及阑尾条索，质硬有压痛。

二、肠梗阻

1. 常见肠梗阻的鉴别　见表2-21、2-22。

2. 非手术治疗护理

（1）禁食、胃肠减压：机械性肠梗阻在非手术治疗期间，最重要的护理措施是保持有效的胃肠减压。

（2）饮食护理：若梗阻解除，肠功能恢复，可尝试进食少量流食，但忌食易产气的甜品和牛奶。

表2-21　单纯性肠梗阻与绞窄性肠梗阻鉴别

	单纯性肠梗阻	绞窄性肠梗阻
发　病	较缓慢	急骤，发展迅速
腹痛特点	阵发性绞痛	持续性剧烈绞痛
腹　胀	均匀全腹胀	不对称，有局部隆起的肿块
压　痛	轻，部位不固定	腹膜刺激征：固定压痛，反跳痛，腹肌紧张
全身情况	尚好	全身中毒症状及感染性休克
腹腔穿刺	无特殊	可见血性液体或炎性渗出液
血性粪便	无	可有
腹部X线检查	小肠袢扩张呈鱼骨刺状、梯形排列，结肠显示结肠袋	孤立扩大的肠袢
治疗原则	先行非手术治疗	手术治疗

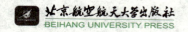

表2-22　常见的机械性肠梗阻鉴别

	粘连性肠梗阻	蛔虫性肠梗阻	肠扭转	肠套叠
发病特点	腹腔内手术、炎症、创伤、出血、异物等引起	多见于小儿，因蛔虫聚集成团堵塞肠腔，驱虫不当是主要诱因。多为单纯性不完全性肠梗阻	多见于青壮年，常因饱食后剧烈运动而发病。闭祥性肠梗阻加绞窄性肠梗阻，发病急骤，发展迅速，小肠最多见	肠的一段套入其相连的肠管腔内，小儿多见。饮食不当、腹泻、感染等导致肠蠕动正常节律紊乱是最主要原因，可发生绞窄，回结肠套叠最常见
典型表现	典型的机械性肠梗阻表现	脐周阵发性疼痛，伴呕吐，腹部柔软，可扪及条索状包块	突然发作的持续性剧烈腹部绞痛，腰背牵涉痛，呕吐频繁，腹胀不对称，可触及扩张的肠祥，肠鸣音减弱，休克出现早，病死率高	三大典型症状是腹痛、果酱样血便、腊肠形光滑有压痛的腹部肿块。钡灌肠是最有意义的检查，呈"杯口状"或"弹簧状"阴影
治疗原则	首选非手术疗法，发生绞窄应手术	主要采用非手术治疗	极易发生绞窄，应及时手术治疗	是唯一可早期灌肠的外科急症。一旦发生尽早复位，早期主要采用空气灌肠或钡灌肠，效果好

（3）病情观察：最重要的是区分单纯性肠梗阻和绞窄性肠梗阻，梗阻解除的重要标志是肛门排便、排气。注意观察患者的神志、生命体征、腹痛、腹胀、呕吐、排气排便、腹膜刺激征、肠鸣音及肠蠕动等情况。胃肠减压期间，应严密观察胃肠液的性质，记录引流量。

（4）维持体液平衡：准确记录液体出入量，根据血清电解质和血气分析结果合理输液。平衡盐溶液（乳酸钠林格液）是最接近细胞外液的液体，适合于迅速补充有效循环血量，防治休克。

（5）用药护理：防治感染性休克，使用有效、足量抗生素控制感染。腹痛时可使用阿托品、山莨菪碱等解痉药，但在病情未明确时，禁用吗啡、哌替啶止痛。

3．术后护理

（1）体位护理：术后患者取平卧位，全麻患者头偏向一侧，防止呕吐窒息。麻醉清醒、血压平稳后改为半卧位。

（2）禁食、胃肠减压：术后仍应禁食，注意观察引流液的颜色、性质和量。

（3）饮食护理：肠蠕动恢复、拔除胃肠减压管后，逐步恢复进食，从仅饮水、流质、半流质，逐渐改为软食，少量多餐，禁食油腻。

（4）休息活动护理：病情稳定后鼓励患者早期下床活动，预防粘连性肠梗阻。

（5）病情观察：注意观察生命体征、腹痛、腹胀、排气排便及神志变化，每30～60分钟测量生命体征一次。

（6）预防并发症：预防切口感染、腹腔感染及肠瘘的发生。

三、肠　瘘

1．临床表现

（1）症状：手术后肠外瘘可于术后3～5天出现症状，由于肠内容物外漏，可对周围器官产生

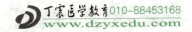
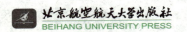

强烈刺激，可有腹痛、腹胀、恶心等，或出现麻痹性肠梗阻。继发感染者体温升高，可出现严重水电解质紊乱，甚至发生低血容量休克。可并发脓毒症、多器官功能衰竭。

（2）体征：腹壁可有一个或多个瘘口，瘘口排出物与瘘管位置有关，高位小肠瘘可含有大量胆汁、胰液等。低位肠瘘可含有粪渣，有臭味，强腐蚀性肠液可致瘘口周围红肿、糜烂。

2. 护理措施

（1）非手术治疗

①维持体液平衡：纠正水电解质紊乱。

②控制感染：取半坐卧位，利于积液积聚盆腔，减少毒素吸收。遵医嘱合理使用抗生素。

③负压引流：持续负压吸引，以充分稀释肠液，促进局部炎症消散。调节负压至 10～20kPa 为宜。每天灌洗量为 2000～4000ml，速度为 40～60 滴/分，保持灌洗液温度在 30～40℃。

④病情观察：记录引流液的量及性状。

⑤皮肤护理：及时清除漏出的肠液，保持瘘口清洁干燥，局部清洁后可涂抹复方氧化锌软膏加以保护。

（2）手术治疗

①术前护理：行肠道准备，术前 3 天进食少渣半流质饮食，口服肠道不吸收的抗生素。

②术后护理

a. 饮食护理：禁食 4～6 天，行全胃肠外营养支持。开始进食时以低脂、适量蛋白质、高糖、低渣饮食为主。

b. 引流护理：保持引流管通畅，根据引流情况调整引流负压大小。

c. 并发症护理：防止出血，术后严密监测生命体征及切口渗血情况；预防粘连性肠梗阻，早期床上活动。

四、大肠癌

1. 临床表现　早期无特异性症状，当病情发展或伴感染时，才出现明显症状。排便习惯改变和大便带血是最早出现的症状。

（1）结肠癌

①排便习惯和粪便性状改变：是首发症状，表现为大便次数增多，血便、腹泻、便秘等，其中以血便为突出表现。病变位置越低，颜色越鲜红，血、便分离；位置越高，颜色越暗，且与粪便相混。

②腹痛：早期症状之一，为持续性隐痛或腹部不适。

③全身症状：由于慢性失血、癌肿溃烂、毒素吸收等，患者可出现贫血、消瘦、乏力、低热等。晚期可出现肝大、黄疸、水肿、腹水、锁骨上淋巴结肿大及恶病质等。

（2）直肠癌

①直肠刺激症状：频繁便意和排便习惯改变，肛门下坠、里急后重和排便不尽感。

②黏液血便：为癌肿破溃感染所致，血便是最常见的早期症状。

③肠腔狭窄症状：粪便变形、变细。肠管梗阻后，有腹痛、腹胀、肠鸣音亢进等症状。

④转移症状：出现侵犯器官的相应症状。

2. 护理措施

（1）术前护理

①饮食护理：给予高蛋白、高热量、高维生素、易消化的少渣饮食，纠正水、电解质紊乱。

②肠道准备：是直肠癌根治术前重要的特殊护理，可减少或避免术中污染、术后感染等，一般通过控制饮食、口服肠道抗菌药物如新霉素或甲硝唑、多次清洁灌肠来实现。

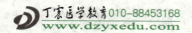
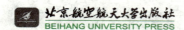

a. 传统肠道准备法：术前 3 天少渣半流质饮食，术前 2 天无渣流质饮食，有肠梗阻者应禁食、补液。术前 1 天禁食，以减少并软化粪便。术前 3 天口服新霉素或甲硝唑，同时加服维生素 K。术前 3 天，每晚口服缓泻药液状石蜡或硫酸镁 15 ~ 20g，术前 1 天晚及术日晨清洁灌肠。灌肠时宜选细肛管，轻柔插入，禁用高压灌肠，以免癌细胞扩散。

b. 全肠道灌洗法：术前 12 ~ 14 小时开始服用 37℃等渗电解质溶液 6000ml，产生容量性腹泻，达到清洁肠道的目的。

c. 甘露醇口服肠道准备法：术前 1 天下午 14:00 ~ 16:00 口服 5% ~ 10% 甘露醇 1500ml，吸收肠壁水分，使患者有效腹泻而清洁肠道。

③其他准备。术前 2 天每晚用 1：5000 高锰酸钾溶液坐浴。女性患者术前 3 天每晚行阴道冲洗。**术日晨留置胃管和尿管。**

（2）术后护理

①休息活动护理：病情平稳后取半卧位，有利于腹腔引流。

②饮食护理：禁食水，胃肠减压，补充静脉营养。术后 2 ~ 3 天肛门排气或造口开放后，可拔除胃管，进流质饮食。术后 1 周进半流质饮食。术后 2 周可进普食，给予高蛋白、高热量、高维生素、低脂、易消化的少渣食物。

③病情观察：术后每 30 分钟测量生命体征，病情平稳后改为每小时 1 次。

④引流管护理：保持各种引流管通畅，避免受压、扭曲。留置尿管 1 ~ 2 周，每 4 ~ 6 小时或有尿意时开放，训练膀胱排尿功能。腹腔引流管留置 5 ~ 7 天，保持局部皮肤清洁干燥，定时更换敷料。

（3）**结肠造口护理：为术后护理的重点。**

①造口观察：注意有无肠黏膜颜色变暗、发黑和回缩等异常。

②保护局部皮肤：造口开放前，肠造口周围用凡士林纱条保护，术后 3 天拆除，及时更换渗湿的敷料，温水清洗并消毒造口周围皮肤，复方氧化锌软膏涂抹，防止浸渍糜烂。

③保护腹部切口：**术后 2 ~ 3 天肠蠕动恢复后开放，取左侧卧位（造口侧卧位）**，并用塑料薄膜隔开腹部切口与造口，防止流出的粪便污染腹部切口。

④保持大便通畅：恢复饮食后，应适当增加活动量。若发生便秘，用液状石蜡或肥皂水经结肠造口做低压灌肠，插入造口的肛管超过 10cm，以防肠管损伤。

⑤正确使用人工肛门袋：**更换前用中性皂液或 0.5% 氯己定溶液清洁造口周围皮肤（不可用乙醇），再涂上氧化锌软膏。**选择袋口合适的造口袋，造口袋内充满 1/3 排泄物时，应及时更换。**人工造口袋不宜长期持续使用，粪便成形及养成定时排便的习惯后，可不佩戴人工肛门袋。**

⑥并发症的预防

a. 造口狭窄：1 周后造口处拆线愈合时，每天扩张造口 1 次。

b. 切口感染：保持切口清洁干燥和引流管通畅，术后 4 ~ 7 天以 1：5000 高锰酸钾温水坐浴，每天 2 次，并预防性应用抗生素。

c. 吻合口瘘：注意观察，术后 7 ~ 10 天不可灌肠，一旦发生应禁食、胃肠减压，同时盆腔持续滴注、负压吸引，肠外营养支持。

（4）Dixon 术后护理：调整饮食，注意饮食卫生，进行肛门括约肌收缩训练，防止排便失禁。便后清洁肛门，涂氧化锌软膏保护肛周皮肤。

---

1. 绞窄性肠梗阻的腹痛特点是

A. 胀痛　　　　　　　　　　B. 隐痛　　　　　　　　　　C. 持续性腹痛

D. 阵发性腹痛　　　　　　　E. 持续性腹痛，阵发性加剧

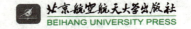

2. 可导致里急后重的疾病是
A. 直肠癌 　　　　　　　　B. 肠结核 　　　　　　　　C. 食管癌
D. 甲亢 　　　　　　　　　　E. 急性胃炎

3. 患者，女，43 岁。急性阑尾炎已 1 周，经抗菌药物治疗，今日突然高热，黄疸，肝区下方压痛，血白细胞明显增高，患者很可能出现了
A. 急性腹膜炎 　　　　　　　B. 阑尾周围脓肿 　　　　　C. 腹腔脓肿
D. 门静脉炎 　　　　　　　　E. 败血症

答案：1. E。2. A。3. D。

第27节　直肠肛管疾病

一、肛　裂

好发于青中年人，以肛管后正中线的肛裂最多见。

1. **症状**　常有长期便秘史，典型表现是疼痛、便秘、出血。

（1）疼痛：典型的周期性剧烈疼痛，有两次高峰。排便时疼痛多因干硬粪便刺激裂口内神经末梢；排便后疼痛由肛门括约肌反射性痉挛所致。

（2）便秘：由于惧怕疼痛不敢排便，导致便秘，便秘又加重肛裂，形成恶性循环。

（3）出血：表现为排便时粪便表面、手纸上少量鲜血，或排便过程中滴出鲜血。

2. **体征**　肛门检查常有肛管后正中线溃疡裂隙，肛裂患者严禁直肠指检或直肠镜检查。

二、直肠肛管周围脓肿

常见直肠肛管周围脓肿鉴别见表 2-23。

表2-23　直肠肛管周围脓肿鉴别

	肛门周围皮下脓肿	坐骨肛管间隙脓肿	骨盆直肠间隙脓肿
发　病	最常见	较常见	较少见
全身症状	不明显	较重，高热、头痛、乏力	严重，持续性高热、头痛
局部表现	肛周持续性跳痛，局部红肿，有压痛，脓肿形成可有波动感	脓肿大而深，持续性胀痛，排便、行走时加重，可扪及局部隆起，波动感	不明显，位置深，空间大，可触及隆起肿块，深压痛和波动感
伴随症状	无	里急后重，排尿困难	直肠坠胀感，便意不尽，排尿困难

三、肛　瘘

1. **症状**　肛门周围外口流出少量脓性、血性或黏液性分泌物，肛门周围皮肤潮湿、瘙痒、湿

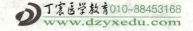
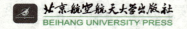

疹，常自觉有粪便及气体排出。急性感染或瘘管中有脓肿形成时，出现明显疼痛，伴发热等全身症状。脓肿破溃或切开引流后症状缓解。脓肿反复形成是肛瘘的特点。

2.　体征　肛周皮肤可见单个或多个外口，呈红色乳头状突起或稍凹陷的外口。挤压时外口可有少量脓液或脓血性分泌物排出。直肠指检内口处轻压痛，瘘管表浅可触及硬结样内口及条索状瘘管。

四、痔

常见内痔分度及其临床特点见表 2-24。

表2-24　内痔分度及其临床特点

分度	临床特点
Ⅰ　度	排便时无痛性出血，便后出血可自行停止，无痔脱出
Ⅱ　度	便血加重，严重时呈喷射状，排便时有痔脱出，便后可自行回纳
Ⅲ　度	偶有便血，排便、久站、咳嗽、劳累、负重时痔脱出不能自行回纳，需用手托回
Ⅳ　度	偶有便血，痔块长期脱出于肛门外或回纳后又即脱出

五、直肠肛管疾病的护理

1.　术前护理

（1）多摄入富含粗纤维的新鲜蔬菜、水果，多饮水，少吃辛辣刺激性食物，避免饮酒。

（2）养成定时排便的习惯，适当增加运动量，促进肠蠕动，必要时使用缓泻药。

（3）便后热水坐浴，可清洁肛门，改善局部血液循环，促进炎症吸收，并缓解括约肌痉挛、减轻疼痛。选择适宜的盆具并事先消毒，水温以 43 ～ 46℃为宜，每天 2 ～ 3 次，每次持续 20 ～ 30 分钟，自觉头晕不适立即停止坐浴。必要时可用 1 ∶ 5000 高锰酸钾溶液或 0.1% 苯扎溴铵溶液坐浴。

（4）术前 3 天少渣饮食，手术前 1 天流质饮食，术日晨禁食。

（5）术前备皮，保持肛门皮肤清洁。术前排空大便，必要时灌肠。贫血患者输血。

2.　术后护理

（1）休息活动护理：24 小时内卧床，可在床上适当活动四肢、翻身。取侧卧位或平卧位，臀部垫气圈，以防伤口受压。24 小时后可适当下床活动，避免久站或久坐。

（2）饮食护理：术后一般不严格限制饮食，术后 1 ～ 2 天以无渣或少渣流食、半流食为主，以减少肠蠕动、粪便形成和排便，促进切口愈合。术后 3 天应多饮水、多吃水果及适量粗纤维食物，戒烟酒，避免辛辣刺激性食物。

（3）病情观察：严密监测生命体征，注意有无敷料渗血、渗液，警惕内出血发生。

（4）疼痛护理：肛周神经末梢丰富，大多患者疼痛剧烈，术后 1 ～ 2 天遵医嘱应用镇痛药，必要时去除多余敷料。

（5）排便护理：术后 2 ～ 3 内通过饮食管理尽量避免排便，也可于术后 48 小时内口服阿片酊，减少肠蠕动，以促进伤口愈合。3 天后无排便者，可口服缓泻药通便，保持大便通畅。但术后 7 ～ 10 天禁止灌肠。

（6）坐浴与换药：术后注意保持肛门局部清洁，先排便，排便后坐浴，清洁会阴部，最后换药，促进伤口愈合。坐浴可使用 1 ∶ 5000 高锰酸钾溶液。

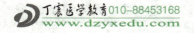
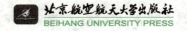

（7）预防并发症

①尿潴留：术后 8 小时仍未排尿，可行诱导排尿、针刺等促进排尿，必要时导尿。

②肛门狭窄：密切观察有无排便困难、大便变细，术后 5～10 天可用食指扩肛，每天 1 次。

③肛门失禁：手术中如切断肛管直肠环，可引起肛门失禁，表现为粪便自行外溢。**处理原则为保持肛周皮肤清洁、干燥，涂抹氧化锌软膏，勤换内裤。轻度失禁者于术后 3 天开始做肛门收缩舒张运动；严重失禁者行肛门成形术。**

④伤口渗血或出血。

（8）指导患者多饮水，多吃水果、蔬菜等粗纤维食物，戒酒，避免刺激性食物。养成每天定时排便的良好习惯。

（9）伤口未愈合者或局部有炎症者坚持便后坐浴，注意保持肛门局部清洁。

（10）肛门狭窄者坚持行肛门扩张。括约肌松弛者坚持做提肛运动。若出现排便困难，应及时就诊。

---

1. 患者，男，27 岁。因便秘，排便时用力过猛，在肛门后正中央处，出现便时和便后的剧烈疼痛，粪便表面有鲜血，该患者患的是

A. 肛裂　　　　　　　　　　B. 直肠癌　　　　　　　C. 外痔

D. 肛瘘　　　　　　　　　　E. 直肠肛管周围脓肿

2. 患者，男，64 岁。习惯性便秘。3 个月来于排便时有肿物自肛门脱出，便后自行还纳，检查时应安排患者采取

A. 左侧卧位　　　　　　　　B. 仰卧位　　　　　　　C. 截石位

D. 肘膝位　　　　　　　　　E. 蹲位

答案：1. A。2. E。

第28节　门静脉高压症

1. **临床表现**

（1）脾大、脾功能亢进：早期即有脾充血、肿大；晚期脾脏变硬、活动度差，常伴有脾功能亢进。

（2）呕血、黑便：胃底 - 食管下段静脉破裂出血是门静脉高压症最严重的并发症。发生急性大出血时，患者呕吐鲜红色血液，排出柏油样黑便。

（3）腹水：是肝功能严重损害的表现，常有腹胀、食欲减退、移动性浊音。

（4）其他：黄疸、下肢水肿、蜘蛛痣、肝掌、男性乳房发育、睾丸萎缩等。

2. **护理措施**

（1）急性大出血期的护理

①迅速建立静脉通路，尽快配血、输血，补充血容量。

②冰盐水或冰盐水加去甲肾上腺素行胃内灌洗，以收缩胃黏膜血管，减少血流。

③使用轻泻药及灌肠，以免胃肠道的血液被分解产生氨，导致肝性脑病。

④遵医嘱及时应用止血药，注意观察药物疗效和不良反应。

⑤防止急性肝衰竭，预防再出血。

（2）术前保肝治疗期的护理

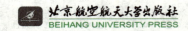

①休息活动护理：充分休息，尽量取平卧位，避免劳累。急性大出血者绝对卧床休息，头偏向一侧。

②饮食护理：给予高热量、适量蛋白、高维生素、低脂饮食，严重肝功能损害者应限制蛋白质摄入量，补充支链氨基酸。明显腹水者限制液体和钠的摄入，少食含钠高的食物。禁食坚硬、粗糙的食物，以免胃底 - 食管下段静脉破裂出血。

③消化道的准备：术前 2 ～ 3 天口服肠道抗菌药，预防术后肝性脑病；术前 1 天晚用酸性溶液清洁灌肠，避免手术后肠胀气压迫血管吻合口，但禁用肥皂水等碱性溶液灌肠。术前一般不放置胃管，若必须放置则选择细、软胃管，插入动作应轻柔。

④贫血及凝血障碍者遵医嘱输血、肌内注射维生素 K。严重肝胆疾病患者术前 1 周应用维生素 K。适当使用肌苷、辅酶 A 等保肝药物，避免应用氯丙嗪、红霉素、巴比妥类等有肝脏毒性作用的药物。

⑤脾 - 肾静脉分流术前应检查肾功能是否正常。

（3）术后护理

①休息活动护理：断流术和脾切除术术后生命体征平稳即可取半卧位。为防止分流术后血管吻合口破裂，术后需平卧或低坡半卧位（＜ 15°），鼓励早期下床活动。保持大小便通畅。

②饮食护理：术后早期禁食，24 ～ 48 小时肠蠕动恢复后，提供流质饮食，逐渐过渡到半流食及软食。分流术后易诱发肝性脑病，应限制蛋白质和肉类的摄入。

③病情观察：术后严密观察并记录生命体征、神志、面色、尿量、引流情况等，注意有无伤口或消化道出血征象。分流术后定时检测肝功能和血氨浓度，及时发现肝性脑病。脾切除术后 2 周内每天或隔天监测血小板计数。若血小板 ＞ 600×10^9/L 时，立即通知医生并遵医嘱应用肝素抗凝，以防静脉血栓形成。注意观察用药前后凝血时间的变化。

---

1. 门静脉高压最有特征的表现是

A. 脾增大　　　　　　　B. 腹部叩诊有移动性浊音　　　　C. 侧支循环的建立及开放

D. 蜘蛛痣　　　　　　　E. 脾功能亢进表现

2. 患者，男，42 岁。肝硬化拟行门 - 腔静脉分流术，护士对其行术前准备不包括

A. 确定肾功能　　　　　B. 应用维生素 K　　　　　　　　C. 服用抗菌药

D. 插胃管　　　　　　　E. 清洁灌肠

答案：1. C。2. D。

第 29 节　肝疾病

一、原发性肝癌

1. 临床表现　早期缺乏典型表现，中晚期可有局部和全身症状。

（1）症状

①肝区疼痛：是最常见和最主要的症状，也是半数以上患者的首发症状，多为持续性胀痛、钝痛或刺痛，夜间或劳累后加重。癌肿坏死、破裂可致腹腔内出血，表现为突发右上腹剧痛，有腹膜刺激征等急腹症表现。

②全身与消化道症状：无特异性，表现为消瘦、乏力、低热、食欲缺乏、腹胀等，晚期还可出现贫血、黄疸、腹水及恶病质等表现。

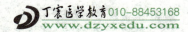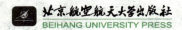

（2）体征：肝大和肿块为中、晚期肝癌最主要的体征。肝进行性肿大，质地坚硬，边缘不规则，表面凹凸不平，有明显结节，可伴有压痛。黄疸和腹水晚期出现。

（3）并发症

①肝性脑病：为肝癌终末期最严重的并发症，约1/3的患者因此死亡。

②上消化道出血：约占肝癌死亡原因的15%。多因食管 - 胃底静脉曲张破裂出血所致。

③肝癌结节破裂出血：约10%的患者因此致死。继发感染。

2．护理措施

（1）疼痛护理：观察疼痛特点，帮助患者减轻疼痛，必要时应用镇痛药物。

（2）肝动脉栓塞化疗患者护理

①术前护理：行各种术前检查及碘过敏试验。术前1天给予易消化饮食，术前6小时禁食、禁水。术前半小时可遵医嘱给予镇静药并测量血压。

②术后护理：取平卧位，术后24～48小时卧床休息。穿刺部位压迫止血15分钟再加压包扎，沙袋压迫6～8小时，保持穿刺侧肢体伸直24小时，并观察穿刺部位和肢体远端皮肤情况。禁食2～3天，从流质饮食开始，少量多餐。术后4～8小时体温可升高，持续约1周，高温者应采取降温措施。术后1周后，因肝缺血影响肝糖原储存和蛋白质合成，遵医嘱静脉补充白蛋白和葡萄糖液。

（3）手术前护理：密切观察病情变化，给予高蛋白、高热量、高维生素、易消化饮食，少量多餐。合并肝硬化有肝损害者，适当限制蛋白质摄入。术前3天给予维生素K_1肌内注射，改善凝血功能，预防术中、术后出血。术前2天使用抗生素，预防感染。术前3天行必要的肠道准备。做好常规术前准备。

（4）手术后护理

①休息活动护理：病情平稳后宜取半卧位。术后24小时内卧床休息，不宜过早下床活动。避免剧烈咳嗽和打喷嚏，以减少出血。

②饮食护理：术后禁饮食，胃肠减压，静脉输入葡萄糖溶液，防止低血糖。术后24～48小时肠蠕动恢复后开始进流质饮食，逐步过渡到高蛋白、高热量、高维生素的正常饮食。

③预防感染：保持腹腔引流通畅是预防感染的重要措施，同时常规应用抗生素。

④引流管护理：应妥善固定，保持各种引流管通畅，观察并记录引流液的量、颜色和性状。肝叶切除术后肝周的引流管一般放置3～5天，渗液明显减少时应及时去除引流管。

⑤预防并发症：术后48小时专人护理，动态观察患者生命体征。

a．出血：术后当日可引流出鲜红血性液体100～300ml。若血性液体增多，应警惕腹腔内出血，必要时做好再次手术止血的准备。

b．胆汁渗漏：若出现腹痛、发热和腹膜刺激征，切口有胆汁渗出或引流液含胆汁，则高度怀疑胆汁渗漏，应立即调整引流管，保持引流通畅，无效时尽早手术。

c．膈下积液及脓肿：膈下积液及脓肿多发生于术后1周，表现为体温下降后再升高，或术后持续发热，应行穿刺抽脓或置管引流，取半卧位，加强营养支持和抗感染。

⑥防治肝性脑病：遵医嘱保肝治疗，预防肝性脑病的发生。

二、肝脓肿

（一）细菌性肝脓肿

1．临床表现　主要表现为寒战、高热、肝区疼痛和肝大。

（1）寒战、高热：是肝脓肿最常见的早期症状，反复发作。体温高达39～40℃，伴恶心、呕吐、

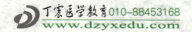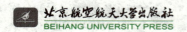

乏力和体重减轻等症状。

（2）肝区疼痛：肝区或右上腹持续性胀痛或钝痛，常伴右肩牵涉痛、右下胸及肝区叩击痛，有压痛或明显触痛。

（3）肝大：右季肋区饱满，可见局限性隆起和凹陷性水肿。严重时可出现黄疸和腹水。

2. 护理措施

（1）饮食护理：给予高蛋白、高热量、高维生素和高纤维素饮食，多饮水。

（2）病情观察：密切观察生命体征及胸、腹部情况，有无脓肿破溃导致的严重并发症。

（3）高热护理：体温 > 39.5℃，给予物理降温，可用 4℃生理盐水灌肠，必要时遵医嘱药物降温。

（4）引流管护理：采取半卧位，妥善固定引流管，保持引流通畅。每天用生理盐水或含甲硝唑盐水多次或持续冲洗脓腔，注意观察脓腔引流液的性质和量。

（二）阿米巴肝脓肿

1. 临床表现 病情轻重与脓肿位置、大小及是否继发细菌感染有关。

（1）症状：起病缓慢，体温逐渐升高，以弛张热多见。

（2）体征：可表现为胀痛、钝痛、刺痛等。部分患者肝区叩击痛，肝大。

2. 护理措施 同细菌性肝脓肿。

---

1. 肝癌术前护理<u>不正确</u>的是
A. 给予维生素 K_1　　　　　B. 适量输血和清蛋白　　C. 术前晚用肥皂水灌肠
D. 全面检查肝功能和凝血功能　　E. 术前 2 天口服肠道不吸收抗生素

2. 细菌性肝脓肿引流护理，<u>不正确</u>的说法是
A. 引流管应妥善固定、患者半卧位
B. 每天更换引流瓶
C. 每天用生理盐水多次或持续冲洗脓肿
D. 密切观察脓腔引流液的性质和量
E. 12～14 天后应拔出引流管

3. 患者，女，56 岁。肝炎 30 年。近 1 个月来肝区疼痛，食欲减退，进行性消瘦，肝呈进行性增大，质硬，触诊有结节，面部有蜘蛛痣，腹膨隆。应首先考虑的是
A. 原发性肝癌　　　　　　B. 急性胆囊炎　　　　　C. 肝硬化
D. 胰腺炎　　　　　　　　E. 结核性腹膜炎

答案：1. C。2. E。3. A。

第30节　胆道疾病

一、胆石症和胆道感染

（一）胆囊结石及急性胆囊炎

1. 症状 单纯胆囊结石多无症状，当结石嵌顿于胆囊颈部或并发胆囊炎时出现胆绞痛。

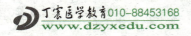
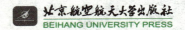

（1）胆绞痛：是典型症状，在饱餐、进食油腻食物或睡眠中体位改变时发生右上腹或上腹阵发性绞痛，向右肩背部放射。

（2）消化道症状：恶心、呕吐、食欲减退、腹胀等。

（3）寒战、高热少见，多为轻、中度发热。

2. 体征 Murphy征（墨菲征）阳性是急性胆囊炎的典型体征。胆囊触诊的部位在右侧腹直肌外缘与肋弓交接处。

3. 并发症 最严重的是胆囊坏疽穿孔引起胆汁性腹膜炎，可出现弥漫性腹膜炎表现。

（二）胆管结石及急性胆管炎

1. 临床表现 胆总管结石合并感染时，表现为典型的Charcot三联征，即腹痛、寒战与高热、黄疸。

（1）腹痛：由结石下移嵌顿于胆总管下端或壶腹部，导致胆管平滑肌或Oddi括约肌痉挛所致。表现为剑突下或右上腹刀割样绞痛，呈阵发性发作，或持续性疼痛阵发性加剧。可向右肩或背部放射，伴有恶心、呕吐。

（2）寒战与高热：多发生于剧烈绞痛后，体温可高达39～40℃，呈弛张热。主要由胆管梗阻继发感染引起。

（3）黄疸：胆管梗阻后胆红素逆流入血可引起黄疸。其轻重程度、发生和持续时间取决于梗阻的程度、部位和有无继发感染。出现黄疸时，患者尿色变深、粪色变浅、皮肤瘙痒，完全梗阻时呈白陶土样大便。

2. T管引流护理 在胆总管切开处放置T管引流，一端通向肝管，一端通向十二指肠，由腹壁戳口穿出体外并接引流袋。

（1）T管引流的作用：

①引流胆汁和减压，以免胆汁排出受阻。

②引流残余结石。

③支撑胆道，防止胆总管切开处瘢痕狭窄。

④经T管溶石或造影。

（2）T管引流的护理要点

①妥善固定：T管用缝线固定于腹壁外，并在皮肤上加胶布固定，不可固定于床单。连接管不宜太短，以免翻身、活动时牵拉而脱出。躁动者专人护理或适当约束，防止其拔出T管。

②保持引流通畅：避免引流管压迫、折叠、扭曲。如有阻塞，由近端向远端挤捏引流管，用50ml注射器负压抽吸或用少量无菌生理盐水缓慢冲洗，但禁止用力推注。

③预防感染：平卧时引流管的位置不可高于腋中线，活动或改变体位时注意引流管的位置不可高于腹部切口，以免胆汁反流而致感染。每天更换外接的引流袋和连接管，但不必每天或定时冲洗T管。T管不慎脱出立即报告医生，禁止自行重新插回，以防逆行感染。

④观察胆汁的颜色、性状和量：正常胆汁呈黄绿色、透明、无沉淀。颜色过淡或稀薄提示肝功能不佳，浑浊可能有感染，有泥沙样沉淀可能有残余结石。术后24小时内引流量300～500ml，恢复饮食后增至每天600～700ml，之后逐渐减少至每天200ml。量过少可能T管阻塞或肝功能衰竭，量过多应检查胆总管下段有无梗阻。

（3）拔管：T管一般放置2周左右。

①拔管指征：术后10～14天试行夹闭T管1～2天。若无腹胀、腹痛、发热及黄疸等症状，可行T管造影，造影后继续引流24小时以上。如胆道通畅、无结石和其他病变，再次夹闭T管24～48小时，无不适症状方可拔管。

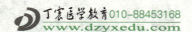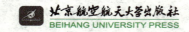

②拔管后处理：拔管后局部伤口用凡士林纱布堵塞，1～2天会自行闭合。拔管后1周内，警惕有无胆汁外漏、腹膜炎等表现。如造影发现有残留结石，应在术后6周待窦道形成时，行胆道镜检查和取石。

（三）急性梗阻性化脓性胆管炎

1. 临床表现　好发于青壮年，起病急骤，病情进展迅速。除 Charcot 三联征外，还有休克、神经中枢系统受抑制表现，称为 Reynolds 五联征。神经系统症状常有神情淡漠、嗜睡、神志不清，甚至昏迷；合并休克可出现躁动、谵妄等。

2. 治疗与护理措施　边抗休克边紧急手术解除胆道梗阻并引流。

（1）非手术治疗：既是治疗手段，也是术前准备措施，包括禁食，胃肠减压，抗休克，抗感染，纠正水、电解质和酸碱平衡紊乱，对症治疗等。诊断明确而疼痛剧烈者，遵医嘱使用解痉、镇静和镇痛药，如哌替啶、阿托品肌内注射，但避免应用吗啡，以免胆道下端括约肌痉挛而致胆道梗阻加重。

（2）紧急胆管减压引流：常选用胆总管切开减压、T管引流术。也可行经内镜鼻胆管引流术（ENBD）、经皮经肝胆管引流术（PTCD）。急诊手术常不能完全去除病因，待患者一般情况恢复，宜在1～3个月后再施行择期的彻底手术。

二、胆道蛔虫病

1. 临床表现

（1）腹痛：突发上腹剑突下钻顶样绞痛，阵发性加剧，向右肩胛或背部放射，常伴恶心、呕吐，甚至吐出蛔虫。疼痛反复发作，持续时间不一，可突然自行缓解，发作间歇期可全无症状。

（2）发热、黄疸：若合并继发感染或蛔虫阻塞胆道，出现黄疸、发热。

（3）体征：仅有剑突下或右上腹轻度压痛，无腹膜刺激征。剧烈的腹痛与轻微的腹部体征不相符是胆道蛔虫病的特征。

2. 治疗与护理措施

（1）非手术治疗

①解痉镇痛：遵医嘱给予阿托品、山莨菪碱（654-2），必要时给予哌替啶。

②利胆驱虫：发作期口服食醋、乌梅汤、30% 硫酸镁或将氧气经胃管注入。当症状缓解后再行驱虫治疗。常用驱虫药有驱虫净、哌嗪、左旋咪唑等，应在清晨空腹或晚上临睡前用。驱虫后需继续服用消炎利胆药2周，以排出虫体或虫卵。

③抗感染治疗。

④十二指肠镜取虫。

（2）手术治疗：多数患者经非手术治疗可治愈。若症状未缓解，合并胆管结石或有急性重症胆管炎、肝脓肿、重症胰腺炎者，可行胆总管切开探查、T管引流术。术后仍需驱虫治疗，以防复发。

---

1. 病情重、死亡率高的胆道疾病是

A. 胆总管结石　　　　　　B. 肝内胆管结石　　　　　C. 急性重症胆管炎

D. 胆囊积液　　　　　　　E. 急性胆管炎

2. Charcot（夏柯）三联征是

A. 黄疸、肝大、血压下降　　　　　B. 腹痛、寒战高热、黄疸

C. 腹痛、肝大、黄疸　　　　　　　D. 昏迷、高热、黄疸

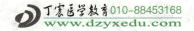
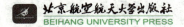

E. 腹痛、黄疸、昏迷

3. 胆总管探查手术后，拔除 T 管引流的指征是

A. 术后 1 周，疼痛消失   B. 术后 1 周，引流量减少

C. 术后 2 周，引流量减少，造影通畅   D. 术后 2 周，引流量增加

E. 术后体温正常，白细胞不高

4. 胆道蛔虫病的典型表现是

A. 上腹部持续性疼痛   B. 上腹部阵发性绞痛   C. 上腹部闷胀、隐痛

D. 突然发作上腹部"钻顶"样疼痛   E. 上腹部阵发性疼痛并向右肩放射

答案：1．C。2．B。3．C。4．D。

第31节　胰腺疾病

一、急性胰腺炎

1．临床表现

（1）症状

①腹痛：是主要表现和首发症状，多于暴饮暴食或酗酒后突然发作。疼痛剧烈而持续，可有阵发性加剧。腹痛多位于中、左上腹，向腰背部呈带状放射，取弯腰屈膝侧卧位可减轻疼痛，进食后疼痛加重，一般胃肠解痉药不能缓解。

②腹胀：与腹痛同时存在，早期为反射性，继发感染后由腹膜后的炎症刺激引起。患者可停止排便、排气。

③恶心、呕吐：恶心、呕吐早期即可出现，呕吐物多为胃十二指肠内容物，偶有血液，呕吐后腹痛不缓解。

④发热：常为中度以上发热，持续 3 ～ 5 天。如持续不退 1 周以上且白细胞升高，应考虑有胰腺脓肿或胆道炎症等继发感染。

⑤水、电解质及酸碱平衡紊乱：呕吐频繁者出现代谢性碱中毒。

⑥低血压或休克：多见于重症急性胰腺炎。

（2）体征

①轻症急性胰腺炎：中上腹压痛，但无反跳痛、肌紧张，肠鸣音减弱，轻度脱水貌，与腹痛程度不相符。

②重症急性胰腺炎：急性重病面容，痛苦表情，脉搏增快，呼吸急促及血压下降。全腹压痛明显，有肌紧张和反跳痛。可出现移动性浊音，腹水多呈血性。胰酶、血液及坏死组织液穿过筋膜和肌层渗入腹壁下，可导致腰部两侧皮肤呈暗灰蓝色（Grey-Turner 征），或脐周皮肤出现青紫（Cullen 征）。胰头水肿压迫胆总管可引起黄疸。

（3）并发症

①局部并发症：胰瘘、胰腺脓肿和假性囊肿。

②全身并发症：心力衰竭、急性肾衰竭、急性呼吸窘迫综合征、消化道出血、高血糖、DIC、脓毒症和菌血症等。

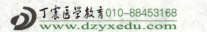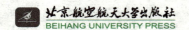

2. 护理措施

（1）休息活动护理：绝对卧床休息，协助患者取弯腰屈膝侧卧位，以减轻疼痛。

（2）饮食护理：禁食 3 ~ 5 天，明显腹胀者行胃肠减压。轻症胰腺炎恢复饮食的条件是：症状消失、体征缓解、肠鸣音恢复正常、出现饥饿感，而不需要等待淀粉酶完全恢复正常。开始可给予少量无脂、低蛋白流质饮食。

（3）病情观察：严密观察生命体征、尿量及神志变化，注意呕吐物和胃肠减压引流物的量和性质，准确记录 24 小时出入量，定时监测血、尿淀粉酶及血糖、电解质的变化。

（4）缓解疼痛：注意观察用药前、后疼痛有无缓解，疼痛的性质和特点有无改变。

（5）防治低血容量性休克：禁食期间保证每天超过 3000ml 以上的液体摄入量。若患者出现血压下降、神志不清、尿量减少、面色苍白、皮肤湿冷等低血容量性休克的表现，立即配合医生进行抢救：协助患者平卧，给氧并注意保暖；迅速建立静脉通路，遵医嘱补充液体、血浆或全血；迅速准备好抢救用物，如静脉切开包、人工呼吸器、气管切开包等；如血压仍不回升，遵医嘱应用血管活性药物。

（6）术后护理：术后送入监护室，给予专人护理。

①引流管的护理：为冲洗脱落的坏死组织、脓液或血块，常用生理盐水加抗生素进行腹腔双套管灌洗引流，冲洗速度为 20 ~ 30 滴 / 分。其拔管指征为体温维持正常 10 天左右，白细胞计数正常，腹腔引流液少于 5ml/d，引流液的淀粉酶测定值正常，可考虑拔管。

②术后并发症的观察和护理

a. 出血：出现血性引流液，呕血、黑便等术后出血表现，应遵医嘱给予止血和抑酸药物，应激性溃疡出血用冰盐水加去甲肾上腺素胃内灌洗。

b. 胰瘘：若腹腔引流管或伤口流出无色透明液体或胆汁样液体，取半卧位，保持引流通畅，禁食、胃肠减压，保护瘘口周围皮肤，用凡士林纱布覆盖或氧化锌软膏涂抹。

c. 肠瘘：出现明显腹膜刺激征，引流出粪便样或营养液样液体，应持续灌洗，保持引流通畅，加强营养支持。

二、胰腺癌及壶腹部癌

（一）胰腺癌

1. 临床表现 40 岁以上好发，男性偏多。早期无特异性症状，仅有上腹不适、食欲减退等消化不良症状。

（1）上腹痛、不适：是最常见的首发症状。由于胰胆管梗阻，压力增高，疼痛可放射到肩背部和腰部。晚期腹痛加重难以忍受，患者不能平卧，屈膝卧位可稍缓解。

（2）黄疸：梗阻性黄疸是最突出的症状，呈进行性加重，伴皮肤瘙痒、茶色尿及白陶土色大便。黄疸出现的早晚和肿瘤的位置密切相关，癌肿距胆总管越近，黄疸出现越早。

（3）消化道症状：食欲缺乏、腹胀、腹泻或便秘等。

（4）消瘦、乏力：伴贫血、低蛋白血症，晚期可出现恶病质。

（5）腹部肿块：晚期体征，多见于上腹部，大小不一，质硬，固定，有压痛。

2. 护理措施

（1）术前护理

①饮食护理：给予高蛋白、高热量、高维生素、低脂饮食，必要时肠内、肠外营养支持。

②保肝护理：遵医嘱保肝治疗，黄疸者静脉补充维生素 K，改善凝血功能。

③血糖异常护理：术前常合并糖尿病，通过饮食调节和胰岛素控制血糖。

④皮肤护理：每天可用温水拭浴，保持皮肤清洁。瘙痒者涂抹止痒药物，避免指甲抓伤皮肤，避

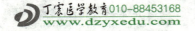
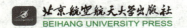

免用力搓擦。衣着宽松柔软，床铺平整清洁。长期卧床者定时翻身，以防压疮。

⑤肠道准备：术前3天口服庆大霉素或新霉素，术前2天流质饮食，术前晚清洁灌肠。

（2）术后护理

①饮食护理：术后早期禁食，胃肠减压。恢复进食后，易发生消化不良，可适当应用消化酶制剂。

②病情观察：密切观察生命体征、伤口及引流情况，准确记录24小时液体出入量。胰腺大部分切除后，胰腺内分泌功能会大幅度下降，应密切监测血糖、尿糖变化。

③血糖异常护理：动态监测血糖水平，合并高血糖者，应调整饮食并遵医嘱应用胰岛素；出现低血糖者，适当补充葡萄糖。

④预防感染：术后易发生胆道感染，为逆行感染，餐后平卧更易引发。因此餐后15～30分钟保持坐位，利于胃肠内容物引流。严格执行无菌操作，合理使用抗生素。

⑤引流护理：妥善固定，保持引流通畅，密切观察引流液的量、颜色和性状。腹腔引流5～7天，胃肠减压直至胃肠蠕动恢复，胆管引流2周，胰管引流2～3周可拔除。

⑥出血护理：术后1～2天出血多因凝血障碍，术后1～2周由胰液、胆汁腐蚀所致。密切观察生命体征、伤口渗血及引流液。有出血倾向者及时通知医生。出血量少者可给予静脉补液，出血量大应手术止血。

⑦胰瘘护理：是最常见的并发症和死亡的主要原因，术后1周左右多见。持续负压吸引，保持引流通畅，给予生长抑素抑制胰液分泌，注意保护周围皮肤。

⑧胆瘘护理：多发生于术后5～10天。

（二）壶腹周围癌

常见临床症状为黄疸、腹痛和消瘦，黄疸可呈波动性。腹痛的原因可为胆总管下端开口阻塞导致的胆绞痛，也可为胰管阻塞引起的慢性胰腺炎所致疼痛。还可出现体重下降、食欲减退、乏力等非特异性症状。

---

1. 胰头癌最主要的临床表现是
A. 腹痛 　　　　　　　B. 腹胀 　　　　　　　C. 进行性黄疸
D. 营养不良 　　　　　 E. 低热

2. 患者，男，35岁。胰腺癌术后第8天，出现呕血、腹痛并大汗，血压下降至80/50mmHg。其最可能的原因是
A. 凝血机制障碍 　　　　B. 创面广泛渗血 　　　C. 结扎线脱落
D. 胆汁腐蚀引起出血 　　E. 胆瘘

答案：1. C。2. D。

第32节　外科急腹症

1. **临床表现**　见表2-25。

2. **护理措施**

（1）体位护理：血压稳定、无休克时，采取半卧位。

（2）饮食护理：禁食、胃肠减压是治疗急腹症的重要措施之一。手术、禁食期间给予静脉营养支持。

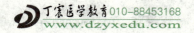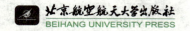

表2-25 常见外科急腹症的临床特点

常见疾病	诱因/既往史	疼痛特点	其他症状体征	辅助检查
胃、十二指肠溃疡急性穿孔	溃疡病史	突发上腹部刀割样剧痛，迅速扩散至全腹	明显腹膜刺激征	X线检查可见膈下游离气体
急性胆囊炎	进油腻食物后	右上腹绞痛，向右肩背部放射	右上腹有压痛、反跳痛、肌紧张，Murphy征阳性	B超检查显示胆囊肿大，壁增厚，胆囊结石
急性胆管炎	胆道感染	典型症状为Charcot三联征，即腹痛、寒战高热、黄疸；急性梗阻性化脓性胆管炎除Charcot三联征，还有休克和神经系统症状		B超可见胆管扩张，胆管结石
急性胰腺炎	暴饮暴食或饮酒后，胆道疾病史	突发上腹持续性剧烈疼痛，向左肩及腰背部放射	恶心、呕吐，呕吐后腹痛不缓解	血、尿淀粉酶明显升高
急性肠梗阻	腹腔手术史	阵发性腹部绞痛	呕吐、腹胀、停止排便排气	X线检查见肠管内多个气液平面
急性阑尾炎	阑尾管腔堵塞	转移性右下腹痛	右下腹固定压痛	
腹腔脏器损伤	腹部外伤史	受伤部位突发持续性剧痛	呕吐、血尿，甚至休克	

（3）病情观察：严密观察生命体征、腹部症状和体征的变化，动态监测辅助检查结果，并记录24小时出入量。

（4）严格执行四禁：禁食、禁用镇痛药、禁服泻药、禁止灌肠。诊断未明确时，禁用吗啡、哌替啶等强镇痛药，以免掩盖病情。禁止灌肠、禁服泻药，以免增加消化道负担，造成感染扩散或病情加重，但蛔虫性肠梗阻的口服液状石蜡、肠套叠的早期灌肠复位等治疗性措施除外。

（5）迅速建立静脉通路，遵医嘱输液或输血，纠正水、电解质、酸碱平衡紊乱。

---

1. 急腹症患者，病情稳定，可采取

A. 仰卧位   B. 头高脚低位   C. 中凹卧位

D. 半卧位   E. 1/4 侧卧位

2. 关于急腹症患者四禁的说法，<u>不正确</u>的是

A. 饮食   B. 泻剂   C. 镇痛药   D. 灌肠 E. 半卧位

答案： 1. D。2. E。

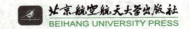

第33节　周围血管疾病

一、下肢静脉曲张

1. 临床表现 表现为进行性加重的下肢浅静脉扩张、纡曲、隆起等，伴下肢沉重、乏力感。久站或午后症状加重，平卧或肢体抬高后症状减轻。大隐静脉曲张较多见，以小腿内侧最明显。小隐静脉曲张的病变主要位于小腿外侧。病程较长者，在小腿特别是踝部出现皮肤营养性改变，可见皮肤萎缩、脱屑、色素沉着、硬结、湿疹和难愈性溃疡，有时可并发血栓性静脉炎和急性淋巴管炎。

2. 护理措施

（1）一般护理

①弹力袜或弹力绷带护理：促进静脉回流。注意弹力袜或弹力绷带的宽度和松紧度应适宜，以能伸入1个手指为宜，短袜在膝下3cm处结束，长袜在腹股沟下3cm结束，平整无皱褶。包扎从肢体远端开始，逐渐向近端缠绕，不应妨碍关节活动。包扎前先抬高下肢，排空静脉，故以清晨起床前包扎为好。注意观察肢端皮肤色泽和下肢肿胀情况。非手术治疗患者弹力绷带应长期坚持使用。

②促进下肢静脉回流，改善活动能力：避免长时间站立，坐时双膝不要交叉过久，以免压迫腘窝而影响静脉回流。不穿过紧的内裤，保持大、小便通畅，肥胖者应控制体重，避免腹内压升高。下肢肿胀时应卧床休息，患肢抬高30°～40°。

③并发症护理：慢性溃疡者应抬高患肢，保持创面清洁干燥，遵医嘱局部或全身用药治疗。下肢深静脉血栓已经形成的患者，应绝对卧床2周，床上活动患肢避免范围过大；禁止按摩，禁止压迫患肢，以防血栓脱落引起肺栓塞。曲张静脉出血者应立即报告医生，抬高患肢，加压包扎。

（2）术前护理：患肢水肿者，术前数天抬高患肢，减轻水肿，以利切口愈合。严格备皮，清洗肛门及会阴部，备皮范围为患侧腹股沟部、会阴部及整个下肢。

（3）术后护理：抬高患肢30°，指导患者做足背伸屈运动，以促进静脉血回流。术后24小时应鼓励患者下床活动。注意伤口有无渗血及感染，预防血栓性静脉炎。保持弹力绷带松紧合适，以能扪及足背动脉搏动和保持足部正常皮肤温度为宜。弹力绷带一般需维持1～3个月方可拆除。

（4）出院指导：去除影响下肢静脉回流的因素，不穿紧身衣物，不佩戴过紧的腰带。日常生活中应保持良好的姿势，避免长时间站立及坐时双膝交叉过久，休息时抬高患肢。指导患者进行适当的体育锻炼，增强血管壁弹性。

二、血栓闭塞性脉管炎

1. 临床表现

（1）局部缺血期：也称早期或一期。主要的病理变化是血管痉挛。表现为患肢苍白、发凉、酸胀无力、麻木、刺痛及烧灼感等。间歇性跛行是本期的典型表现，当患者行走一段后患肢疼痛，被迫停下，休息后疼痛缓解。少数患者可伴游走性浅静脉炎，表现为小静脉条索状炎性栓塞，局部红肿伴压痛。患肢足背动脉、胫后动脉搏动明显减弱。

（2）营养障碍期：也称中期或二期。主要的病理变化是血管壁增厚及血栓形成。特征性表现为出现静息痛，即休息时也不能满足局部组织的血液供应，患肢持续疼痛，夜间尤甚，彻夜难眠。为缓解疼痛，患者常屈膝抱足或将患肢垂于床沿下，以增加血供。体检患肢皮温明显下降，肢端苍白、潮红或发绀，皮肤干燥、脱屑、脱毛，指甲增厚变形，肌肉萎缩、松弛。患肢动脉搏动消失。

（3）组织坏死期：也称坏疽期、晚期或三期。主要的病理变化是动脉完全闭塞。肢体由远端向近端逐渐发生干性坏疽，肢端发黑，形成经久不愈的溃疡。继发感染后成为湿性坏疽，疼痛剧烈。病情严重时可出现全身感染中毒症状。

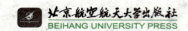

2. 护理措施

（1）一般护理：绝对禁烟。肢体保暖，但不可使用热疗，因热疗一方面可增加组织需氧量，加重病情，另一方面由于患者对热的敏感性降低，热疗易导致烫伤。保持皮肤清洁干燥，防止受伤及感染。已发生皮肤溃疡者应保持创面清洁干燥，加强换药，遵医嘱使用抗感染药物。

（2）手术护理

①动脉血管重建术后患肢平放，制动 2 周；静脉血管重建术后患肢抬高 30°，制动 1 周；血管造影检查后应平卧，患肢制动 6 ～ 8 小时，穿刺点加压包扎 24 小时。

②术后严密观察血压、脉搏，手术切口或穿刺点渗血情况。观察肢体远端双侧足背动脉搏动、皮肤温度、皮肤颜色及皮肤感觉，以判断血管的通畅程度。若术后动脉搏动消失、皮肤温度降低、颜色苍白、感觉麻木，提示有动脉栓塞；若动脉重建术后出现患肢肿胀，皮肤颜色发紫、温度降低，可能为重建部位的血管发生痉挛。预防感染。

（3）疾病知识指导：告知患者若能及早绝对禁烟，多数患者可以避免截肢。

（4）做 Buerger（伯格）运动：指导患者做伯格运动，以促进侧支循环的建立。患者平卧，抬高患肢 45°，维持 2 ～ 3 分钟；双足下垂床边 2 ～ 3 分钟，进行足的背伸、跖屈和左右摇摆运动，足趾上翘尽量伸展，再向下收拢，反复多次；患肢恢复平放姿势，休息 5 分钟。如此反复运动 5 ～ 6 次，每天 3 ～ 4 次。但下肢已发生溃疡或坏死时，运动可增加组织耗氧；动脉或静脉已有血栓形成时，运动可致血栓脱落后栓塞，均不可运动。

（5）保持正确的体位及姿势：患者睡觉时取头高足低位，避免长时间保持同一坐姿或站姿，避免将一腿放在另一腿膝盖上。

---

1. 关于大隐静脉高位结扎、曲张静脉剥脱术后的护理，错误的是
A. 抬高患肢　　　　　　　　B. 卧床 1 周　　　　　　　C. 患肢加压包扎
D. 保持敷料清洁　　　　　　E. 术后 12 天拆线

2. 血栓闭塞性脉管炎晚期特有的临床表现是
A. 趾端坏死　　　　　　　　B. 间歇性跛行　　　　　　C. 游走性静脉炎
D. 趾甲增厚　　　　　　　　E. 足背动脉搏动减弱

答案：1. B。2. A。

第 34 节　泌尿、男性生殖系统疾病常见症状和检查

1. 尿量异常

（1）正常尿量：成年人 24 小时尿量为 1000 ～ 2000ml。

（2）少尿或无尿：尿量＜ 400ml/24h 或 17ml/h 为少尿，＜ 100ml/24h 为无尿。少尿可因肾前性（血容量不足等）、肾性（急、慢性肾衰竭等）及肾后性（尿路梗阻等）引起。

（3）多尿：尿量＞ 2500ml/24h。

（4）夜尿增多：是指夜尿量超过白天尿量或夜尿持续＞ 750ml。夜尿持续增多，尿比重低而固定可提示肾小管浓缩功能减退。

2. 蛋白尿　每天尿蛋白含量持续超过 150mg，尿蛋白定性检查呈阳性称为蛋白尿。

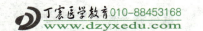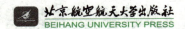

3. **血尿** 新鲜尿沉渣每高倍视野红细胞＞3个或1小时尿红细胞计数＞10万个，称镜下血尿。尿液外观为洗肉水样或血样即为肉眼血尿，提示1L尿液中含有1ml以上血液。

（1）初始血尿：提示病变在尿道。

（2）终末血尿：提示病变在后尿道、膀胱颈部或膀胱三角区。

（3）全程血尿：提示病变在膀胱、输尿管或肾脏。

4. **白细胞尿、脓尿和菌尿** 新鲜离心尿液每高倍视野白细胞＞5个，或新鲜尿液白细胞计数＞40万个，称为白细胞尿或脓尿。中段尿涂片镜检每个高倍视野均可见细菌，或尿培养菌落计数超过$10^5/ml$ 称为菌尿，仅见于泌尿系统感染。

5. **管型尿** 肾小球发生病变后，由蛋白质、细胞及其碎片在肾小管内凝聚而成，包括细胞管型、颗粒管型、透明管型等。白细胞管型是活动性肾盂肾炎的特征，红细胞管型提示急性肾小球肾炎，蜡样管型提示慢性肾衰竭。

6. **尿路刺激征** 包括尿频、尿急、尿痛，排尿不尽感及下腹坠痛。

（1）尿频：单位时间内排尿次数增多而每次尿量减少。正常一般白天排尿4～6次，夜间0～2次。

（2）尿急：有尿意即迫不及待需要排尿，难以控制。

（3）尿痛：排尿时感觉会阴、下腹部疼痛或烧灼感。

7. **排尿困难** 排尿时须增加腹压才能排出，病情严重时增加腹压也不能排出而形成尿潴留，见于膀胱以下尿路梗阻。

8. **尿潴留** 膀胱排空不完全或停止排尿，可分为急性和慢性尿潴留。急性尿潴留见于膀胱出口以下尿路严重梗阻，突然短时间内不能排尿，膀胱迅速膨胀。慢性尿潴留见于膀胱颈部以下尿路不完全性梗阻或神经源性膀胱。正常情况下残余尿量＜5ml，＞50～100ml 则为异常。

9. **尿失禁** 尿不能控制而自行排出。

---

1. 患者，男，56岁。血尿1个月，每次均为全程血尿，考虑出血部位可能在

A. 前尿道   B. 后尿道   C. 膀胱颈部

D. 尿道口   E. 输尿管

2. 患者，女，26岁。行膀胱镜检查后出现血尿和疼痛。为患者采取的护理措施**不包括**

A. 镇静止痛   B. 应用止血药   C. 嘱少饮水，减少排尿

D. 加强营养支持   E. 应用抗生素

答案：1. E。2. C。

第35节　泌尿系损伤

一、肾损伤

1. 临床表现

（1）休克：严重的肾裂伤、肾蒂裂伤时常引起休克，危及生命。

（2）血尿：大多有血尿，但血尿与损伤程度不成比例。肾挫伤时可能出现肉眼血尿，而严重的肾裂伤可能只有轻微血尿或无血尿。

（3）疼痛：随血液、尿液的外渗可表现为患侧腰腹部疼痛或全腹痛，腹膜刺激征，肾绞痛等。

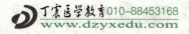 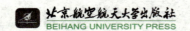

（4）腰腹部包块：血液、尿液渗入肾周围组织可形成肿块，可有触痛和肌强直。

（5）发热：血液、尿液外渗易继发感染，或出现发热并伴全身中毒症状。

2. 护理措施

（1）保守治疗的护理：严密观察生命体征、血尿情况；维持体液平衡，保证组织有效的灌注量，建立静脉通道，遵医嘱输血、补液、止血、营养支持治疗；有手术指征者，在抗休克治疗的同时，紧急完善术前准备。

（2）手术治疗的护理：**肾部分切除术后患者绝对卧床 1～2 周。**严密观察病情，及早发现出血、感染等并发症，并及时通知医生处理。

二、膀胱损伤

1. 临床表现

（1）休克：多因合并骨盆骨折所致，表现为剧痛、大出血、尿外渗、腹膜炎等，伤势严重可发生休克。

（2）腹痛：腹膜外破裂时，下腹部疼痛、压痛及肌紧张，直肠指诊有触痛并可扪及肿物。腹膜内破裂时有急性腹膜炎症状，叩诊有移动性浊音。

（3）排尿困难和血尿：有尿意但不能排出或仅排出少量血尿。若有血块堵塞则无尿液排出。

（4）尿瘘。

2. 护理措施

（1）对膀胱挫伤的患者，应加强导尿管护理，保持尿液引流通畅，密切观察尿液情况。

（2）对膀胱破裂的患者，严密观察生命体征，准确记录尿量。积极抗休克治疗，做好膀胱造口管的护理，预防发生感染。术后做好造瘘管的护理。

三、尿道损伤

1. 临床表现

（1）**尿道出血：是最主要的临床表现，**多见于前尿道损伤，即使不排尿也可见尿道外口滴血。后尿道损伤时，尿道口可无流血或仅少量血液流出。

（2）疼痛：前尿道损伤时出现受损处疼痛，尤以排尿时为甚。后尿道损伤时表现为下腹部痛，局部肌紧张，并有压痛，继而出现腹胀及肠鸣音减弱。

（3）排尿困难：因疼痛而致括约肌痉挛，出现排尿困难，甚至发生尿潴留。

（4）尿外渗及血肿。

（5）休克：常见于骨盆骨折引起的后尿道损伤，常因合并大出血诱发。

2. 护理措施

（1）严格观察生命体征，保证组织有效灌流量，防治休克。

（2）术后做好导尿管护理，**由于患者尿道损伤，留置导尿管时动作应轻柔，以尽量减轻患者疼痛。**观察尿液的颜色、性状及量，积极预防泌尿系感染。

（3）合并骨盆骨折患者卧硬板床，勿随意搬动，以免加重损伤，做好骨盆骨折护理常规。

（4）**尿道狭窄是尿道损伤最常见的并发症，**需定期做尿道扩张。

---

1. 尿道损伤患者术后导尿管留置的时间为

A．3～5 天　　　　　　　　　B．5～7 天　　　　　　　　　C．7～10 天

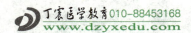 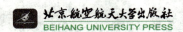

D. 10～14天　　　　　　　　　E. 14～21天

2. 患者，男，37岁。左脊肋角部撞击伤，腰痛，血尿（+++），诊断为肾挫伤，<u>不妥</u>的措施是

A. 密切观察生命体征　　　　　B. 止痛止血　　　　　C. 密切观察血尿变化

D. 尽早下床活动　　　　　　　E. 补液，抗感染

答案：1. E。2. D。

第36节　泌尿系结石

1. 非手术治疗的护理

（1）嘱患者大量饮水，保证每天饮水量3000ml以上，以维持每天尿量＞2000ml，达到稀释尿液、延缓结石生成速度、冲洗尿路及预防感染的目的。

（2）结石合并感染时，遵医嘱使用抗生素，并监测生命体征，尤其是体温的变化。

（3）肾绞痛发作时应卧床休息，立即解痉、镇痛，可肌内注射阿托品、哌替啶或局部应用利多卡因封闭。

（4）体外冲击波碎石术治疗后应严密观察病情，注意排石情况及尿液性状，观察有无碎石后血尿、肾绞痛、梗阻、感染等并发症发生。巨大肾结石碎石后，应采取患侧卧位48～72小时，以后逐渐间断起立。

（5）根据结石的分析结果指导合理饮食。

2. 手术治疗的护理

（1）术前护理：遵医嘱使用抗生素控制感染。术前1小时摄腹部X线平片，进行结石定位，并保持定位时的体位。

（2）术后护理：肾盂造口不需常规冲洗，以减少感染的机会。必须冲洗时，严格无菌操作，低压冲洗，冲洗量不超过5～10ml。肾实质切开取石及肾部分切除的患者，术后绝对卧床2周，以防再出血。耻骨上膀胱切开取石术后应保持切口清洁、干燥。

（3）根据结石成分合理饮食，草酸钙结石限制含钙、草酸多的食物，如浓茶、菠菜、番茄、土豆、芦笋、牛奶、豆制品、巧克力、坚果等。尿酸结石患者不宜食用含嘌呤高的食物，如动物内脏、啤酒，限制各种肉类和鱼虾等高蛋白的食物，可口服别嘌醇和碳酸氢钠，以抑制结石形成。指导患者大量饮水增加尿量，减少尿中晶体沉积。

（4）鼓励患者进行功能锻炼，防止骨脱钙，减少尿钙排出。使用药物调节尿pH值，预防结石复发。定期复诊，观察有无复发及残余结石。

1. 肾盂切开取石术后，肾盂造口管的护理<u>不正确</u>的是

A. 严格无菌操作　　　　　　　B. 观察并记录引流液的量、颜色、性状

C. 拔管前一天应闭管观察　　　D. 拔管前做肾盂造影

E. 拔管后向患侧卧位

2. 肾部分切除术后患者应绝对卧床时间是

A. 3天　　　　B. 4天　　　　C. 5天　　　　D. 6天　　　　E. 14天

答案：1. E。2. E。

第37节　肾结核

1. 临床表现

（1）尿频、尿急、尿痛：是肾结核的典型症状。无痛性尿频是肾结核最为突出的症状，呈进行性加重，出现时间最早，持续时间也最长。当结核病变侵及膀胱壁，尿频加剧，并伴有尿急、尿痛，表现为典型的膀胱刺激症状。

（2）脓尿、血尿：尿液呈淘米水样，浑浊伴絮状物。终末血尿为晚期症状，也可为唯一症状。

（3）腰痛：一般无明显腰痛，累及膀胱壁时症状可出现。

（4）全身症状：常发生于晚期，表现为消瘦、低热、盗汗等典型结核症状。或有慢性肾衰竭和高血压。

2. 护理措施

（1）休息与营养：适当活动，避免劳累；多饮水，鼓励患者进食营养丰富、富含维生素饮食。

（2）用药护理：指导患者按时、足量、足疗程服用抗结核药物，继续抗结核治疗 6 ～ 9 个月；使用护肝药物，定期检查肝功能；勿用或慎用对肾脏有毒性的药物，如氨基糖苷类、磺胺类药物；链霉素对脑神经有损害，影响听力，一旦发生，应通知医生停药、换药。

患者若出现"尿频、尿急、尿痛"症状，常提示

A．输尿管结石　　　　　　B．妊娠压迫　　　　　C．假性尿失禁

D．肾结核　　　　　　　　E．慢性肾炎

答案：D。

第38节　泌尿系梗阻

一、良性前列腺增生

1. 临床表现

（1）尿频：是最早出现的症状，夜间更明显，随着病情进展可出现假性尿失禁。

（2）排尿困难：进行性排尿困难是前列腺增生最重要、最典型的症状，表现为排尿迟缓、断续，尿流细而无力，射程短，终末滴沥，排尿时间延长。

（3）尿潴留：前列腺增生加重尿道梗阻时，过多的残余尿使膀胱逼尿肌收缩力减弱，逐渐发生尿潴留并出现尿失禁。发生尿潴留时，膀胱容积可增加至 3000 ～ 4000ml，高度膨胀的膀胱底部可达脐水平，主诉下腹部胀痛、排尿困难，体检见耻骨上膨隆，可扪及囊性包块，叩诊呈实音，有压痛。

（4）其他：合并感染时出现膀胱刺激症状，可有脱肛、内痔，晚期出现肾积水、肾衰竭等。

2. 护理措施

（1）非手术治疗护理：避免受凉、过度劳累、饮酒、便秘，以免诱发急性尿潴留。急性尿潴留发生时及时导尿，引流尿液。

（2）术前护理：对于慢性尿潴留患者应先留置导尿管，改善肾功能。积极应用抗生素控制尿路感染。术前 1 天灌肠，预防术后便秘。

（3）术后护理

①一般护理：术后 6 小时如无恶心可进流质饮食，鼓励多饮水，1 ～ 2 天无腹胀可恢复正常饮食。

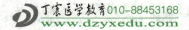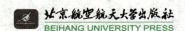

术后 1 周逐渐离床活动。

②膀胱冲洗护理

a．术后生理盐水持续冲洗 3 ～ 5 天，防止血凝块堵塞导尿管。

b．冲洗液温度控制在 25 ～ 30℃，可有效预防膀胱痉挛的发生。

c．冲洗速度根据尿色而定，一般为 60 ～ 80 滴 / 分，色深则快，色浅则慢。

d．确保膀胱冲洗及引流管通畅，如血凝块堵塞，可采取施行高压冲洗、挤捏尿管、加快冲洗速度、调整导尿管位置等方法使引流通畅。

e．观察并记录引流液的颜色、性质和量。冲洗时不应按压膀胱。

f．随着冲洗时间的延长，血尿颜色应逐渐变浅，如逐渐变深，应警惕活动性出血，及时通知医生处理。

③膀胱痉挛护理：一旦出现应指导深呼吸，放松腹部肌肉，严重者遵医嘱给予解痉药物。

④并发症的观察与护理

a．TUR 综合征：一旦发生 TUR 综合征，立即给予吸氧，减慢输液速度，静脉滴注 3% 氯化钠纠正低钠血症等。

b．尿失禁：多为暂时性，一般无须药物治疗，可做膀胱区及会阴部热敷、针灸等。

c．出血：前列腺增生术后早期的护理重点是观察和防治出血。术后早期禁止灌肠或肛管排气，以免造成前列腺窝出血。

d．感染：术后易引起尿路感染，早期应用抗生素。

⑤引流管的护理

a．止血：术后利用导尿管的水囊压迫前列腺窝与膀胱颈，达到局部压迫止血的目的。严密观察尿色、量、性质的变化。

b．固定：妥善固定导尿管，固定于大腿内侧，稍加牵引，防止气囊移位，影响止血效果。保持导尿管通畅，防止受压、扭曲和折叠。

c．消毒：每天 2 次用碘伏消毒尿道外口，保持会阴部清洁。

d．拔管：耻骨后引流管术后 3 ～ 4 天拔管；TURP 术后 5 ～ 7 天尿色清澈即可拔除导尿管；耻骨上前列腺切除术后 7 ～ 9 天拔除导尿管；膀胱造口管通常留置 10 ～ 14 天后拔除，拔管后用凡士林油纱布填塞瘘口，排尿时用手指压迫瘘口纱布防止漏尿，一般 2 ～ 3 天愈合。

（4）饮食指导：术后前列腺窝修复需 3 ～ 6 个月，在此期间仍可发生排尿异常现象。指导患者进食易消化、高纤维素饮食，必要时遵医嘱使用缓泻药物；鼓励多饮水，预防泌尿系统感染；禁食辛辣的食物，避免受凉、过度饮酒、劳累及精神刺激。

（5）活动指导：1 ～ 2 个月避免剧烈活动，如久坐、提重物、跑步、骑自行车等，防止继发性出血。TURP 术后 1 个月、耻骨上经膀胱前列腺切除术后 2 个月一般可恢复性生活。

二、急性尿潴留

1．临床表现　急性起病，伴尿意明显、剧烈疼痛，可有排尿困难、尿频、尿急、夜尿多等病史，继发感染可出现腰痛、发热等症状。体格检查时，可见下腹部膀胱明显充盈，耻骨上叩诊呈固定浊音。如合并上尿路感染和肾积水，可出现肾区叩痛。

2．治疗与护理措施　病因明确并有条件及时解除者，应立即去除如尿道结石或尿道异物等病因，恢复排尿。病因明确，但不能立即解除者，则应先缓解尿潴留，如前列腺增生、尿道狭窄等。导尿是解除尿潴留最直接和最有效的方法。导尿管插入困难时，可行耻骨上膀胱穿刺造瘘术。

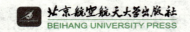

患者，65 岁。因前列腺增生造成尿潴留，10 小时未排尿，此时最常用的方法是

A．耻骨上膀胱穿刺，抽吸尿液　　　B．留置导尿　　　　　C．诱导排尿

D．耻骨上膀胱造瘘　　　　　　　　E．行开放手术，留置膀胱引流管

答案：B。

第39节　泌尿系肿瘤

一、肾　癌

1. **临床表现**　50 ～ 70 岁高发，男性偏多。

（1）血尿、肿块、腰痛：是肾癌的三大主症。间歇无痛性血尿为常见的症状，表明肿瘤已累及肾盏、肾盂，常伴有腰部钝痛或隐痛，血块通过输尿管时可致肾绞痛。肿瘤较大时在腹部或腰部触及肿块。

（2）副瘤综合征：表现为低热、高血压、红细胞增多、高钙血症、高血糖等。因肿瘤消耗和血尿，晚期可出现营养不良、恶病质。转移症状。

2. **护理措施**

（1）休息活动护理：血压平稳后取健侧卧位或半卧位，避免过早下床。肾部分切除的患者应卧床 1 ～ 2 周，根治性肾切除术后卧床 3 ～ 5 天，以防出血。

（2）饮食护理：给予高热量、高蛋白、高维生素、易消化饮食。

（3）观察病情：重点观察引流和排尿情况，防止并发症的发生。

（4）引流管护理：根治性肾切除术后，腹膜后引流管 24 小时引流液为血性液体，一般不超过100ml，以后逐渐减少。如出血量＞100ml/h，应及时通知医生。术后 2 ～ 3 天引流量一般＜ 10ml，可考虑拔管。

二、膀胱癌

1. **临床表现**　50 ～ 70 岁高发，男性多见。

（1）血尿：是膀胱肿瘤最常见、最早出现的症状。常为间歇性全程无痛肉眼血尿，终末加重，可自行减轻或停止，易被误以为"好转"。

（2）膀胱刺激征：肿瘤坏死、脱落或并发感染时出现尿频、尿急、尿痛，晚期多见。

（3）排尿困难：癌肿或血块堵塞膀胱出口。

（4）全身症状：低热、下腹肿块、消瘦、贫血等。

2. **护理措施**

（1）休息活动护理：生命体征平稳后，为促进伤口引流和尿液引流，多取半卧位。

（2）饮食护理：术前给予高热量、高蛋白、高维生素、易消化饮食，戒烟 2 周。拟行全膀胱切除肠道代膀胱手术者，做好肠道准备。膀胱肿瘤电切术后 6 小时，即可进食，多食水果、蔬菜，避免刺激性食物，保持大便通畅。膀胱全切术后持续胃肠减压，拔除胃管开始进食逐步恢复正常饮食。

（3）引流管护理：妥善固定，保持引流通畅，定期挤压、消毒引流管和更换引流袋。膀胱全切放置输尿管支架者，术后 10 ～ 14 天拔除。代膀胱造口管术后 2 ～ 3 周，经造影检查无尿瘘及吻合口狭窄后可拔除。原位新膀胱术后，待新膀胱容量＞ 150ml 可拔除。盆腔引流管术后 3 ～ 5 天拔除，

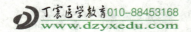
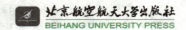

切口引流管 24 小时后即可拔除。

（4）预防并发症：密切观察病情，预防出血、感染和尿瘘，严格执行无菌操作，遵医嘱应用抗生素。

（5）膀胱灌注化疗的护理：灌注前 4 小时禁饮，排空膀胱，常规消毒外阴及尿道口。药物需在膀胱内保留 1 ～ 2 小时，协助患者每 15 ～ 30 分钟变换体位 1 次。灌注后每天饮水 2500 ～ 3000ml，以减少化疗药对尿道的刺激。

三、前列腺癌

1. **临床表现** 早期无明显症状，肿瘤增大至阻塞尿道或侵犯膀胱颈时出现与前列腺增生相似的膀胱颈梗阻症状。晚期可出现腰痛和腿痛、贫血、下肢水肿、排便困难、少尿、无尿、尿毒症等症状。少数患者以转移症状就医而无明显原发症状。

2. **护理措施** 同膀胱癌护理。

患者，男，63 岁。无明显诱因下，反复出现无痛性肉眼血尿 3 个月余，抗生素治疗无效。可能的疾病是

A．膀胱炎症   B．泌尿系结石   C．泌尿系肿瘤

D．肾结核   E．前列腺癌

答案：C。

第40节　骨科患者的一般护理

一、牵引术与护理

1. **操作前护理** 做好解释工作，被牵引的肢体局部皮肤用清水清洗，必要时剃除毛发。准备用物如牵引床、牵引架、重锤等。

2. **牵引期间护理**

（1）维持有效牵引

①保持反牵引力：颅骨牵引时应抬高床头，下肢牵引时应抬高床尾 15 ～ 30cm。若出现移位，及时调整。

②摆好体位，肢体纵轴应与牵引力线平行，牵引重量保持悬空，患者足不可抵床栏，滑轮灵活，不可随意增减或移去牵引重量，不可随意放松牵引绳。

③每日测量肢体长度，两侧对比，防止牵引力量不足或过度牵引。

（2）维持有效血液循环：严密观察患肢末梢血液循环情况。

（3）皮肤护理：胶布牵引部位及长期卧床患者骨突部皮肤可出现水疱、溃疡及压疮，注意观察胶布牵引患者胶布边缘皮肤有无水疱或皮炎。应保持床单位清洁、干燥，定时翻身，并检查皮肤状况。

（4）并发症护理

①感染：骨牵引操作时严格执行无菌操作，牵引针孔处每天滴 75% 乙醇 2 次，及时擦去针眼处分泌物或痂皮，保持周围皮肤清洁。发生感染者应充分引流，严重时需拔出钢针，更换牵引位置。

②血管和神经损伤：注意观察肢体血管神经功能，颅骨牵引者观察意识和神经系统表现。

③关节僵硬：以足下垂畸形最常见，多由腓总神经受压和患肢缺乏功能锻炼有关。应注意保护腓总神经，防压迫，可用垂足板将踝关节置于功能位。病情允许时可定时做踝关节活动。

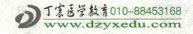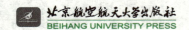

④牵引针、弓脱落：应定时检查，及时拧紧。

⑤其他：加强皮肤护理，注意保暖，防止压疮。指导患者深呼吸和有效咳痰，定期翻身拍背，防止坠积性肺炎。

二、石膏绷带术与护理

1．**体位与搬动**　卧硬板床，术后 8 小时内避免翻身，8 ~ 10 小时后协助翻身。翻身或搬动时用手掌平托，避免手指托扶和按压石膏。四肢包扎石膏应制动并抬高患肢，减轻肢体肿胀。石膏背心及人字形石膏禁止在头及肩下垫枕，防止胸腹部受压。

2．**保持石膏清洁干燥**　石膏污染后用布蘸洗涤剂擦拭，清洁后迅速擦干。断裂、变形和严重污染的石膏应及时更换。

3．**病情观察**　评估肢体血液循环是石膏固定护理中最重要的内容，患肢抬高，以利静脉回流。出现 5P 征（疼痛、感觉异常、麻痹、苍白及脉搏消失），应警惕骨筋膜室综合征。

4．**并发症的预防**

（1）骨筋膜室综合征：以前臂掌侧和小腿骨折最常见。多由骨筋膜内压力增高和包扎过紧所致。一旦出现应立即放平肢体并报告医生，做好切开减压准备。

（2）压疮：保持床铺清洁干燥，定时翻身，包扎石膏前骨突处加衬垫。包扎石膏时避免手指按压或向石膏内塞垫。

（3）石膏综合征：因大型石膏或包扎过紧，引起患者反复呕吐、腹痛、胸闷、呼吸窘迫等。预防方法是包扎石膏不可过紧，少量多餐，避免进食过快、过饱，避免进食产气多的食物，上腹开窗等。

（4）化脓性皮炎：由石膏凹凸不平或异物伸入石膏内搔抓所致，应及时开窗检查和处理。

（5）废用综合征：长期卧床，石膏制动，易发生骨质疏松和关节僵硬。

（6）出血：手术切口或创面出血时，血液可渗出石膏外，应用记号笔标出出血范围及时间，若血迹范围继续扩大，应及时开窗检查。

（7）其他：长期卧床可导致坠积性肺炎、便秘等。

三、功能锻炼

1．**功能锻炼方法**

（1）被动运动：完全依靠外力帮助来完成的运动，适用于瘫痪严重的患者。

（2）主动运动：依靠患者自身力量完成的运动，是功能锻炼的主要方法，适用于有活动能力的患者。

（3）助力运动：由医务人员、患者健肢或器械提供力量来协助患肢完成的运动。

（4）手法治疗：必须在麻醉下进行，手法缓和。

2．**分阶段锻炼**

（1）骨折早期：术后 1 ~ 2 周，运动重点是肢体等长收缩运动，固定部位上下关节暂不活动，身体其他部位加强主动运动，防止肌肉萎缩，减轻水肿，促进静脉回流。

（2）骨折中期：术后 2 周，运动重点以患肢骨折的上下关节运动为主，动静结合，循序渐进，主动与被动运动结合，活动范围由小到大，活动强度和活动量逐渐加大。

（3）骨折后期：病变部位已基本愈合，进行以重点关节为主的全身锻炼，为功能锻炼的关键时期，可在抗阻力下锻炼，或借助器械练习，也可进行物理治疗和外用药物熏洗。

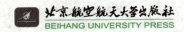

患者，男，43岁。小腿石膏绷带包扎2小时后，出现脚趾剧痛，苍白发凉，足背动脉搏动减弱，护士应立即采取的措施是

A．注意保暖
B．抬高患肢
C．给予活血化瘀药物
D．做下肢被动活动
E．适当松解石膏绷带

答案：E。

第41节　骨与关节损伤

一、常见的四肢骨折

1．锁骨骨折　局部疼痛、肿胀、瘀斑，患侧肩部下垂，肩关节活动使疼痛加剧。

2．肱骨干骨折　除骨折的一般体征外，因肱骨干中下1/3段后外侧有桡神经沟，此处骨折易合并桡神经损伤，出现垂腕畸形，掌指关节不能背伸，拇指不能伸直，前臂旋后障碍等，手背桡侧皮肤感觉减退或消失。

3．肱骨髁上骨折　除骨折的一般体征外，肘部肿胀、疼痛、皮下瘀斑、肘后凸起、功能障碍，肘后三点关系正常。若正中神经、尺神经或桡神经受损，常有手臂感觉及运动功能障碍。若肱动脉挫伤或受压，出现血管痉挛致前臂缺血，可表现为局部剧痛，皮肤苍白、发凉，桡动脉搏动减弱或消失等。

4．桡骨远端伸直型骨折（Colles骨折）　伤后局部疼痛、肿胀，出现典型畸形姿势，侧面观呈"餐叉样"畸形，正面观呈"枪刺样"畸形。

5．股骨颈骨折　患髋疼痛，患肢活动障碍，患肢呈外旋畸形，测量可发现患肢缩短。

6．股骨干骨折　除骨折一般体征外，单一股骨干骨折出血较多，可出现休克表现，中下1/3骨折易引起血管神经损伤。

7．胫腓骨干骨折　多不发生明显移位，以胫腓骨干双骨折最为多见，开放性骨折有骨端外露。合并胫前动脉损伤，足背动脉搏动消失。合并骨筋膜室综合征，可出现相应表现。

二、脊柱骨折及脊髓损伤

（一）脊椎骨折

有交通事故、高空坠落等严重外伤史。局部疼痛、肿胀，脊柱活动受限，站立和翻身困难，常伴腹痛、腹胀，甚至肠麻痹症状。骨折处棘突有局部肿胀，明显压痛和叩击痛。合并截瘫时，损伤脊髓平面感觉、运动、反射及括约肌功能障碍。高位截瘫可致呼吸肌麻痹，出现呼吸困难，甚至呼吸停止。

（二）脊髓损伤

1．临床表现

（1）脊髓震荡：是脊髓损伤最轻的一种，损伤平面以下的感觉、运动和反射出现完全或大部分消失，经过数小时至数天完全恢复，不留任何神经系统后遗症。

（2）不完全性脊髓损伤：损伤平面以下保留某些感觉和运动功能。脊髓半切征（Brown-Sequard征）表现为损伤平面以下同侧肢体的运动和深感觉消失，对侧肢体的痛觉和温度觉消失。

（3）完全性脊髓损伤：损伤平面以下弛缓性瘫痪，感觉、运动、反射及括约肌功能完全丧失，

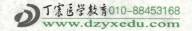
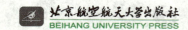

称为脊髓休克期。2～4周后逐渐发展为痉挛性瘫痪，肌张力增高，腱反射亢进，出现病理性锥体束征。

（4）脊髓圆锥损伤：第12胸椎和第1腰椎骨折可损伤脊髓圆锥，可出现会阴部鞍区皮肤感觉消失，括约肌功能及性功能障碍，但双下肢的感觉和运动功能正常。

（5）马尾神经损伤：损伤平面以下弛缓性瘫痪，感觉、运动和括约肌功能障碍，肌张力下降，腱反射消失，不出现病理性锥体束征。

2. 并发症

（1）呼吸道并发症：呼吸道感染和呼吸衰竭是颈段脊髓损伤的严重并发症。

（2）泌尿生殖道的感染和结石。

（3）压疮。

（4）其他，体温异常、腹胀、便秘等。

（三）脊椎及脊髓损伤的护理

1. 急救搬运　对疑有脊柱骨折者应尽量避免移动。如确需搬动，可采用平托法或滚动法，将患者移至硬担架、木板或门板上。平托法是将患者平托至担架上；滚动法是使患者身体保持一条直线，整体滚动至担架上。严禁1人抬头、1人抬脚，或用背、抱的方法搬运，以免脊柱弯曲使碎骨片挤入椎管而加重脊髓损伤。无论采用何种搬运方法，都应让患者保持脊柱中立位。

2. 饮食护理　给予营养丰富、易消化饮食，多饮水，多摄入富含纤维素食物，少食多餐，减少腹泻和便秘。

3. 生活护理　加强皮肤、口腔和大小便护理，训练患者规律排便。便秘者可行腹部按摩，必要时给予缓泻药或灌肠。

4. 体温异常的护理　严密监测体温的变化。高热时以物理降温为主，降低室温，必要时应用输液和冬眠药物。低温时注意保暖，提高室温，以物理复温为主，注意预防烫伤。

5. 并发症的护理

（1）呼吸系统护理：遵医嘱给氧，鼓励患者深呼吸、有效咳嗽。痰液黏稠时给予雾化吸入。必要时早期行气管插管或气管切开，保持呼吸道通畅。

（2）泌尿系统护理：早期留置尿管持续引流并记录尿量，2～3周后改成每4～6小时开放1次。脊髓完全性损伤者应进行排尿功能训练。鼓励患者每天饮水3000ml以上，预防感染和结石，必要时做膀胱冲洗。

（3）皮肤护理：床褥清洁平整，保持皮肤清洁干燥，每2小时翻身1次，翻身时使用轴线翻身法，避免拖拽患者，预防压疮。

6. 功能锻炼　指导和鼓励患者早期活动和功能锻炼。单纯压缩骨折患者卧床3天后开始腰背部肌肉锻炼，使臀部离开床面；第3个月可下床少量活动，但仍以卧床休息为主；3个月后逐渐增加下床活动时间。

三、骨盆骨折

1. 临床表现

（1）症状：髋部肿胀、疼痛、活动障碍等。有大出血或严重内脏损伤者常有低血压和休克早期表现。

（2）体征：骨盆分离试验阳性（双手交叉撑开患者的两髂嵴，出现疼痛）。挤压试验阳性（双手挤压患者的两髂嵴，伤处仍出现疼痛）。两侧肢体长度不对称，会阴部可见瘀斑（耻骨和坐骨骨折的特有体征）。

（3）并发症：出血性休克、腹膜后血肿、盆腔内脏器损伤、神经损伤、脂肪栓塞和静脉栓塞等。

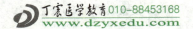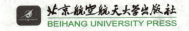

2．护理措施

（1）休息活动护理：髂前上、下棘撕脱骨折采取髋、膝屈曲位。坐骨结节撕脱骨折采取大腿伸直、外旋位。骶尾骨骨折者在骶部垫气圈或软垫。定期翻身，但骨折愈合后方可患侧卧位。

（2）严密观察意识和生命体征，及早发现并发症，立即建立静脉通道，及时输血、补液，纠正血容量不足。

（3）兜带牵引护理：兜带宽度需适宜，悬吊重量以臀部抬离床面为佳，保持兜带平整，避免随意移动。

（4）并发症护理：出血性休克或腹膜后血肿加强补液护理。盆腔内脏器损伤应严密观察并及时处理。尿道损伤时行尿道修补术，留置导尿2周。直肠损伤严格禁食，术后保持造口周围皮肤清洁，避免进食含过多粗纤维的食物。

四、关节脱位

（一）概述

1．临床表现　好发于青壮年和儿童。一般表现为关节疼痛、肿胀、局部压痛，关节功能障碍。特征性表现为畸形、弹性固定和关节盂空虚。

2．护理措施

（1）体位护理：抬高患肢，并保持功能位，促进静脉回流，减轻肿胀。

（2）疼痛护理：伤后24小时内局部冷敷，消肿止痛。24小时后给予局部热敷，促进吸收，减少肌肉痉挛疼痛。护理操作或搬动患者时，动作轻稳，托住患肢。必要时遵医嘱使用镇痛药。

（3）功能锻炼：固定期间进行肌肉舒缩活动，非固定关节进行关节的主动锻炼。固定结束后循序渐进地开始肢体的全范围功能活动。

（二）常见关节脱位

关节脱位以肩关节和肘关节脱位最常见，其次为髋关节。常见关节脱位鉴别见表2-26。

表2-26　常见关节脱位鉴别

	肩关节脱位	肘关节脱位	髋关节脱位
病因病理	间接暴力所致，前脱位多见	间接暴力所致，后脱位常见，易致神经血管损伤	强大暴力所致，后脱位最常见，严重时可致股骨头坏死
临床表现	三角肌塌陷，呈"方肩"畸形，关节盂处空虚，可触及肱骨头，杜加试验阳性	明显畸形，肘部弹性固定在半屈位，肘后三角关系失常	患肢短缩，髋关节呈屈曲、内收、内旋，臀部可触及股骨头
治疗要点	手法复位后固定3周	尽早手法复位。手法复位失败者手术切开复位，一般固定2～3周	尽早手法复位或手术复位。复位后固定于外展中立位，皮牵引或穿丁字鞋2～3周，禁止屈曲、内收、内旋动作
功能锻炼	固定时活动腕部与手指。解除固定后行肩关节各方向的主动活动	固定时做伸掌、握拳、手指屈伸及肩、腕关节活动。解除固定后练习肘关节屈伸和前臂旋转活动	固定时患肢股四头肌的等长收缩锻炼，3周后开始活动关节，4周后可扶拐下地，3个月内患肢不能负重

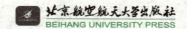

五、断肢（指）再植

1. 临床表现

（1）全身表现：单个较小肢体如手指、脚趾离断一般无明显全身症状。大的肢体离断由于出血量多，疼痛剧烈，往往伴随全身表现。

（2）局部表现：离断面软组织损伤，无血液循环，断面可能有骨折或脱位。

2. 护理措施

（1）手术前护理：监测生命体征，严密观察离断肢（指）的局部情况和患者的全身状况，做好术前准备。

（2）术后护理

①并发症的护理

a. 休克护理：患者因创伤大、出血多、手术时间长，容易出现低血容量性休克，术中和术后应补充血容量，若发生中毒性休克而危及患者生命时，应及时截除再植的肢体。

b. 急性肾衰竭：是断肢再植术后极其严重的并发症，可导致患者死亡。应严密观察患者尿量，测定尿比重，详细记录出入水量。如每天排尿量不足 500ml 或每小时尿量不足 30ml，及时通知医师予以利尿等处理。

c. 血管危象：术后 48 小时内易发生，原因为术后血管痉挛和栓塞。**应抬高患肢，使之处于略高于心脏水平，以利静脉回流。**术后平卧 10～14 天，勿侧卧，以防患侧血管受压影响患肢的血流速度。再植肢体局部用落地灯照射，既利于血液循环，也利于局部保温。严禁主动及被动吸烟。可适当应用抗凝解痉药物如低分子右旋糖酐。术后注意观察皮肤温度及颜色、毛细血管回流试验、指（趾）腹张力和指（趾）端侧方切开出血等。一旦发生血管危象，应立即解除压迫因素，必要时行手术探查。

②功能锻炼：在肢（指）体成活、骨折愈合拆除外固定后，进行主动或被动功能锻炼，并适当辅以物理治疗，促进功能恢复。

a. 术后 3 周左右可用红外线理疗等方法促进淋巴回流，减轻肿胀，未制动的关节可做轻微的屈伸活动。

b. 术后 4～6 周练习患肢（指）伸屈、握拳等动作。

c. 术后 6～8 周应加强受累关节的主动活动，患手做提、挂、抓的使用练习。

患者，女，30 岁。前臂闭合性骨折 24 小时，疼痛剧烈，肿胀明显，局部皮下淤血，手指呈屈曲状，肤色苍白，活动受限。可能的并发症是

A. 脂肪栓塞　　　　　　　　B. 神经损伤　　　　　　　C. 关节僵硬

D. 缺血性肌痉挛　　　　　　E. 骨筋膜室综合征

答案：E。

第 42 节　常见骨关节感染

一、化脓性骨髓炎

1. 临床表现　本病常见于骨骼生长快的儿童。

（1）急性血源性骨髓炎

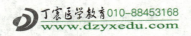
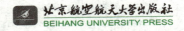

①全身中毒症状：最典型的表现为恶寒、高热、呕吐，呈脓毒症症状。患儿可有烦躁、惊厥，甚至休克或昏迷。

②局部症状：早期患处剧痛，患肢半屈曲状，因疼痛抗拒主动与被动运动。局部皮温增高，有局限性压痛和活动受限。当骨膜下脓肿形成或已破入软组织中，患肢局部出现红、肿、热、痛或波动感。

（2）慢性血源性骨髓炎：在静止期可无症状，仅有局部肿胀，患肢增粗变形。急性发作时患肢出现红肿、疼痛、发热，窦道口排出脓液和死骨，可伴全身中毒症状。

2．护理措施

（1）休息活动护理：卧床休息，制动并抬高患肢，动作轻稳，搬动肢体时注意支托上、下关节。

（2）病情观察：术后密切观察切口情况和引流液的量、颜色和性质。

（3）用药护理：遵医嘱联合应用足量抗生素，直至体温正常后3周左右。

（4）引流管护理：保持冲洗、引流通畅，冲洗管的输液瓶高于伤口60～70cm，引流袋低于伤口50cm。引流管留置3周或体温下降、引流液连续3次培养阴性即可拔除引流管。

（5）加强营养，给予高热量、高蛋白、高维生素、高纤维素、易消化的饮食，多饮水，提高机体抵抗力。

（6）指导患者每天进行患肢等长收缩训练及关节被动活动或主动活动，避免患肢功能障碍。

二、化脓性关节炎

1．临床表现　常有外伤诱发史，起病急骤，寒战、高热，体温可超过39℃。严重感染发生谵妄、昏迷，小儿可有惊厥。病变关节剧痛、红肿，功能障碍，活动受限，关节保持半屈曲位，拒绝活动和检查。关节腔内积液在膝部最为明显，可出现浮髌试验阳性。

2．护理措施

（1）一般护理：卧床休息，制动并抬高患肢，保持患肢功能位，以减轻疼痛、防止感染扩散和关节畸形。高热患者给予物理降温或药物降温。

（2）控制感染：遵医嘱早期使用广谱有效的抗生素。

（3）关节穿刺或灌洗的护理：关节穿刺注入抗生素每天1～2次，直到关节液清亮，体温和实验室指标正常。关节腔灌洗每天滴入含抗生素的溶液2000～3000ml，直至引流液清澈，细菌培养阴性。

（4）术后患肢制动，伤口护理，保持引流管通畅，观察并记录引流液颜色、量和性状。

（5）急性期患者可做患肢骨骼肌的等长舒缩运动。待炎症消退后，鼓励患者做关节伸屈等主动锻炼。

三、骨与关节结核

骨与关节结核是由结核分枝杆菌侵入骨或关节而引起的一种继发性结核病。好发于儿童和青少年，脊柱结核多见，其次为膝关节结核和髋关节结核。

1．临床表现

（1）症状：起病缓慢、隐匿，可无明显全身症状或只有轻微结核中毒症状。可有午后低热、乏力、盗汗，典型病例还可见消瘦、食欲差、贫血等症状。发病初期局部疼痛不明显，多为偶发关节隐痛，活动时疼痛加重，逐渐转为持续性疼痛。脊柱结核常见胸椎，其次腰椎，颈椎和骶椎少见。膝关节结核可出现"鹤膝"。儿童常有夜啼。

（2）体征：浅表关节病变可见肿胀与积液，并有压痛。有不同程度的关节畸形和功能障碍。关节骨质破坏后易形成脓肿；但因缺乏红、热、压痛等急性炎症表现，被称为寒性脓肿或冷脓肿。脓肿向体表破溃，形成窦道，流出米汤样脓液。脓肿压迫邻近脊髓引起截瘫，是脊椎结核最严重的并发症。

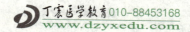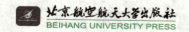

2．护理措施

（1）缓解疼痛：取舒适体位，减少局部活动；合理使用抗结核药物治疗，必要时行药物止痛；做好心理护理。

（2）饮食护理：给予高热量、高蛋白、高维生素、易消化饮食。

（3）用药护理：观察治疗效果及不良反应，出现眩晕、耳鸣、听力异常、肝功能受损等改变时，及时通知医师调整药物。

脊椎结核最严重的并发症是

A．寒性脓肿和窦道　　　　　　B．椎体病理性骨折　　　　　　C．截瘫

D．脊柱活动功能障碍　　　　　E．脊椎后凸、侧凸畸形

答案：C。

第43节　骨肿瘤

1．临床表现

（1）**疼痛和压痛：是生长迅速的肿瘤最显著的症状。** 良性肿瘤多无疼痛或轻度疼痛。恶性肿瘤局部疼痛，开始较轻，呈间歇性，而后逐渐加剧，呈持续性，夜间加重，可有压痛。

（2）**肿块和肿胀：是最常见、最早、最重要的症状，** 良性肿瘤局部肿块，质硬，生长缓慢。恶性肿瘤局部肿胀，皮肤发热和静脉怒张。

（3）功能障碍和压迫症状：长骨干骺端的骨肿瘤多邻近关节，可使关节肿胀和活动受限。

（4）病理性骨折和脱位。

（5）转移表现：远处转移多为血行转移，偶见淋巴转移。

（6）不同类型骨肿瘤的临床特点见表 2-27。

表2-27　常见骨肿瘤的临床特点

	骨软骨瘤	骨巨细胞瘤	骨肉瘤
好发部位	长管状骨的干骺端	股骨远端胫骨近端	长管状骨的干骺端
好发人群	青少年	20～40岁	青少年
病理特点	良性骨肿瘤	交界性骨肿瘤	恶性肿瘤，血行转移以肺多见
临床表现	长期无症状	局部疼痛、肿胀	剧痛难忍、皮温高、静脉怒张，晚期恶病质
X线表现	干骺端骨性突起	骨端偏心性、溶骨性破坏，无骨膜反应，呈肥皂泡样改变	Codman三角，"日光射线"现象

2．护理措施

（1）休息活动护理：术后抬高患肢，保持关节功能位。膝部术后，膝关节屈曲 15°；髋部术后，髋关节外展中立或内旋位。必要时进行固定、制动，避免过度活动。卧床患者定时翻身、叩背，预防压疮。

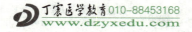
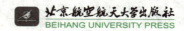

（2）饮食护理：给予高蛋白、高热量、高维生素、高纤维素饮食，必要时静脉补充营养。

（3）疼痛护理：可按疼痛三阶梯疗法镇痛。一级镇痛针对疼痛较轻者，应用非阿片类解热镇痛药；二级镇痛针对中度疼痛，应用弱阿片类药物，如可待因；三级镇痛针对持续性剧痛，应用强阿片类药物，如吗啡。

（4）功能锻炼：下肢手术患者在术前2周开始股四头肌收缩练习。术后48小时开始肌肉的等长收缩锻炼。行关节置换者，手术2～3周后开始关节的功能锻炼。

（5）预防病理性骨折：搬运患者动作应轻柔，功能锻炼应循序渐进，不要急于下床活动。练习站立或行走时应专人陪护，防止跌倒。

骨软骨瘤的临床特点是

A．常见部位是手或足的管状骨　　　　B．局部红肿、疼痛

C．多数无症状，无意中发现骨性肿块　　D．X线显示骨破坏，膨胀改变

E．肿瘤生长迅速

答案：C。

第44节　腰腿痛及颈肩痛

一、腰椎间盘突出症

1. 临床表现　可发生在任何年龄，以20～50岁男性常见。多有长期弯腰或坐位工作史，首次好发于弯腰持重或突然扭腰过程中。

（1）症状：腰痛和坐骨神经痛最多见。

①腰痛：是最早出现的症状，常表现为下腰部及腰骶部的持久性钝痛。弯腰负重、咳嗽、喷嚏、长时间强迫体位可加重，休息后症状缓解。

②坐骨神经痛：常为单侧放射性疼痛，从腰骶部、臀部向大腿后外侧、小腿外侧、足跟部或足背部放射，可伴感觉迟钝或麻木。行走时取前倾位，卧床时取弯腰侧卧、屈髋屈膝体位，可缓解疼痛。咳嗽、喷嚏或排便时可加重。腿痛重于腰痛是椎间盘突出症的重要症状。严重者可出现间歇性跛行。

③马尾综合征：中央型腰椎间盘突出症可压迫马尾神经，出现鞍区感觉迟钝及大小便功能障碍。

（2）体征

①腰椎侧突：缓解疼痛的姿势性代偿畸形。

②腰部活动受限：腰部各方向活动均受限，以前屈受限最明显。

③压痛和骶棘肌痉挛：棘突间和棘突旁1cm处有深压痛和叩击痛，并向下肢放射。

④直腿抬高试验和加强试验阳性（坐骨神经痛在抬腿60°以内时即可出现）。

⑤神经系统检查：感觉减退，肌力下降，踝反射和肛门反射减弱或消失。

2. 护理措施

（1）非手术治疗及手术前护理

①休息活动护理：绝对卧硬板床3周，以减轻负重和体重对椎间盘的压力。抬高床头20°，侧卧位时屈髋屈膝，放松背部肌肉；仰卧位时膝关节屈曲，膝、腿下可垫枕。病情缓解后3个月内避免弯腰持物。

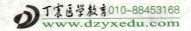
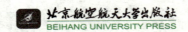

②保持有效牵引：牵引重量一般为 7 ～ 15kg，抬高床脚做反牵引，持续 2 周。孕妇、高血压和心脏病患者禁用。

（2）术后护理

①休息活动护理：术后平卧 2 小时，禁止翻身。2 小时后协助患者轴性翻身。

②病情观察：注意监测生命体征及下肢皮肤温度，观察切口敷料有无渗血、渗液。

③引流管护理：观察引流液的颜色、性质和量，有无脑脊液漏出及活动性出血。注意防止引流管脱出、折叠。引流管一般于术后 24 ～ 48 小时取出。

④功能锻炼：术后第 1 天开始股四头肌等长舒缩和直腿抬高活动，防止肌肉萎缩和神经根粘连。术后 1 周进行腰背肌锻炼。术后平卧 2 周，戴腰围或支架下床活动。

（3）疾病知识指导：向患者及家属介绍腰椎间盘突出症的防治知识。肥胖者或超重者在必要时控制饮食和减轻体重。

（4）保持正确姿势：教会患者正确的坐、卧、立、行和劳动姿势。避免长时间维持同一姿势，劳逸结合，适时原地活动或腰背部活动。

（5）避免腰部损伤：站位举起重物应高于肘部，避免膝、髋关节过伸。蹲位拾物或搬抬重物应先蹲下，再捡拾或抬起重物，保持背部伸直。搬运重物时，宁推勿拉。避免腰部脊柱屈曲和旋转扭曲。

（6）佩戴腰围：脊髓受压者可佩戴腰围 3 ～ 6 个月，直到神经压迫症状缓解。

（7）制订康复计划和锻炼项目，坚持腰背部锻炼。

二、颈椎病

1．临床表现　颈椎病根据受压部位和临床表现的不同，可分为 4 种类型。

（1）神经根型颈椎病：最常见，典型表现为颈肩痛，短期内加重，并向上肢，尤其是前臂桡侧、手桡侧三指等处放射。用力咳嗽、喷嚏、颈部活动时疼痛加重。还可出现上肢麻木、感觉过敏、无力等症状。查体常有颈部压痛、活动受限，上肢相应神经根性感觉异常，腱反射减弱或消失，臂丛牵拉试验阳性，压头试验阳性。

（2）脊髓型颈椎病：最严重，早期表现为四肢麻木无力，步态不稳，足尖拖地，踩棉花感，双手握力减弱，精细动作笨拙。病情加重可出现自下而上的上运动神经源性瘫痪。后期常有大小便功能障碍。查体可见四肢反射亢进，肌张力减退，躯体有感觉障碍平面，腹部反射、提睾反射和肛门反射减弱或消失。髌阵挛、踝阵挛及 Babinski 征阳性。

（3）椎动脉型颈椎病：是由椎动脉供血不足所致。眩晕为最常见的症状，转头和姿势改变时眩晕加重。常伴有头痛，视物模糊，耳鸣，听力下降，发音不清，共济失调，甚至猝倒。猝倒为特有的症状，站起来后可继续正常活动。神经系统检查多正常。

（4）交感神经型颈椎病：中年妇女多见，表现为偏头痛、多汗、视物模糊、眼球胀痛、耳鸣、听力下降、心动过速、血压升高等交感神经兴奋症状，也可出现流泪、头晕、眼花、心动过缓、血压下降等交感神经抑制症状。常有明确神经定位体征。

2．护理措施

（1）一般护理：四肢无力的患者注意预防烫伤和跌倒。椎动脉型颈椎病避免头颈过快旋转或屈曲，以防猝倒。

（2）手术前护理：术前 1 周戒烟并行呼吸训练。经颈前路手术者，术前 3 ～ 5 天开始推移气管和食管训练，以适应术中反复牵拉气管和食管。经颈后路手术者，术前进行俯卧训练，以适应术中长时间俯卧并预防呼吸受阻。指导患者进行颈部前屈、后伸、侧屈及侧转等运动。

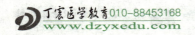
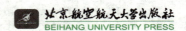

（3）手术后护理：

①观察伤口出血。

②观察呼吸情况。

③颈部制动。取平卧位，颈肩部两侧置沙袋或佩戴颈围以固定头部，搬动患者或翻身时保持头、颈和躯干在同一平面上，避免旋转颈部。

④功能锻炼。术后第1天开始各关节的主动和被动运动。术后3～5天引流管拔除后，可戴支架下床活动。

（4）并发症的护理

①呼吸困难是前路手术最严重的并发症，术后床旁常规准备气管切开包。

②严密观察有无术后出血，颈深部血肿多见于术后当天，尤其是12小时内。

③植骨滑脱、移位多因颈椎活动不当所致。

④一旦出现呼吸困难、口唇发绀、颈部明显肿胀等异常症状，应立即报告医师，做好气管切开和再次手术的准备。

（5）保持正确姿势：在工作、学习和生活中，保持颈部平直，定时改变姿势，避免颈部长时间屈曲或仰伸。睡姿应保持头颈部自然仰伸，胸腰部自然屈曲，髋膝略屈曲。

（6）选择合适枕头：枕头材料透气性好、松软适宜，中间低两头高，长度超过肩宽10～16cm，高度以头颈部枕后一拳头高为宜。避免颈部长时间悬空、屈曲或仰伸。

（7）避免颈部受伤：行走或劳动时注意防止损伤颈肩部。长期伏案工作者应间歇远视，减轻颈部肌肉慢性劳损。

（8）加强功能锻炼：加强颈部及四肢的功能锻炼，循序渐进，避免颈部过度活动。

---

1. 颈椎病类型中发病率最高的是

A. 神经根型   B. 脊髓型   C. 交感神经型

D. 椎动脉型   E. 混合型

2. 患者，女，50岁。3天前腰部扭伤后疼痛加剧并向左下肢放射，直腿抬高试验阳性，首选的处理方法是

A. 手术   B. 热敷   C. 加强活动强度

D. 卧硬板床   E. 使用止痛药

答案： 1. A。2. D。

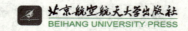

第 3 章　妇产科护理学

第 1 节　妊娠期

妊娠期常见症状及其护理

1. 临床表现

（1）恶心、呕吐：约半数妇女在停经 6 周左右有困倦、择食、恶心等早孕反应，一般于妊娠 12 周左右自行消失。

（2）尿频、尿急：常发生于妊娠初 3 个月和妊娠末 3 个月，属于正常生理变化。

（3）白带增多：于妊娠初 3 个月和妊娠末 3 个月明显，是妊娠期正常的生理变化。

（4）下肢、外阴静脉曲张及水肿：孕妇在妊娠后期易发生下肢水肿，经休息后可消退。

（5）便秘：妊娠前既有便秘者易出现。

（6）腰背痛：妊娠期间由于关节韧带松弛，增大的子宫前突，重心后移，腰椎处于持续紧张状态，常出现轻微腰背痛。

（7）下肢痉挛：发生于小腿腓肠肌，于妊娠后期多见，是孕妇缺钙的表现。

（8）仰卧位低血压综合征：孕妇较长时间取仰卧姿势，导致增大的子宫压迫下腔静脉使回心血量及心排出量骤减，出现低血压反应。

（9）贫血：妊娠期血容量增加，血浆增加多于红细胞增加，血液相对稀释，出现生理性贫血。

2. 护理措施

（1）恶心、呕吐：避免空腹，少量多餐。食用清淡易消化的食物，避免油炸、难以消化或引起不适气味的食物。若妊娠 12 周以后仍继续呕吐甚至影响孕妇营养时，需住院治疗。

（2）尿频、尿急：孕妇无需减少液体摄入量，有尿意时及时排空，此现象产后可逐渐消失。

（3）白带增多：应排除假丝酵母菌、滴虫、淋菌、衣原体感染。嘱孕妇每天清洗外阴，保持清洁干燥，但严禁阴道冲洗。穿棉质内裤，经常更换、清洗。

（4）水肿：若下肢明显凹陷性水肿且休息后不消退，应及时诊治，并警惕妊娠期高血压的发生。嘱患者左侧卧位，下肢稍垫高，避免长时间保持同一姿势，适当限制盐的摄入，不必限制水分。

（5）下肢、外阴静脉曲张：指导孕妇穿弹力袜、避免穿妨碍血液回流的紧身衣裤，会阴部有静脉曲张者可抬高髋部休息。

（6）便秘：嘱孕妇养成定时排便的习惯，多吃富含纤维素的食物，适当运动，并加大饮水量。

（7）腰背痛：指导孕妇穿低跟鞋，少弯腰，尽量保持上身直立。疼痛严重者应卧床休息（硬板床），局部热敷。

（8）下肢痉挛：增加饮食中钙的摄入，避免腿部疲劳，受凉，走路时脚跟先着地。发生下肢肌肉痉挛时应伸展痉挛的肌肉，或局部热敷，直至痉挛消失。

（9）仰卧位低血压综合征：取左侧卧位症状即可自然消失。

（10）贫血：可增加含铁食物的摄入如动物内脏、瘦肉、蛋黄等。需要补充铁剂时，可用果汁送

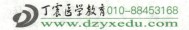
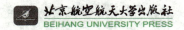

服或与维生素 C 同服以促进铁的吸收。宜在餐后 20 分钟服用。

（11）预产期推算：自末次月经第 1 天算起，月数减 3（或加 9），日数加 7（农历日数加 15）。

早期妊娠最具特征性的临床表现是

A．停经　　　　　　　　B．乳晕着色　　　　　　C．尿频

D．食欲增加　　　　　　E．晨吐

答案：A。

第 2 节　分娩期

一、正常分娩

总产程及产程分期　总产程指从开始规律宫缩直到胎儿胎盘娩出的全过程，分为 3 个产程（表 3-1）。

表3-1　产程分期

产　程	划分标准	初产妇所需时间	经产妇所需时间	临床表现
第一产程 （宫颈扩张期）	从规律宫缩开始到宫口开全	11～12小时	6～8小时	规律宫缩、宫口扩张、胎头下降、胎膜破裂
第二产程 （胎儿娩出期）	从宫口开全到胎儿娩出	1～2小时	数分钟至1小时	宫缩增强、有排便感、胎头拨露、胎头着冠
第三产程 （胎盘娩出期）	从胎儿娩出到胎盘娩出	5～15分钟，不应超过30分钟		子宫收缩、胎盘剥离、胎盘娩出、阴道出血

二、第一产程

1. 临床表现

（1）规律宫缩：开始时宫缩持续时间较短（30 秒）且弱，间歇期较长（5 ～ 6 分钟）。随产程进展，持续时间渐长（50 ～ 60 秒）且强度增加，间歇期渐短（1 ～ 2 分钟）。

（2）宫口扩张：临产后的宫颈管长 2 ～ 3cm，临产后规律宫缩可使宫颈管缩短、消失。临产前初产妇的宫颈外口仅能容一指尖，经产妇能容一指，临产后宫颈口逐渐扩张，当宫口开全，足月胎头方可通过。

①潜伏期：宫口扩张 0 ～ 3cm，此期宫颈口扩张较慢，平均每 2 ～ 3 小时扩张 1cm，约需 8 小时，超过 16 小时为潜伏期延长。

②活跃期：宫口扩张 3 ～ 10cm，此期宫颈口扩张速度明显加快，约需 4 小时，超过 8 小时为活跃期延长。

（3）胎头下降：是决定能否经阴道分娩的重要观察项目。胎头颅骨最低点平坐骨棘平面记为"0"，在坐骨棘平面上 1cm 记为"－1"，在坐骨棘平面下 1cm 记为"+1"，依此类推。

（4）胎膜破裂：简称破膜，胎头衔接后将羊水阻断为前、后两部分，前羊水约 100ml，当羊膜腔内压力增加到一定程度时，胎膜自然破裂。**正常破膜多发生在宫口近开全时，即第一产程的活跃期。**

2．护理措施

（1）一般护理

①环境：保持待产室安静，减少刺激。

②休息活动护理：宫缩不强且未破膜时，产妇可在病室内走动，有助于加速产程进展。**若宫缩强或胎膜破裂，应卧床休息，取左侧卧位。**

③饮食护理：鼓励产妇少食多餐，给予高热量、易消化的清淡食物，注意补充足够水分，必要时可静脉补液支持。

④排尿与排便：鼓励产妇每 2～4 小时排尿 1 次，以免膀胱充盈影响胎先露下降和宫缩。**过去认为在临产初期为孕妇行温肥皂水灌肠可促进产程进展，现已被证实为无效操作。**

⑤预防感染：大小便后及时冲洗会阴，破膜产妇每天冲洗会阴 3 次，预防感染。

（2）观察产程

①观察宫缩：**潜伏期应每隔 2～4 小时观察 1 次，活跃期应每 1～2 分钟观察 1 次，连续观察至少 3 次。**产程进展较差的孕妇，若未破膜，可行人工破膜，使胎先露充分压迫宫口，促进宫缩；已破膜且宫缩佳者，可静滴缩宫素。

②听胎心：**潜伏期每 1～2 小时听胎心音 1 次，活跃期宫缩频繁时应每 15～30 分钟听 1 次，每次听诊 1 分钟。听胎心和测血压均应在宫缩间歇期进行。**若宫缩后胎心不能恢复、**胎心＞160 次 / 分或＜110 次 / 分提示胎儿窘迫，应立即给产妇吸氧，左侧卧位，并报告医生。**

③宫口扩张和胎先露下降：肛查或阴道检查。记录胎头下降程度。

④胎膜破裂：破膜后立即听胎心，观察羊水颜色、性状及流出量，同时记录破膜时间。羊水黄绿色应立即行阴道检查。破膜超过 12 小时给予抗生素预防感染。

⑤绘制产程图：**产程图是动态监测产妇产程进展和识别难产的重要手段。**

⑥肛门检查：宫缩时每 4 小时肛查 1 次。**但有异常阴道出血或怀疑有前置胎盘时，应禁止肛查，以免诱发出血。**

⑦阴道检查：应在严密消毒外阴后进行，戴无菌手套。

三、第二产程

1．临床表现

（1）宫缩增强：持续时间长，间歇时间短，产力最强。**宫口开全后，若仍未破膜，常影响胎头下降，应立即人工破膜。**

（2）有排便感：胎头降至骨盆出口并压迫骨盆底组织，产妇宫缩时有排便感，不自主向下屏气用力。

（3）胎头拨露：宫缩时胎头显露于阴道口，间歇时又缩回阴道内。

（4）胎头着冠：胎头双顶径通过骨盆出口，宫缩间歇时胎头不再回缩。

2．护理措施

（1）补充体力：及时给产妇准备供能食物如巧克力。

（2）指导产妇屏气：**娩出胎儿是第二产程的首要护理目标，正确使用腹压是缩短第二产程的关键。指导产妇宫缩时深吸气屏气，如排便样向下用力增加腹压；**宫缩间歇时，嘱产妇呼气并尽量放松，以保存体力。

（3）胎心监测：每 5～10 分钟听一次胎心，有条件时应用胎心监护仪。

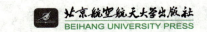

（4）接产准备：初产妇宫口开全、经产妇宫口扩张 4cm，应护送产妇上产床。以大阴唇、小阴唇、阴阜、大腿内上 1/3、会阴及肛门周围的顺序消毒外阴。胎头拔露使阴唇后连合膨胀时，应注意保护会阴。

（5）胎头娩出：会阴过紧、会阴水肿、耻骨弓过低、胎儿娩出过快及胎头过大者易引起会阴撕裂，或母儿有病理情况急需结束分娩者，应行会阴切开术。胎头娩出后，不要急于娩出胎肩，应首先挤出胎儿口鼻内的黏液和羊水，再协助胎儿复位及外旋转。

四、第三产程

1. 临床表现

（1）子宫收缩：胎儿娩出后，宫底降至脐平，宫缩暂停数分钟后再现。

（2）胎盘剥离

①宫底上升至脐上，子宫变硬呈球形。

②阴道少量流血。

③阴道口外露的脐带自行延长。

④在耻骨联合上方轻压子宫下段时，宫体上升而外露的脐带不回缩。

（3）胎盘娩出及阴道出血。

2. 护理措施

（1）产妇护理

①协助胎盘娩出：确定胎盘完全剥离后，左手按压宫底，右手轻拉脐带，协助胎盘娩出。胎盘未完全剥离前，勿用力按揉、下压宫底或牵拉脐带，以免造成胎盘部分剥离而出血或拉断脐带，甚至导致子宫内翻。

②检查胎盘胎膜、软产道：如有副胎盘、胎盘残留（胎儿娩出后 30 分钟仍未剥离）或大部分胎膜残留，应在无菌操作下徒手入宫腔取出。

③预防产后出血：第三产程中及分娩后孕妇在产房的观察中，最重要的产妇评估项目是宫缩情况、阴道出血的量和颜色。产后应在产房留观 2 小时，每 15 ~ 30 分钟测量一次血压、脉搏。正常分娩出血量一般不超过 300ml。对有产后出血高危因素的产妇，可在胎儿前肩娩出时使用缩宫素。胎盘娩出后出血多时，可经下腹部直接在宫体肌壁内或肌内注射麦角新碱。

（2）新生儿护理

①清理呼吸道：是处理新生儿的首要任务。应迅速擦拭新生儿面部，吸出口、鼻中的黏液和羊水。新生儿大声啼哭表示呼吸道已通畅，呼吸建立。

②阿普加（Apgar）评分：用于判断有无新生儿窒息及窒息的严重程度，以出生后 1 分钟内的心率、呼吸、肌张力、弹足底或插鼻管反应、皮肤颜色 5 项体征为依据进行评分。

③脐带处理：用 75% 乙醇消毒脐带根部及其周围，于生后 48 小时内结扎。75% 乙醇或 5% 聚维酮碘消毒脐带断端。注意消毒药液不可触及新生儿皮肤，以免灼伤。

④一般护理：注意保暖，检查新生儿有无畸形。出生 30 分钟内吸吮乳房，促进泌乳，预防产后出血。

---

1. 宫口开大 5cm 不再扩张超过 3 小时，应诊断为

A. 潜伏期延长　　　　　　B. 活跃期延长　　　　　C. 第二产程延长

D. 活跃期停滞　　　　　　E. 胎头下降停滞

2. 初产妇枕先露时，开始保护会阴的时间应是

A. 宫口开全时　　　　　　B. 胎头可以见到时

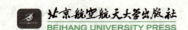

C. 胎头拨露使阴唇后联合膨胀时　　　D. 胎头着冠时

E. 胎头复位时

3. 初产妇，23 岁。妊娠 40 周后临产，宫口开大 4 指，胎心 140 次 / 分，宫缩每 3 ～ 4 分钟 1 次，每次持续 50 秒，产妇精神非常紧张，大叫，对该产妇首先的护理是

A. 鼓励产妇排尿　　　　　　　B. 按时听胎心　　　　　　C. 做好心理调适

D. 按时做肛查　　　　　　　　E. 适当休息

答案：1. D。2. C。3. C。

第 3 节　产褥期

一、产褥期妇女的护理

1. 临床表现

（1）生命体征：产后 24 小时内体温稍高，但不超过 38℃。产后 3 ～ 4 天可出现泌乳热，体温多为 37.8 ～ 39℃，一般持续 4 ～ 16 小时即可下降，不属病态。产后脉搏略慢，呼吸深慢，血压正常。

（2）子宫复旧：胎盘娩出后，子宫圆且硬，宫底脐下 1 指，产后第 1 天稍上升平脐，以后每天下降 1 ～ 2cm，产后 10 天降入骨盆腔内，于耻骨联合上方不能扪及。

（3）产后宫缩痛：产后 1 ～ 2 天出现宫缩导致的阵发性剧烈腹痛，持续 2 ～ 3 天自然消失，多见于经产妇及哺乳者，不需要特殊用药治疗。

（4）恶露：产后子宫蜕膜脱落，血液、坏死的蜕膜组织排出形成恶露，可分为 3 类（表 3-2）。正常恶露有腥味，无臭味，持续 4 ～ 6 周，总量 250 ～ 500ml。

（5）褥汗：产后 1 周内排出大量汗液，睡眠和初醒时明显，不属病态。

（6）会阴伤口水肿或疼痛：产后 3 天内出现局部水肿、疼痛，拆线后自然缓解。

（7）尿潴留及便秘：产后第 1 次排尿易发生尿潴留。产后卧床多活动少，易发生便秘。

（8）乳房胀痛或乳头皲裂：未及时哺乳或排空乳房可造成乳房胀痛。哺乳姿势不正确或于胀痛时哺乳可引起乳头皲裂。

（9）产后压抑：产后 2 ～ 3 天表现为易哭、易激惹、焦虑不安、睡眠不佳和食欲减退。

表3-2　恶露分类及表现

	持续时间	颜 色	成 分
血性恶露	3天内	鲜红色	大量红细胞、坏死蜕膜组织和少量胎膜
浆液恶露	10天左右	淡红色	较多的坏死蜕膜组织、宫颈黏液及细菌
白色恶露	3周左右	白色	大量白细胞、坏死蜕膜组织、表皮细胞及细菌

2. 护理措施

（1）休息活动护理：保持室温 22 ～ 24℃，湿度 55% ～ 65%，通风良好。产后 24 小时内充分休

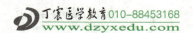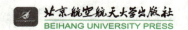

息，自然分娩者在产后 6 ～ 12 小时即可下床轻微活动，产后第 2 天可在室内随意走动；会阴切开或剖宫产者适当延后活动时间；剖宫产分娩的产妇应推迟至 48 小时后下床活动。避免长时间站立及蹲位，2 周后方可从事少量家务劳动，防止子宫脱垂。产后第 2 天即可开始做产后健身操，直至产后 6 周。注意休息，至少 3 周以后才能进行全部家务劳动。

（2）饮食护理：产后 1 小时进流食或清淡半流食，以后提供高蛋白、高维生素、含铁丰富的汤汁食物。遵医嘱补充铁剂 3 个月。

（3）病情观察：产后 2 小时极易发生产后出血、心力衰竭、子痫及羊水栓塞，应严密观察生命体征、阴道出血量、子宫收缩情况、宫底高度、膀胱充盈度及是否有肛门坠胀感，分别于 15、30、60、90、120 分钟各检查一次。每天在同一时间、产妇排尿后评估宫底高度和恶露的颜色、气味及量。子宫复旧不全者给予宫缩药。恶露有臭味常合并感染，应及时应用抗生素。产后当天禁用热水袋减轻宫缩痛，以免出血增多。

（4）会阴护理：每天用 0.05% 碘伏擦洗会阴 2 ～ 3 次，及时更换会阴垫，保持会阴干燥、清洁。有侧切伤口者健侧卧位，避免伤口污染。会阴水肿者局部用 50% 硫酸镁湿热敷，产后 24 小时可用红外线照射，每次照射 20 ～ 30 分钟，需特别注意严格执行无菌操作。产后切口愈合不良者，可提前拆线并换药，产后 7 ～ 10 天用 1 ∶ 5000 高锰酸钾坐浴。

（5）排尿护理：产后易发生尿潴留，因充盈的膀胱可影响子宫收缩，故分娩后 4 小时内应鼓励产妇排尿。如发生尿潴留，可采取蹲位、温开水冲洗外阴、听流水声音及按摩下腹部等方式诱导排尿，必要时肌内注射新斯的明。以上方法均无效者可留置导尿 1 ～ 2 天。

（6）排便护理：鼓励产妇尽早下床活动，多饮水，多吃水果蔬菜。必要时给予缓泻药或开塞露。

（7）出院指导：产褥期内禁止性生活。一般哺乳者宜选择工具避孕，不哺乳者可药物避孕。要求绝育且无禁忌证者产后 24 小时内行输卵管结扎术；指导产妇产后 6 周（42 天）携婴儿进行产后健康检查。

二、母乳喂养

1. **纯母乳喂养**　6 个月内除母乳之外不给任何食物及饮料（包括水），称纯母乳喂养。但允许婴儿服用药物、维生素、矿物质滴剂和糖浆。

2. **母婴同室**　母亲与新生儿 24 小时在一起，分开不超过 1 小时。

3. **常见哺乳异常情况处理**

（1）乳房胀痛：多因乳房过度充盈及乳腺管阻塞造成。应尽早哺乳，让新生儿多吸吮，于产后半小时内开始哺乳。哺乳完毕后将多余乳汁挤出。在哺乳前热敷乳房或按摩乳房（从乳房边缘向乳头中心按摩），促进乳腺管畅通，必要时可用吸奶器将乳汁一次全部吸出，以减轻胀痛症状。可口服维生素 B_6 或散结通乳的中药，常用方剂为柴胡（炒）、当归、王不留行、木通等。

（2）乳腺炎：多见于乳汁淤积及乳头损伤者。患侧乳房应暂停哺乳，热敷，抗生素治疗。

（3）催乳：调整饮食，指导正确哺乳，按需哺乳，夜间哺乳。

（4）退乳：停止哺乳，不排空乳房，限进汤汁。遵医嘱给予生麦芽水煎服，芒硝敷于两乳房并包扎，维生素 B_6 口服。不再推荐使用雌激素或溴隐亭退乳。

（5）乳头皲裂：轻者可继续哺乳，哺乳前湿敷乳房 3 ～ 5 分钟，增加哺乳次数，缩短哺乳时间，先喂健侧乳房，再喂患侧。哺乳后挤出乳汁涂在乳头、乳晕上，起抑菌和修复表皮作用。也可涂抗生素软膏或复方苯甲酸酊。喂奶结束时，母亲轻轻向下按压婴儿下颌，避免在口腔负压情况下拉出乳头而引起损伤。重者停止哺乳，用吸乳器吸出或用乳头罩喂婴儿。

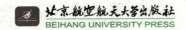

1. 某产妇，25 岁。自然分娩后 1 天，感下腹阵痛。护士告知正常的宫缩痛持续时间为
A. 产后 2 ～ 3 天　　　　　B. 产后 6 ～ 8 天　　　　C. 产后 10 ～ 14 天
D. 产后 16 ～ 20 天　　　　E. 产后 42 天

2. 某产妇，足月妊娠，G_1P_1，因滞产行会阴侧切 + 产钳术。产后 8 小时宫底上升达脐上，在宫底下方触及一囊性物，首先考虑是
A. 宫腔内积血　　　　　　B. 尿潴留　　　　　　　C. 胎盘残留
D. 胎膜残留　　　　　　　E. 卵巢囊肿

答案：1. A。2. B。

第 4 节　新生儿保健

婴儿抚触

1. 抚触手法

（1）头面部：两拇指指腹从新生儿眉间向两侧推；两拇指从下颌部中央向两侧以上滑行，让上下唇形成微笑状；一手托头，用另一手的指腹从前额发际抚向脑后，最后示、中指分别在耳后乳突部轻压一下；换手同法抚触另半部。

（2）胸部：两手分别从新生儿胸部的外下方（两侧肋下缘）向对侧上方交叉推进至两侧肩部，在胸部划一个大的交叉，避开新生儿的乳腺。

（3）腹部：示、中指依次从新生儿的右下腹至上腹向下腹移动，呈顺时针方向划半圆，避开新生儿的脐部和膀胱。

（4）四肢：两手交替抓住新生儿的一侧上肢从上臂至手腕轻轻滑行，然后在滑行的过程中从近端向远端分段轻轻挤捏。对侧及双下肢方法相同。

（5）手和足：用拇指指腹从婴儿掌面、脚跟向手指、脚趾方向推进，并抚触每个手指、脚趾。

（6）背部：以脊椎为中分线，双手分别平行放在新生儿脊椎两侧，往相反方向重复移动双手；从背部上端开始逐步向下渐至臀部，最后由头顶沿脊椎摸至骶部、臀部。

2. 抚触的注意事项　抚触在出生后 24 小时开始，时间选择在沐浴后及哺乳间为宜。每次抚触 10 ～ 15 分钟，每天 2 ～ 3 次。室温应在 28℃以上，全裸时可使用调温的操作台，温度为 36℃左右。抚触前保持双手温暖清洁，抚触时可播放柔和的音乐，抚触过程中要与婴儿进行语言和情感交流。抚触时要注意观察婴儿的反应，若有哭闹，肌张力提高，神经质，活动兴奋性增加，肤色出现变化或呕吐等，应立即停止对该部位的抚触，如持续 1 分钟以上，应完全停止抚触。

对新生儿的处理，正确的是
A. 娩出后首先断脐　　　　　　B. 娩出后 30 分钟内早接触
C. 10 分钟后行 Apgar 评分　　　D. 娩出后立即擦去胎脂
E. 新生儿清洗后，测量身长体重

答案：B。

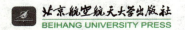

第5节　胎儿宫内窘迫的护理

1. 临床表现　主要表现为胎心音改变、胎动异常及羊水胎粪污染或羊水过少。

（1）急性胎儿窘迫

①胎心率异常：产时胎心率改变是急性胎儿窘迫最明显的临床征象。缺氧早期胎心率加快，常表现为胎心率＞160次/分；缺氧严重时，胎心率＜110次/分，提示胎儿严重缺氧，可随时胎死宫内。

②羊水胎粪污染：胎粪污染并不是胎儿窘迫特有的征象，如果胎心监护正常，不需要特殊处理；但如果胎心监护异常，可引起胎粪吸入综合征，结局不良。污染分度：Ⅰ度呈浅绿色，Ⅱ度呈黄绿色且浑浊，Ⅲ度呈棕黄色、稠厚。

③胎动异常：缺氧早期胎动频繁，若缺氧未纠正或加重，则胎动减弱，次数减少甚至消失。

（2）慢性胎儿窘迫：多因妊娠期高血压疾病或过期妊娠等导致，胎动减少是胎儿窘迫的重要表现，胎动消失后24小时胎心随之消失。

2. 治疗与护理措施

（1）急性胎儿窘迫：应采取果断措施，改善胎儿缺氧。严密监测胎心、胎动，每15分钟听一次胎心，必要时行胎盘功能检查。寻找病因并及时纠正，停用催产素，给予高流量吸氧，取左侧卧位。经一般干预无法纠正者，应尽快终止妊娠。宫口开全，胎头双顶径已达坐骨棘平面以下，应尽快经阴道助娩；否则应立即行剖宫产。发生急性胎儿窘迫时可静脉为产妇注射新三联（50%葡萄糖、维生素C、维生素K₁），加强胎儿对缺氧的耐受性，预防新生儿颅内出血，改善胎儿窘迫后的新生儿情况。

（2）慢性胎儿窘迫：根据病因、孕周、胎儿成熟度及窘迫程度等因素决定治疗方案。

①一般处理：主诉胎动减少者，应全面检查评估母儿情况，嘱产妇左侧卧位，定时吸氧，积极治疗妊娠合并症和并发症。

②期待疗法：若孕周小，尽量保守治疗延长胎龄，促胎肺成熟后，及时终止妊娠。

③终止妊娠：在妊娠接近足月或胎儿已成熟的情况下，出现胎动减少、胎盘功能减退者，应及时行剖宫产术终止妊娠。

（3）健康指导：教会孕妇从妊娠28周起自数胎动。如自觉胎动过频或胎动过分剧烈，提示胎儿在宫内严重缺氧，有胎死宫内的危险。

对于胎儿窘迫的处理，<u>不正确</u>的是
A. 孕妇取左侧卧位　　　　　　B. 遵医嘱给三联药物
C. 静脉滴注缩宫素，加速产程　　D. 宫口开全协助尽快阴道分娩
E. 给予氧吸入

答案：C。

第6节　妊娠期并发症

一、流　产

1. 临床表现与处理原则　停经后腹痛及阴道出血是流产的主要临床症状。早期流产先阴道流血，

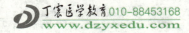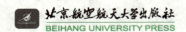

后腹痛。晚期流产先腹痛，后阴道流血。各型流产的临床表现及处理原则见表3-3。

表3-3　各型流产的临床表现及处理原则

类　型	病　史				妇科检查		处理原则
	出血量	下腹痛	胎膜	组织排出	宫颈口	子宫大小与孕周	
先兆流产	少量	无或轻	未破	无	未开	相符	卧床休息，减少刺激，保胎治疗
难免流产	较多	剧烈	破裂	无	扩张，有时组织物堵塞	相符或略小	不可避免，确诊后尽早使妊娠物完全排出
不全流产	流血不止	减轻	破裂	部分排出	扩张，组织物堵塞	小于	确诊后立即行刮宫术，清除宫腔内残留组织
完全流产	逐渐停止	消失	破裂	全部排出	关闭	接近非孕期	不需要特殊处理
稽留流产	无或少量	无或轻	未破	无	未开	小于	促使妊娠物尽早排出。易导致DIC，查凝血功能，做输血准备

2．护理措施

（1）先兆流产的护理：提供心理支持，说明病情，稳定孕妇情绪。卧床休息，补充营养，禁止性生活及灌肠，减少刺激。遵医嘱给予镇静药、孕激素等。

（2）不能继续妊娠者的护理：做好终止妊娠的准备工作，协助医生完成手术，及时抢救休克。严密监测孕妇的生命体征、腹痛和阴道出血情况。

（3）预防感染：每天消毒会阴2次，保持会阴部清洁。监测体温、血象及阴道分泌物的颜色、性状和气味。严格无菌操作，遵医嘱给予抗生素治疗。流产术后1个月内禁止性生活和盆浴。

（4）流产合并感染的护理：治疗原则为迅速控制感染，尽快清除宫内残留物。如为轻度感染或出血较多，可在静脉滴注抗生素同时进行刮宫，以达到止血目的；感染较严重而出血不多时，可用高效广谱抗生素控制感染后再行刮宫。刮宫时可用卵圆钳夹出残留组织，忌用刮匙全面搔刮，以免感染扩散。严重感染性流产必要时切除子宫以去除感染源。

二、异位妊娠

1．临床表现　与受精卵着床部位、有无流产或破裂、出血量多少和持续时间长短有关。在发生输卵管妊娠流产或破裂前，孕妇常无明显异常。其典型表现见表 3-4。

2．护理措施

（1）手术治疗的护理

①立即去枕平卧，吸氧，开放静脉。配血、输血或输液，维持血容量。监测并记录生命体征、

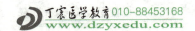 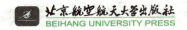

液体出入量及出血量。

②同妇科腹部手术护理。

表3-4 异位妊娠的典型表现

症状或体征	特　点
停　经	6～8周停经史
腹　痛	腹痛是就诊的最主要症状。未破裂前表现为一侧下腹隐痛或酸胀感。流产或破裂时，突感下腹撕裂样疼痛
阴道流血	不规则阴道流血，暗红色，量少呈点滴状，淋漓不净
晕厥及休克	因于大量腹腔内出血及剧烈腹痛。休克程度与腹腔内出血的量和速度有关，与阴道流血量不成正比
腹部包块	流产或破裂后形成的血肿时间过长，与周围器官粘连而形成包块

（2）非手术治疗的护理

①卧床休息，避免增加腹压的动作，保持大便通畅。

②摄入含铁丰富的食物，如动物肝、鱼肉、绿叶蔬菜及木耳等。

③严密监测生命体征、腹痛及阴道流血情况。

④注意观察药物疗效及不良反应。

三、妊娠期高血压疾病

1. **临床表现及分类**　高血压、水肿、蛋白尿是妊娠期高血压疾病的三大临床表现。其临床分类及表现见表 3-5。

2. **护理措施**

（1）一般护理

①休息活动护理：保证充分睡眠，每天不少于 10 小时，间断吸氧，改善子宫胎盘血供。

②饮食护理：给予高蛋白、高纤维素、高维生素饮食，从妊娠 20 周开始补充钙剂。食盐不必严格限制，但全身水肿者应给予低盐饮食。

（2）降压药护理：为防止血液浓缩和高凝倾向，妊娠期一般不使用利尿药降压。禁止使用血管紧张素转换酶抑制剂（ACEI）和血管紧张素Ⅱ受体拮抗剂（ARB）降压。可选择的降压药除 β 受体阻滞剂和钙通道阻滞剂外，还可选择甲基多巴、酚妥拉明、硝酸甘油等。

（3）硫酸镁用药护理

①用药方法：静脉缓慢注射或滴注。

②毒性作用：硫酸镁的治疗剂量和中毒剂量接近，因此在治疗期间应严密观察其毒性作用。硫酸镁过量会降低神经、肌肉的兴奋性，抑制呼吸和心肌收缩，中毒最早表现膝反射消失。

③注意事项

a. 使用硫酸镁有 3 个必备条件：膝腱反射存在，呼吸 ≥ 16 次 / 分，尿量 ≥ 400ml/24h 或 17ml/h。

b. 控制子痫时首次剂量2.5 ～ 5g，用 10% 葡萄糖注射液 20ml 稀释后缓慢静脉推注（15 ～ 20 分钟）。静脉滴注维持治疗以 1 ～ 2g/h 为宜，疗程 24 ～ 48 小时。

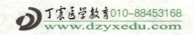
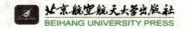

c. 如出现硫酸镁中毒，可遵医嘱给予10%的葡萄糖酸钙10ml解救，在5～10分钟内静脉缓慢推注完毕。

表3-5　妊娠期高血压疾病的临床分类及表现

分　类	血　压	其他表现
妊娠期高血压	≥140和（或）90mmHg（两次测定间隔＞4小时）	尿蛋白（－），可伴有上腹部不适或血小板减少
轻度子痫前期	≥140和（或）90mmHg	尿蛋白≥0.3g/24h或（＋），尿蛋白/肌酐≥0.3，伴头痛及上腹不适等症状，无子痫前期的严重表现
重度子痫前期	≥160和（或）110mmHg（卧床休息，两次测定间隔＞4小时）	持续性头痛或视觉障碍；持续性上腹部疼痛；血ALT或AST升高；尿蛋白＞2.0g/24h，血肌酐≥106μmol/L，少尿；低蛋白血症伴胸水、腹水或心包积液；血小板持续下降，＜100×10⁹/L，出现微血管溶血；心功能衰竭，肺水肿；胎儿生长受限、胎盘早剥等
子　痫	≥160和（或）110mmHg	在子痫前期的基础上出现抽搐发作，或伴昏迷。典型表现为眼球固定，瞳孔放大，头歪向一侧，牙关紧闭，继而口角及面部肌肉颤动，数秒后全身及四肢肌肉强直，双手紧握，双臂伸直。抽搐时呼吸暂停，面色青紫。持续1分钟左右，抽搐强度减弱，全身肌肉松弛，随即深长吸气，发出鼾声并恢复呼吸
慢性高血压并发子痫前期	血压进一步升高，20周以后尿蛋白≥0.3g/24h（妊娠20周以前有高血压但无蛋白尿）	
妊娠合并慢性高血压	妊娠前血压≥140/90mmHg，但妊娠期无明显加重；或妊娠20周后首次诊断高血压并持续到产后12周后	

（4）轻度子痫前期的护理
①卧床休息，以左侧卧位为宜，避免平卧位。
②病情观察，有无头晕、头痛等症状，警惕子痫的发生。
（5）重度子痫前期与子痫护理
①将孕妇安排于单间暗室，保持绝对安静，治疗、护理活动尽量集中，避免噪声、强光等一切不必要的刺激。
②保持呼吸道通畅：子痫发生后，立即吸氧，用开口器或将缠好纱布的压舌板置于上下臼齿间，用舌钳固定，取头低侧卧位，以防窒息或吸入性肺炎。
（6）产时护理
①经阴道分娩，应加强各产程护理。密切监测生命体征、胎心及子宫收缩情况，避免产妇用力，尽量缩短第二产程，行会阴侧切并阴道助产。在胎儿前肩娩出后立即静脉推注缩宫素预防产后出血，但禁用麦角新碱。及时娩出胎盘并按摩宫底，做好抢救准备。
②监测血压，迅速建立静脉通道。病情较重者，应于分娩开始即开放静脉，胎儿娩出后按时监测血压。

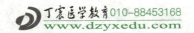
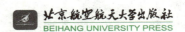

（7）产后护理

①监测血压：产后 48 小时内应至少每 4 小时观察 1 次血压。

②持续硫酸镁治疗：重症产妇继续治疗 24 ～ 48 小时。

③观察子宫情况：大量使用硫酸镁易出现宫缩乏力，应密切观察，防止产后出血。

四、前置胎盘

1．临床表现

（1）症状：典型症状为妊娠晚期或临产时发生无诱因、无痛性反复阴道出血。不同类型前置胎盘的表现见表 3-6。

（2）体征：反复或大量出血，孕妇可出现血压下降、脉搏细速等休克征象。腹部检查显示子宫软，无压痛，大小与孕周相符，胎方位清楚，先露高浮，易并发胎位异常，胎心可正常，也可因为孕妇失血过多导致胎心异常或消失。

表3-6　前置胎盘的临床表现

	完全性前置胎盘	部分性前置胎盘	边缘性前置胎盘
胎盘与宫颈内口的关系	宫颈内口完全被胎盘组织覆盖	宫颈内口部分被胎盘组织覆盖	边缘达到但未覆盖宫颈内口
出血时间	出血时间早，妊娠28周左右	介于两者之间	出血时间晚，妊娠37～40周或临产后
出血量	量多，可导致休克	介于两者之间	量少
出血次数	次数频繁	介于两者之间	次数少

2．护理措施

（1）终止妊娠孕妇的护理：开放静脉通路，配血，做好输血准备。抗休克的同时行术前准备。

（2）期待疗法孕妇的护理

①休息活动护理：绝对卧床休息，左侧卧位，阴道出血停止后可轻微活动。间断吸氧，每天 3 次，每次 30 分钟。禁止性生活，禁做阴道检查及肛查，减少刺激以免诱发出血。

②饮食护理：提供高蛋白、含铁丰富的食物。

③病情观察：严密监测并记录孕妇生命体征变化，观察阴道出血的量、颜色及出血时间。注意胎心变化，指导孕妇自测胎动。

④用药护理：遵医嘱给予铁剂、镇静药、止血药及抑制宫缩药物，必要时输血。

（3）预防产后出血和感染：胎儿娩出后应及时使用宫缩药，以防产后大出血。及时更换会阴垫，保持会阴部清洁、干燥。

五、胎盘早期剥离

1．临床表现　突发性持续性腹部疼痛，伴或不伴阴道出血。其严重程度与剥离面大小及剥离的位置有关，可分为轻型和重型（表 3-7）。

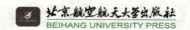

表3-7　胎盘早剥的分型

	轻　型		重　型
发病时间	分娩期		妊娠中、晚期
剥离面积	＜1/3		≥1/3
腹　痛	无或轻微		突发持续性腹痛、腰酸及腰痛
出血类型	外出血		内出血
阴道出血	量多，色暗红，贫血不显著		量少或无，贫血程度与外出血量不符
腹部检查	子宫软，压痛不明显		子宫硬如板状，压痛明显，子宫大于孕周，胎位触不清

2. 护理措施

（1）纠正休克和凝血功能障碍。

（2）病情观察：严密观察病情变化，预防并发症。皮下、黏膜或注射部位出血、子宫出血不凝，提示凝血功能障碍。尿少或无尿提示急性肾衰竭。

（3）避免长时间仰卧位、腹部外伤或行外倒转术纠正胎位等诱因。

六、早　产

1. 临床表现　孕妇有晚期流产或早产史，此次妊娠满28周至37周前出现较规则宫缩，间隔5～6分钟，每次宫缩达到30秒以上，出现先兆早产或早产临产。

2. 护理措施

（1）预防早产：做好孕期保健，避免诱发宫缩的活动，禁止抬重物及性生活。保持情绪平静，加强营养，应多采取左侧卧位休息，慎做肛查及阴道检查。

（2）休息活动护理：宫缩较频繁，但无宫颈改变，不必卧床和住院，只需要减少活动、避免长时间站立；宫颈已有改变的先兆早产者，应住院并卧床休息；早产临产者，应绝对卧床休息。

（3）用药护理：β肾上腺素受体激动剂的主要不良反应是心率增快、血糖升高、水钠潴留、血钾降低等，严重者可出现肺水肿，孕妇心率＞120次/分应减慢输液速度；＞140次/分应停药。吲哚美辛可促进动脉导管关闭，还可抑制胎尿形成，仅可在32周前短时间（1周内）选用。未足月胎膜早破者，必须预防性使用抗生素。

（4）预防新生儿合并症：每天进行胎心监护，教会孕妇自数胎动。

（5）分娩护理：尽早决定合理的分娩方式。产程中给产妇吸氧，慎用镇静药，避免新生儿呼吸抑制。经阴道分娩者，缩短第二产程。做好早产儿保暖和复苏准备。

七、羊水量异常

（一）羊水量过多

1. 临床表现　一般羊水量超过3000ml才出现症状。

（1）急性羊水过多：多发生在妊娠20～24周。因羊水量急剧增多，子宫迅速增大，孕妇出现呼吸困难、不能平卧只能侧卧、下肢水肿等压迫症状。查体可见子宫明显大于妊娠周数，胎位不清，胎心遥远或听不清。

（2）慢性羊水过多：常见于妊娠晚期，羊水在数周内缓慢增多，压迫症状较轻。

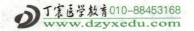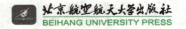

2．护理措施

（1）一般护理：取左侧卧位，抬高下肢，减少增加腹压的动作，以免胎膜早破。

（2）防治并发症：密切观察生命体征，胎心、胎动及宫缩情况。一旦破膜抬高臀部，取头低足高位，防止羊水流出过多或脐带脱垂。

（3）健康指导：确诊孕妇应定期随访，每1～2周做一次B超检查，每2周做一次无应激试验。

（二）羊水量过少

1．临床表现 临床症状多不典型。妊娠早期易发生胎膜、胎体粘连。妊娠中、晚期易发生肌肉骨骼畸形。

2．护理措施

（1）一般护理：取左侧卧位，指导孕妇自我检测的方法。

（2）病情观察：密切观察孕妇和胎儿情况，B超动态监测羊水量。出生后胎儿应全面评估、识别畸形。

（3）治疗护理：终止妊娠者做好阴道助产或剖宫产准备。羊膜腔灌注者严格执行无菌操作，遵医嘱抗感染。

1．急性羊水过多一般多发生在妊娠

A．16～20周　　　　　　　B．20～24周　　　　　　C．24～28周

D．28～32周　　　　　　　E．32～36周

2．孕妇，26岁。停经60天，少量阴道流血3天。检查：宫口未开，子宫孕60天大小，hCG（+）。最可能的诊断是

A．先兆流产　　　　　　　B．不全流产　　　　　　C．完全流产

D．稽留流产　　　　　　　E．习惯流产

3．患者，女，24岁。急诊入院，面色苍白，急性失血性病容。查：血压80/50mmHg，腹部有明显压痛及反跳痛，叩诊有明显移动性浊音，初步诊断为异位妊娠，准备做剖腹探查，根据患者情况，术前护理**不妥**的是

A．立即将患者取半卧位　　　　B．立即给氧吸入并保暖　　C．迅速输液

D．做好输血准备　　　　　　　E．按急诊手术要求做好手术前准备

4．初孕妇，30岁。妊娠38^{+3}周，诊断为中度妊娠期高血压疾病。待产过程中发生抽搐，护士应首要采取的措施是

A．约束固定　　　　　　　　　B．减少亮光刺激　　　　　C．留置导尿

D．上下臼齿间放一缠布压舌板，防止舌咬伤　　　　　　　E．建立静脉通道

答案： 1．B。2．A。3．A。4．D。

第7节　妊娠期合并症

一、心脏病

1．临床表现

（1）症状：多于妊娠前已诊断器质性心脏病。常表现为胸闷、气短、心悸、头晕等。左心衰竭最

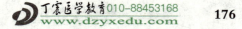
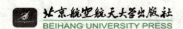

早出现劳累后心悸，以呼吸困难为主要症状。右心衰竭以体循环淤血引起的消化道症状最常见。

（2）体征：发绀，水肿，颈静脉怒张，心脏听诊有舒张期Ⅱ级以上或粗糙全收缩期Ⅲ级以上杂音。夜间不能平卧，端坐呼吸，休息时心率＞110 次 / 分，呼吸＞20 次 / 分，肺底有少量持续性湿啰音。

2．治疗与护理措施

（1）孕前咨询：主要根据心功能级别、心脏病种类、病变程度等决定能否妊娠。心功能Ⅰ～Ⅱ级、既往无心力衰竭史者可以妊娠；心功能Ⅲ～Ⅳ级、既往有心衰史、肺动脉高压、先心病、严重心律失常、年龄 35 岁以上等，妊娠期极易发生心力衰竭，不宜妊娠。

（2）妊娠期

①加强孕期保健：不宜妊娠者，应于妊娠 12 周前行人工流产，12 周后终止妊娠的危险性大。继续妊娠者，定期产检，妊娠 20 周前每 2 周一次；妊娠 20 周后每周一次，重点评估心功能和胎儿情况，发现早期心力衰竭表现应立即住院。妊娠 36 ～ 38 周提前住院待产。

②休息活动护理：保证充分休息，每天至少 10 小时睡眠且中午休息 2 小时，取左侧卧位或半卧位，避免劳累和情绪激动。

③饮食护理：限制过度营养，以每月体重增加不超过 0.5kg，整个妊娠期不超过 12kg 为宜。摄取高蛋白、高维生素、低盐、低脂、富含矿物质的饮食。妊娠 16 周后限盐，＜ 5g/d，20 周后预防性应用铁剂。少食多餐，多食水果蔬菜，防止便秘。

④消除诱发因素：注意保暖，预防感染，纠正贫血，治疗心律失常和妊娠期高血压疾病。

⑤急性心力衰竭：端坐位，吸氧。

（3）分娩期：心功能Ⅰ～Ⅱ级、胎儿不大、胎位正常、宫颈条件良好者，可在严密监护下，给予阴道助产。心功能Ⅲ～Ⅳ级的初产妇或有产科指征者，均应择期行剖宫产，连续硬膜外阻滞麻醉。

①第一产程：专人护理，每 15 分钟监测生命体征，每 30 分钟听胎心。取左侧半卧位休息，吸氧。尽量减少肛查次数，以免诱发心力衰竭。保持外阴清洁，预防性应用抗生素。

②第二产程：尽量缩短第二产程，避免用力屏气，每 10 分钟监测生命体征及胎心。

③第三产程：胎儿娩出后，立即腹部放置沙袋 24 小时，以防腹压骤减诱发心力衰竭。按摩子宫同时注射缩宫素以减少出血，但禁用麦角新碱，以免静脉压升高。产房观察 4 小时。

（4）产褥期

①休息活动护理：产后 24 小时绝对卧床，半卧位或左侧卧位。在心脏功能允许的情况下，鼓励早期下床活动。

②病情观察：产后 72 小时严密观察生命体征，心功能Ⅰ～Ⅱ级者每 4 小时一次，心功能Ⅲ～Ⅳ级者每 2 小时一次。

③哺乳护理：心功能Ⅰ～Ⅱ级者，鼓励母乳喂养；心功能Ⅲ～Ⅳ者不宜哺乳，指导退乳及人工喂养的方法。

④预防感染：抗生素预防感染直至产后 1 周。保持外阴清洁，及时更换会阴垫，观察体温、伤口、子宫复旧和恶露变化。

⑤计划生育指导：心功能Ⅲ～Ⅳ级不宜妊娠者，剖宫产的同时行输卵管结扎术，或在产后 1 周行绝育手术。

⑥心功能Ⅰ～Ⅱ级者可在产后 10 天出院，心功能Ⅲ～Ⅳ者应该延迟出院时间。

二、病毒性肝炎

1．妊娠期护理

（1）一般护理：保证休息，避免体力劳动。给予优质蛋白、高维生素、富含糖类、低脂肪食物，

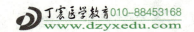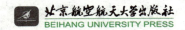

保持大便通畅。

（2）定期检查：定期进行肝功能、肝炎病毒血清病原学标志物检查。

（3）用药护理：积极进行保肝治疗，避免应用可能损害肝的药物，注意预防感染，并遵医嘱应用广谱抗生素，以防感染诱发肝性脑病。有黄疸应立即住院，按重症肝炎处理。合并重型肝炎时积极防治肝性脑病，给予各种保肝药物，严格限制蛋白质摄入量，每日应＜0.5g/kg。严禁肥皂水灌肠。应用肝素治疗时，观察有无出血倾向。

2．分娩期护理

（1）一般护理：密切观察产程，避免不良刺激。

（2）预防DIC：于分娩前1周应用维生素 K_1，观察产妇有无出血倾向。

（3）预防产后出血：缩短第二产程，可使用阴道助产。

（4）预防感染：应用广谱抗生素预防感染。

3．产褥期护理

（1）病情观察：观察子宫收缩情况，可使用缩宫素预防产后出血。

（2）母乳喂养：新生儿于出生12小时内注射乙型肝炎免疫球蛋白和乙肝疫苗后，可接受HBsAg阳性母亲哺乳。不宜哺乳者，指导产妇退乳方法和人工喂养的知识与技能，可口服生麦芽冲剂或乳房外敷芒硝退乳，因雌激素对肝脏有损害，所以不宜用于退乳。

三、糖尿病

1．妊娠期护理

（1）加强孕妇监护，预防感染。

（2）控制饮食，适量运动。

（3）遵医嘱准确使用胰岛素，防止低血糖反应。指导孕妇掌握胰岛素的用法。

2．分娩期护理

（1）陪伴分娩，加强心理支持，鼓励进食，保证充足热量。

（2）严密监测产程进展和胎儿情况，促进产程进展，控制产程时间不超过12小时。及时调整胰岛素用量，预防低血糖。

（3）遵医嘱在胎肩娩出时注射宫缩药，如缩宫素或麦角新碱，预防产后出血。做好术前准备，助产器械准备和新生儿抢救准备。

3．产褥期护理

（1）产后遵医嘱调整胰岛素用量并监测血糖变化。分娩后24小时内胰岛素减至原用量的1/2，48小时减少到原用量的1/3。

（2）注意观察产妇有无疲乏、心慌、出冷汗、脉速、恶心、呕吐等低血糖表现。一旦发生，及时通知医生，并给予口服糖水或静脉注射5%葡萄糖。

（3）注意子宫收缩和恶露情况，遵医嘱适当应用抗生素，预防感染。

（4）接受胰岛素治疗的产妇鼓励母乳喂养，按需哺乳。

（5）无论体重大小，都应按早产儿护理，注意保暖、吸氧。

（6）出生后取脐血测血糖，30分钟后定时喂25%葡萄糖溶液，预防新生儿低血糖的发生。

（7）糖尿病产妇产后应使用避孕套或输卵管结扎术长期避孕，不宜使用避孕药和宫内节育器。

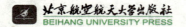

四、贫 血

1. **妊娠期护理** 增加营养，多摄入高蛋白、富含铁和维生素 C 的食物，如瘦肉、动物肝、蛋类及绿叶蔬菜。妊娠 4 个月后，遵医嘱正确服用铁剂。**避免同时饮用浓茶、咖啡、牛奶，因其影响铁的吸收。**

2. **分娩及产褥期护理**

（1）中、重度贫血孕妇临产前遵医嘱应用止血药，如维生素 K_1、卡巴克络等，备好新鲜血和新生儿急救的物品。

（2）严密观察产程进展，监测母儿状态，必要时第二产程行阴道助产。胎肩娩出后，及时使用宫缩药，防止产后出血。给予广谱抗生素预防感染。

（3）极度贫血或有严重并发症者不宜哺乳，应指导退奶。

---

1. 妊娠合并心脏病的产妇，<u>不宜</u>哺乳的情况是心功能

A. 正常   B. Ⅰ级   C. Ⅰ级以上

D. Ⅱ级或以上   E. Ⅲ级或以上

2. 下列关于妊娠合并病毒性肝炎的护理措施，<u>错误</u>的是

A. 患急性肝炎痊愈后半年，最好 2 年后方可怀孕

B. 保持大便通畅

C. 监测凝血功能

D. HBV-DNA 阳性者不宜哺乳

E. 不宜哺乳者用大剂量雌激素回乳

3. 孕期使用胰岛素的妊娠期糖尿病产妇，分娩后 48 小时，胰岛素应减至原用量的

A. 原用量的 2/3   B. 原用量的 1/2   C. 原用量的 1/3

D. 原用量的 1/4   E. 原用量的 1/5

答案：1. E。2. E。3. C。

第8节 异常分娩

一、产力异常

1. **临床表现**

（1）**协调性宫缩乏力（低张性子宫收缩乏力）**：是最常见的产力异常类型。子宫收缩具有正常的**节律性、对称性和极性**，但子宫收缩力弱，持续时间短，间歇期长且不规律。多属继发性宫缩乏力，常见于第一产程活跃期后期或第二产程时宫缩减弱。

（2）不协调性宫缩乏力：子宫收缩的极性倒置，宫缩来自子宫下段某处或宫体多处，频率高，节律不协调，属无效宫缩。

（3）协调性子宫收缩过强：子宫收缩的节律性、对称性和极性均正常，但子宫收缩力过强、过频。总产程＜3 小时称为急产，常见于经产妇。

（4）不协调性子宫收缩过强

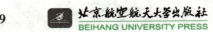

①强直性子宫收缩：子宫强烈收缩，宫缩间歇期短或无间歇。产妇烦躁不安，持续性腹痛，拒按。胎位触不清，胎心听不清，可有先兆子宫破裂征象。

②子宫痉挛性狭窄环：**子宫局部平滑肌呈痉挛性不协调性收缩形成环状狭窄，持续不放松。**可发生在宫颈、宫体的任何部分（胎儿较细的部位，以胎颈、胎腰多见），多在子宫上下段交界处，阴道检查可触及不随宫缩上升的狭窄环。

（5）产程曲线异常：宫缩乏力导致的产程曲线异常包括8种类型（表3-8）。

表3-8　产程曲线异常的常见类型

类　型	特　点
潜伏期延长	潜伏期（规律宫缩开始至宫口开大3cm）超过16小时
活跃期延长	活跃期（宫口开大3cm开始至宫口开全）超过8小时
活跃期停滞	进入活跃期后，宫口不再扩张超过2小时
第二产程延长	第二产程初产妇超过2小时、经产妇超过1小时尚未分娩
第二产程停滞	第二产程达1小时胎头下降无进展
胎头下降延缓	活跃期晚期至宫口扩张9～10cm，胎头下降速度，初产妇<1cm/h，经产妇<2cm/h
胎头下降停滞	活跃期晚期胎头停留在原处不下降超过1小时
滞　产	总产程超过24小时

2．治疗与护理措施

（1）协调性宫缩乏力

①有明显头盆不称和胎位异常者，应及时行剖宫产术。

②估计能经阴道分娩者，应加强宫缩，人工破膜，静脉滴注缩宫素。**缩宫素适用于协调性宫缩乏力、宫口扩张≥3cm、胎心良好、胎位正常、头盆相称者。**用药的原则是以最小浓度获得最佳宫缩。缩宫素2.5U加入0.9%氯化钠溶液500ml内，每滴含缩宫素0.33mU，从4～5滴/分（1～2mU/min）开始，根据宫缩强弱进行调整，调整间隔15～30分钟，每次增加4～5滴/分，最快给药速度不超过60滴/分，使宫腔内压力达到60mmHg，宫缩间隔2～3分钟，持续40～60秒。若10分钟内宫缩≥5次、每次宫缩>1分钟或胎心率异常，应立即停用缩宫素。

③密切监测胎心、宫缩情况及产程进展，做好阴道助产和剖宫产准备。宫口扩张缓慢、宫颈水肿者，可加用地西泮。

④第二产程双顶径通过坐骨棘平面后，可给予阴道助产。

⑤第三产程应预防产后出血。

（2）**不协调性宫缩乏力：处理原则是调节子宫收缩，恢复正常宫缩的节律性和极性。给予镇静药哌替啶、吗啡肌内注射或地西泮静脉注射，使宫缩恢复为协调性宫缩，严禁使用缩宫素。不协调性宫缩未能纠正，出现胎儿宫内窘迫或病理性缩复环者，应行剖宫产。**

（3）协调性宫缩过强：以预防为主，慎用宫缩药及其他促进宫缩的方法，提前做好急产后的抢救准备。

（4）不协调性宫缩过强：立即停用缩宫素，停止阴道内操作。给予镇静药和宫缩抑制药，常用25%硫酸镁缓慢静脉注射。若仍不缓解或出现胎儿宫内窘迫，应立即行剖宫产术。

（5）预防急产：**有急产史的产妇应提前2周住院待产，住院后不宜远离病房或独自行动。**

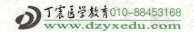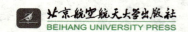

（6）产后处理：产后及时检查软产道和新生儿。急产者应严格消毒后结扎脐带、缝合裂伤。新生儿遵医嘱给予维生素 K_1，预防颅内出血。

二、产道异常

1．临床表现

（1）骨盆入口平面狭窄：常见于扁平骨盆，以骨盆入口平面前后径狭窄为主，导致妊娠末期或临产后胎头衔接受阻，不能衔接。骨盆绝对性狭窄，常发生梗阻性难产，可出现病理缩复环，甚至子宫破裂。

（2）中骨盆平面狭窄：若中骨盆平面狭窄合并出口平面狭窄，称为漏斗骨盆。

（3）三个平面均狭窄（均小骨盆）：骨盆各平面径线均＜平均值 2cm 或以上。

（4）畸形骨盆：骨盆形态异常，失去对称性，如骨软化症骨盆和偏斜骨盆，较少见。

（5）软产道异常：软产道包括子宫下段、宫颈、阴道及外阴。

2．护理措施

（1）观察产程情况：产程开始就进展缓慢，且伴有胎先露衔接障碍，多为骨盆入口狭窄所致。产程开始正常，进入中期停滞，多为中骨盆狭窄所致。同时密切注意胎儿宫内状况。

（2）有明显头盆不称，不能阴道分娩者，做好剖宫产的准备。有轻度头盆不称，在严密监护下可以试产。试产中的护理要点为：专人守护，密切观察胎儿情况及产程进展。若胎儿窘迫、子宫先兆破裂或试产 2～4 小时胎头仍未入盆者停止试产，并做好剖宫产的术前准备。

（3）漏斗骨盆者遵医嘱做好阴道手术助产和剖宫产的术前准备。

（4）防治并发症：严密观察宫缩、胎心、羊水及产程进展，一旦出现胎儿窘迫征象，及时吸氧，取左侧卧位，通知医生并配合处理。产程中减少肛查及阴道检查。助产手术时严格执行无菌操作，保持外阴清洁、干燥。检查子宫复旧及恶露有无异常，遵医嘱应用抗生素。

（5）新生儿护理：胎头在产道压迫时间过长或经手术助产的新生儿，应按产伤处理，严密观察有无颅内出血或其他损伤的表现。

三、胎位、胎儿发育异常

（一）胎位异常

分娩时除枕前位为正常胎位外，其余均为异常胎位。胎位异常是造成难产的原因之一。

1．持续性枕后位、枕横位的临床表现　在分娩过程中，胎头枕骨持续不能转向前方，直至临产后仍位于母体骨盆后方或侧方，致分娩发生困难者，称为持续性枕后位或持续性枕横位。枕后位的产妇自觉肛门坠胀及排便感，致使宫口尚未开全时过早使用腹压，发生宫颈前唇水肿和产妇疲劳，影响产程进展使第二产程延长；常需手术助产，易发生软产道损伤，增加产后出血及感染的机会；由于第二产程延长，常出现胎儿窘迫和新生儿窒息，围生儿死亡率高。

2．臀先露的临床表现　臀先露是最常见的异常胎位。表现为孕妇常感肋下或上腹部有圆而硬的胎头，由于胎臀不能紧贴子宫下段及宫颈，常导致子宫收缩乏力，产程延长。腹部检查可见子宫为纵椭圆形，在宫底部可触及硬而圆、有浮球感的胎头。

（二）胎儿发育异常

1．巨大胎儿　指出生体重 ≥ 4000g 者，多见于父母身材高大、孕妇患轻型糖尿病、过期妊娠等。临床表现为子宫增大过快，妊娠后期孕妇可出现呼吸困难、自觉腹痛等。

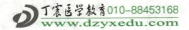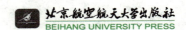

2．胎儿畸形　主要为脑积水和连体儿。脑积水指胎头颅腔内、脑室内外有大量脑脊液潴留，临床表现为明显头盆不称，若处理不及时可致子宫破裂。

初产妇，25 岁。足月临产 11 小时，胎心 140 次／分，宫口开大 5cm。2 小时后再次肛检，宫口扩张无进展，该产妇最可能的情况是

A．滞产　　　　　　　　B．活跃期停滞　　　　C．潜伏期延长
D．活跃期延长　　　　　E．第二产程延长

答案：B。

第9节　分娩期并发症

一、胎膜早破

1．临床表现　孕妇突感有较多液体自阴道流出，继而有少量间断性排出，咳嗽、打喷嚏、负重时流液增多，可无腹痛。肛诊将胎先露部上推，见阴道流液量增加。

2．护理措施

（1）严密观察胎儿情况：监测胎心率的变化，嘱孕妇自数胎动。观察羊水，若混有胎粪，提示胎儿宫内缺氧，应立即给氧。

（2）积极预防感染：保持外阴清洁，每天用 0.1% 苯扎溴铵冲洗会阴 2 次，勤换会阴垫和内衣裤。严密观察产妇的生命体征，及时发现感染征象。胎膜破裂超过 12 小时遵医嘱应用抗生素。

（3）脐带脱垂的预防及护理：胎膜早破、胎先露未衔接者，绝对卧床休息，取左侧卧位并抬高臀部或取头低足高位，防止脐带脱垂引起胎儿缺氧或宫内窘迫。严密监测胎心变化，如有脐带先露或脐带脱垂，应在数分钟内终止妊娠。避免一切不必要的刺激，保持大便通畅，禁忌灌肠。

二、产后出血

1．临床表现　主要表现为胎儿娩出后阴道出血及失血引起的休克、严重贫血等相应症状。产妇出现面色苍白、心慌、头晕、皮肤湿冷、脉搏细数及血压下降等。不同原因所致产后出血的临床表现和处理原则见表3-9。

2．护理措施

（1）饮食护理：提供营养丰富、易消化饮食，多食富含铁、蛋白质和维生素的食物，少量多餐。

（2）预防产后出血

①妊娠期与分娩期：妊娠期定期产前检查，高危孕妇提前入院。第一产程密切观察产程进展，防止产程延长。第二产程正确使用腹压，适时、适度做会阴侧切，胎肩娩出后立即给予缩宫素，减少出血。第三产程胎盘未剥离前不可过早牵拉脐带或按压子宫。

②产褥期：2 小时内严密监护，观察血压、脉搏、宫缩及阴道出血，预防休克。

（3）止血的护理：针对不同原因，迅速止血。宫腔纱布填塞适用于子宫松弛无力、虽经按摩及宫缩剂等处理仍无效者。24 小时后取出纱布条，取出前应先使用宫缩药，并给予抗生素预防感染。由于宫腔内填塞纱布条可增加感染的机会，故只有在缺乏输血条件，病情危急时考虑使用。

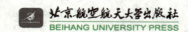

表3-9　产后出血的临床表现及处理原则

出血原因	阴道出血特点	身体检查	处理原则
子宫收缩乏力	胎盘娩出后间歇性阴道流血，量较多	宫底升高，子宫质软、轮廓不清	按摩子宫，应用宫缩药
胎盘因素	胎儿娩出数分钟后，色暗红	胎盘、胎膜是否完整	及时取出胎盘，做好刮宫准备
软产道损伤	胎儿娩出后立即出现，色鲜红	宫颈、阴道及会阴处是否有裂伤	及时准确地修复缝合
凝血功能障碍	胎儿娩出后持续流血，血液不凝	全身多部位出血或有瘀斑	尽快输新鲜全血，补充血小板等

（4）失血性休克的护理：积极纠正休克，补充血容量。若大量失血，及时输新鲜血或行扩容治疗。取平卧位，给予吸氧、保暖。严密观察产妇的意识状态、生命体征、尿量及皮肤情况。观察子宫收缩及会阴伤口情况，遵医嘱给予抗生素控制感染。

三、羊水栓塞

1．临床表现　起病急骤、临床表现复杂是其特点。多发生于分娩过程中，尤其是胎儿娩出前后的短时间内。

（1）典型症状：常有烦躁不安、恶心、呕吐、气急等先兆症状，随之出现呛咳、呼吸困难、发绀，迅速出现休克或昏迷，严重者可在数分钟内迅速死亡。

（2）不典型症状：部分产妇病情发展慢，症状隐匿，缺乏急性呼吸系统和循环系统症状或症状较轻。

（3）并发症：急性肺栓塞、休克、DIC、急性肾衰竭。

2．护理措施

（1）预防护理：加强产前检查，严密观察产程，严格掌握破膜时间。

（2）对症护理：取半卧位，加压给氧，必要时行气管插管或气管切开，遵医嘱给予静脉补液和药物治疗。

（3）病情观察：监测产妇生命体征、产程进展、宫缩强度及胎儿情况。观察出血量、血凝情况，必要时做好子宫切除术的术前准备。

1．羊水栓塞的正确定义是

A．羊水进入胎儿体循环　　　　　B．羊水进入胎儿肺循环　C．羊水进入母体血液循环

D．羊水进入胎儿呼吸系统　　　　E．羊水进入胎盘血液循环

2．初产妇，妊娠 39 周。臀位，30 分钟前阴道流水，量较多。此时急诊护士最恰当的处理是

A．请患者坐下，详细询问流水的情况　　B．立即用 PH 试纸检查是否破膜

C．立即阴道检查是否破膜　　　　　　　D．嘱患者左侧卧位，抬高臀部，听胎心

E．立即行羊膜镜检查

答案：1. C。2. D。

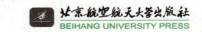

第10节 产后并发症

一、产褥感染

1. 临床表现 发热、疼痛、异常恶露是产褥感染的三大主要症状。轻者体温逐渐上升，达 38℃ 左右。重者体温可达 39℃ 以上，伴有脉速、头痛、虚弱等全身中毒症状，甚至引起菌血症、脓毒症及中毒性休克。

（1）急性外阴、阴道、宫颈炎：主要表现为会阴局部灼热、疼痛及坐位困难。检查可见局部创口红肿、硬结，脓性分泌物流出，压痛明显，甚至创口裂开，伴有低热。阴道、宫颈感染表现为黏膜充血、溃疡及脓性分泌物增多。

（2）子宫感染：包括急性子宫内膜炎、子宫肌炎。其中，急性子宫内膜炎最常见。轻型者表现为恶露量多，浑浊有臭味，下腹疼痛，宫底压痛，子宫质软伴低热。重型者表现为寒战、高热、头痛，心率增快，白细胞增多，下腹压痛，恶露增多有臭味。

（3）急性盆腔结缔组织炎、急性输卵管炎：产妇表现为高热、寒战、脉速、头痛等全身症状，子宫复旧差，出现单侧或双侧下腹部疼痛和压痛。

（4）急性盆腔腹膜炎及弥漫性腹膜炎：全身中毒症状明显，出现高热、恶心、呕吐、腹胀，查体可见下腹部压痛、反跳痛。脓肿累及肠管与膀胱可有里急后重、腹泻和排尿困难。

（5）血栓性静脉炎：来自胎盘剥离处的感染性栓子，经血行播散引起盆腔血栓性静脉炎，病变常呈单侧性。产后 1～2 周多见，表现为寒战、高热并反复发作，持续数周。

（6）脓毒症及菌血症：感染血栓脱落进入血液循环所致，可并发感染性休克和严重全身症状，危及生命。

2. 护理措施

（1）采取半卧位，促进恶露引流，炎症局限，防止感染扩散。

（2）遵医嘱正确应用抗生素。

（3）严密监测生命体征，做好病情观察与记录。

（4）进食高热量、高蛋白、高维生素、易消化的食物，提高机体抵抗力。

（5）保持会阴清洁，及时更换会阴垫。

二、晚期产后出血

1. 临床表现 以产后 1～2 周发病最常见。

（1）胎盘、胎膜残留者：表现为恶露持续时间延长，反复阴道出血或突然大量流血，妇科检查子宫大而软，宫口松弛，有时可触及残留组织，多发生于产后 10 天左右。

（2）子宫复旧不全者：表现为突然大量阴道流血，阴道及宫口有血块堵塞。

（3）术后切口裂开者：出现大量阴道流血，甚至休克。

（4）产妇可继发贫血，伴腹痛和发热；常合并感染，出现恶露增加并有臭味。产后出血与晚期产后出血鉴别见表 3-10。

2. 护理措施

（1）预防休克：仔细评估出血量及失血性休克表现，备好急救物品和药品，协助产妇平卧、保暖、给氧，给予补液、补血治疗，并协助医生止血。

（2）预防感染：各项操作严格无菌，做好外阴护理，定时监测体温，观察恶露，如有异常及时通知医生，遵医嘱应用抗生素。

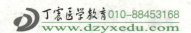
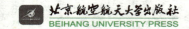

表3-10　产后出血与晚期产后出血鉴别

	产后出血	晚期产后出血
出血时间	胎儿娩出24小时内	分娩24小时后，产后1～2周最常见
主要病因	子宫收缩乏力	胎盘、胎膜残留
发　热	少	多
体　征	不同原因，不同体征	子宫增大、变软，宫口松弛

三、产褥期抑郁症

1. 临床表现　产褥期抑郁症的主要表现是抑郁，多在产后 2 周内发病，产后 4 ～ 6 周症状明显。主要表现为心情压抑、情绪淡漠，有时表现为孤独或伤心、流泪。或与丈夫及其他家庭成员关系不协调，对身边的人充满敌意。对生活缺乏信心，出现厌食、睡眠障碍，严重者出现绝望、自杀或杀婴倾向。

2. 护理措施

（1）充分休息，保证足够的睡眠，入睡前喝热牛奶、洗热水澡。安排合理饮食，保证营养摄入。必要时陪伴。

（2）心理护理：使产妇感到被支持、尊重、理解，建立与他人良好的交流能力。护理人员应当具备温和、接受的态度，鼓励产妇宣泄、抒发自身感受，耐心倾听，做好疏通工作。让家人给予更多地关心与爱护，避免不良刺激。

（3）指导产妇与婴儿进行交流，参与照顾，培养产妇自信心。

（4）注意安全保护，防止产妇自杀、自伤等行为。

（5）药物治疗：是产后抑郁症的重要治疗手段，应在专科医生指导下正确应用，并注意观察药物疗效及不良反应。

初产妇，30 岁。妊娠 36 周胎膜早破，2 天前自然分娩，今早发热、头痛、恶露增加。查体：体温 38.8℃，脉搏 96 次 / 分，呼吸 24 次 / 分，血压 110/70mmHg，下腹压痛，恶露量多、鲜红色，轻微恶臭味。急查白细胞 $13.5×10^9$/L，中性粒细胞 80%。最适合该产妇的体位是

A. 头高足低位　　　　　　　　B. 俯卧位　　　　　　　　C. 左侧卧位

D. 膝胸位　　　　　　　　　　E. 半卧位

答案： E。

第11节　女性生殖系统炎症

一、外阴部炎症

（一）外阴炎

1. 临床表现　外阴皮肤瘙痒、疼痛、红肿、烧灼感，于活动、性交、排尿及排便时加重。慢性

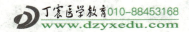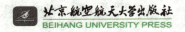

炎症可使皮肤增厚、粗糙、苔藓样变。

2. 护理措施　可用 1：5000 的高锰酸钾溶液坐浴，水温 40℃，每天 2 次，每次 15 ～ 30 分钟。会阴部浸没于溶液中，月经期停止坐浴。保持外阴清洁干燥，避免搔抓皮肤，禁止使用刺激性药物或肥皂擦洗。

（二）前庭大腺炎

1. 临床表现　炎症多发于一侧，局部皮肤红肿、灼热、压痛明显。脓肿形成时，疼痛加剧，可触及波动感。囊肿多为单侧，也可为双侧，囊肿小时无明显自觉症状，囊肿大时可有外阴坠胀感或性交不适。

2. 护理措施
（1）急性期卧床休息，局部保持清洁干燥，按医嘱应用镇痛药或抗生素。
（2）造口术后每天更换引流条。常规擦洗外阴，每天 2 次，伤口愈合后改坐浴，每天 2 次。
（3）注意外阴清洁卫生，月经期、产褥期禁止性交。纠正不良生活习惯，避免辛辣刺激性食物。

二、阴道炎症

（一）滴虫阴道炎

1. 临床表现　潜伏期为 4 ～ 28 天，多表现为大量稀薄泡沫状的阴道分泌物及外阴瘙痒。合并尿道感染可有尿频、尿痛，偶见血尿。阴道毛滴虫吞噬精子，可造成不孕。妇科检查见阴道黏膜充血，严重者有散在出血斑点，可累及宫颈而形成"草莓样"宫颈。

2. 护理措施
（1）注意个人卫生，保持外阴清洁干燥，避免搔抓外阴部。内裤和洗涤用物煮沸消毒 5 ～ 10 分钟。治疗期间禁止性生活。
（2）取送检分泌物前不做双合诊，窥器不涂润滑剂，检查前 24 ～ 48 小时禁止性交、阴道灌洗或局部用药。
（3）指导患者遵医嘱正确用药，注意观察疗效和不良反应。甲硝唑应餐后服用，主要不良反应有消化道反应，如食欲缺乏、恶心、呕吐等。此外，偶见头痛、皮疹、白细胞减少等，一旦发现应停药。甲硝唑用药期间及停药 24 小时内禁酒。因甲硝唑可通过胎盘，妊娠 20 周前及哺乳期妇女禁用。
（4）滴虫性阴道炎常于月经后复发，因此治疗后检查滴虫阴性者，再于月经后复查 3 次阴道分泌物，均阴性者方为治愈。

（二）外阴阴道假丝酵母菌病

1. 临床表现　主要表现为外阴瘙痒（奇痒）、灼痛、性交痛，伴尿频、尿痛。典型阴道分泌物呈白色稠厚凝乳状或豆渣样，妇科检查见外阴红斑、水肿，常伴抓痕，阴道黏膜、小阴唇内侧附有白色块状物，擦除后露出红肿黏膜面。阴道分娩时新生儿易传染为鹅口疮。

2. 护理措施　基本同滴虫阴道炎。
（1）妊娠合并感染者禁口服，坚持局部用药，以 7 日疗法效果为佳。性伴侣无须常规治疗，但有症状男性应进行假丝酵母菌检查及治疗。
（2）养成良好的卫生习惯。保持外阴清洁，避免搔抓外阴局部皮肤。内裤应煮沸消毒，勤更换。
（3）阴道用药者应在晚上睡前，洗手后戴手套放置。

（4）假丝酵母菌阴道炎常在月经前复发，治疗后应在月经前复查阴道分泌物。

（三）老年性阴道炎

1. 临床表现　多表现为外阴灼热、瘙痒及阴道分泌物增多。阴道分泌物稀薄，淡黄色，严重呈脓血性白带。妇科检查可见阴道黏膜充血伴散在出血点，有时可见浅表溃疡。

2. 护理措施

（1）注意保持外阴清洁，勤换内裤，穿纯棉内裤，减少刺激。

（2）可用 1% 乳酸液或 0.1% ～ 0.5% 醋酸液冲洗阴道，抑制细菌生长。冲洗后阴道局部使用抗生素。

（3）对卵巢切除、放疗患者给予雌激素替代治疗指导。

三、子宫颈炎症

1. 临床表现　多数患者无症状。有症状者可表现为阴道分泌物增多，呈乳白色黏液状、淡黄色脓性或血性。妇科检查可见子宫颈充血、水肿、黏膜外翻，子宫颈管黏膜质脆，易出血。

2. 护理措施

（1）物理治疗护理

①治疗前做常规宫颈刮片检查，排除子宫颈癌。

②急性生殖器炎症者禁忌，避免炎症扩散。

③治疗时间以月经干净后 3 ～ 7 天为宜。

④物理治疗后创面恢复需要 3 ～ 4 周，病变较深者需要 6 ～ 8 周。

⑤每天清洗外阴 2 次，禁性交、盆浴和阴道冲洗 4 ～ 8 周。

⑥治疗后阴道分泌物增多，有大量黄水流出，1 ～ 2 周脱痂时可有少许出血。

⑦一般于两次月经干净后 3 ～ 7 天复查，注意有无子宫颈管狭窄。

（2）加强会阴部护理，保持外阴清洁干燥，给予高热量、高蛋白、高维生素饮食，适当休息。

四、盆腔炎症

1. 临床表现

（1）急性盆腔炎性疾病：轻者无症状或症状轻微，多表现为持续性下腹痛、阴道分泌物增多，伴发热，活动或性交后加重。严重者出现寒战、高热、头痛、食欲缺乏，可有腹胀及腹膜刺激症状。盆腔检查可见阴道充血，大量脓性臭味分泌物，穹隆触痛明显，宫颈充血、水肿、举痛明显，宫体活动受限，附件区增厚，明显压痛。有脓肿形成时可触及包块且有波动感。

（2）盆腔炎性疾病后遗症：全身症状不明显；慢性盆腔痛，下腹部坠胀、隐痛及腰骶部酸痛，常在月经前后、劳累后、性交后加重；输卵管粘连闭塞导致不孕或异位妊娠；盆腔炎性疾病反复发作。

2. 护理措施

（1）急性期卧床休息，取半卧位，促进炎症局限。加强营养，给予高热量、高蛋白、高维生素的流食或半流食。避免不必要的盆腔检查。

（2）遵医嘱给予抗生素，必要时应用镇静、镇痛药。

（3）经期、孕期、产褥期加强个人卫生，经期避免性交，注意预防性传播疾病。

（4）抗生素治疗者应在 72 小时内随访，注意观察疗效。沙眼衣原体和淋病奈瑟菌感染者，可在治疗后 4 ～ 6 周复查病原体。

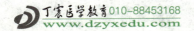
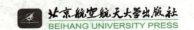

五、尖锐湿疣

1. **临床表现** 潜伏期为3周～8个月，平均3个月。临床症状不明显，多以外阴赘生物就诊。初期为散在簇状增生的粉色或白色顶端尖锐的小乳头状疣，随着病情发展，可呈菜花状或鸡冠状。

2. **护理措施**

（1）保持外阴清洁卫生，杜绝混乱的性关系。及时消毒生活用物，预防交叉感染。

（2）尊重患者的人格、隐私，了解患者的思想顾虑，鼓励患者积极接受治疗。

六、淋　病

1. **临床表现** 潜伏期1～10天，平均3～5天，最初好发于子宫颈、尿道、前庭大腺等下泌尿生殖道，未经治疗，淋病奈瑟菌可上行感染引起子宫内膜炎、输卵管炎、输卵管积脓、盆腔腹膜炎、输卵管卵巢脓肿、盆腔脓肿等，导致淋菌性盆腔炎。若治疗不当，迁延不愈或反复发作，可导致不孕或输卵管妊娠。

2. **护理措施**

（1）急性期卧床休息，做好床边隔离，用过的物品要严格消毒，防止交叉感染。

（2）所有淋病娩出的新生儿应尽快使用红霉素眼膏，预防淋菌性眼炎。

（3）治疗期间严格禁止性交，性伴侣应同时治疗。

（4）尊重患者，给予其关心、安慰，解除顾虑，积极接受治疗。

七、梅　毒

1. **临床表现** 临床上获得性梅毒可分早期梅毒和晚期梅毒。早期梅毒包括一期梅毒、二期梅毒和早期潜伏梅毒；晚期梅毒包括三期梅毒和晚期潜伏梅毒，病程长。

（1）一期梅毒：一般无明显全身症状。

（2）二期梅毒：表现为皮肤黏膜损害。皮肤梅毒疹为典型表现。

（3）三期梅毒：表现为永久性皮肤黏膜损害，可侵犯多种组织器官，严重可危及生命。

2. **护理措施**

（1）建议所有孕妇在初次产科检查时做梅毒血清学筛查，确诊患者应积极配合治疗。

（2）治疗期间严格禁止性交，性伴侣应同时治疗。

（3）经充分治疗后，应随访2～3年，第一年每3个月复查一次，以后每半年复查一次。治疗失败或再感染，应加倍治疗剂量，并同时行脑脊液检查，观察有无神经性梅毒。

（4）尊重患者，帮助其建立治愈的信心和生活的勇气。

八、获得性免疫缺陷综合征

1. **临床表现** 潜伏期持续时间变化较大，数月至十数年不等，平均约8年左右。感染早期常无明显异常，或仅有全身淋巴结肿大，常因机会性感染及肿瘤而发展成为艾滋病。无症状感染期。

（1）分期

①急性感染期：初次感染2～4周，以发热最常见，可伴全身不适、头痛、畏食、肌肉关节疼痛及淋巴结肿大等病毒血症和免疫系统急性损伤所产生的症状，持续1～3周后缓解。

②无症状感染期：一般持续6～8年，此期HIV不断复制，血清可检出HIV、RNA和HIV抗体，具有传染性。

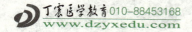
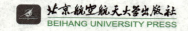

③艾滋病期：是 HIV 感染的最终阶段。临床表现复杂，出现 HIV 相关症状、机会性感染及恶性肿瘤。

（2）相关症状：持续 1 个月以上的发热、乏力、盗汗、腹泻，体重下降超过 10%，伴记忆力减退、头痛、癫痫、痴呆等神经系统症状。还可出现持续性全身淋巴结肿大，表现为除腹股沟以外全身其他部位两处或两处以上淋巴结肿大，质软，无压痛，可活动，持续 3 个月以上，无自觉症状。

（3）各系统的临床表现

①呼吸系统：肺孢子菌肺炎最常见，是本病机会性感染死亡的主要原因。

②消化系统：念珠菌、疱疹病毒和巨细胞病毒导致的口腔和食管炎症、溃疡最为常见。

③中枢神经系统：机会性感染、机会性肿瘤和 HIV 直接感染中枢神经系统等。

④皮肤黏膜改变。

⑤眼部：视网膜炎、眼部卡波西肉瘤等。

2．护理措施

（1）休息活动护理：在急性感染期和艾滋病期应卧床休息，无症状感染期可正常工作，但应避免劳累。

（2）饮食护理：给予高热量、高蛋白、高维生素、易消化饮食，少食多餐。呕吐者于餐前 30 分钟给予止吐药。腹泻者应提供少渣、少纤维素的流食或半流食，多饮水或果汁、肉汁等。必要时遵医嘱静脉补充营养。

（3）用药护理：齐多夫定的不良反应主要有抑制骨髓、恶心、头痛、疲劳、药物热、皮疹、肌炎等，用药期间注意有无严重的骨髓抑制作用和耐药发生，定期检查血象。Hb ＜ 80g/L 或骨髓抑制时可输血，中性粒细胞＜ 0.5×10^9/L 时应停药。

（4）卫生护理：加强口腔护理和皮肤清洁。

（5）健康指导：告知群众一般的社交活动如握手、共同进餐、礼节性的接吻、昆虫叮咬等不会传播艾滋病；指导患者及家属艾滋病预防和治疗的相关知识，教会患者保护他人和自我健康监测的方法。讲解应用含氯消毒剂或漂白粉等消毒液对血液、排泄物和分泌物消毒的方法，可用 0.2% 次氯酸钠或漂白粉等进行消毒。定期进行访视及医学观察。

1．外阴阴道假丝酵母菌病阴道分泌物的特征是

A．豆渣样　　　　　　　　　B．脓性且有臭味　　　　C．血性性且有臭味

D．乳白色黏液状　　　　　　E．泡沫状

2．子宫颈炎的主要症状是

A．不孕　　　　　　　　　　B．外阴瘙痒　　　　　　　C．下腹坠痛

D．外阴灼热感　　　　　　　E．阴道分泌物增多

答案：1．A。2．E。

第 12 节　月经失调

一、排卵障碍性异常子宫出血

1．临床表现

（1）无排卵性异常子宫出血：最常见的症状是子宫不规则出血，表现为月经周期紊乱、经期长短

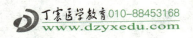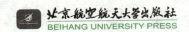

不一、流血量时多时少，甚至大量出血。出血期一般无腹痛或不适。出血量多或时间长者常伴有贫血，甚至休克。

（2）黄体功能异常：月经周期规律，经期正常，但经量增多。月经间期出血可分为黄体功能异常和围排卵期出血。

①黄体功能不足：可表现为月经周期缩短，月经频发，易并发不孕或妊娠早期流产史。

②子宫内膜不规则脱落（黄体萎缩不全）：多为月经周期正常，经期延长达 9～10 天，经量可多可少，好发于产后或流产后。

2．护理措施

（1）一般护理：保证充足的睡眠和休息，加强营养，给予高蛋白、高维生素及含铁丰富的食物。

（2）维持正常血容量：出血多者卧床休息，减少出血量，避免劳累和剧烈活动。密切观察并记录生命体征、出入量，准确评估出血量。配合医生做好配血、输血及止血处理。

（3）预防感染：注意观察患者体温、脉搏及子宫体压痛。保持外阴清洁干燥，出血期间禁止盆浴和性生活，遵医嘱应用抗生素。

（4）用药护理：遵医嘱正确使用性激素。

①按时按量服用，不得随意漏服或停服。

②药物减量在止血后开始，3 天减量 1 次，每次减量不超过原剂量的 1/3，直到维持量。

③雌激素仅适用于青春期功血，育龄期和围绝经期不宜使用。

④按停药后发生撤退性出血的时间确定维持量服用时间。

⑤治疗期间出现不规则阴道出血，应及时就诊。

（5）健康指导：教会患者测量基础体温的正确方法，每晚临睡前将体温计甩至 35℃以下，放在醒来后伸手可及的地方。早晨清醒后，立即将体温表放在舌下或腋下 5 分钟后，读数并记录。测量体温前禁止起床及从事一切活动，不可进食、说话。

二、痛　经

1．临床表现　主要症状是月经期下腹痛，以坠胀痛为主，严重者呈痉挛痛，最早出现于经前 12 小时，行经第 1 天最剧烈，持续 2～3 天后可缓解。疼痛多位于下腹正中，可放射到外阴、腰骶部，伴恶心、呕吐、头晕、出冷汗、面色苍白等。

2．护理措施

（1）护理评估：了解患者的年龄、月经史与婚育史，询问诱发痛经的相关因素，疼痛与月经的关系，疼痛发生的时间、部位、性质及程度，是否服用止痛药、用药量及持续时间，疼痛时伴随的症状以及自觉最能缓解疼痛的方法。

（2）心理护理：是痛经护理的重要环节。告知患者痛经是生理反应，减轻经期恐惧，教会患者有效分散注意力的方法。

（3）一般护理：保证充足的休息与睡眠，避免经期劳累和剧烈活动，加强营养。疼痛时可热敷、按摩下腹部或进食热饮料，必要时给予镇痛、镇静药。

三、绝经综合征

1．临床表现　绝经综合征多发于 45～55 岁，可持续 2～3 年或 5～10 年。

（1）近期症状：月经紊乱为常见症状，多表现为月经周期不规则、月经频发、月经稀发及经量增多或减少。潮热为雌激素减少的特征性症状。常出现自主神经失调症状，如心悸、头痛、失眠等。

也可见激动、易怒、抑郁、焦虑、记忆力减退等精神神经症状。

（2）远期症状：常出现泌尿生殖道萎缩症状、骨质疏松、阿尔茨海默病、心血管疾病及皮肤和毛发改变。

2. 护理措施

（1）一般护理：加强营养，增加钙和维生素 D 的摄入，适当体育锻炼，延缓骨质疏松的发生。保证休息和睡眠时间，必要时给予镇静药。

（2）用药护理：遵医嘱给予性激素治疗，用药期间注意观察有无异常阴道出血、乳房胀痛、白带增多、头痛、水肿或色素沉着等。

---

1. 黄体功能不足患者常表现为
A．经期延长　　　　　　　B．经期长短不一　　　C．月经周期延长
D．月经周期缩短　　　　　E．月经周期长短不一

2. 无排卵性异常子宫出血的临床表现是
A．经血量多　　　　　　　B．月经周期缩短　　　C．月经周期正常，经期延长
D．月经周期紊乱，月经量少　E．经期长短不一，出血量时多、时少

答案：1．D。2．E。

第13节　妊娠滋养细胞疾病

一、葡萄胎

1. 临床表现

（1）停经后阴道流血：停经 8～12 周左右不规则阴道流血是最常见的症状。

（2）子宫异常增大：多数患者子宫大于停经月份，质地变软，伴血清 hCG 水平异常升高，无胎体、胎心、胎动。

（3）妊娠呕吐：出现早，症状重，持续时间长。

（4）妊娠期高血压疾病征象：妊娠 24 周前甚至妊娠早期，出现高血压、蛋白尿和水肿，易发展为子痫前期，但子痫罕见。

（5）腹痛：阵发性下腹痛，可忍受，常发生于阴道流血之前。卵巢黄素化囊肿扭转或破裂时可有急性腹痛。

2. 护理措施

（1）一般护理：给予高蛋白、高维生素、易消化饮食，注意补充维生素 A、胡萝卜素及动物脂肪。

（2）病情观察：密切观察生命体征和阴道流血的量、颜色和性质。注意有无咳嗽、咯血及转移灶症状，早期发现肺转移。

（3）预防感染：每次清宫术后 1 个月禁止盆浴和性生活。保持外阴清洁干燥，每天清洗外阴，勤换会阴垫。

（4）用药护理：按照体重计算和调整化疗药物剂量，在每个疗程的用药前及用药中各测量 1 次。

（5）避孕指导：随访期间严格避孕 1 年，hCG 下降缓慢者，延长避孕时间。首选安全套避孕，也可口服避孕药，但不选用宫内节育器，以免混淆子宫出血的原因或穿孔。

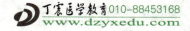 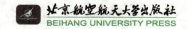

（6）随访指导：坚持正规治疗和随访是根治葡萄胎的基础。hCG 定量测定是随访最重要的项目。葡萄胎清宫后每周 1 次，直到连续 3 次阴性，随后每个月 1 次共 6 个月，再每 2 个月 1 次共 6 个月，自第 1 次阴性后共计 1 年。

二、妊娠滋养细胞肿瘤

1．临床表现

（1）原发灶表现

①不规则阴道流血：多见于葡萄胎排空、流产或足月产后，为最常见症状。

②子宫复旧不全：葡萄胎排空后 4 ～ 6 周子宫仍未恢复正常大小。

③卵巢黄素化囊肿：持续存在。

④腹痛：一般无腹痛，肿瘤穿破浆膜层或黄素化囊肿扭转时出现急性腹痛。

⑤假孕症状：与 hCG 及雌、孕激素的作用有关。

（2）转移灶表现：绒毛膜癌易早期血行转移，其转移部位的共同特点是局部出血。

①肺转移：最常见，表现为咳嗽、咯血、胸痛和呼吸困难。

②阴道转移：局部可见紫蓝色结节。

③肝转移：常有上腹部或肝区疼痛。

④脑转移：最主要的死亡原因，可经历瘤栓期、脑瘤期和脑疝期。

2．护理措施

（1）一般护理：给予高蛋白、高维生素、营养丰富的易消化饮食。发生转移患者尽量卧床休息，保持外阴清洁。

（2）病情观察：密切观察患者生命体征、腹痛及阴道出血情况，记录出血量。

（3）转移患者的护理

①肺转移的护理：呼吸困难者取半卧位并吸氧，大量咯血时应立即取头低患侧卧位，保持呼吸道通畅，轻击背部排出积血，并通知医生配合抢救。

②脑转移的护理：尽量卧床休息，起床时有人陪伴。抽搐时保持呼吸道通畅。严格控制补液总量和补液速度，防止颅内压升高。遵医嘱给予止血、脱水药。

③阴道转移的护理：注意外阴清洁，避免增加腹压，避免性生活和不必要的阴道、盆腔检查，严禁阴道冲洗。结节破溃大出血，立即通知医生配合抢救，用长纱条填塞压迫止血，填塞纱布应于 24 ～ 48 小时取出。遵医嘱应用抗生素预防感染。

3．健康指导　治疗结束后严密随访 5 年，第 1 次在出院后 3 个月，然后每 6 个月 1 次至 3 年，此后每年 1 次直至 5 年，以后每 2 年 1 次。随访期间严格避孕，化疗停止 12 个月后才可考虑妊娠。

三、化疗护理

1．化疗前准备

（1）准确测量并记录体重：化疗时应根据体重来正确计算和调整药量，一般在每个疗程的用药前及用药中各测一次体重，应在早上、空腹、排空大小便后进行测量，酌情减去衣服重量。

（2）正确使用药物：根据医嘱严格三查七对，正确溶解和稀释药物，并做到现配现用，一般常温下不超过 1 小时。如果联合用药应根据药物的性质排出先后顺序。顺铂对肾脏损害严重，需在给药前后给予水化，同时鼓励患者多饮水并监测尿量，保持尿量每日超过 2500ml。

①需要避光的药物：放线菌素 D、顺铂。

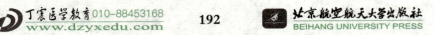

②需快速推注的药物：环磷酰胺。

③缓慢给药：氟尿嘧啶、阿霉素。

（3）合理使用静脉血管并注意保护：遵循长期补液保护血管的原则，有计划地穿刺，用药前先注入少量生理盐水，确认针头在静脉中后再注入化疗药物。一旦怀疑或发现药物外渗应重新刺，遇到局部刺激较强的药物，如氮芥、长春新碱、放线菌素 D（更生霉素）等外渗，需立即停止滴入并给予局部冷敷，同时用生理盐水或普鲁卡因局部封闭，以后用金黄散外敷，防止局部组织坏死、减轻疼痛和肿胀。化疗结束前用生理盐水冲管，以降低穿刺部位拔针后的残留浓度，起到保护血管的作用。

2. 化疗中的护理　经常巡视，及时发现不良反应，并即刻报告医师。

（1）出血倾向：牙龈出血、鼻出血、皮下淤血或阴道活动性出血。

（2）肝脏损害：上腹疼痛、恶心、腹泻等。

（3）消化道反应：腹痛、腹泻等。

（4）膀胱炎：尿频、尿急、血尿。

（5）皮肤反应：皮疹。

（6）神经系统反应：肢体麻木、肌肉软弱、偏瘫等。

3. 化疗不良反应的护理

（1）口腔护理：应保持口腔清洁，预防口腔炎症。若发现口腔黏膜充血疼痛，可局部喷射西瓜霜等粉剂；若有黏膜溃疡，则做溃疡面分泌物培养，根据药敏试验结果选用抗生素和维生素 B_{12} 液混合涂于溃疡面促进愈合；使用软毛牙刷刷牙或用清洁水漱口，进食前后用消毒溶液漱口，进食前可用 0.03% 的丁卡因喷口腔及咽部止疼；给予温凉的流食或软食，避免刺激性食物。

（2）止吐护理：在化疗前后给予镇吐剂，合理安排用药时间以减少化疗所致的恶心、呕吐；鼓励进食清淡、易消化、高热量、高蛋白、富含维生素饮食，少吃甜食和油腻食物，少量多餐，同时避免在化疗前后 2 小时内进食、创造良好的进餐环境等；患者呕吐严重时应补充液体，以防电解质紊乱。

（3）骨髓抑制的护理：按医嘱定期测定白细胞计数，若低于 $3.5×10^9/L$，应与医师联系考虑停药。血小板计数 $< 50×10^9/L$，可引起皮肤或黏膜出血，应减少活动，增加卧床休息时间；血小板计数 $< 20×10^9/L$ 有自发性出血可能，必须绝对卧床休息，遵医嘱输入血小板浓缩液。

①Ⅰ度骨髓抑制一般不予以处理，复测血常规。

②Ⅱ度和Ⅲ度骨髓抑制需进行治疗，遵医嘱皮下注射粒细胞集落刺激因子。

③Ⅳ度骨髓抑制除给予升白细胞治疗，还需使用抗生素预防感染，同时给予保护性隔离，尽量谢绝探视。

（4）动脉化疗并发症的护理：动脉灌注化疗后有些患者可出现穿刺局部血肿甚至大出血，主要是穿刺损伤动脉壁或患者凝血机制异常所造成。术后应密切观察穿刺点有无渗血及皮下淤血或大出血。用沙袋压迫穿刺部位 6 小时，穿刺肢体制动 8 小时，卧床休息 24 小时。若有渗出应及时更换敷料，出现血肿或大出血者立即对症处理。

---

1. 葡萄胎清宫术术前备用物品**不包括**

A. 配血备用　　　　B. 抢救器械　　　C. 大号吸管　　　D. 雌激素　　　E. 抢救药品

2. 绒毛膜癌患者出现咯血现象，提示发生了

A. 脾转移　　　　　B. 肠转移　　　　C. 胃转移　　　　D. 肺转移　　　E. 肝转移

答案：1. D。2. D。

第14节 妇科腹部手术的护理

一、妇科腹部手术的一般护理

1．手术前准备

（1）皮肤准备：术前1天进行，备皮范围上自剑突下，下达外阴及两大腿上1/3处，两侧至腋中线。注意消毒脐窝。

（2）阴道准备：适用于有性生活，经腹全子宫切除者，术前1天用1：5000高锰酸钾、1：1000苯扎溴铵或0.05%碘伏冲洗阴道，后穹窿处放入甲硝唑，冲洗2次。术日晨再次阴道消毒，擦干后用甲紫标记宫颈口及阴道穹窿部。

（3）消化道准备：一般术前1天灌肠1～2次，或口服缓泻药，排便3次以上。以往术前8小时禁止经口进食，4小时严格禁饮。随着麻醉技术的进步，现术前2小时禁食清淡流质饮食，术前6小时禁清淡饮食。若手术涉及肠道，则术前3天进无渣半流质饮食，并给予肠道抑菌药物，术前日行清洁灌肠。

（4）其他：做好药物过敏试验，交叉配血。术前日晚适当使用镇静药。练习床上大小便及有效咳嗽等。

2．手术当日护理 测量生命体征，取下活动性义齿、发夹、首饰及贵重物品，交家属保管。常规留置尿管并保持引流通畅。术前30分钟按医嘱给基础麻醉药物。与手术室护士交接患者，核对无误后签字。

3．手术后护理

（1）体位护理：全身麻醉未清醒者去枕平卧，头偏一侧。蛛网膜下腔阻滞麻醉者，应去枕平卧4～6小时。硬膜外阻滞麻醉者，软枕平卧4～6小时。病情稳定者，次日晨改半坐卧位，有利于引流，促使腹肌松弛，减轻疼痛，并有利于呼吸及排痰。

（2）饮食护理：一般腹部手术后6～8小时可进流质饮食，避免产气和刺激性食物，肛门排气后可进半流质，逐渐过渡到普食。胃肠减压者应禁食。

（3）病情观察：术后每15～30分钟监测并记录生命体征，直至平稳后改为每4小时1次。持续24小时后，改为每天测生命体征4次，直至正常后3天。注意观察切口有无渗血、渗液，保持敷料清洁干燥。

（4）留置尿管的护理：保持尿管通畅，注意观察尿液量、颜色及性质。常规妇科手术于术后24～48小时拔除，宫颈癌根治术加盆腔淋巴结清扫后，留置导尿7～14天。留置尿管期间，每天擦洗外阴2次，每周更换集尿袋1～2次，严格无菌操作，同时多饮水，预防泌尿系感染。在拔除尿管的3天前，每2～4小时开放1次，训练膀胱功能。尿管拔除后4～6小时督促患者自行排尿，以免尿潴留。

（5）引流管的护理：术后多置阴道引流和（或）腹腔引流，应保持引流管通畅和周围皮肤清洁，观察并记录引流液的量、颜色及性质，术后24小时＞100ml/h并鲜红色，应考虑有内出血，立即报告医生，开放静脉通路。一般留置2～3天，也可在24小时引流液＜10ml且患者体温正常时拔除引流管。

（6）疼痛和腹胀的护理：通常术后24小时内疼痛最明显，可适当应用镇静、镇痛药物。术后鼓励早期下床活动，腹胀者可热敷腹部、针灸等刺激肠蠕动。术后48小时多可排气。若术后3天仍未排气者，可采取生理盐水灌肠。

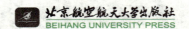

二、子宫颈癌

1. 临床表现　患病年龄分布呈双峰状。原位癌以 30 ～ 35 岁高发，浸润癌以 50 ～ 55 岁高发。早期无明显症状和体征，病情进展后，表现为阴道流血、阴道排液及疼痛。

（1）阴道流血：多为接触性出血（性交后或妇科检查后出血），老年患者常主诉绝经后阴道不规则出血。

（2）阴道排液：白色或血性，稀薄如水样或米泔样，有腥臭味。晚期脓性恶臭白带。

（3）疼痛：晚期多见，伴贫血、恶病质。

2. 护理措施

（1）一般护理：给予高蛋白、高热量、高维生素、易消化饮食，纠正不良的饮食习惯。

（2）健康指导：普及防癌知识，积极治疗宫颈慢性病变，每 1 ～ 2 年行妇科检查 1 次，高危人群每半年检查 1 次，有接触性出血和绝经后出血应及时就诊；术后随访时间为 6 年以上。治疗后每 2 ～ 3 个月复查 1 次，第 2 年每 3 ～ 6 个月复查 1 次，3 ～ 5 年内每半年复查 1 次，第 6 年开始每年复查 1 次；宫颈锥形切除术后应指导患者保持外阴清洁，2 个月内禁止性生活及盆浴。

三、子宫肌瘤

1. 临床表现　症状与肌瘤的生长部位、有无变性有关，尤其是与肌瘤的生长部位关系最密切，与肌瘤的大小、数目关系不大。不同部位肌瘤的临床表现见表 3-11。

表3-11　不同部位肌瘤的临床表现

	黏膜下肌瘤	肌壁间肌瘤	浆膜下肌瘤
生长方式	向宫腔方向生长，突出于宫腔	位于子宫肌壁间	向子宫浆膜面生长，突出于子宫表面
月经改变	多见	大肌瘤可见	少见
下腹包块	肿物脱出阴道外	大肌瘤可见	常见
白带增多	常有	常有	多无
腹　痛	肌瘤脱出时	多无	肌瘤蒂扭转时

（1）月经改变：为最常见的症状。多见于黏膜下肌瘤及较大的肌壁间肌瘤。表现为经量增多，经期延长。

（2）腹部肿块：是浆膜下肌瘤最常见的症状。当肌瘤增大使子宫超过妊娠 3 个月大小时，可从腹部触及肿块，不规则或均匀增大，质硬。

（3）白带增多：多见于黏膜下肌瘤和肌壁间肌瘤。

（4）腰酸、腰痛及下腹坠胀：一般无腰痛，当浆膜下肌瘤发生蒂扭转时出现急性腹痛。肌瘤红色变性时，腹痛剧烈，伴呕吐、发热及局部压痛。

（5）压迫症状：可致尿频、尿急、尿潴留等。

（6）不孕及继发贫血：黏膜下肌瘤妨碍受精卵着床而导致不孕。

2. 护理措施

（1）饮食护理：给予高蛋白、高热量、高维生素、含铁丰富的食物，禁食含雌激素的药物或食物。

（2）纠正贫血：阴道出血较多者，严密观察生命体征，遵医嘱给予止血药。适当补充铁剂，配血备用，必要时输血。

（3）保持大小便通畅：肌瘤压迫出现排尿困难时，遵医嘱给予导尿。排便不畅时，可给予缓泻药。

（4）预防感染：保持外阴清洁干燥，注意阴道分泌物情况。

（5）手术患者1个月后门诊复查，术后3个月避免性生活和重体力劳动。避孕2年以上方可妊娠。

四、子宫内膜癌

1. 临床表现

（1）症状

①阴道流血：是最常见症状和就诊的主要原因，典型表现为绝经后出现阴道流血，未绝经者经量增多、经期延长或经间期出血。

②阴道排液：多为血性或浆液性分泌物。

③疼痛：晚期肿瘤浸润周围组织或压迫神经时出现下腹及腰骶部疼痛。

（2）体征：早期妇科检查可无异常发现。晚期患者子宫增大，质软，饱满。

2. 护理措施

（1）一般护理：提供高蛋白、高热量、高维生素饮食，保证睡眠时间，加强会阴护理，预防感染。注意药物疗效和不良反应。

（2）健康指导：普及防癌知识，中老年妇女每年妇科检查1次。注意高危人群，围绝经期月经紊乱或绝经后阴道流血应警惕子宫内膜癌，需行诊断性刮宫检查；术后2年内每3～6个月复查1次。术后3～5年每6～12个月复查1次。5年后每年复查1次。出现不适感觉，应及时就诊。

五、卵巢肿瘤

1. 临床表现

（1）症状：多无明显症状，常在妇科检查时偶然发现。随肿瘤进展，出现腹胀、腹部肿块、腹痛及其他消化道症状。晚期有贫血、恶病质等表现。

（2）体征：妇科检查时在子宫一侧或双侧触及囊性或实性肿块。

（3）卵巢良性、恶性肿瘤的区别见表3-12。

表3-12　卵巢良性、恶性肿瘤的区别

	卵巢良性肿瘤	卵巢恶性肿瘤
生长速度	缓慢	迅速
症　状	腹胀、腹部包块、压迫症状	腹胀、腹部包块、腹水、转移症状、恶病质
肿块特点	单侧多，囊性，表面光滑，活动良好	双侧，实性或囊实性，表面不平，固定不动

（4）并发症

①蒂扭转：最常见，在体位突然改变或妊娠期、产褥期子宫大小、位置改变时发生，表现为突发一侧下腹剧痛，常伴恶心、呕吐甚至休克。

②破裂。

③感染。

④恶变。

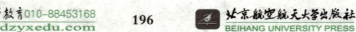

2．护理措施

（1）饮食护理：给予高蛋白、高维生素饮食，避免高胆固醇饮食。

（2）放腹水的护理：一次放腹水不宜超过 3000ml，以免腹压骤降，发生虚脱。放腹水速度宜慢，放完后用腹带包扎腹部。放腹水过程中应密切观察并记录生命体征、腹水性质及不良反应。巨大肿瘤患者，放腹水前备好沙袋。

（3）健康指导：卵巢肿瘤治疗后易复发，应坚持长期随访。术后 1 年内每个月一次，术后第 2 年每 3 个月一次，3～5 年视病情 4～6 个月一次，5 年以上每年一次。卵巢瘤样变直径＜5cm，应定期（3～6 个月）复查。

六、子宫内膜异位症

1．临床表现　好发于育龄期妇女，以 25～45 岁多见。

（1）症状

①下腹痛和痛经，继发性、进行性加重的痛经是最典型症状。疼痛位于下腹部、腰骶部，可放射到会阴部、肛门或大腿，与月经来潮同步。

②月经异常，经量增多、经期延长或淋漓不净。

③性交不适，月经来潮前性交痛最明显。

④不孕：主要原因为盆腔内环境改变，影响精子与卵子结合。

⑤其他特殊症状：侵犯不同部位时可出现相应症状。肠道内膜异位症可有腹痛、腹泻甚至便血。异位内膜侵犯膀胱可引起经期尿痛、尿频。

（2）体征：子宫多后倾固定，盆腔内可扪及触痛性结节。一侧或双侧附件处可触及不活动的囊实性包块。病变累及直肠阴道隔，可在阴道后穹窿部扪及隆起的痛性小结节，甚至可见紫蓝色斑点。

2．护理措施

（1）疼痛护理：经期避免生冷刺激性食物，注意休息，疼痛时局部热敷。

（2）用药护理：性激素抑制治疗的药物种类多，用药时间长，一般长达 6 个月，用药期间的注意事项复杂，应遵医嘱规范用药，注意观察药物疗效和不良反应。达那唑的不良反应主要表现为雄性化作用，如多毛、痤疮、头痛、性欲减退、体重增加及肝功能损害等。

（3）经期避免剧烈运动、性生活、盆腔检查及手术操作，避免重力挤压子宫，防止经血逆流。

1．早期宫颈癌患者最易出现的临床表现是

A．阴道排液增多 　　　　　B．接触性出血 　　　　　C．肛门坠胀

D．尿频、尿急 　　　　　E．腰骶部或坐骨神经疼痛

2．患者，43 岁。月经量增多，月经周期缩短 1 年。妇科检查，子宫增大约妊娠 4 个月大小，质硬，凹凸不平，双附件（－），最可能的诊断是

A．无排卵性异常子宫出血 　　B．子宫内膜癌 　　　　　C．子宫腺肌病

D．子宫肌瘤 　　　　　E．围绝经期

答案：1．B．2．D．

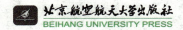

第15节　外阴、阴道手术的护理

一、外阴、阴道手术的一般护理

1. 术前准备

（1）心理护理。

（2）皮肤准备：术前1天进行，备皮范围为上至耻骨联合上10cm，下至大腿内侧上1/3（包括外阴、肛门周围、臀部），两侧至腋中线。

（3）肠道准备：同涉及肠道的腹部手术术前准备。

（4）阴道准备：术前3天开始阴道准备，行阴道冲洗或坐浴，每天2次。术日晨行宫颈阴道消毒。

（5）特殊用物准备。

2. 术后护理　术后护理措施与腹部手术患者相似，但应特别注意以下几点。

（1）体位护理：处女膜闭锁及有子宫的先天无阴道者，术后取半卧位。外阴根治术后取平卧位，两腿外展屈膝，膝下垫枕，减少腹股沟及外阴部张力。阴道前后壁修补术或盆底修补术后取平卧位，禁止半卧位，可减少外阴、阴道张力。子宫脱垂阴式子宫切除术后避免早期半卧位。

（2）切口护理：外阴包扎或阴道内纱条常于术后12～24小时取出，术后3天可局部理疗，促进血液循环，促进伤口愈合。

（3）减轻疼痛：保持环境安静，减少对患者的刺激，避免增加腹压的动作，更换体位时减轻伤口的张力，遵医嘱应用镇痛药。

（4）会阴护理：保持会阴清洁干燥，每天擦洗外阴2次，勤换内裤和会阴垫。

（5）保持大小便通畅：根据手术范围及病情，尿管分别留置2～10天。涉及肠道手术的患者排气后抑制肠蠕动，直至术后第5天使用缓泻药软化大便，避免排便困难。

二、外阴鳞状细胞癌

1. 临床表现

（1）症状：最常见的症状为外阴瘙痒，局部肿块或溃疡，合并感染或较晚期癌可出现疼痛、渗液和出血。

（2）体征：大阴唇最多见。早期呈局部丘疹、结节或小溃疡；晚期有不规则肿块或呈乳头样肿物，癌灶转移至腹股沟淋巴结可扪及增大、质硬的淋巴结。

2. 护理措施

（1）术前护理：外阴癌多为老年人，除常规阴部手术准备外，还应积极纠正内科合并症。

（2）术后护理

①一般护理：术后取平卧外展屈膝体位，并在腘窝垫软垫。保持引流管通畅，观察引流性状、颜色和量，鼓励多饮水。

②预防感染：观察切口有无渗血，皮肤有无红、肿、热、痛等感染征象。保持会阴清洁，每日行会阴擦洗，并遵医嘱给予抗生素。

③红外线照射：术后2天起，会阴部、腹股沟部可用红外线照射，每天2次，每次20分钟，促进切口愈合。

三、外阴、阴道创伤

1. 临床表现

（1）疼痛：为主要症状，可从轻微疼痛至剧痛，甚至出现休克。

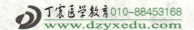
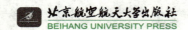

（2）局部肿胀：水肿或血肿，是常见的表现。

（3）外出血：由于血管破裂可导致少量或大量的鲜血自阴道流出。

（4）其他：根据出血量多少、急缓，患者可有头晕、乏力、心慌、出汗等贫血或失血性休克的症状；合并感染时可有体温升高和局部红、肿、热、痛等表现。

2. 护理措施

（1）一般护理：对于外出血量多或较大血肿伴面色苍白者立即使患者平卧、吸氧，开通静脉通路，做好血常规检查及配血输血准备。密切观察患者生命体征、尿量及神志的变化。有活动性出血者应按解剖关系迅速缝合止血。

（2）非手术护理：适用于血肿较小者。

①嘱患者采取正确的体位，保持外阴部的清洁、干燥，每天外阴冲洗 3 次，大便后及时清洁外阴。

②遵医嘱及时给予止血、止痛药物。

③注意观察血肿的变化，24 小时内冷敷，减轻患者的疼痛及不舒适感。可用棉垫、丁字带加压包扎，防止血肿扩大。

④24 小时后可以热敷或行外阴部烤灯，以促进水肿或血肿的吸收。

（3）术前护理：外阴、阴道创伤较重的患者有急诊手术的可能，应作好配血、皮肤准备，嘱患者暂时禁食。

（4）术后护理

①外阴、阴道创伤手术后阴道内常填塞纱条、外阴加压包扎，患者疼痛明显，应积极止痛。

②阴道纱条取出或外阴包扎松解后应密切观察阴道及外阴伤口有无出血，患者有无进行性疼痛加剧或阴道、肛门坠胀等再次血肿的症状。

③保持外阴部清洁、干燥；遵医嘱给予抗生素防治感染。

四、子宫脱垂

1. 临床表现

（1）症状：轻症患者多无不适，重症者可表现为下坠感和腰背酸痛，肿物自阴道脱出。

（2）体征：可见子宫不同程度的脱垂，伴有阴道壁与膀胱直肠膨出。以患者平卧用力向下屏气时子宫下降的最低点为标准，分为 3 度（表 3-13）。

表3-13　子宫脱垂的临床分度

临床分度	分 型	划分标准
Ⅰ度	轻型	宫颈外口距离处女膜缘<4cm，未达处女膜缘
	重型	宫颈外口已达处女膜缘，阴道口可见子宫颈
Ⅱ度	轻型	宫颈脱出阴道口，宫体仍在阴道内
	重型	宫颈和部分宫体脱出阴道口
Ⅲ度		宫颈及宫体全部脱出阴道口外

2. 护理措施

（1）一般护理：加强营养，卧床休息，教会患者做盆底、肛门肌肉运动锻炼的方法，积极治疗原发病。

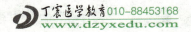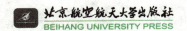

加强会阴护理，保护脱出阴道口的组织。

（2）使用子宫托的护理：指导患者放置和取出子宫托的方法。子宫托大小以放置后不脱出、无不适感为宜。放置前排空大小便，洗净双手，取半卧位或蹲位。每天晨起放入，睡前取出并消毒，避免放置过久导致局部糜烂、溃疡。妊娠期和月经期停止使用。

（3）术前护理：同妇科外阴阴道手术护理。

（4）术后护理：术后取平卧位，卧床休息 7～10 天，禁止半卧位。留置尿管 10～14 天，避免增加腹压的动作，应用缓泻药预防便秘。

五、尿　瘘

1. 临床表现

（1）漏尿：为最主要症状。根据瘘孔位置，患者可表现为持续性漏尿、体位性漏尿、压力性尿失禁或膀胱充盈性漏尿等。

（2）外阴不适：局部刺激、组织炎症增生及感染和尿液刺激及浸渍，可引起外阴部痒和烧灼痛，外阴呈湿疹、丘疹样皮炎改变。

（3）尿路感染：合并尿路感染者有尿频、尿急、尿痛等症状。

2. 护理措施

（1）体位：指导患者保持正确体位，使小漏孔自行愈合。一般采取使漏孔高于尿液面的体位。某些妇科手术后致小漏孔的患者，术后应留置尿管。

（2）鼓励饮水：限制饮水会使尿液呈酸性，加重对皮肤的刺激。应鼓励患者多饮水，一般每天饮水量不少于 3000ml。

（3）术前护理：术前 3～5 天每天用 1∶5000 的高锰酸钾或 0.2‰ 的碘伏液坐浴，外阴部有湿疹者，可在坐浴后行红外线照射，然后涂氧化锌软膏。

（4）术后护理：术后留置尿管或耻骨上膀胱造瘘 7～14 天，保持引流通畅。使漏孔居于高位，每天补液不低于 3000ml，达到膀胱冲洗的目的。避免增加腹压的动作。

---

1. 外阴及阴道手术患者的手术后护理要点**不正确**的是
A. 处女膜闭锁手术后的患者应采取半卧位
B. 外阴根治术的患者应采取平卧位
C. 前后壁修补术的患者应平卧位
D. 先天性无阴道的患者应采取半卧位
E. 盆底修复手术的患者应采取半卧位

2. 当患者用力屏气时，子宫颈已脱出阴道口外，宫体尚在阴道内，临床诊断为
A. 子宫脱垂Ⅰ度轻型　　　　B. 子宫脱垂Ⅱ度轻型　　C. 子宫脱垂Ⅰ度重型
D. 子宫脱垂Ⅱ度重型　　　　E. 子宫脱垂Ⅲ度型

答案： 1. E. 2. B.

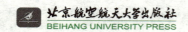

第 16 节　不孕症

一、不孕症

1. 指导患者服药，说明药物的作用及副作用，并在妊娠后立即停药。
2. 不孕症可引起患者一些不良心理反应，因情绪可影响受孕，护士应指导患者放松，调整情绪。
3. 教会患者提高妊娠率的方法
（1）保持健康状态，注重营养、减轻压力、纠正不良生活习惯如吸烟、酗酒。
（2）与伴侣进行沟通，谈论自己的希望与感受。
（3）不要把性生活单纯看作是为了妊娠而进行。
（4）性交前、中、后勿使用阴道润滑剂和阴道灌洗。
（5）性交后应抬高臀部持续 20 ～ 30 分钟，不要立即如厕。
（6）掌握性知识，预测排卵，在排卵期可以增加性交次数。
4. 协助选择人工辅助生殖技术。

二、辅助生殖技术及护理

1. **常见并发症**　包括卵巢过度刺激综合征、卵巢反应不良、多胎妊娠、流产或早产，以及超排卵药物应用与卵巢和乳腺肿瘤的关系。
（1）卵巢过度刺激综合征（OHSS）：指诱导排卵药物刺激卵巢后，导致多个卵泡发育、雌激素水平过高及颗粒细胞的黄素化，引起全身血流动力学改变的病理情况。
（2）卵巢反应不足：表现为卵巢在诱发超排卵下卵泡发育不良，卵泡数量、大小或生长速率不能达到药物的要求。
（3）多胎妊娠：促排卵药物的使用或多个胚胎的移植可导致多胎妊娠的发生。多胎妊娠可导致多种妊娠并发症，对孕妇不利，可在孕早期施行选择性胚胎减灭术。
（4）其他并发症：临近器官损伤、出血、感染等。
2. **护理措施**
（1）预防 OHSS：注意超排卵药物的个体化法则严密监测卵泡的发育，根据卵泡数量适时减少或终止使用 HMG 和 hCG，提前取卵。
（2）预防卵巢反应不足：增加外源性 FSH 的剂量，提前使用 HMG 等。
（3）预防自然流产：合理用药，避免多胎妊娠。充分补充黄体功能，移植前进行胚胎染色体分析，防止异常胚胎的种植。

试管婴儿的主要适应证是

A. 无排卵　　　　　　　　B. 无精症　　　　　　　　C. 免疫性不孕

D. 输卵管不通　　　　　　E. 子宫发育不良

答案：D。

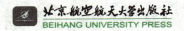

第17节　计划生育及妇女保健

一、避孕方法及护理

1．工具避孕

（1）宫内节育器放置术

①禁忌证：妊娠或可疑妊娠；生殖道急、慢性炎症；月经过多、过频或不规则出血；人工流产、分娩、剖宫产有妊娠组织残留或感染；生殖器官肿瘤；子宫畸形；宫颈口过松、重度陈旧性宫颈裂伤或子宫脱垂；严重全身性疾病；宫腔＜5.5cm或＞9.0cm；对铜过敏者。

②放置时间：月经干净后3～7天，无性生活；产后42天，恶露已净，会阴伤口愈合，子宫恢复正常；剖宫产后半年；人工流产术后宫腔深度＜10cm；哺乳期排除早孕者。术前常规测体温，2次测试超过37.5℃暂不放置。

（2）宫内节育器取出术

①禁忌证：生殖道炎症需治愈后再取出；全身情况不良或疾病的急性期，病情好转后再取出。

②取出时间：月经干净后3～7天；出血多者随时取出；带器早期妊娠于人工流产同时取出；带器异位妊娠术前诊断性刮宫时，或术后出院前取出。

（3）宫内节育器的不良反应：不规则阴道出血，表现为月经过多、经期延长或点滴出血；腰酸腹胀；白带增多。

（4）宫内节育器并发症：感染、节育器嵌顿或断裂、节育器异位或脱落、带器妊娠。

（5）健康教育：放置术后休息3天，取出术后休息1天。1周内避免重体力劳动，2周内禁止性生活及盆浴，3个月内月经或排便时注意有无节育器排出。放置术后若有腹痛、发热、出血多等情况随时就诊。放置术后分别于1、3、6、12个月复查1次，以后每年1次，复查在月经干净后进行。不同类型的宫内节育器按规定时间到期应取出更换。

2．药物避孕

（1）禁忌证：严重心血管疾病；血液病或血栓性疾病；急、慢性肝炎或肾炎；内分泌疾病；恶性肿瘤、癌前病变、子宫或乳房肿块者；哺乳期、产后未满半年或月经未来潮者；精神疾病生活不能自理者；有偏头痛反复发作者；月经异常或年龄＞45岁者；年龄＞35岁吸烟者。

（2）短效口服避孕药：从月经第5天开始每晚服1片，连服22天，不能中断。如果漏服，应于次晨（12小时内）补服。停药7天内发生撤药性出血即月经，若停药7天无出血，于当晚或第2天开始第2周期服药。

（3）不良反应与护理

①类早孕反应：一般不需特殊处理，服药数个周期后自然消失，症状严重者对症治疗或更换制剂。

②月经改变：服药期间发生不规则出血，多因漏服、迟服引起突破性出血。轻者点滴出血，不需处理；若出血量较多，可加服雌激素。出血似月经量或出血时间近月经期，应暂停服药，作为一次月经来潮。还可出现经期缩短，月经减少，痛经减轻或消失等。即以上月经改变均不需要停药，只有出现闭经，连续停经3个月，才需要停药观察。

③色素沉着。

④体重增加。

二、终止妊娠的护理

1．并发症　手术流产的并发症有术中出血、子宫穿孔、吸宫不全、漏吸或空吸、人工流产综合

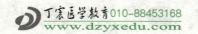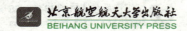

征、术后感染、羊水栓塞等。药物流产和引产术后的并发症主要是子宫出血和感染。

2. **护理措施** 人工流产术后在观察室休息 1 小时，注意观察腹痛及阴道出血，1 个月内禁止盆浴和性生活。吸宫术后休息 3 周，钳刮术后休息 4 周。有发热、腹痛、出血多或出血时间超过 10 天应随时就诊。引产术前 3 天禁止性生活，术后 6 周禁止性生活和盆浴。引产术后指导同足月分娩，采取退乳措施。产后 1 个月到医院随访，并提供避孕指导。

三、女性绝育方法及护理

1. **经腹输卵管结扎术** 是最常用的绝育手术。
（1）适应证：自愿接受绝育术且无禁忌证；严重全身性疾病或遗传性疾病不宜生育者。
（2）禁忌证：各种疾病急性期；腹部皮肤或急、慢性盆腔感染；全身状况不佳不能胜任手术者；严重的神经官能症，或缺少绝育的决心；24 小时内两次测量体温≥ 37.5℃者。
（3）手术时间：非孕者月经干净后 3 ~ 7 天；剖宫产和非炎症妇科手术时；人工流产或分娩后 48 小时内；自然流产后 1 个月；哺乳期或闭经者排除妊娠后行绝育手术。
（4）术后并发症：出血、血肿、感染、脏器损伤、绝育失败。
（5）护理：局部浸润麻醉者不需禁食，数小时后即可早下床活动。保持切口敷料清洁干燥，防止感染。密切观察有无腹痛、内出血及脏器损伤。鼓励患者及早排尿。术后休息 3 ~ 4 周，1 个月内禁止性生活。

2. **经腹腔镜输卵管绝育手术**
（1）禁忌证：腹腔粘连、心肺功能不全、膈疝等，其余同输卵管结扎术。
（2）护理：术时取头低臀高仰卧位。术后静卧 4 ~ 6 小时后下床活动。

四、妇女保健

1. **青春期保健** 分三级预防。一级预防为培养良好的健康行为，重点给予月经期卫生指导，乳房保健，青春期心理卫生和性知识教育及性道德培养。二级预防包括早期发现疾病和行为异常，以及减少或避免诱发因素，可通过定期体格检查，及早筛查健康和行为问题。三级预防是青春期女性疾病的治疗和康复。

2. **围婚期保健** 婚前医学检查及婚前卫生指导。

3. **生育期保健** 加强一级预防为重点，普及孕产期保健和计划生育指导；二级预防，加强疾病普查，做到早发现、早治疗；三级预防，及时诊治高危孕产妇。

4. **围生期保健**
（1）孕前保健：健康教育与咨询、孕前医学检查、健康状况评估和健康指导。选择最佳时间受孕，女性生育年龄在 21 ~ 29 岁为佳，男性生育年龄在 23 ~ 30 岁为宜。
（2）孕期保健：加强母儿监护，预防和减少并发症，开展产前筛查和产前诊断。
（3）分娩期保健：确保分娩顺利，母儿安全。
（4）产褥期保健：预防产后并发症的发生，促进产妇生理功能恢复。
（5）哺乳期保健：保护、促进和支持母乳喂养，指导在哺乳期间合理用药及采取正确的避孕措施，如工具避孕或产后 3 ~ 6 个月放置宫内节育器，不宜采取药物避孕和延长哺乳期的方法。

5. **围绝经期保健** 以提高围绝经期妇女的自我保健意识和生活质量为目的。

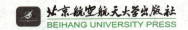

1. 某患者，分娩后半年，现哺乳，已恢复行经。欲长期避孕，宜采用的避孕方式为

A. 口服避孕药　　　　　　　　B. 阴茎套　　　　　　　C. 阴道隔膜

D. 宫内节育器　　　　　　　　E. 监测基础体温

2. 下列可以行经腹输卵管结扎术的是

A. 严重神经功能症患者　　　　　　B. 血小板减少性紫癜患者

C. 腹部皮肤感染患者　　　　　　　D. 阴道炎患者

E. 体温 37.2℃者

答案：1. D。2. E。

第18节　妇产科诊疗及手术的护理

1. 局部活组织

（1）患者于术后 24 小时自行取出棉球。

（2）术后 1 个月禁止性生活及盆浴。

2. 锥形切除法

（1）术后留置尿管 24 小时，休息 3 天，2 个月内禁止性生活及盆浴。

（2）6 周后门诊复查，探查宫颈管有无狭窄。

3. 刮宫术

（1）因不孕症进行诊刮，应选择月经来潮前 12 小时内，以判断有无排卵。

（2）术后 2 周内禁止性生活及盆浴。

4. 输卵管通畅

（1）检查时间应在月经干净后 3 ～ 7 天进行，术前 3 天禁止性生活。

（2）检查前半小时可肌内注射阿托品 0.5mg，解除痉挛。

（3）术后 2 周内禁止性生活及盆浴。

5. 阴道镜检查

（1）检查前 24 小时避免性交及宫腔、阴道操作，术前 48 小时禁止阴道宫颈上药，宜在月经干净后 3 ～ 4 天进行。

（2）填塞纱布于术后 24 小时自行取出，术后 2 周内禁止性生活及盆浴。

6. 宫腔镜

（1）术后评估有无腹痛、阴道流血情况及其他并发症等。

（2）术后 2 周内禁止性生活及盆浴。

7. 腹腔镜

（1）评估患者有无与气腹相关的并发症，如皮下气肿、上腹不适、肩痛等。

（2）术后平卧 24 ～ 48 小时，可在床上翻身活动，并常规留置导尿 24 小时。

8. 会阴切开缝合术

（1）会阴左后 - 侧切开者嘱产妇右侧卧位。

（2）会阴后 - 侧切伤口于术后第 5 天拆线，正中切开于术后第 3 天拆线。会阴切口有感染时可

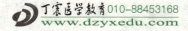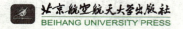

提前拆线。

（3）外阴伤口肿胀者，24 小时内可用 95% 乙醇湿冷敷，24 小时后可用 50% 硫酸镁湿热敷，或用红外线照射。

9. 剖宫产术

（1）术前禁用呼吸抑制剂（如吗啡），以防发生新生儿窒息。

（2）密切观察产妇生命体征变化。早期下床活动，6 小时后可进流食。

（3）术后 24 小时取半卧位，以利恶露排出。

（4）常规留置导尿 24 小时。鼓励母乳喂养，指导避孕 2 年。

---

1. 关于会阴侧切缝合术以下<u>不正确</u>的是

A. 向产妇解释会阴切开的目的

B. 麻醉的方法有局部浸润麻醉及会阴部神经阻滞麻醉

C. 缝合完毕后，取出阴道内的纱球，常规检查阴道

D. 切开会阴应在宫缩时剪开会阴全层

E. 会阴伤口术后 3 ～ 5 天拆线

2. 经产妇，择期剖宫产，术前准备<u>不正确</u>的是

A. 禁食　　　　　　　B. 留置导尿管　　　　C. 记录胎心变化

D. 备好新生儿用品　　　E. 术前用盐酸吗啡止痛

答案：1. C。2. E。

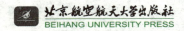

第4章 儿科护理学

第1节 小儿保健

一、营养与喂养

1. **母乳喂养的护理**

（1）产前准备：合理安排乳母的生活和工作，保证营养合理，睡眠充足，心情愉快，使乳母保持良好的身心状态。

（2）乳头保健：每天清水擦洗乳头，使乳头耐受吸吮，减少裂伤的发生。乳头内陷者每天1次至数次牵拉乳头。乳汁淤积者进行湿热敷、按摩，并及时吸空乳房，减少乳腺炎的发生。

（3）尽早开奶、按需哺乳：生后半小时内将婴儿置于母亲胸前进行皮肤接触30分钟以上，建立诱导催产素分泌的条件反射。2个月内婴儿按需哺乳，通过多次吸吮，刺激乳汁分泌增加。

（4）正确的哺乳技巧：喂哺前，先做好清洁准备，更换尿布，洗手，清洁乳头。宜采取坐位，斜抱婴儿，使其头、肩部枕于母亲哺乳侧肘弯部，婴儿口含住乳头及大部分乳晕，母亲另一手呈"C"形将整个乳房托起。一般两侧乳房交替进行哺乳，吸空一侧乳房后再换另一侧，每次哺喂时间15～20分钟。喂奶后将婴儿抱直，头部靠在母亲肩上，轻拍背部，使空气排出，然后将婴儿保持右侧卧位，以防呕吐。

（5）促进乳房分泌：吸乳前先湿热敷乳房2～3分钟，再从外侧边缘向乳晕方向轻拍或按摩乳房，促进乳房感觉神经的传导和泌乳。

（6）不宜哺乳的情况：乳母患HIV、慢性肾炎、糖尿病、恶性肿瘤、精神病、心功能不全等严重疾病时，应停止哺乳。患乳腺炎者应暂停患侧哺喂。乙型肝炎病毒携带者并非哺乳的禁忌证，但婴儿应在出生后24小时内予以乙肝免疫球蛋白，并接种乙肝疫苗。

（7）断乳：在10～12个月为宜，以春、秋两季最合适，循序渐进。若遇夏季炎热或婴儿体弱多病时，可推迟断乳时间，但最迟不超过18个月。

2. **人工喂养的护理** 指4～6个月以内的婴儿，母亲因各种原因不能哺乳，而以配方奶粉或其他代乳品完全替代母乳喂养的方法。常用的乳品及代乳品有配方奶粉、牛乳及羊乳等，配方奶粉以母乳的营养素含量及其组成为依据，接近哺乳，较鲜乳或全脂奶粉更易消化吸收，为母乳喂养缺乏时的首选。

二、计划免疫

计划免疫程序见表4-1。

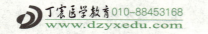
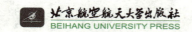

表4-1　小儿计划免疫程序

疫　苗	预防疾病	接种方法	接种部位	反应情况及处理	接种次数	接种时间	复　种	注意事项
卡介苗	结核病	皮内注射（ID）	左上臂三角肌外下缘	接种后4～6周局部有小溃疡，防止感染，个别腋下或锁骨上淋巴结肿大或化脓，肿大时热敷，化脓时用针筒抽出脓液，溃破处涂5%异烟肼软膏	1	出生时		2个月以上小儿接种前应做结核菌素试验，阴性才能接种
乙肝疫苗	乙型肝炎	肌内注射（IM）	上臂三角肌	接种后一般反应轻微，个别有局部轻度红肿、疼痛症状，属正常反应，无须特殊处理	3	3次分别在出生后24小时、1个月和6个月	1周岁复查：成功者3～5年加强；失败者重复基础免疫	
脊髓灰质炎减毒活疫苗糖丸	脊髓灰质炎	口服		有时有低热或轻泻	3（间隔1个月）	3次分别在2、3、4个月	4岁时加强，口服三型混合糖丸疫苗	冷开水送服或含服，服后1小时内禁饮热水
百白破疫苗	百日咳、白喉、破伤风	有吸附制剂肌内注射（IM），无吸附制剂皮下注射（H）	上臂三角肌	个别有轻度发热、局部红肿、疼痛、发痒症状	3（间隔4～6周）	3次分别在3、4、5个月	1.5～2岁用百白破混合制剂，7岁用吸附白破二联类毒素	掌握间隔期，避免无效注射
麻疹减毒活疫苗	麻疹	皮下注射（H）	上臂三角肌	部分接种后9～12天有发热及卡他症状，一般持续2～3天，也有个别婴儿出现散在皮疹或麻疹黏膜斑	1	8个月	7岁时加强1次	接种前1个月及接种后2周避免用胎盘球蛋白、丙种球蛋白制剂
乙脑减毒活疫苗	流行性乙型脑炎	皮下注射（H）	上臂外侧	少数可能出现一过性发热反应，一般不超过2天，可自行缓解。偶有散在皮疹，一般不需特殊处理	1	8个月	2岁时加强1次	注射疫苗过程中，切勿使消毒剂接触疫苗。疫苗复溶后立即使用完

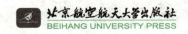

1. 辅食添加的一般原则<u>不包括</u>
A. 从少到多   B. 从细到粗   C. 不适时，立刻停止添加
D. 由稠到稀   E. 与宝宝的月龄相适应

2. 脊髓灰质炎减毒活疫苗糖丸初次口服的月龄是
A. 生后2天   B. 1个月   C. 2个月
D. 3个月   E. 6个月

答案：1. D。2. C。

第2节　新生儿及新生儿疾病

一、足月新生儿、早产儿的护理

1. 正常新生儿的护理

（1）娩出后的护理

①新生儿娩出后，开始呼吸前应迅速清除口、鼻部的黏液及羊水，保持呼吸道通畅，防止吸入性肺炎。

②娩出后1～2分钟结扎脐带，消毒处理好残端。出生后轻轻擦拭血迹和胎脂，擦干身体后，用温暖的包被包裹婴儿，使新生儿处于"适中温度"。

③新生儿室应阳光充足、空气流通，室温保持在22～24℃，湿度以55%～65%为宜，床间距宜1米以上。

（2）保持呼吸道通畅

①保持舒适体位，仰卧时避免颈部前屈或过度后仰，俯卧时头偏向一侧。

②专人看护，经常检查新生儿鼻孔是否通畅，清除鼻孔内分泌物。避免将物品放在口、鼻腔处或按压胸部。

③喂乳后应竖抱婴儿，轻拍背部，排出空气，并以右侧卧位为宜，防止溢乳。

（3）喂养：出生后半小时内抱至母亲处给予吸吮，鼓励按需哺乳。母亲无法哺乳时，试喂10%葡萄糖水，预防低血糖；若无消化道畸形、吸吮吞咽功能良好，可提供配方奶。乳量根据婴儿耐受和所需热量计算，遵循从小量渐增的原则，以喂奶后安静、不吐、无腹胀和理想的体重增长（15～30g/d，生理性体重下降期间除外）为标准。

（4）保暖：生后应注意保暖，可采取戴帽子、母亲怀抱、热水袋、婴儿暖箱和远红外辐射床等方式，避免不必要的暴露，每4～6小时监测体温一次。新生儿体温调节中枢功能发育不够完善，汗腺发育不良，排汗散热能力差，若室温过高，或保暖太过，易出现发热，应首先检查婴儿室的温度，如果室内温度过高应适当降低，同时减少婴儿的衣服，松开包被以增加散热。

（5）预防感染：接触新生儿前后均应洗手，护理时严格执行无菌操作。每天行紫外线空气消毒。新生儿应与感染患儿分室居住。各类医疗器械定期消毒，每季度对医护人员做一次咽拭子培养。

（6）皮肤护理：体温稳定后，每天沐浴一次，在喂奶前进行。室温26～28℃，水温39～41℃，注意保暖。勤换尿布，每次大便后用温水清洗会阴及臀部。衣服柔软、宽松，以无扣为宜。

（7）脐部护理：保持脐部清洁、干燥，脐带脱落前应密切观察有无渗血，保证脐部不被污染。脐

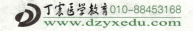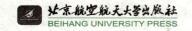

带残端一般于生后 1 周脱落。脐窝有分泌物者可先用 3% 过氧化氢消毒，再用 0.2% ～ 0.5% 的碘伏消毒。有肉芽组织者可用硝酸银局部烧灼。

（8）预防接种：出生后 24 小时内接种乙肝疫苗，以后 1 个月、6 个月各接种一次。出生后 2 ～ 3 天接种卡介苗。

2. 早产儿的护理

（1）早产儿室环境：早产儿应与足月儿分开护理。保持室温 24 ～ 26℃，晨间护理时达到 27 ～ 28℃，湿度以 55% ～ 65% 为宜。室内空气新鲜，备有婴儿暖箱、远红外辐射床、微量输液泵、给氧和光疗等设备。

（2）保暖：早产儿护理需特别强调保暖。出生后，应根据其体重、胎龄和病情，立即给予不同的保暖措施。体重 < 2000g 者，尽早置于婴儿培养箱保暖。体重 > 2000g 者在箱外保暖，通过戴帽子、热水袋等方式维持体温恒定。各种操作均应在远红外辐射床保暖下集中进行，尽量缩短操作时间。每天监测体温 2 ～ 4 次。

（3）合理喂养

①开奶时间：尽早开奶，防止低血糖。一般出生后 2 ～ 4 小时喂 5% ～ 10% 葡萄糖水，无呕吐者给予母乳喂养。出生体重 < 1500g 或伴青紫者，适当延迟喂养时间。

②喂奶量：根据出生体重和耐受力而定，以不吐、无腹胀及理想的体重增长（每天增长 10 ～ 15g/kg）为原则。

③喂养方式：母乳喂养最佳，无法母乳喂养者可给予早产儿配方奶。

④喂养方法：吸吮能力差及吞咽不协调者，可用鼻饲喂养。能量不能满足者，给予静脉营养。喂养后取右侧卧位，注意有无青紫、溢乳和呕吐。

⑤评估：每天准确记录 24 小时出入量，测量体重 1 次。早产儿出生后肌注维生素 K，以免发生出血症。还应补充维生素 A、C、D、E 和铁等。

（4）维持有效呼吸：保持呼吸道通畅。仰卧时可在其肩下放置小软枕。不可常规吸氧，仅在发生青紫或呼吸困难时方可给予吸氧，常用氧气浓度为 21% ～ 30%，维持血氧分压 50 ～ 70mmHg（正常新生儿 50 ～ 80mmHg）或经皮血氧饱和度 85% ～ 93%（正常新生儿 90% ～ 95%）。一旦症状改善立即停用，吸氧时间最好不超过 3 天。避免常规高浓度吸氧或吸氧时间过长，防止发生支气管肺发育不良或新生儿视网膜病。常用鼻塞法给氧，呼吸机应用时尽量采用非插管性呼吸支持，最大程度地减少呼吸机造成的肺损伤。呼吸暂停者应通过拍打足底、刺激皮肤等方式，帮助其恢复呼吸。

（5）病情观察：早产儿病情变化快，应加强巡视，及早发现病情变化并报告医生做好抢救准备。输液最好使用输液泵，严格控制补液速度，防止血糖异常。

（6）预防感染：严格执行消毒隔离制度，加强口腔、皮肤及脐部护理。脐部未脱落者，采用分段沐浴。预防接种应在体重超过 2000g 后再进行。

二、新生儿窒息

1. **临床表现**　可分为轻度窒息和重度窒息两种情况。Apgar（阿普加）评分见表 4-2。分别于出生后 1 分钟、5 分钟、10 分钟进行评估，1 分钟评分可反映窒息的严重程度，是复苏的依据；5 分钟评分可反映复苏的效果，有助于判断预后，如评分值 < 3 分，新生儿死亡率及脑部后遗症的几率明显增加。

（1）轻度窒息：Apgar（阿普加）评分 4 ～ 7 分。表现为躯干红、四肢青紫，呼吸表浅或不规则，心搏规则有力，心率减慢，多为 80 ～ 120 次 / 分，弹足底或插鼻管有动作，肌张力好，四肢稍屈。

（2）重度窒息：Apgar（阿普加）评分 0 ～ 3 分。表现为全身皮肤苍白、口唇青紫，无呼吸或微弱呼吸，

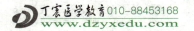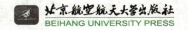

心搏不规则，心率＜80次/分且弱，弹足底或插鼻管无反应，肌张力松弛。

表4-2　新生儿Apgar（阿普加）评分法

体　征	各项体征评分标准		
	0分	1分	2分
皮肤颜色	青紫或苍白	躯干红，四肢青紫	全身红
呼　吸	无	浅慢，不规则	正常，哭声响亮
心率（次/分）	无	＜100	≥100
弹足底或插鼻管后反应	无反应	有些动作，如皱眉	哭，喷嚏
肌张力	松弛	四肢稍屈	四肢活动好

2．护理措施

（1）清理呼吸道：是抢救新生儿窒息的首要措施。新生儿娩出后立即置于远红外辐射床上，头轻微仰伸位，用洗耳球或吸痰管吸出口、鼻、咽和气道黏液及羊水。先吸口腔，后吸鼻腔。

（2）建立自主呼吸：清理呼吸道后如仍无呼吸，可轻拍或轻弹足底，或摩擦背部以诱发自主呼吸。触觉刺激效果不佳，无自主呼吸建立或心率＜100次/分，立即用气囊面罩或气管插管正压通气。一般维持呼吸40～60次/分（胸外按压时为30次/分），吸呼之比为1：2。施加的压力不可过大，以胸廓起伏适中为宜，防止肺泡破裂。有效的正压通气应显示心率迅速增快，以心率、胸廓起伏、呼吸音及氧饱和度作为评估指标。如有自主呼吸，且心率＞100次/分，可逐步减少并停止正压通气。

（3）恢复循环：如充分正压通气30秒后心率持续＜60次/分，应在继续正压通气的条件下，立即加做胸外心脏按压，按压部位为胸骨体下1/3处，深度为胸廓1/3前后径。按压通气比为3：1，即90次/分按压和30次/分呼吸，达到每分钟120个动作，2秒内3次胸外心脏按压加1次正压通气。持续45～60秒后评估心率恢复情况。

（4）用药护理：快速开放静脉通道，胸外心脏按压45～60秒仍然不能恢复正常循环时，应遵医嘱给予1：10 000肾上腺素静脉或气管内注入。血容量不足时给予扩容，疑似或证实代谢性酸中毒时给予5%碳酸氢钠。

（5）预防感染：严格执行无菌操作，遵医嘱给予抗生素。

（6）保暖：整个抢救过程中注意保暖，在远红外辐射床上进行抢救，维持肛温36.5～37℃。

三、新生儿缺氧缺血性脑病

1．临床表现　主要症状为意识障碍和肌张力改变。根据病情可分为3度。

（1）轻度：表现为兴奋、激惹，肌张力正常，出生后24小时内症状明显，72小时内消失。

（2）中度：表现为嗜睡，肌张力减低，症状在14天内消失，可有后遗症。

（3）重度：以抑制症状为主，表现为昏迷，肌张力低下，呼吸暂停，惊厥频繁，拥抱反射、吸吮反射消失，病死率高，存活者多有后遗症。

2．护理措施

（1）病情观察：密切监测患儿的生命体征和血氧饱和度，注意神志、瞳孔、肌张力等神经系统变化，监测颅内压。

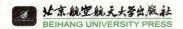

（2）亚低温治疗的护理：选择性头部降温采用循环水冷却法，使脑温下降至 34℃，维持 30～90 分钟。注意保暖，可使用远红外辐射床或热水袋，注意预防烫伤。给予持续肛温监测，了解体温波动情况，并严密监测动态心电、呼吸、血压及血氧饱和度，记录 24 小时液体出入量。治疗结束后，复温宜缓慢，时间＞5 小时，速度≤ 0.5℃ /h，以防低血压。体温恢复正常后，每 4 小时测体温 1 次。

四、新生儿颅内出血

1. **临床表现**　与出血部位及出血量有关，多于出生后 1～2 天出现。新生儿颅内出血的特征表现为窒息、惊厥和抑制相继出现。

（1）各类型颅内出血的特点

①脑室周围 - 脑室内出血：早产儿多见，72 小时内发病，最常见的症状为拥抱反射消失，肌张力低下，淡漠及呼吸暂停。

②蛛网膜下腔出血：典型症状为生后第 2 天惊厥，发作间歇正常。

③脑实质出血：足月儿常见，因出血部位和出血量不同临床症状差异很大。

④硬脑膜下出血：多见于产伤后，足月巨大儿居多，出生后 24 小时可出现惊厥、偏瘫和斜视等神经系统症状。

⑤小脑出血：严重者常有脑干压迫症状，可在短时间内死亡。

（2）常见症状和体征

①神志改变：易激惹、嗜睡、昏迷等。

②呼吸改变：呼吸增快或减慢、不规则，甚至呼吸暂停等。

③颅内压增高：脑性尖叫、前囟隆起、惊厥等。

④眼征：凝视、斜视、眼球震颤等。

⑤肌张力：早期增高，以后降低。

⑥瞳孔：不等大、对光反射差。

⑦其他：苍白、贫血和黄疸。

2. **护理措施**

（1）休息活动护理：绝对保持安静，头肩抬高 15°～30°，侧卧位或头偏向一侧。治疗、护理操作尽可能集中，使用静脉留置针，减少对患儿移动和刺激。3 天内除臀部护理外免除一切清洁护理。

（2）合理喂养：不能进食者给予鼻饲，遵医嘱静脉输液，24 小时内均匀输入，保证热量及营养供给。注意记录 24 小时液体出入量。

（3）病情观察：密切监测生命体征，观察患儿神志、瞳孔的变化，定期测量头围，出现颅内压增高或惊厥征象，立即报告医生，并做好抢救准备。

（4）合理用氧：按照缺氧程度选择给氧的方式和浓度，一般维持 PaO_2 在 60～80mmHg，血氧饱和度 85%～95%。呼吸衰竭或严重的呼吸暂停者给予气管插管及机械通气。

五、新生儿黄疸

1. **临床表现**

（1）新生儿生理性黄疸与病理性黄疸鉴别：见表 4-3。

（2）母乳性黄疸：非溶血性未结合胆红素增高，常与生理性黄疸重叠且持续不退，血清胆红素可高达＞ 342μmol/L（20mg/dl），但婴儿一般状态常良好。停止母乳喂养后 3 天，如黄疸下降即可确定诊断。母乳性黄疸并不是母乳喂养的禁忌。

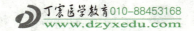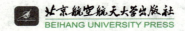

（3）胆红素脑病：未结合胆红素可穿透血 - 脑屏障，造成胆红素脑病（核黄疸）。患儿精神差，食欲缺乏，拒乳，肌张力下降，继而出现发热，抽搐，肌张力增高，呼吸不规则等表现，可造成永久性神经系统损害，甚至死亡。

表4-3　新生儿生理性黄疸与病理性黄疸鉴别

	生理性黄疸	病理性黄疸
血清胆红素	足月儿＜221μmol/L（12.9mg/dl） 早产儿＜256μmol/L（15mg/dl）	足月儿＞221μmol/L（12.9mg/dl） 早产儿＞256μmol/L（15mg/dl）
胆红素每天上升	＜85μmol/L（5mg/dl）	＞85μmol/L（5mg/dl）
结合胆红素	＜34μmol/L（2mg/dl）	＞34μmol/L（2mg/dl）
黄疸出现时间	足月儿出生后2～3天 早产儿出生后3～5天	出现早，在出生后24小时内
黄疸消退时间	足月儿2周 早产儿3～4周内	足月儿＞2周 早产儿＞4周
黄疸持续时间	短	长，或退而复现
伴随症状	一般情况良好 体温、食欲及大小便均正常	一般情况差 伴有原发疾病症状
治疗原则	注意黄疸变化，不需要特殊治疗	采取光照疗法，以蓝光最有效

2. 护理措施

（1）合理喂养：尽早喂养，促进胎粪排出，避免低血糖，减少肝肠循环。吸吮无力及拒乳者，应耐心地按需喂养，少量多次，间歇喂养。母乳性黄疸较重者，可暂停母乳喂养24～48小时，或改为隔次母乳喂养，待黄疸消退后再继续母乳喂养。遗传性葡萄糖 -6- 磷酸脱氢酶（G-6-PD）缺陷者，避免进食蚕豆及其制品。

（2）病情观察：密切监测生命体征，根据皮肤、巩膜黄染的部位、范围和深度，估计血清胆红素增高的程度。注意患儿哭声、吸吮力及肌张力变化，判断有无胆红素脑病的早期征象。观察大小便的次数、量及性状，有胎粪延迟排出者可进行灌肠。

（3）加强保暖：将患儿置于中性温度下，维持体温稳定，以免加重黄疸。

（4）光疗护理

①目的：可治疗高胆红素血症，是降低非结合胆红的简单而有效的方法。

②入箱前准备：采用蓝色荧光灯，上、下灯管距床面的距离分别为40cm 和20cm。箱内升至婴儿中性温度（30～32℃），湿度以55%～65%为宜。清洁患儿皮肤，皮肤禁涂粉剂和油剂。监测患儿体温及血清胆红素水平，必要时测量体重。

③入箱过程：患儿全身暴露，用尿布遮盖会阴部，男婴注意保护阴囊。戴遮光眼罩，防止光线损伤视网膜。

④照射过程：使患儿皮肤均匀受照，单面照射时每2小时更换体位一次，仰卧、侧卧、俯卧交替照射。俯卧时专人巡视，防止口鼻受压。每2～4小时测体温一次，体温保持在36.5～37.2℃，＜35℃或＞37.8℃应暂停光疗。

⑤注意事项：光照可致轻度发热、腹泻、皮疹、深黄色尿及深绿色泡沫稀便，可随病情好转而消失。

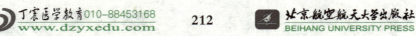

六、新生儿肺透明膜病

1. 临床表现

（1）症状：生后 6 小时内出现呼吸窘迫，呼吸窘迫呈进行性加重是本病特点。可出现肌张力低下、呼吸暂停甚至呼吸衰竭。

（2）体征：呼吸音降低，早期无湿啰音，以后可有细小水泡音，心音减弱等。

2. 护理措施

（1）保持呼吸道通畅：患儿头向后仰，伸直气道。遵医嘱给予相应药物化痰。

（2）饮食护理：提供足够的营养，必要时可鼻饲法或静脉补充营养。

（3）病情观察：持续监测患者的心率、血压、血氧饱和变化。观察呼吸的频率、幅度、类型等，注意有无皮肤颜色、温度改变。

（4）预防感染：严格无菌操作，做好口腔护理，做好消毒隔离工作。

七、新生儿肺炎

1. 胎粪吸入性肺炎　常见于足月儿和过期产儿。出生后开始出现呼吸窘迫，12～24 小时随胎粪吸入远端气道，症状及体征则更为明显，表现为呼吸急促（通常＞ 60 次 / 分）、面色青紫、呛咳、鼻翼扇动和吸气性三凹征等。查体可见胸廓前后径增加，似桶状胸，听诊早期有前音或粗湿啰音，继之出现中、细湿啰音。严重胎粪吸入和急性缺氧患儿常有中枢神经症状。

2. 感染性肺炎

（1）产前感染性肺炎：出生时常有窒息史，症状出现较早，多在 12～24 小时之内发生。复苏后表现为呼吸加快、呻吟、面色苍白、发绀、体温不稳定，严重可有呼吸衰竭、抽搐、肌张力低等。听诊肺部可有呼吸音粗糙、减低。

（2）产时感染性肺炎：发病时间因病原体不同而不同。

（3）产后感染性肺炎：全身症状为发热、少吃、反应低下。呼吸系统表现为咳嗽、气促或呼吸不规则、发绀、三凹征等。可闻及湿啰音、呼吸音降低。

3. 护理措施

（1）一般护理：保持室内空气清新，整洁安静，保持合适的温湿度，避免一切不良因素，为患儿创造良好的休息环境。

（2）保持呼吸道通畅：及时清除呼吸道分泌物，可使用雾化、拍背、引流等方法促进分泌物排出。进行超声雾化吸入时，调整定时器至所需时间（一般为 15～20 分钟）。

（3）维持正常体温：体温过高时及时给予降温措施，如降低室温、松开包被等。过低时给予保暖。

（4）氧疗护理：根据病情及血氧情况选择合适的氧疗方法，维持 PaO_2 在 60～80mmHg（7.9～10.7kPa）。

（5）饮食护理：保证足够的能量和水分，少量多餐，必要时可鼻饲或静脉营养。

（6）病情观察：密切观察患儿的生命体征，发现异常及时通知医生，做好抢救准备。

八、新生儿败血症

1. 临床表现　无特征性表现。

（1）早期表现为精神不佳、食欲不佳、哭声弱、体温异常等，转而发展为精神萎靡、嗜睡、不吃、不哭、不动，吃奶差、面色欠佳和出现病理性黄疸、呼吸异常。

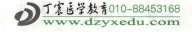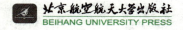

（2）少数严重者很快发展循环衰竭、呼吸衰竭、DIC、中毒性肠麻痹、酸碱平衡紊乱和胆红素脑病。常并发化脓性脑膜炎。

2．护理措施

（1）维持正常体温：体温低时，注意保暖；体温过高时，给予物理降温，一般不予药物降温。

（2）营养支持：保证足够的能量和水分，必要时可鼻饲或静脉营养。

（3）及时处理局部病灶：促进皮肤早日愈合，防止感染继续蔓延扩散。

（4）病情观察：密切观察患儿病情，防治并发症，若患儿发生面色青灰、呕吐、脑性尖叫、前囟饱满、两眼凝视，提示可能发生了脑膜炎。若四肢厥冷、脉搏细弱、皮肤有出血点，提示发生感染性休克或DIC。

九、新生儿寒冷损伤综合征

1．临床表现　寒冷季节或重症感染时常见，好发于生后1周内，以早产儿居多。低体温和皮肤硬、肿、凉是本病的典型特点。

（1）全身反应差：少吃、少哭、少动、反应低下等。

（2）低体温：全身尤其肢端冰凉，体温常< 35℃，重者< 30℃。硬肿初期棕色脂肪产热较好，腋温-肛温差≥ 0℃。重症时棕色脂肪耗尽，腋温-肛温差< 0℃。

（3）皮肤硬肿：皮肤暗红、硬肿和水肿，紧贴皮下组织不易捏起，触之硬如橡皮，有水肿者按压有轻度凹陷。硬肿呈对称性，最先出现硬肿的部位是小腿，依次至大腿外侧→整个下肢→臀部→面颊→上肢→全身。严重时肢体僵硬，活动障碍，胸部受累可导致呼吸困难。

（4）多器官功能损害：早期心率减慢，微循环障碍，严重时出现休克、心力衰竭、DIC、肺出血、肾衰竭等。

（5）病情分度：根据临床表现，病情可分为轻、中、重3度（表4-4）。

表4-4　新生儿寒冷损伤综合征的病情分度

分　度	肛　温	腋-肛温差	硬肿范围	全身情况及器官功能改变
轻　度	≥35℃	>0℃	<20%	无明显改变
中　度	<35℃	≤0℃	20%～50%	反应差，功能明显低下
重　度	<30℃	<0℃	>50%	休克、DIC、肺出血等

2．护理措施

（1）复温：是最关键的护理措施。复温原则为循序渐进，逐渐复温。

①肛温> 30℃，腋温-肛温差≥ 0℃的轻、中度患儿，置于30℃的暖箱中，每小时提高箱温0.5～1℃，不超过34℃。6～12小时使体温恢复正常。

②肛温< 30℃，腋温-肛温差< 0℃的重度患儿，先将患儿置于比肛温高1～2℃的暖箱中，每小时提高箱温0.5～1℃，不超过34℃。一般12～24小时体温即可恢复正常。

③因地制宜采用母亲怀抱、热水袋、温水浴、电热毯等方式复温，注意避免烫伤。

（2）合理喂养：保证足够热量，能吸吮者可经口喂养，吸吮无力者给予部分或完全静脉营养。有明显心、肾功能损害者，严格控制补液量及速度，防止心力衰竭和肺出血。

（3）病情观察：每2小时测体温一次，体温正常6小时后改为每4小时测温一次，监测心率、呼吸、硬肿范围及程度变化，记录液体出入量，注意观察有无DIC、肺出血等征象。

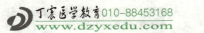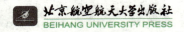

（4）预防感染：加强消毒管理和皮肤护理，经常更换体位，严格执行无菌操作，尽量避免肌内注射。

十、新生儿破伤风

1. 临床表现

（1）临床分期

①潜伏期：长短不一，通常4～8天。潜伏期越短，病情越重，死亡率也越高。

②前驱期：症状无特异性，患儿有哭闹、口张不大、吃奶困难等症状。可有"压舌板阳性"，有助于早期诊断。

③发作期：典型症状是肌紧张性收缩及阵发性强烈痉挛，以咀嚼肌最先受累，随后依次为面部表情肌、颈、背、腹、四肢肌，最后为膈肌。出现相应的表现如牙关紧闭、面肌紧张、口角上牵，呈"苦笑"面容，伴有阵发性双拳紧握，上肢过度屈曲，角弓反张。累及膈肌可致呼吸困难，甚至呼吸暂停。痉挛发作时患儿神志清楚为本病的特点，轻微的刺激（声、光、疼痛、接触、饮水等）均可诱发强烈的阵发性痉挛。

（2）并发症：常合并肺部感染、败血症、骨折、尿潴留、呼吸骤停、水电解质紊乱和酸碱平衡失调等。主要死亡原因为窒息、心力衰竭和肺部感染。

2. 护理措施

（1）保持呼吸道通畅：缺氧者间歇用氧，可选用头罩给氧，保持环境安静，避免不必要的刺激。

（2）饮食护理：保证足够的营养，必要时可鼻饲。

（3）病情观察：专人护理，每4小时监测并记录患者的生命体征和神志，注意观察抽搐发作的次数、时间和症状。

（4）防止感染：做好口腔、皮肤及脐部清洁的护理。

---

1. 新生儿高热时首选的护理措施是

A. 头枕冰袋　　　　　　　B. 乙醇拭浴　　　　　　　C. 松开包被

D. 冷盐水灌肠　　　　　　E. 冰块敷大血管处

2. 某新生儿，出生1分钟Apgar评分为3分，首要的抢救措施是

A. 人工呼吸　　　　　　　B. 胸外按压　　　　　　　C. 清理呼吸道

D. 5%碳酸氢钠脐静脉注入　　E. 保暖

3. 患儿，日龄2天。出生时有窒息。现拒乳，口吐白沫，呼吸急促，发绀，体温37.2℃，肺部呼吸音粗，该患儿最可能是

A. 新生儿败血症　　　　　B. 新生儿肺炎　　　　　　C. 新生儿肺透明膜病

D. 新生儿颅内出血　　　　E. 新生儿缺血缺氧性脑病

4. 早产儿，出生后4天。吮乳差、哭声低、体温＜35℃，呼吸浅表。下肢、臀部皮肤发硬，呈紫红色。此表现符合

A. 新生儿败血症　　　　　　　　B. 新生儿寒冷损伤综合征

C. 新生儿缺血缺氧性脑病　　　　D. 新生儿呼吸窘迫综合征

E. 新生儿低血糖

答案：1. C。2. C。3. B。4. B。

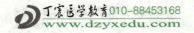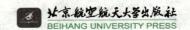

第3节　营养性疾病

一、小儿营养不良

1．临床表现

（1）症状和体征：常见于3岁以下婴幼儿。早期表现为体重不增，继之体重下降，皮下脂肪逐渐减少直至消失，身高低于正常，出现身材矮小。皮下脂肪消耗的顺序先是腹部，其次为躯干、臀部、四肢，最后是面部。测量小儿皮下脂肪厚度常选用的部位是腹部。

（2）并发症

①营养性贫血。以缺铁性贫血最常见。

②多种维生素缺乏。口腔炎、末梢神经炎，以维生素A缺乏最常见。

③感染性疾病。如上感、肺炎等。

④自发性低血糖。是导致重度营养不良患儿死亡的重要原因。

（3）分度：根据临床表现不同，营养不良可分为3度（表4-5）。

表4-5　婴幼儿营养不良的分度

	营养不良程度		
	Ⅰ度（轻）	Ⅱ度（中）	Ⅲ度（重）
体重低于正常	15%～25%	25%～40%	>40%
腹部皮下脂肪厚度	0.8～0.4cm	<0.4cm	消失
身高（长）	正常	低于正常	明显低于正常
消　瘦	不明显	明显	皮包骨样
皮肤颜色及弹性	正常或稍苍白	苍白、弹性差	多皱纹、弹性消失
肌张力	正常	明显降低、肌肉松弛	低下、肌肉萎缩
精神状况	正常	烦躁不安	萎靡、抑制与烦躁交替

2．护理措施

（1）饮食调整的原则：由少到多，由稀到稠，循序渐进，逐渐增加饮食，直至恢复正常，并根据患儿营养不良程度、消化功能和对食物的耐受情况来调整。

（2）能量的供给：轻度营养不良患儿开始每天可供给热量60～80kcal/kg，以后逐渐递增。中、重度营养不良患儿从每天45～55kcal/kg开始，若消化吸收能力较好，可逐渐增加到每天120～170kcal/kg，并按实际体重计算所需热量。待体重恢复，恢复至正常需要量。为中、重度营养不良患儿输液时速度宜慢，补液量不宜过多。

（3）食物的选择：尽量保证母乳喂养，给予高蛋白、高热量、高维生素饮食，根据情况补铁。但应避免过早给予高蛋白饮食，以免出现腹胀和肝大。纠正偏食、挑食、吃零食的不良习惯。

（4）促进消化，改善食欲：遵医嘱给予各种消化酶，补充维生素和微量元素如锌剂。苯丙酸诺龙可明显促进蛋白质合成（同化作用），减少蛋白质分解（异化作用），增进食欲，治疗小儿营养不良。胰岛素可促进物质合成代谢，对营养不良患儿也有治疗作用。

（5）预防感染：做好保护性隔离，预防交叉感染。

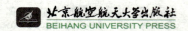

（6）病情观察：若患儿在夜间或清晨突然出现头晕、出冷汗、面色苍白、神志不清等低血糖表现，需立即报告医生并静脉注射 25% ～ 50% 葡萄糖溶液。

二、小儿肥胖症

1．临床表现

（1）可发生于任何年龄，常见于婴儿期、5 ～ 6 岁及青春期，男孩多与女孩。

（2）明显肥胖的患儿常有疲劳感，易用力时出现气短或腿痛。严重肥胖者由于脂肪的过度堆积限制了胸廓和膈肌运动，使肺通气量不足、呼吸浅快，肺泡换气量减少，造成低氧血症、气急、心脏扩大或出现充血性心力衰竭甚至死亡。

（3）体检患儿皮下脂肪丰满，但分布均匀，腹部膨隆下垂。严重者可见胸腹、臀部及大腿皮肤出现皮纹，走路时双下肢负荷过重可致膝外翻和扁平足。

2．护理措施

（1）饮食护理：在满足儿童基本生长发育需要的前提下，达到减肥的目的，患儿每日摄入的能量必须低于机体摄入的总能量。推荐低脂肪、低糖类和高蛋白质食品。鼓励患儿进食体积大、饱腹感强而能量低的蔬菜类食品。少量多餐，避免过饱，不吃宵夜和零食。

（2）运动护理：适量运动能促进脂肪分解、胰岛素分泌、促进肌肉发育。可选择有效易坚持的运动，每日坚持运动至少 30 分钟，运动后以不感到疲劳为宜。

三、小儿维生素 D 缺乏性佝偻病

1．临床表现

最常见于 3 个月至 2 岁婴幼儿，主要表现为生长最快部位的骨骼改变，肌肉松弛及神经兴奋性增高。

（1）初期（早期）：多见于 6 个月内，特别是 3 个月以内，主要为神经兴奋性增高的表现，如易激惹、烦躁，汗多刺激头皮，致婴儿摇头擦枕，出现枕秃。此期并无明显骨骼改变，骨骼 X 线可正常或钙化带稍模糊，血清 25-（OH）D_3 下降（是最可靠的诊断指标），一过性血钙下降，血磷降低，碱性磷酸酶正常或稍高。

（2）活动期（激期）：主要为骨骼改变和运动功能及智力发育迟缓。

①骨骼改变：6 个月以内以颅骨软化为主，重者有压乒乓球样的感觉。6 个月以上四肢出现手镯或足镯征。7 ～ 8 个月出现方颅，前囟闭合延迟，出牙迟，牙釉质缺乏，易患龋齿。会坐或站立后可发生脊柱后凸或侧凸畸形。1 岁左右可见胸廓畸形，胸部骨骼出现肋骨串珠，以第 7 ～ 10 肋最明显；膈肌附着处的肋骨内陷形成郝氏沟；胸骨突出形成鸡胸，内陷形成漏斗胸。1 岁左右患儿由于行走负重，下肢弯曲，还可导致"O"形腿或"X"形腿。

②运动功能发育迟缓：全身肌肉松弛，肌张力减低，表现为头颈软弱无力，坐、立、行等运动功能落后，腹部膨隆如蛙腹。

③神经、精神发育迟缓：表情淡漠，语言发育落后，条件反射形成缓慢，免疫力低下，常伴感染及贫血。

（3）恢复期：临床症状和体征逐渐减轻或消失。血清钙、磷恢复正常，碱性磷酸酶开始下降，1 ～ 2 个月恢复正常。治疗 2 ～ 3 周后 X 线改变有所改善，出现不规则的钙化线。

（4）后遗症期：多见于 2 岁以后小儿。遗留不同程度的骨骼畸形，临床症状消失，血生化正常，X 线检查骨骼干骺端病变消失。

2．护理措施

（1）休息活动护理：预防本病应强调定期户外活动，直接接受太阳照射，出生后 2 ～ 3 周即可

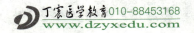
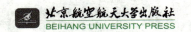

开始户外活动。冬季室内活动时开窗，户外活动时间应保证每天 1～2 小时。夏季可在阴凉处活动，宜在上午 10 时前和下午 4 时后进行，尽量暴露皮肤。

（2）饮食护理：按时添加辅食，给予富含维生素 D、钙、磷和蛋白质的食物，如肝、蛋类、蘑菇等。

（3）预防措施：婴儿预防的关键是行日光浴与补充适量维生素 D。指导家长尽早带婴儿户外活动。足月儿出生 2 周后补充维生素 D400U/d。早产儿、低出生体重儿、双胎儿出生 1 周后补充维生素 D800U/d，3 个月后改预防量 400U/d，1 岁后改为 600U/d。

四、小儿维生素 D 缺乏性手足搐搦症

1. **临床表现**　多见于 6 个月以内的婴幼儿。主要为惊厥、喉痉挛和手足抽搐，并有程度不等的活动期佝偻病表现。

（1）隐匿型：血钙多在 1.75～1.88mmol/L，无典型发作症状，可通过刺激神经肌肉引出体征。

①面神经征：以指尖或叩诊锤骤击患儿颧弓与口角间的面颊部，有眼睑和口角抽动为阳性。

②腓反射：用叩诊锤骤击膝下外侧腓骨小头上方，足向外展为阳性。

③陶瑟征：以血压计袖带包裹上臂，使压力维持在收缩压与舒张压之间，5 分钟之内该手抽搐为阳性。

（2）典型发作：血钙低于 1.75mmol/L 时出现，以惊厥最常见。

①惊厥：多见于婴儿。表现为突然两眼上翻，面肌颤动，四肢抽动，神志不清。发作时间持续数秒至数分钟，发作次数可数日 1 次至 1 日数十次。缓解后多入睡，醒后活泼如常。一般不发热。发作轻时仅有短暂的眼球上蹿和面肌抽动，神志清楚。

②手足抽搐：见于较大婴儿、幼儿。表现为突然手足痉挛成弓状，手腕屈曲，手指僵直，拇指内收掌心，踝关节僵直，足趾弯曲向下呈"芭蕾足"。

③喉痉挛：为最严重表现，婴儿多见，喉部肌肉、声门突发痉挛，呼吸困难，有时可突然发生窒息而死亡。

2. **护理措施**　控制惊厥，防止窒息。密切观察发作情况，一旦发现症状，应就地抢救，吸氧。喉痉挛者需立即将舌头拉出口外。惊厥发作时将患儿平卧，松开衣领，头偏向一侧，清除口鼻分泌物，避免吸入窒息。对已出牙的患儿，应在上、下牙间放置牙垫。必要时行气管插管或气管切开。

---

1. 营养不良患儿最早出现的症状是

A. 体重不增　　　　　　B. 体重减轻　　　　　C. 皮肤干燥、苍白

D. 肌肉萎缩　　　　　　E. 体温低于正常

2. 佝偻病患儿早期主要表现为

A. 方颅　　　　　　　　B. 颅骨软化　　　　　C. 前囟晚闭

D. 出牙延迟　　　　　　E. 睡眠不安，多汗，枕秃

3. 患儿，7 岁。肥胖症，护士向其父母介绍减轻体重的重要手段是

A. 不吃零食　　　B. 运动疗法　　C. 心理治疗　　D. 手术治疗　　E. 低糖饮食

答案：1. A。2. E。3. B。

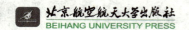

第4节　消化系统疾病

一、口　炎

1. **临床表现**　见表4-6。

表4-6　口炎病因、表现及治疗鉴别

	鹅口疮	溃疡性口腔炎	疱疹性口腔炎
病　原	真菌：白色念珠菌	细菌：链球菌、金黄色葡萄球菌	病毒：单纯疱疹病毒
局部表现	白色或灰白色乳凝块样物，不宜拭去，强行拭去可见充血性创面	灰白色或黄色假膜，易拭去	小水疱破溃形成溃疡，覆盖黄白色膜样渗出物，周围绕以红晕
发　热	轻症或无	常伴高热，达39～40℃	常伴低热或高热，38～40℃
流　涎	无	有	有

2. **护理措施**

（1）饮食护理：鼓励患儿多饮水以清洁口腔。

（2）正确涂药：清洁口腔；先将纱布或干棉球放在颊黏膜腮腺管口处及舌系带两侧，以隔断唾液，防止药物被冲掉。再用干棉球将病变部位表面唾液吸干。涂药后嘱患儿闭口10分钟，再取出纱布或棉球，并嘱患儿不可立即漱口、饮水或进食。在清洁口腔及局部涂药时，动作要轻、快、准，使用棉签在溃疡面上滚动式涂药，不可摩擦，以免使患儿疼痛加重。年长儿可用含漱剂。对疼痛较重者可按医嘱在进食前局部涂2%利多卡因。

（3）防止交叉感染：为患儿护理口腔前后要洗手。患儿的食具、玩具、用具等及时消毒，鹅口疮患儿使用过的奶瓶、水瓶及奶嘴应置于5%碳酸氢钠浸泡30分钟，洗净后再煮沸消毒。疱疹性口炎的传染性较强，应做好隔离。

二、小儿腹泻

1. **临床表现**　根据病程，小儿腹泻分为急性腹泻（病程＜2周）、迁延性腹泻（病程2周至2个月）和慢性腹泻（病程＞2个月）。根据是否有脱水及电解质紊乱、全身中毒症状，可分为轻型腹泻和重型腹泻。

（1）急性轻型腹泻：常由饮食因素或肠道外感染引起，以胃肠道症状为主。表现为食欲缺乏，偶有呕吐，大便每天数次或10次以下，量不多，呈黄色或黄绿色，稀薄或带水，有酸臭味，可有奶瓣或混有少量泡沫。全身症状不明显，偶有低热，无脱水及电解质紊乱，经治疗数天可痊愈。

（2）急性重型腹泻：多由肠道内感染引起，也可由轻型腹泻加重转变而来。胃肠道症状较重，常伴呕吐。腹泻频繁，每天十余次甚至数十次，量多，黄色水样或蛋花汤样便，有黏液。少数情况下可出现少量血便。频繁的粪便刺激常导致臀红，严重呕吐可导致口炎。全身症状重，有明显的脱水、电解质紊乱和中毒症状，发热或体温不升，精神烦躁或萎靡、嗜睡、意识模糊，甚至昏迷、休克。

（3）迁延性和慢性腹泻：常因急性腹泻未彻底治疗导致腹泻迁延不愈，多见于营养不良的婴幼儿，由于胃黏膜屏障作用减弱、小肠吸收面积减少、胃肠动力障碍、免疫功能缺陷、菌群失调等原因易

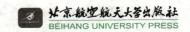

发生腹泻，而长期慢性腹泻又加重了营养不良，形成恶性循环。

（4）几种常见类型肠炎的临床特点见表4-7。

（5）小儿脱水分度及临床表现：脱水分为轻、中、重三度（表4-8）。

表4-7　几种常见类型肠炎及生理性腹泻的临床特点

	发病特点	胃肠道症状	腹痛	全身症状	水电解质紊乱	大便特点	大便检查
轮状病毒肠炎	又称秋季腹泻，是秋、冬季腹泻最常见的类型，6个月～2岁婴幼儿多见，粪-口传播为主	急性起病，病初呕吐，随后腹泻	腹痛、里急后重少见	常伴发热、上感症状，无明显感染中毒症状	常有	大便次数多、水分多，黄色水样或蛋花汤样便，带少量黏液，无腥臭味	偶见少量白细胞
诺如病毒肠炎	暴发流行易见于冬季和冬春季，是集体机构急性暴发性肠炎的主要致病原	急性起病，首发症状为腹痛、恶心、呕吐和腹泻	阵发性痉挛性腹痛	明显，有畏寒、发热、头痛、肌痛、乏力，有呼吸道症状	脱水、酸中毒、低钾	无特殊	无特殊
产毒性细菌肠炎	夏季多见	腹泻频繁，量多，伴呕吐	不明显	发热	常有	水样或蛋花汤样，混有黏液	无白细胞
侵袭性细菌肠炎	夏季多见，常见病原有侵袭性大肠埃希菌、空肠弯曲菌等	急性起病，腹泻频繁，恶心、呕吐	腹痛和里急后重明显。空肠弯曲菌腹痛剧烈	高热甚至惊厥，严重的中毒症状甚至休克	严重	黏液脓血便，有腥臭味	大量白细胞和红细胞，粪便培养找到致病菌
出血性大肠埃希菌肠炎	夏季多见	腹泻	常有	溶血尿毒综合征，血小板减少性紫癜		黄色水样便转为血水便，特殊臭味	大量红细胞，无白细胞
金黄色葡萄球菌肠炎	多继发于使用大量抗生素，菌群失调	呕吐、腹泻	不明显	发热，不同程度的中毒症状甚至休克	严重	暗绿色，量多带黏液，少数为血便	大量脓细胞，成簇革兰阳性细菌
真菌性肠炎	多继发于使用大量抗生素，白色念珠菌感染	大便次数增多	不明显	常并发鹅口疮	无	黄色稀便，泡沫较多，带黏液，豆腐渣样细块	真菌孢子和菌丝
生理性腹泻	多见于6个月以内婴儿，出生不久出现腹泻	大便次数增多	无	外观虚胖，常见湿疹，小儿食欲、精神好，体重增长正常	无	添加辅食后，大便逐渐转为正常	无特殊

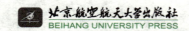

表4-8　小儿脱水分度及表现

	脱水		
	轻度	中度	重度
失水百分比	<体重的5%	体重的5%～10%	>体重的10%
失水量	30～50ml/kg	50～100ml/kg	100～120ml/kg
心率	正常	快	快、弱
脉搏	可触及	减弱	明显减弱
呼吸	正常	深，可快	深而快
血压	正常	正常或稍低	血压下降
精神状态	稍差	萎靡、烦躁	淡漠、昏睡或昏迷
眼泪	有	少	无
前囟、眼窝	稍凹陷	凹陷	深陷，眼睑不能闭合
皮肤及弹性	稍干，弹性尚可	干、苍白，弹性差	干、花纹，弹性极差
尿量	稍减少	明显减少	极少或无
四肢	温暖	稍凉	厥冷

2．护理措施

（1）调整饮食：腹泻时如果限制饮食过久，会导致营养不良，使抵抗力下降，致腹泻迁延不愈。故强调应继续饮食，满足生理需要，补充疾病消耗。

①严重呕吐者，暂禁食4～6小时（但不禁水），好转后继续进食，由少到多，由稀到稠。

②母乳喂养者应继续母乳喂养，暂停辅食。

③人工喂养患儿可喂稀释牛奶或其他代乳品，腹泻好转后逐步过渡到正常饮食，不可给予高脂肪饮食。

④病毒性肠炎患儿多有乳糖酶缺乏，应暂停乳类喂养，改用豆制代乳品、发酵乳或去乳糖配方乳喂哺。

（2）纠正水、电解质紊乱及酸碱失衡。

（3）防止交叉感染：严格执行消毒隔离措施，对感染性腹泻患儿施行床边隔离，其食具、用具及玩具应专用。对传染性较强腹泻的患儿，用过的一次性尿布应焚烧。护士在护理患儿前后均应洗手。

（4）皮肤护理

①使用吸水性强的纸尿布，做到勤更换。避免使用不透气的塑料布或橡胶布。

②保持肛周皮肤及会阴部清洁干燥，预防尿路感染。

③每次便后用温水清洗臀部并拭干，局部皮肤发红应涂以5%鞣酸软膏或40%氧化锌油。

④涂油或药膏时，应使用棉签在皮肤上轻轻滚动，不可上下刷抹，避免造成皮肤损伤。

⑤发生臀红或皮肤糜烂者可采用暴露疗法，或使用红外线灯照射。每次照射20～30分钟，每天3次。注意照射时专人看护，防止烫伤。照射后涂油，促进愈合。

（5）病情观察：观察腹泻和大便情况，发现异常及时采集送检。观察生命体征，出现异常应及时

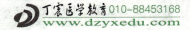
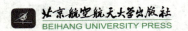

报告医生。观察水、电解质紊乱及酸碱失衡情况，及时发现脱水、低钾血症等。

三、急性坏死性小肠结肠炎

1. 临床表现　发生时间与胎龄、出生体重相关，胎龄越小，起病越晚。临床表现轻重差异较大。典型症状为腹胀、呕吐和血便。

（1）早期：多数为胃潴留增加、腹胀和呕吐等喂养不耐受的症状，以及呼吸窘迫、呼吸暂停、嗜睡、体温波动等全身症状。

（2）后期：大便性状改变、血便。严重者最后发展为呼吸衰竭、休克、DIC 甚至死亡。

（3）体征：腹部膨隆、肠鸣音减弱或消失。

2. 治疗与护理措施

（1）体位护理：取侧卧位或半卧位，减轻腹部张力。缓解疼痛。

（2）饮食：绝对禁食，持续胃肠减压，待情况好转，大便潜血为阴性可逐渐恢复饮食。

（3）抗感染：抗生素控制感染，可参考药物敏感试验结果选用抗生素。一般选用第三代头孢菌素、哌拉西林等。

（4）支持疗法：维持呼吸功能，必要时机械通气。

（5）手术治疗：出现气腹或腹膜炎可行手术治疗。

四、小儿液体疗法

1. 观察脱水是否改善　注意观察生命体征，精神状态，有无口渴，皮肤、黏膜干燥程度，眼窝及前囟凹陷程度，眼泪，尿量等。若补液合理，一般补液后 3 ～ 4 小时排尿。若补液后眼睑水肿，提示补钠过多。补液后尿多而脱水未能纠正，可能是葡萄糖液输入过多，应增加溶液中电解质的比例。

2. 预防低钾血症　如患儿出现恶心、食欲缺乏、肠蠕动减弱、腹胀、腱反射减弱、心音低钝、尿潴留，应考虑低钾血症。

3. 预防低钙、低镁血症　补液过程中患儿突然出现手足抽搐，应考虑低钙血症，遵医嘱给予 10% 葡萄糖酸钙；低镁血症者给予 25% 硫酸镁。

---

1. 4 份生理盐水，3 份 10% 葡萄糖，2 份 1.4% 碳酸氢钠，其张力为

A. 1/5 张　　B. 1/6 张　　　C. 等张　　　　D. 2/5 张　　　　E. 2/3 张

2. 患儿，5 个月。家长诉患儿爱流口水，查体见齿龈部有白色乳凝块物，不易擦去。擦拭时患儿无明显不适感。最可能的诊断是

A. 齿龈炎　B. 鹅口疮　　C. 溃疡性口腔炎　　　D. 生理性表现　　　　E. 磨牙

3. 患儿，女，2 岁。因"腹胀腹泻 7 天，便血呕血 1 天"就诊。查体：患儿精神萎靡，面色苍白发绀，呼吸浅快，腹胀明显，肠鸣音消失，心肺无异常。X 线片显示肠管充气扩张，可见液平面。该患儿最有可能患有

A. 急性重型腹泻　　　　　　　　　B. 肠梗阻　　C. 轮状病毒肠炎

D. 急性坏死性小肠结肠炎　　　　　E. 细菌性痢疾

答案：1. E. 2. B. 3. D.

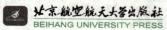

第 5 节 呼吸系统疾病

一、急性上呼吸道感染

1．临床表现

（1）普通感冒：成年人、年长儿以鼻部症状为主，喷嚏、鼻塞、流涕、干咳、咽痛或烧灼感，查体可见鼻咽部充血，扁桃体肿大，颌下与颈淋巴结肿大，肺部听诊一般正常。多于 5～7 天自然痊愈。婴幼儿以发热等全身症状为主，常有消化道症状，局部症状较轻，起病 1～2 天内可发生高热惊厥。

（2）急性疱疹性咽峡炎：多由柯萨奇病毒 A 引起。好发于夏、秋季，儿童多见。表现为急起高热、咽痛、流涎、厌食、呕吐。查体可见咽部充血，咽腭弓、腭垂、软腭等处黏膜上有多个 2～4mm 大小灰白色的疱疹，周围有红晕，破溃后形成小溃疡。病程 1 周左右。

（3）急性咽 - 结合膜热：病原体主要为腺病毒。好发于春、夏季，儿童多见。临床以发热、咽炎、结膜炎为特征。查体可见咽部充血，有白色点块状分泌物。一侧或双侧滤泡性眼结膜炎，可伴球结膜充血，颈部及耳后淋巴结肿大。病程 1～2 周。

2．护理措施

（1）休息活动护理：保持室温 18～22℃，湿度 50%～60%，每天定时通风，但应避免空气对流。注意休息，减少活动，做好呼吸道隔离。

（2）饮食护理：给予高蛋白、高热量、高维生素、清淡的流质或半流质饮食，少食多餐。多饮水，入量不足者适当静脉补液。

（3）病情观察：密切观察体温的变化，警惕高热惊厥的发生。出现高热不退或退而复升、淋巴结肿大、耳痛或外耳道流脓时考虑合并中耳炎。

（4）促进舒适：婴幼儿饭后喂少量温开水，年长儿饭后漱口以清洁口腔。及时清除鼻腔及咽喉部的分泌物和干痂。不要用力擤鼻，以免引起鼻窦炎、中耳炎。患儿鼻塞严重时，可在喂乳和睡前用 0.5% 的麻黄碱溶液滴鼻，使鼻腔通畅。

（5）发热护理：积极控制体温是预防患儿惊厥的主要措施。每 4 小时测量体温一次，超高热或有热性惊厥史者应 1～2 小时测量一次。体温＞38.5℃时给予物理降温，也可口服对乙酰氨基酚或布洛芬等退热药，预防高热惊厥，避免应用阿司匹林。体温＞39.5℃时全身冷疗，用温水拭浴。出汗后及时更换衣服。

（6）用药护理：使用退热药后应多饮水，以免大量出汗引起虚脱；高热惊厥的患儿使用镇静药时，应注意观察药物效果及不良反应。

二、急性感染性喉炎

1．临床表现

（1）成人：一般全身症状不明显，轻者仅有声嘶，病情加重可致完全失声，喉部疼痛和全身不适。

（2）儿童：起病急、症状重，多表现为发热，犬吠样咳嗽，声音嘶哑，吸气性喉鸣及呼吸困难，胸骨上窝、锁骨上窝及肋间隙吸气时下陷（三凹征）。严重时可出现发绀、烦躁不安、面色苍白、出冷汗、脉搏加快等。白天症状轻，夜间加重。喉梗阻者若抢救不及时，可窒息死亡。

（3）临床上将喉梗阻分为 4 度。

Ⅰ度：活动后出现吸气性喉鸣和呼吸困难，肺呼吸音清晰，心率无变化。

Ⅱ度：安静时亦出现喉鸣和吸气性呼吸困难，肺部听诊可闻喉传导音或管状呼吸音，心率增快。

Ⅲ度：除上述喉梗阻症状外，有烦躁不安、口唇及指趾发绀，双眼圆睁，惊恐万状，多汗，肺部

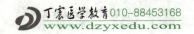
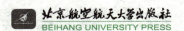

呼吸音明显降低，心音低钝，心率快。

Ⅳ度：渐显衰竭、呈昏睡状，由于无力呼吸，三凹征反而不明显，面色苍白发灰，肺部听诊呼吸音几乎消失，仅有气管传导音，心音钝弱，心律不齐。

2．护理措施

（1）休息活动护理：保持病室温湿度适宜，置患儿于舒适体位，集中安排治疗、护理操作，避免直接检查咽部，减少刺激。

（2）病情观察：观察患者的呼吸情况，准确判断缺氧程度，做好随时气管切开的准备。

（3）用药护理：遵医嘱给予抗生素、糖皮质激素及镇静药，观察药物疗效和不良反应。

三、急性支气管炎

1．临床表现　先有上呼吸道感染症状，继而出现咳嗽，初为刺激性干咳，以后有痰，全身中毒症状不明显。婴幼儿症状较重，常有发热、呕吐、腹泻等表现。双肺呼吸音粗，可闻及不固定、散在的干啰音和粗、中湿啰音，体位改变、咳嗽后啰音减少或消失。3岁以下婴幼儿还可出现类似哮喘的表现，如呼气性哮鸣及少量粗湿啰音，称为哮喘性支气管炎。

2．护理措施

（1）休息活动与饮食护理：注意休息，避免剧烈活动及游戏。

（2）保持呼吸道通畅：保持室内空气清新，保持室温约20℃、湿度约60%。

（3）发热护理：给予物理降温或药物降温，预防高热惊厥。出汗后及时擦净汗液，更换衣服。

四、小儿肺炎

1．几种不同病原体所致肺炎的特点　见表4-9。

表4-9　不同病原体所致肺炎的特点

	呼吸道合胞病毒肺炎	腺病毒肺炎	金黄色葡萄球菌肺炎	支原体肺炎
好发年龄	1岁以内婴幼儿	6个月～2岁	新生儿及婴幼儿	婴幼儿及年长儿
临床特点	起病急，喘憋为突出症状，呼气性呼吸困难	骤起稽留热，中毒症状重，咳嗽频繁，喘憋，呼吸困难，发绀	起病急，病情重，发展快，中毒症状明显，呈弛张热	起病缓慢，以刺激性干咳为突出症状
肺部体征	肺部听诊以喘鸣为主，可有细湿啰音	肺部体征出现较晚，多在发热3～7天出现肺部湿啰音	肺部体征出现早，双肺可闻及中、细湿啰音	体征不明显，体征与剧烈咳嗽及发热不平行
X线检查	小点片状、斑片状阴影	X线改变出现较体征早，大小不等的片状阴影或融合成大病灶	小片浸润阴影，可见脓肿、肺大疱、脓气胸等	均匀一致片状阴影；肺门阴影增浓
白细胞计数	正常或降低	正常或降低	明显增高，核左移	正常或偏高
药物治疗	抗病毒药物	抗病毒药物	甲氧西林或万古霉素	大环内酯类抗菌药

2．护理措施

（1）休息活动护理：置患儿于半卧位或抬高床头，减少活动，保证休息，避免哭闹，各种治疗、护理操作集中进行，减少氧的消耗。被褥轻暖，内衣宽松，以免影响呼吸。

（2）饮食护理：提供高热量、高蛋白、高维生素、易消化的清淡流食或半流食，少食多餐，避免呛咳。重症患儿需准确记录 24 小时出入量。

（3）病情观察：为预防心力衰竭，应重点观察患儿的心率、呼吸的变化。

（4）保持呼吸道通畅

①定期通风换气，嘱患儿多饮水，以稀释痰液。

②指导患儿有效咳嗽，定时翻身、拍背。

③痰液黏稠者给予超声雾化吸入。及时吸痰，但不可过频，一般每 2 小时一次。

④遵医嘱给予祛痰药、平喘药。

（5）改善呼吸功能

①气促、发绀者尽早给氧，常采用鼻导管湿化给氧，缺氧明显者面罩给氧，氧流量 2～4L/min。呼吸衰竭者使用人工呼吸器或机械通气。

②遵医嘱应用抗感染药物，注意观察药物疗效及不良反应。阿奇霉素属大环内酯类抗菌药，常用于支原体肺炎的治疗，进食可影响阿奇霉素吸收，故应在餐前 1 小时、餐后 2 小时或空腹时口服。

（6）维持体温正常：严密监测患儿体温，体温＞ 38.5℃及时给予物理降温或药物降温。

（7）并发症护理

①预防心力衰竭

a．卧床休息，半卧位，避免各种刺激，尽量使患儿安静，必要时适当使用镇静药。

b．严格控制输液量及速度，每小时滴速＜ 5ml/kg。

c．若出现极度烦躁不安、明显发绀、呼吸加快、心率加速等心力衰竭征象，立即通知医生，吸氧，并减慢输液速度。若患儿咳粉红色泡沫痰，应考虑肺水肿，给予经 20%～30% 乙醇湿化的氧气。

②若患儿出现烦躁、嗜睡、惊厥、昏迷、呼吸不规则等，应考虑中毒性脑病，立即报告医生，遵医嘱给予镇静、止惊和减轻脑水肿的药物。

③若出现剧烈咳嗽、呼吸困难、烦躁不安、发绀、胸痛、患侧呼吸运动受限，应考虑脓胸、脓气胸，立即配合医生进行胸腔穿刺术或胸腔闭式引流。

1．患儿，男，1 岁半。因低热、流涕 1 天，咳嗽、烦躁半小时就诊。成犬吠样咳，伴有声音嘶哑、吸气性喉鸣。体温 38.1℃，咽部充血，心肺无异常。首先应考虑

A．急性支气管炎　　　　　　B．支气管肺炎　　　　　C．支气管哮喘

D．急性感染性喉炎　　　　　E．先天性喉喘鸣

2．患儿，男，6 岁。因重症肺炎入住 ICU，查体发现患儿除肺部体征外还存在腹胀、肠鸣音消失，出现腹部体征的原因是

A．败血症　　　　　　　　　B．低钙血症　　　　　　C．痉挛性肠梗阻

D．坏死性小肠炎　　　　　　E．中毒性肠麻痹

3．患儿，3 岁。发热、咳嗽、呼吸急促 1 天，以肺炎收入院。护士采取的措施不正确的是

A．必要时吸氧　　　　　　　B．多饮水，湿化痰液　　C．卧床休息，平卧位

D．保持室内适宜温湿度　　　E．烦躁不安时及时给予镇静处理

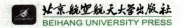

4. 患儿, 6个月。因咳嗽、咳痰3天, 气急伴发绀1小时入院。查体: 体温38.8℃、呼吸58次/分, 心率180次/分, 心音低钝, 肝肋下4cm。护士给予患儿最舒适的体位是

A. 端坐位　　　　B. 俯卧位　　　C. 半卧位　　　D. 侧卧位　　　E. 抱于胸前

答案: 1. D。2. E。3. C。4. C。

第6节　循环系统疾病

先天性心脏病

1. 临床表现

（1）室间隔缺损: 是先天性心脏病最常见的类型。临床表现决定于缺损的大小和心室间压差。小型缺损可无明显症状。缺损较大时左向右分流量多, 出现体循环血量减少, 患儿有消瘦、生长发育迟缓、活动后乏力、气短, 肺循环血量增多易致反复性肺呼吸道感染。因扩张的肺动脉压迫喉返神经, 引起声音嘶哑。主要体征见表4-10。常见并发症为反复呼吸道感染, 充血性心力衰竭, 感染性心内膜炎。

（2）房间隔缺损: 症状与室间隔缺损相似。主要体征表4-10。常见并发症为反复呼吸道感染、充血性心力衰竭。

（3）动脉导管未闭: 动脉导管到出生后一年在解剖学上应完全关闭。若持续开放, 并发生病理生理改变, 称动脉导管未闭。症状与室间隔缺损相似。由于动脉导管开放, 主动脉中的大量血液进入肺动脉, 肺循环血量增多, 大量血液回流至左心, 使左心前容量负荷过重, 导致左心扩大、心肌肥厚。主要体征见表4-10。常见并发症为呼吸道感染, 充血性心力衰竭, 感染性心内膜炎。

（4）法洛四联症: 是最常见的青紫型先心病。包括以下4种畸形: 肺动脉狭窄、室间隔缺损、主动脉骑跨、右心室肥厚。其中, 血流动力学改变的关键在于肺动脉狭窄, 决定了临床症状的严重程度。主要体征见表4-10。

表4-10　先天性心脏主要体征鉴别

		室间隔缺损	房间隔缺损	动脉导管未闭	法洛四联症
体征	杂音部位	胸骨左缘第3、4肋间	胸骨左缘第2、3肋间	胸骨左缘第2肋间	胸骨左缘第2~4肋间
	杂音性质	粗糙, 全收缩期杂音	收缩期喷射性杂音	连续性机器样杂音	喷射性收缩期杂音
	P_2	亢进	亢进且固定分裂	亢进	减弱
	其他体征	艾森曼格综合征	艾森曼格综合征	周围血管征, 差异性青紫	杵状指（趾）, 心前区隆起

①青紫: 是最突出的表现。出生3～6个月后渐明显, 随年龄增大而加重。

②蹲踞现象: 患儿在行走、游戏时, 常主动下蹲片刻。下蹲是保护性姿势, 因蹲踞时下肢屈曲,

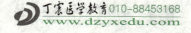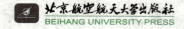

下肢动脉受压，体循环阻力增加，使右向左分流量减少；同时因下肢受压，静脉回心血量减少，减轻心脏负荷，缺氧症状得以暂时缓解。不会走路的小婴儿喜欢大人抱起，双下肢屈曲。

③气促和缺氧发作：婴儿在吃奶、哭闹时气促加重，表现为呼吸加快，青紫加重，严重者突然晕厥、抽搐，原因是狭窄的肺动脉漏斗部突然发生痉挛，引起一过性肺动脉梗阻，使脑缺氧加重所致。年长儿自诉头晕、头痛。

④杵状指（趾）：为长期缺氧所致。

⑤常见并发症：由于长期缺氧，法洛四联症患儿红细胞增加，血液黏稠度增高，血液流速变慢，容易形成血栓而导致血管栓塞，其中以脑栓塞最常见。若为细菌性血栓，则易形成脑脓肿。常见并发症还有亚急性细菌性心内膜炎。

2. 护理措施

（1）休息活动护理：保持环境安静，治疗和护理集中进行，保证患儿充分的睡眠和休息，避免情绪激动和大哭大闹。

（2）饮食护理：供给充足热量、蛋白质和维生素，饮食清淡，少量多餐，避免呛咳和呼吸困难。多食富含纤维素食物，防止便秘。心功能不全者应采用无盐或低盐饮食。

（3）病情观察

①预防充血性心力衰竭：注意观察有无呼吸困难、咳粉红色泡沫痰等表现，一旦出现，置患儿半卧位，吸氧，按心力衰竭护理。

②预防栓塞：法洛四联症患儿血液黏稠度增加，注意供给充足液体，防止血栓栓塞。

③缓解缺氧发作：法洛四联症患儿出现蹲踞位时，不可强行拉起，应让其自然起立。缺氧发作时，立即置于膝胸卧位，吸氧，遵医嘱给予普萘洛尔或吗啡治疗。

（4）用药护理：应用洋地黄类药物前应计 1 分钟脉搏，若年长儿＜ 60 ～ 70 次 / 分，婴幼儿＜ 80 ～ 90 次 / 分，应暂停用药并通知医生。口服水剂洋地黄类药物时，可用 1ml 针管抽取后口服。

（5）心理护理：关心、爱护患儿，建立良好的护患关系。对家长和患儿解释病情，说明本病是一种先天性心脏疾病，多数可通过介入、手术治愈或部分矫治，预后较好，缺损小的可自然闭合，以消除其紧张和焦虑情绪，取得理解和配合。

（6）休息活动：休息是恢复心脏功能的重要条件，因休息可减少组织需氧量，减轻心脏负荷。根据病情安排适当活动，但不可为提高抵抗力而加强运动。

（7）预防感染：根据气温改变及时加减衣服，预防上呼吸道感染。注意保护性隔离，以免交叉感染。按时预防接种。实施有创性操作如拔牙及做小手术如扁桃体切除术等，应给予足量抗生素，预防感染性心内膜炎。

（8）健康指导：掌握观察病情变化的知识，定期复诊，合理用药，使患儿能安全达到手术年龄。

---

1. 法洛四联症的主要临床特征**不包括**
   A. 肺动脉狭窄　　　　　　　B. 室间隔缺损　　　　　　C. 主动脉骑跨
   D. 房间隔缺损　　　　　　　E. 右心室肥厚

2. 患儿，男，8 个月。室间隔缺损，因咳喘 3 天收治，半小时前患儿突发面色灰白，烦躁不安，呼吸困难，心率 180 次 / 分，呼吸 60 次 / 分，肝脏肋下可触及。最可能的原因是
   A. 急性呼吸衰竭　　　　　　B. 急性心力衰竭　　　　　C. 肺水肿
   D. 病毒性心肌炎　　　　　　E. 急性重型肝炎

3. 患儿，女，3 岁。诊断为法洛四联症。突然脑缺氧发作，护士应立即采取的措施是

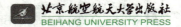

A．冰帽降温　　　　　　B．注射毛花苷C　　　　　C．注射呋塞米
D．置于膝胸卧位　　　　E．吸氧、半卧位

答案：1．D。2．B。3．D。

第7节　血液系统疾病

一、营养性缺铁性贫血

1．临床表现

（1）贫血表现：皮肤黏膜苍白（无发绀）、乏力、头晕、心悸、气短等。年龄越小、病程越长、贫血越严重。

（2）组织缺铁表现：皮肤干燥、萎缩、无光泽，毛发干枯易脱落，指（趾）甲扁平、脆薄易裂，出现反甲或匙状甲。

（3）消化系统：黏膜损害常有舌炎、口角炎、舌乳头萎缩，严重者吞咽困难。

（4）神经、精神系统异常：儿童较明显，如易激惹、烦躁、注意力不集中、记忆力减退、学习成绩下降。少数患者有异食癖，喜吃泥土、生米等。

（5）体征：肝、脾肿大，淋巴结轻度肿大。

2．护理措施

（1）饮食护理

①母乳中铁的吸收率较高，提倡母乳喂养或食用铁强化配方奶粉，及时添加辅食。。

②增加含铁丰富的食物摄入，含铁丰富的食物主要有动物肝、肾、血、瘦肉及蛋黄、海带、紫菜、木耳、豆类、香菇等，其中动物食物的铁更易吸收。谷类、蔬菜、水果含铁较低，乳类含铁最低。

③鼓励患儿近视，纠正不良饮食习惯，提倡均衡饮食，创造舒适的进食环境，经常更换食物种类，注意色、香味的调配。多吃富含维生素C的食物，有利于铁吸收。富含铁的食物和铁剂不与浓茶、牛奶、咖啡等同服。

（2）用药护理

①口服铁剂的护理：最常见的不良反应是恶心、呕吐、胃部不适和黑便等胃肠道反应，应从小剂量开始，于两餐之间服用。可与维生素C或各种果汁同服，但避免与茶、咖啡、牛奶、植酸盐等同服，以免影响铁吸收。口服液体铁剂使用吸管，服后漱口，避免牙齿染黑。

②注射铁剂的护理：需深层肌内注射并经常更换注射部位，减少疼痛与硬结形成。注射时应注意不要在皮肤暴露部位注射。抽取药液后，更换针头注射。可采用"Z"形注射法，以免药液溢出导致皮肤染色。注射后10分钟至6小时内，密切观察不良反应，主要有注射局部肿痛、硬结形成、皮肤发黑和过敏反应等。

③疗效判断：一般补充铁剂12～24小时后患者自觉症状好转，精神症状减轻，食欲增加。网织红细胞能最早反映其治疗效果，用药2～3天后开始上升，5～7天达到高峰。2～3周后血红蛋白开始升高，通常3～4周恢复至正常。铁剂治疗应在血红蛋白恢复正常后继续服用2个月，以增加铁储存。

（3）休息活动：保持环境清洁、舒适，温湿度适宜，养成规律的作息习惯，保证足够的睡眠与休息，

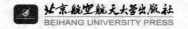

适当活动，注意观察患儿的病情情况，防治并发症。

（4）预防感染：适当进行活动锻炼，增强患儿机体抵抗力，定时进行疫苗接种，做好口腔卫生，保持皮肤清洁。

二、营养性巨幼细胞贫血

1. 临床表现

（1）一般表现：皮肤、面色苍黄，虚胖，头发稀疏、细黄，头昏、心悸。睑结膜、口唇、指甲苍白，重者因全血细胞减少可致反复感染和出血。常有口角炎、舌乳头萎缩，舌面呈"牛肉样舌"。胃肠道黏膜萎缩可引起食欲缺乏、恶心、呕吐、腹胀等，肝、脾轻度增大。

（2）神经、精神症状：是本病的特有表现。表现为烦躁不安、易怒，对称性远端肢体麻木、深感觉障碍，肌张力增加，腱反射亢进，重者出现震颤，甚至抽搐、共济失调等。

2. 护理措施

（1）休息活动护理：一般不需卧床，严重者适当限制活动。肢体麻木、感觉障碍者注意保暖，避免受伤。震颤者放置压舌板或牙垫，防止咬伤舌头，抽搐者适当应用镇静药。

（2）饮食护理：给予富含维生素 B_{12} 和叶酸的食物，绿叶蔬菜、水果、谷类和动物肉类等食物叶酸含量丰富，动物肉类、肝、肾、禽蛋及海产品等含丰富的维生素 B_{12}。改善饮食结构，改变不良的饮食习惯，纠正偏食及长期素食。减少烹饪对叶酸的破坏，注意食物的色、香、味调配，提高患者食欲。

（3）用药护理：按医嘱使用维生素 B_{12} 和叶酸，同时加服维生素 C。密切观察药物的疗效及不良反应。有效治疗 2～4 天后神经、精神症状可好转且网织红细胞增加，2～6 周后血红蛋白恢复正常。

（4）健康指导：告知患者及家属本病预防和治疗的相关知识，积极防治原发病。高危人群宜预防性补充叶酸、维生素 B_{12}。婴儿应及时添加辅食，羊奶喂养者加用叶酸。

三、特发性血小板减少性紫癜

1. 临床表现

（1）急性型

①一般症状：小儿常见，占 70%～90%。起病较急，伴有畏寒、发热，发病前常有病毒感染（主要为上呼吸道感染）。

②皮肤、黏膜出血：自发性，多为针尖大小的皮内和皮下出血点，可伴有鼻或牙龈出血。呕血或黑便常为口鼻出血咽下所致，胃肠道大出血少见。少数患者可有结膜下、视网膜出血及肉眼血尿；出血严重者可有贫血，颅内出血为主要致死原因。

③体征：可有肝、脾轻度肿大。

（2）慢性型：较少见，起病隐匿，前期无感染症状，发病年龄多＞6～10 岁，病程＞6 个月。出血症状轻，感染可加重。

2. 护理措施

（1）休息护理：急性期减少活动，增加卧床休息时间，避免外伤。减少肌内注射或深静脉穿刺。

（2）饮食护理：给予高热量、高蛋白、高维生素、少渣清淡饮食。避免坚硬粗糙食物，以免造成出血。

（3）病情观察：出现嗜睡、头痛、呕吐、视物模糊、瞳孔不等大、昏迷等，提示可能有颅内出血，应重点监测患者的血小板计数。

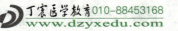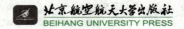

（4）用药护理：餐后服药，长期使用糖皮质激素会引起身体外形的变化、胃肠道出血、诱发感染、骨质疏松等。**指导患者遵医嘱按时、按量、按疗程服药，不可自行停药或增减药物用量。** 避免感冒以防加重病情或复发。**避免使用阿司匹林等损伤血小板的药物。**

1．婴幼儿最常见的贫血是
A．铅中毒性贫血 　　　　　　B．再生障碍性贫血 　　　　　　C．营养性混合性贫血
D．营养性缺铁性贫血 　　　　E．慢性溶血性贫血

2．患儿，男，1岁。因"间断腹泻3个月，厌食1个月"入院，查体：患儿精神反应差，皮肤黏膜苍白。血常规：血红蛋白70g/L，血清铁蛋白减少，红细胞3.5×10¹²/L。诊断为小细胞低色素性贫血。对其应用铁剂治疗时，<u>错误</u>的做法是
A．肌内注射铁剂时，抽药和给药应用不同的针头
B．为促进铁的吸收，可与牛奶同服
C．为促进铁的吸收，可与果汁同服
D．铁剂治疗疗效判断需测网织红细胞和血红蛋白
E．为防止牙齿被染黑，服药后应漱口

3．患儿，男，7个月。单纯羊乳喂养。家长来院咨询如何添加辅食，为预防营养性巨幼红细胞性贫血的发生，护士建议其饮食中应增加含叶酸较多的食物，最适合的食物是
A．蛋类 　　B．瘦肉 　　C．海带 　　D．牛奶 　　E．新鲜绿叶蔬菜

答案：1．D。2．B。3．E。

第8节　泌尿系统疾病

一、急性肾小球肾炎

1．临床表现　好发于5～14岁儿童和青少年，男性居多。前驱感染1～3周（平均10天）发病，临床表现轻重不一，大多预后良好，数月内可自愈，但是部分患者可发展成慢性肾脏疾病。

（1）典型表现

①水肿、少尿：水肿是最常见和最早出现的症状。水肿主要为肾小球滤过率降低，引起尿少和水钠潴留，**多表现为晨起眼睑、面部水肿**，可伴有双下肢水肿，重者全身水肿。**多为轻、中度水肿，呈非凹陷性。** 水肿的同时尿量减少，1～2周后尿量逐渐增多而水肿消退。

②血尿、蛋白尿：起病时几乎都有血尿，约半数患者有肉眼血尿。酸性尿呈浓茶色或烟灰水样，中性或弱碱性尿呈洗肉水样。肉眼血尿持续1～2周后转镜下血尿。**绝大多数患者有轻、中度蛋白尿**，少数患者出现肾病综合征范围的大量蛋白尿。

③高血压：**多数患儿有一过性的轻、中度高血压**，多与水钠潴留有关，1～2周后随尿量增多而降至正常。

（2）严重表现

①严重循环充血：以老年患者居多，常见于起病1周内。多因水钠潴留、血浆容量增加导致循环充血。

②高血压脑病：以儿童多见，常发生于病程早期。

③急性肾衰竭：**是急性肾小球肾炎死亡的主要原因**，表现为少尿或无尿，持续3～5天，多数可逆。

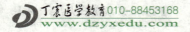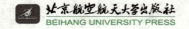

2．护理措施

（1）休息活动护理：起病 2 周内应严格卧床休息，待水肿消退、血压恢复正常、肉眼血尿消失后，可下床轻微活动或户外散步。尿红细胞减少、血沉正常方可上学，但仍需避免体育运动。1～2 个月应限制活动量，3 个月内避免剧烈活动。Addis 计数正常后恢复正常生活及活动。

（2）饮食护理：给予高糖、高维生素、低盐饮食。尿少、水肿时，应限制钠盐，摄入量＜60mg/（kg·d），严重水肿或高血压者宜给予无盐饮食。氮质血症者应限制蛋白质，给优质动物蛋白 0.5g/（kg·d）。除非严重少尿或循环充血，一般不严格限水。待尿量增加、水肿消退、血压正常后，可恢复正常饮食。

（3）病情观察

①观察水肿的消长情况，每天或隔天测体重 1 次，在同一时间、使用同一体重计测量，最好在早餐前测量。准确记录 24 小时液体出入量。

②监测尿量变化，每周检查 2 次尿常规。

③严密监测生命体征，观察有无高血压脑病及循环淤血的表现。

（4）用药护理

①利尿药的不良反应主要有低钾、低钠及低血容量性休克，应注意观察尿量、血压及水肿变化，定期监测电解质和酸碱平衡。

②降压药使用期间应定时监测血压、心率，并注意观察药物不良反应。

（5）减轻疼痛：肾区或膀胱区疼痛者，可行局部按摩或热敷，以解除肾血管痉挛。

（6）疾病预防指导：锻炼身体，增强体质，避免链球菌感染，彻底清除感染灶是本病预防的关键。强调限制患儿活动是控制病情进展的重要措施，尤其以发病前 2 周最关键。痊愈后可适当活动，但 1～2 年避免剧烈活动和劳累。

二、原发性肾病综合征

1．临床表现　患儿起病或复发前常有呼吸道感染。

（1）单纯型肾病：发病年龄多为 2～7 岁，男性高于女性。水肿较常见，呈凹陷性，出现顺序为眼睑、面部、四肢及全身，严重者可有少尿、腹水。全身症状有面色苍白、疲乏无力等，一般没有血尿、高血压。

（2）肾炎型肾病：大量蛋白尿、低白蛋白血症、水肿、高脂血症、血尿、高血压。

（3）并发症

①感染：是常见的并发症和致死原因，也是导致肾病综合征复发及疗效不佳的主要原因，其发生与蛋白质营养不良、免疫功能紊乱及应用糖皮质激素等有关。最常见的感染部位依次为呼吸道、泌尿道及皮肤。

②血栓、栓塞：多数患者血液呈高凝状态，易发生血管内血栓形成和栓塞，以肾静脉血栓最常见，可使肾病综合征加重，是直接影响疗效和预后的重要原因。

③肾衰竭：是肾病综合征导致肾损伤的最终后果。

④电解质和低血容量代谢紊乱：低钠、低钾及低钙血症常见。低钠血症引起血浆胶体渗透压下降，容易诱发低血容量休克。

2．护理措施

（1）休息活动护理：全身严重水肿、胸腹腔积液者，易引起呼吸困难，需绝对卧床休息，取半卧位，以增加肾血流量，从而增加尿量。

（2）饮食护理：一般给予正常量的优质蛋白（动物蛋白），摄入量以 1.5～2.0g/（kg·d）为宜。摄入的热量依年龄不同而不同，其中糖类占 40%～50%。为减轻高脂血症，应少进富含饱和脂肪酸的食物，多吃不饱和脂肪酸及富含可溶性纤维食物。水肿时限制钠盐 1 ~ 2g/d，避免腌制食品。轻度水肿无须严格限水，严重水肿者严格限制水的摄入。

（3）皮肤护理：保持皮肤干燥、预防感染。

（4）用药护理

①利尿药：定期复查电解质，遵医嘱补钾，肾衰竭者禁用保钾利尿药。注意利尿不宜过快、过猛，以免血容量不足而加重血液高凝，诱发血栓、栓塞并发症。

②糖皮质激素：严格遵医嘱用药，长期使用应注意有无消化道溃疡、继发感染、骨质疏松、高血压、糖尿病、满月脸及向心性肥胖等不良反应。用药应遵循起始足量、缓慢减药、长期维持的原则。可采取全日量顿服或维持用药期间两日量隔日一次顿服，以减轻不良反应。中程疗法总疗程 6 个月，长程疗法 9 个月。

③环磷酰胺：不良反应有出血性膀胱炎、骨髓抑制、胃肠道反应、中毒性肝损害、脱发及性腺抑制（尤其男性）等。

④环孢素 A：长期应用存在肝肾毒性、高血压、高尿酸血症、多毛及牙龈增生等不良反应，停药后易复发。

三、泌尿道感染

1. 临床表现

（1）急性感染：上行感染最常见，不同年龄组临床表现差异较大。

①新生儿期：症状极不典型，以全身症状为主，如发热、食欲缺乏、呕吐、腹泻、烦躁或嗜睡、体重不增等。局部尿路刺激症状多不明显。

②婴幼儿期：以全身症状为主，可有发热、轻咳、腹泻、腹痛、腹胀、尿臭等。部分患儿排尿时哭闹、排尿中断或夜间遗尿。尿路刺激症状随年龄增长而逐渐明显。

③儿童期：表现与成人相似，以遗尿为首发症状。上尿路感染时表现为发热、寒战、腰痛、呕吐等全身症状。下尿路感染时常有尿频、尿急、尿痛等膀胱刺激症状。

（2）慢性感染：病情迁延或反复急性发作 6 个月以上，可无明显症状。患儿常有间歇性发热、脓尿、腰酸、进行性贫血、发育迟缓等。

2. 护理措施

（1）一般护理：卧床休息，多饮水，保持外阴清洁，勤换内裤。给予高热量、高蛋白质、高维生素、易消化饮食。

（2）对症护理：体温过高时给予物理、药物降温。遵医嘱应用解热镇痛药物缓解症状，预防小儿惊厥的发生。遵医嘱给予有效抗生素控制感染。

（3）送检尿标本：尿标本避免污染，常规清洁消毒外阴后留取中段尿送检。

---

1. 急性肾小球肾炎患儿，突然出现血压升高、剧烈头痛、呕吐、一过性失明、惊厥等表现，提示

A. 循环充血　　　　　　　　B. 急性肾衰　　　　　　　　C. 颅内感染

D. 高血压脑病　　　　　　　E. 电解质紊乱

2. 小儿泌尿道感染的主要途径是

A. 上行感染　　　　　　　　B. 血源性感染　　　　　　　C. 直接蔓延

D. 外伤后感染　　　　　　　E. 尿路畸形和梗阻

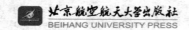

3．患儿，男，5岁。水肿6周，无血尿及头晕、头疼。体检：面色苍白，两下肢凹陷性水肿，阴囊明显水肿。尿蛋白（＋＋＋＋）。血浆白蛋白9g/L，总胆固醇6.2mmol/L。该患儿可能是

A．急性肾小球肾炎　　　　　　B．单纯性肾病　　　　　　C．肾炎性肾病
D．泌尿道感染　　　　　　　　E．病毒性肾炎

答案：1．D。2．A。3．B。

第9节　神经系统疾病

一、化脓性脑膜炎

1．临床表现　5岁以下儿童多见，1岁以下是患病高峰年龄，该病可在一年四季发生，但肺炎链球菌以冬、春季节多见，脑膜炎双球菌、流感嗜血杆菌以春、秋季节多见。

（1）典型表现

①感染中毒及急性脑功能障碍症状：体温升高，进行性加重的意识障碍，嗜睡，惊厥等。

②颅内压增高表现：头痛、呕吐，婴儿前囟饱满与增高、头围增大等。

③脑膜刺激征：最常见的是颈项强直，同时可出现凯尔尼格征、布鲁津斯基征阳性等。

（2）不典型表现

①伴或不伴体温升高。

②仅有吐奶、尖叫表现，颅内压增高的表现可不明显。

③仅见面部、肢体局部或多灶性抽动、局部或全身肌阵挛，惊厥可不典型。

④脑膜刺激征不明显。

（3）并发症：硬膜下积液、脑积水、面瘫等。

2．护理措施

（1）饮食护理：给予高热量、高蛋白、高维生素的流质、半流质饮食，不能口服者给予鼻饲或静脉营养。

（2）病情观察：观察患儿的生命体征、神志、瞳孔、面色等变化，针对不同变化做好急救。

（3）降低颅内压：保持室内安静，协助患儿头肩抬高15°～30°，有利于静脉回流。遵医嘱使用脱水药、利尿药或糖皮质激素等。

（4）维持正常体温：高热患儿应卧床休息，及时监测体温。必要时给予物理或药物降温，如给予冰袋降温或应用解热药对乙酰氨基酚等。鼓励患儿多饮水。遵医嘱使用抗生素。

（5）安全护理：惊厥发作时，将患儿头偏向一侧，保持呼吸道通畅，给予口腔保护以免仰卧时舌根后坠堵塞喉头。及时清除分泌物及呕吐物，以防误吸窒息或吸入性肺炎的发生。必要时给予镇静药。

（6）康复指导：根据不同情况制订相应的训练计划，对有肢体障碍等后遗症的患儿，应鼓励其进行功能训练，而不是减少活动。增强免疫力，预防化脓性脑膜炎，首先应预防各种细菌引起的上呼吸道感染。

二、病毒性脑膜炎、脑炎

1．临床表现

（1）病毒性脑膜炎：急性起病，先有上呼吸道感染或前驱传染性疾病。主要表现为发热、恶心、呕吐、

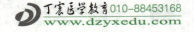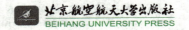

嗜睡等。年长儿可有头痛，婴儿则易激惹、烦躁不安。少有意识障碍和惊厥发作，可有脑膜刺激征和颈项强直。病程多在 1 ～ 2 周。

（2）病毒性脑炎

①弥漫性大脑病变：发热，反复惊厥发作，不同程度的意识障碍和颅内压增高。

②累及额叶皮质运动区：以反复惊厥发作为主，伴或不伴发热。

③累及额叶底部、颞叶边缘系统：精神情绪异常，伴或不伴发热。

④其他：部分患儿以偏瘫、单瘫、四肢瘫或各种不自主运动为主要表现。

2. **护理措施**　参见化脓性脑膜炎的相关内容。

三、急性炎症性脱髓鞘性多发性神经病

1. **临床表现**　急性起病，好发于夏、秋季节，以学龄前期、学龄期儿童多见。发病前 1 ～ 3 周常有发热等呼吸道或胃肠道感染症状。

（1）运动障碍：肢体对称性弛缓性肌无力为首发症状。自肢体远端开始呈上行性麻痹进展，由双下肢开始逐渐累及躯体肌、脑神经。急性起病者在 24 小时内可因呼吸肌瘫痪导致呼吸困难，是本病死亡的主要原因。

（2）脑神经受损：可表现为对称或不对称的脑神经麻痹，儿童常有吞咽困难、饮水呛咳、声音嘶哑等。

（3）感觉障碍：感觉障碍症状相对轻微，很少有感觉缺失者，主要表现为神经根痛和皮肤感觉异常。患者可出现肢体烧灼感、麻木、刺痛和（或）手套、袜子型感觉减退或缺失。

（4）自主神经障碍：症状轻微，主要表现为多汗、便秘、皮肤潮红、手足肿胀、一过性尿潴留、血压升高及心律失常等。

2. **护理措施**

（1）休息活动护理：急性期保持瘫痪肢体于功能位，协助患儿做肢体被动运动，防止发生足下垂、爪形手等。恢复期鼓励患儿做主动运动，加强对自理生活能力的训练。

（2）饮食护理：提供高蛋白、高热量、高维生素的易消化饮食。根据患儿吞咽和咀嚼能力选择流食、半流食或鼻饲饮食等。

（3）改善呼吸功能：保持室内通风，观察患儿生命体征，呼吸困难者给予持续低流量氧吸入，做好气管插管或机械通气的准备。

（4）皮肤护理：注意评估皮肤的颜色、受压程度及完整性，保持皮肤清洁干燥，注意保暖，禁用热水袋，每 2 ～ 3 小时翻身 1 次，避免压疮。

（5）生活护理：做好口腔、皮肤及大小便护理，防止感染。

（6）用药护理：激素治疗时，注意有无急性溃疡致消化道出血及真菌感染的发生。慎用镇静催眠药，因可导致呼吸肌麻痹或使原有症状加重。

四、脑性瘫痪

1. **临床表现**　以中枢性运动障碍和姿势异常为主要特征。

（1）基本表现：运动障碍（最基本表现），运动发育落后，瘫痪肢体主动运动减少，肌张力、姿势及反射异常。

（2）痉挛型：最常见，病变累及锥体束，占脑瘫患儿的 60% ～ 70%，上肢表现为肘、腕关节屈曲，拇指内收，手呈握拳状。下肢表现为剪刀腿和尖足。

（3）手足徐动型：病变在基底神经节。智力障碍一般不严重，表现为难以用意志控制的不自主运动。

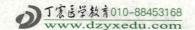
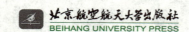

（4）共济失调型：**病变在小脑**，表现为步态不稳，走路时两足间距加宽，四肢动作不协调，上肢常有意向性震颤，肌张力低下，腱反射不亢进。

（5）震颤型：四肢静止性震颤。

（6）肌张力低下型：病变在椎体和锥体外系。多见于婴幼儿期，表现为肌张力低下，四肢呈软瘫，自主运动很少，但可引出腱反射。

（7）混合型：：同时存在上述类型中两种或两种以上。

（8）伴随症状：智力低下、癫痫（偏瘫、痉挛性四肢瘫患儿多见）、眼部病变（斜视、屈光不正、视野缺损等）、听力障碍、语言障碍、吸入性肺炎、精神行为异常等。

2. 护理措施

（1）功能训练：**是康复治疗的重点**，包括体能运动训练、技能训练、语言训练、进食训练等。根据患儿的病情制定合适的功能锻炼计划，每次训练时间不要过长，内容不要单一，给予患儿更多的关爱与照顾，耐心指导。

（2）饮食护理：鼓励患儿尽量使用正确的姿势自己进食，给予高热量、高蛋白、高维生素易消化饮食。

（3）安全护理：因患儿的特殊性，应专人护理，保证环境安全，加床档保护，防止坠床。进行功能活动锻炼时，将危险物拿开，必要时可使用护具。

（4）预防疾病：**做好产前保健、避免早产和新生儿败血症、预防新生儿缺氧。**

五、注意缺陷多动障碍

1. 临床表现　临床常用 Conner 注意力缺陷多动障碍儿童行为量表、Vanderbilt 注意力缺陷多动障碍儿童行为量表等对患儿的行为进行观察和评定。

（1）注意力缺陷：患儿注意力短暂，对各方面的刺激都有反应，如上课时不专心、做事有始无终等。注意力缺陷与活动过度多同时存在。

（2）活动过度：兴奋爱动、小动作较多，干扰上课的秩序或别人的活动等。

（3）其他：情绪不稳定，任性冲动，可有神经发育障碍或延迟。

2. 护理措施

（1）用药护理：从小剂量开始，定期监测患儿症状及药物的不良反应。

（2）环境护理：保持室内干净、清洁，空气清新。睡觉前创造良好舒适的睡眠环境，如拉上窗帘、温水泡脚等，避免引起兴奋的因素，减少刺激。

（3）一般护理：积极寻找患儿的病因，对患儿的异常表现要理解，给予耐心正常的指导，鼓励患儿，增强其信心，避免打骂，鼓励患儿积极参加各项活动。

---

1. 预防脑性瘫痪应采取的护理措施<u>不包括</u>
A. 做好产前保健　　　　　　B. 避免早产　　　　　　C. 避免小儿肥胖
D. 避免新生儿败血症　　　　E. 预防新生儿缺氧

2. 患儿，男，3 岁。因发热、呕吐 3 天，惊厥 2 次入院。患儿频繁抽搐，高热不退，神志不清，并出现一侧瞳孔扩大，四肢肌张力增高。脑脊液检查支持"病毒性脑炎"的诊断。该患儿可能并发
A. 硬膜下积液　　　　　　　B. 脑积水　　　　　　　C. 蛛网膜下腔出血
D. 小脑幕切迹疝　　　　　　E. 枕骨大孔疝

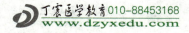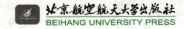

3．患儿，男，5 岁。肢体无力半月。查体：体温正常，神志清楚，心肺腹部无异常，四肢肌张力低，肌力Ⅲ级，腱反射减弱，四肢末梢感觉障碍。脑脊液显示：白细胞 $0.005×10^9/L$，淋巴细胞为主，蛋白 0.8g/L，糖 3.2mmol/L，氯化物 121mmol/L。该患儿最可能的诊断是

A．重症肌无力　　　　　B．急性脊髓炎　　　　　C．急性炎症性脱髓鞘性多发性神经病
D．脑性瘫痪　　　　　　E．病毒性脑炎

答案：1．C。2．D。3．C。

第10节　结缔组织疾病

一、风湿热

1．**临床表现**　好发于 5 ～ 15 岁儿童。

（1）一般表现：常有轻、中度发热，热型不规则，1 ～ 2 周后转为低热，伴有精神不振、食欲缺乏、面色苍白、多汗、鼻出血、腹痛和关节痛等。

（2）关节炎：最常见，呈游走性和多发性，主要累及膝、踝、肘、腕等大关节。局部出现红、肿、热、痛及活动受限，常在 2 周内消退。愈后无强直或畸形，但可反复发作，气候变冷或阴雨季节加重。

（3）心脏炎：最严重，是风湿热唯一的持续性器官损害。以心肌炎和心内膜炎多见，也可发生全心炎。常有心动过速、心音低钝、心界扩大、心脏杂音等表现，严重时可并发充血性心力衰竭。

（4）舞蹈病：多见于女童，表现为全身或部分肌肉不自主、无目的的快速运动，以四肢和面部为主，如伸舌歪嘴、挤眉弄眼等，兴奋和注意力集中时加剧，入睡后消失。

（5）皮肤病变

①皮下结节：呈圆形质硬无痛结节，与皮肤不粘连，好发于肘、腕、膝、踝等关节伸面，经 2 ～ 4 周自然消失。

②环形红斑：环形或半环形边界明显的淡色红斑，中心苍白，边缘轻度隆起，多分布于躯干和四肢屈侧，可自行消失，不留痕迹，但可反复出现。

2．**护理措施**

（1）休息活动护理：急性期无心脏炎者绝对卧床 2 周，至血沉、体温正常后开始活动，1 个月后恢复到正常活动量。有心脏炎者至少 4 周，重者 6 ～ 12 周，伴心力衰竭者待心功能恢复后继续卧床 3 ～ 4 周，根据心率、心音、呼吸及有无疲劳而调整活动量，轻者需 2 ～ 3 个月恢复正常活动量，伴心力衰竭者需 6 个月。舞蹈病患者安置于安静环境中，避免刺激。

（2）饮食护理：给予高蛋白、高维生素、营养丰富的易消化饮食，少量多餐。心力衰竭者应限制摄入水和盐，并记录 24 小时液体出入量。

（3）病情观察：严密观察心率、心音、心律、呼吸和面色改变，注意有无心力衰竭表现。

（4）缓解关节疼痛：观察关节炎症情况及活动度，保持疼痛的关节置于舒适功能位，减轻关节负担。注意患肢保暖，可用热水袋局部热敷，缓解疼痛。移动肢体动作应轻稳，防止患肢受压。舞蹈病患者加强安全护理，防止跌伤，注意皮肤护理。

（5）用药护理：遵医嘱及时正确用药，注意观察药物疗效和不良反应。

①阿司匹林可引起胃肠道反应和出血，宜饭后服用或同服氢氧化铝，加用维生素 K 防治出血。

②糖皮质激素的不良反应主要有消化道溃疡、感染、骨质疏松、血压增高、向心性肥胖、满月脸等，

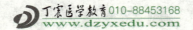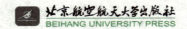

注意预防交叉感染及骨折。

（6）健康指导：向患者及家属介绍风湿热的病因、治疗和预防的相关知识。注意环境卫生，避免寒冷潮湿和剧烈活动，减少去人群密集的公共场所，加强体育锻炼，预防上呼吸道感染。对流行期的咽部链球菌感染应彻底治疗；定期门诊复查，预防药物首选长效青霉素（如苄星青霉素），坚持每月肌内注射 120 万 U，至少持续 5 年，最好坚持到 25 岁。

二、幼年特发性关节炎

1. 临床表现

（1）全身型：任何年龄均可发病，大部分起病于 5 岁前。发热和皮疹为典型症状，呈弛张热，每月发热至少 2 周以上，皮疹为短暂性、非固定大的红斑样。关节症状主要是关节痛或关节炎。可有淋巴结及肝脾肿大。

（2）多关节型：女孩多见。受累关节 ≥ 5 个多为对称性，大小关节均可受累，晨僵为特点。颞颌关节受累时，表现为张口困难，小颌畸形。

（3）少关节型：女孩多见，多在 5 岁前起病。为非对称性，膝、踝、肘、腕等大关节为好发部位。少数可发生虹膜睫状体炎而造成视力障碍甚至失明。

（4）与附着点炎症相关的关节炎：男孩多见，多 8 岁以上起病。首发症状为四肢关节炎，其中以髋、膝、踝关节为主，表现为关节肿痛和活动受限。

（5）银屑病性关节炎：女性发病占多数。一个或几个关节受累，不对称性。半数患儿可有远端指尖关节受累及指甲凹陷。

2. 护理措施

（1）休息活动护理：急性期卧床休息，恢复后尽早康复治疗。

（2）饮食护理：给予高热量、高蛋白、高维生素、易消化饮食，少食多餐。发热患儿注意补充水分，防止脱水。

（3）体温护理：密切监测体温变化，注意热型。高热时采用物理降温法，保持皮肤清洁干燥，勤换衣物，做好皮肤的护理。观察有无并发症征象。

（4）用药护理：非甾体抗炎药常有胃肠道反应及肝肾功能损害，应做好饮食的护理，定时对患儿的肝肾功能进行检测。使用免疫抑制药者应注意观察药物的不良反应，定期行血常规检查。

三、过敏性紫癜

1. 临床表现　多见于 6 岁以上的儿童和青少年，男性偏多，春、秋季好发。发病前 1～3 周有上呼吸道感染等前驱症状，根据受累部位及临床表现可分为 5 种类型（表 4-11）。

2. 护理措施

（1）休息活动护理：发作期增加卧床休息时间，避免劳累，避免过早或过多的行走活动。腹痛者取屈膝平卧位，关节肿痛者局部关节制动，并注意保暖。

（2）饮食护理：给予清淡、少刺激、易消化饮食，避免食用易致过敏的食物（鱼、虾、蟹等）。腹型患者应提供无蛋白、无渣流食。有消化道出血时，避免食物过热，必要时禁食。

（3）病情观察：观察皮疹的分布、范围和数量，有无反复。评估腹痛变化和大便的颜色、性状，有腹痛的患者禁止热敷。注意受累关节和尿液颜色的变化，定期检查尿常规。

（4）用药护理：遵医嘱正确、规律用药。注意观察药物的疗效和不良反应。

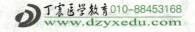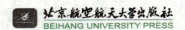

表4-11　过敏性紫癜的临床类型及其症状

临床类型	具体症状
紫癜型	最常见，以皮肤紫癜为首发的特征性表现，多见于下肢和臀部
腹　型	最具潜在危险、最易误诊，反复出现突发性腹痛，多位于脐周或下腹部，伴恶心、呕吐或便血
关节型	关节肿痛反复发作，多见于膝、踝、肘等关节，无关节畸形
肾　型	最严重且预后相对较差，可见血尿、尿蛋白及管型尿
混合型	具备两种以上类型的特点

四、皮肤黏膜淋巴结综合征

1. 临床表现

（1）发热：起病急，出现最早，持续5天以上，呈稽留热或弛张热，若治疗不及时可达1~2周。

（2）皮肤表现：发热或发热后出现向心性、多形性皮疹。手足皮肤有广泛性硬性水肿，典型特点为早期手掌和脚底出现潮红，恢复期指、趾端膜状脱皮，重者指、趾甲可脱落。

（3）黏膜表现：在发热24～48小时后常出现口腔、咽部及双眼球结膜充血一般没有分泌物。口腔、咽部表现为口唇潮红，杨梅舌。

（4）颈淋巴结肿大：触之柔软，不能推动，无化脓，起病后1~2天出现。

（5）心脏表现：可出现心肌炎、心包炎和心内膜炎。心肌梗死和巨大冠状动脉瘤破裂可致心源性休克甚至猝死。

（6）消化系统：腹痛、恶心、腹泻、黄疸、麻痹性肠梗阻等。

（7）其他：激惹、烦躁不安，少数有颈强直、惊厥、昏迷等无菌性脑膜炎表现。

2. 护理措施

（1）休息与活动：急性期卧床休息。保持室内环境清洁安静，保持适宜的温湿度，定时通风，制定合理的休息与活动，避免不良刺激。

（2）饮食护理：高蛋白、高热量、高维生素清淡的流质或半流质饮食，鼓励多饮水，严重者可静脉补液。避免生、辛、硬饮食。

（3）皮肤、黏膜护理：维持正常体温，保持皮肤清洁，勤换衣裤，防止感染，脱去的痂皮不可强行撕脱，可用剪刀剪除。

（4）病情观察：检测患儿的心率、面色、心率、心律、心电图、精神状态等，以判断有无心血管损害表现。

（5）用药护理：注意观察药物的不良反应。阿司匹林不良反应可有出血倾向，注射丙种免疫球蛋白可发生过敏反应。

1. 皮肤黏膜淋巴结综合征最具特征性的临床表现是

A. 上感史　　　　　　　　　　B. 腹泻　　　　　　　　　C. 杨梅舌

D. 口腔及咽部黏膜弥漫性发红　　E. 指端膜状脱皮

2. 对于皮肤黏膜淋巴结综合征最早出现的症状的描述正确的是

A. 皮疹 　　　　　　B. 发热 　　　　　　C. 杨梅舌
D. 皮肤硬肿 　　　　E. 冠状动脉炎

3. 患儿,男,6岁。因"无明显诱因出现下肢、臀部对称性皮肤紫癜,伴恶心、呕吐1周"就诊。查毛细血管脆性试验阳性,外周白细胞数、血小板计数、出血和凝血时间正常,骨髓检查正常。最可能的诊断是

A. 过敏性紫癜 　　　　B. 血友病 　　　　　C. 弥漫性血管内凝血(DIC)
D. 风湿性关节炎 　　　E. 特发性血小板减少性紫癜

答案: 1. E。2. B。3. A。

第11节　小儿常见传染病

一、麻　疹

1. 临床表现　无并发症者病程为 10 ～ 14 天,以呼吸道病变最显著。

（1）潜伏期:6 ～ 21 天,平均 10 天,可有低热、全身不适。

（2）前驱期(发疹前期):持续 3 ～ 4 天,主要表现为发热、咳嗽、流涕、结膜炎及口腔麻疹黏膜斑。

①发热:中度以上,热型不一。

②上呼吸道炎症及结膜炎:咳嗽、打喷嚏、畏光流泪、结膜充血等。

③口腔麻疹黏膜斑:是早期的特异性体征,有诊断价值。第二磨牙相对的颊黏膜上有直径为 0.5 ～ 1mm 的灰白色小点,周围有红晕,出疹后逐渐消失。

④其他:全身不适、食欲缺乏、精神不振等。

（3）出疹期:发热后 3 ～ 4 天出现皮疹,先发于耳后发际,逐渐累及额、面、颈部,自上而下蔓延至躯干、四肢,最后累及手掌、足底。开始为不规则红色斑丘疹,疹间皮肤正常,重者融合成片,呈暗红色。全身中毒症状加剧,肺部可闻及干、湿啰音。

（4）恢复期:无并发症者,出疹后 3 ～ 4 天发热开始减退,皮疹按出疹的先后顺序消退,疹退后皮肤遗留棕色色素沉着及糠麸样脱屑,7 ～ 10 天痊愈。

（5）并发症

①肺炎:是最常见的并发症和死亡的主要原因。

②喉炎:出现声嘶、犬吠样咳嗽,易因喉梗阻而致窒息死亡。

③心肌炎:常见于营养不良和并发肺炎的患者。

④麻疹脑炎:出疹后 2 ～ 6 天常见,与麻疹的轻重无关,后遗症多。

⑤其他:结核病恶化、营养不良及维生素 A 缺乏症等。

2. 护理措施

（1）休息活动护理:绝对卧床至皮疹消退,体温正常。保持病室适宜的温湿度,定期通风,避免对流,避免强光刺激,加强皮肤护理。

（2）饮食护理:发热期给予清淡、易消化、营养丰富的流质或半流质饮食,少量多餐,多饮水,有利于消化、排毒、透疹。恢复期应添加高蛋白、高维生素的食物。可加服维生素 A 预防干眼病。

（3）降温护理:出疹期不宜用药物或物理方法强行降温,禁用冷敷及乙醇拭浴,以免末梢循环障

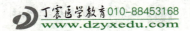
 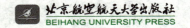

碍影响出疹。体温＞40℃时，可用小剂量解热药或温水拭浴，防止高热惊厥。

（4）预防感染传播

①管理传染源：住单人病室，呼吸道隔离至出疹后 5 天，有并发症者延至出疹后 10 天。易感的接触者隔离观察 21 天，并使用被动免疫制剂，在 5 天内注射血清免疫球蛋白。

②切断传播途径：患儿房间应通风并用紫外线照射消毒，衣物应在阳光下曝晒。无并发症的轻症患儿于家中隔离，以减少传播和继发感染。

③保护易感人群：流行期间易感儿童避免到人群密集的场所。8 个月以上未患麻疹的小儿均应接种麻疹减毒活疫苗，7 岁时复种。

二、水 痘

1．临床表现　主要表现为皮肤黏膜分批出现和同时存在的斑疹、丘疹、疱疹和结痂，全身症状较轻。

（1）潜伏期：10 ～ 24 天，一般 14 ～ 16 天。

（2）前驱期：皮疹出现前 24 小时，多出现低热、乏力、食欲缺乏等上呼吸道感染症状。

（3）出疹期：发热持续 1 ～ 2 天后出现皮疹。首发于躯干、头面部，四肢较少，呈向心性分布，伴明显痒感。皮疹按红色斑疹、丘疹、疱疹、结痂的顺序，连续分批出现，疾病高峰期可同时存在，是水痘皮疹的重要特征。黏膜皮疹可出现在口腔、咽、结膜和生殖器等处，易破溃形成溃疡。水痘为自限性疾病，10 天左右自愈，全身症状较轻。

（4）并发症：最常见的是继发皮肤细菌感染，还可发生水痘脑炎、面神经瘫痪等。

2．护理措施

（1）休息活动护理：卧床休息至退热或症状减轻。保持病室温湿度适宜，定期通风换气。

（2）饮食护理：给予富含营养的清淡饮食，多饮水。

（3）病情观察：严密观察病情变化，及时识别并发症。

（4）降温护理：密切监测体温变化，高热禁用阿司匹林。出疹期禁用糖皮质激素，以免病毒感染扩散。

（5）皮肤护理：保持皮肤清洁、干燥，避免搔抓疱疹处，勤更换内衣及床单。皮肤瘙痒者，局部使用炉甘石洗剂或 5% 碳酸氢钠溶液。疱疹破溃、有继发感染时涂抗生素软膏，或遵医嘱口服抗生素。

（6）预防感染传播

①管理传染源：无并发症的患儿多在家隔离，至皮疹全部结痂或出疹后 7 天。

②切断传播途径：保持室内空气新鲜，通风良好，定期用紫外线消毒。

③保护易感人群：避免易感儿与患儿接触。有接触史的易患儿应隔离观察 21 天。体弱、孕妇、使用免疫抑制药或免疫缺陷者，应在接触后 72 小时内肌内注射水痘 - 带状疱疹免疫球蛋白或恢复期血清，有助于预防和减轻症状。

三、猩红热

1．临床表现　以发热、咽峡炎、杨梅舌、全身弥散性鲜红色皮疹和疹退后片状脱屑为临床特征。

（1）潜伏期：1 ～ 7 天，一般为 2 ～ 3 天。

（2）前驱期：一般不超过 24 小时。起病急骤，表现为畏寒、高热、咽痛、头痛、全身不适等中毒症状。

（3）出疹期：多在发热后 24 小时内发疹。始于耳后、颈及上胸部，迅速蔓延全身。全身弥漫充血性的皮肤上出现针尖大小的红色丘疹，触之有砂粒感，疹间无正常皮肤。可出现以下特殊体征。

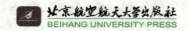

①贫血性皮肤划痕：以手按压皮肤丘疹，压之退色，出现苍白的手印。

②帕氏线：在腋窝、腹股沟等皮肤皱褶处皮疹密集，呈紫色线状，压之不退色。

③杨梅舌：病初舌被覆白苔，2～3 天后白苔脱落，舌面呈肉红色，舌乳头突起。

④口周苍白圈：面部充血而无皮疹，口鼻周围充血不明显，相对略显苍白。

（4）脱屑期：疹退后按出疹顺序开始脱屑，面部、躯干为糠皮样脱屑，手、足底为片状脱皮，可呈套状。脱屑后无色素沉着。

（5）并发症：变态反应性疾病，多发生于病程的第 2～3 周，主要有急性肾炎、风湿热等。

2. 护理措施

（1）饮食护理：给予高营养、高维生素、易消化的流质或半流质饮食，多饮水。

（2）发热护理：注意监测体温，高热时可用物理降温，但避免乙醇拭浴，必要时遵医嘱使用解热药。

（3）皮肤护理：保持皮肤清洁、干燥，及时更换汗湿衣物，用温水清洗皮肤，禁用肥皂水，以免加重皮肤瘙痒感。剪短指甲，防止抓伤皮肤引起继发感染。观察出疹、消退及脱皮情况。脱皮时涂凡士林或液状石蜡，有大片脱皮时禁止用手强行撕脱，须用消毒剪刀剪掉，以防感染。

（4）病情观察：少数患儿起病后 1～5 周可能发生变态反应性风湿病及急性肾小球肾炎，应注意监测尿常规，了解有无肾脏损害。

（5）预防感染传播

①管理传染源：呼吸道隔离至连续 3 次咽拭子培养阴性，隔离期限不少于 7 天。

②切断传播途径：对患者的分泌物及排泄物用含氯消毒液消毒，接触过的物品应浸泡、熏蒸或日晒消毒。

③保护易感人群：儿童机构发生猩红热时，对接触者应严密观察 7 天，有条件可做咽拭子培养。

四、流行性腮腺炎

1. 临床表现　以腮腺肿大、疼痛为特征，常伴发热、咀嚼受限。

（1）潜伏期：14～25 天，平均 18 天，少数患者有发热、头痛、肌痛、乏力等前驱症状。

（2）腮腺肿大：一侧腮腺肿大为首发症状，且最具特征性。发热后数小时至 1～2 天腮腺肿大，2～4 天后累及对侧。腮腺肿大以耳垂为中心，向前、后、下发展，使下颌角边缘不清，表面灼热，但多不发红，伴轻度触痛和感觉过敏。开口咀嚼或进食酸性食物时疼痛可加剧。上颌第二磨牙对侧的颊黏膜即腮腺管口，早期可有红肿，但无分泌物。腮腺肿大 3～5 天达高峰，持续 4～5 天后逐渐消退。

（3）下颌下腺和舌下腺肿大：下颌下腺肿大时颈前下颌处明显肿胀，可触及椭圆形腺体。舌下腺肿大时可见舌下及颈前下颌肿胀，并出现吞咽困难。

（4）发热：可伴头痛、乏力、食欲减退等。

（5）并发症：腮腺炎病毒有嗜神经性和嗜腺性，常侵入神经系统和腺体器官。

①脑膜炎：最常见，多见于腮腺肿大后 1 周，出现头痛、嗜睡、脑膜刺激征等症状及脑脊液异常。大多预后良好，1 周内症状消失。重者可留有后遗症或死亡。

②睾丸炎：是男孩最常见的并发症，多为单侧。睾丸明显肿胀和疼痛，持续 3～5 天，10 天左右逐渐好转。病毒可引起睾丸细胞坏死而致睾丸萎缩，但很少发生不育症。

③卵巢炎：青春期后女孩多见，常有下腹疼痛，一般不影响生育。

④胰腺炎：腮腺肿大数天后发生，表现为上腹剧痛，伴发热、寒战、呕吐等。

2. 护理措施

（1）休息活动护理：发热伴有并发症者卧床休息至体温正常。

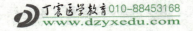
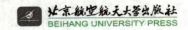

（2）饮食护理：给予营养丰富、易消化的清淡半流食或软食，多饮水，避免坚硬、刺激性的食物，以免唾液分泌增多而加重疼痛。加强口腔护理，餐后用生理盐水漱口。

（3）病情观察：密切观察病情变化，及时识别并发症。若出现嗜睡、头痛、频繁呕吐，应怀疑脑膜炎，及时就诊。

（4）对症护理：高热时给予物理或药物降温，注意定时监测体温。腮腺肿胀处可局部冷敷。睾丸肿痛可用棉花垫和丁字带托起。

（5）预防感染传播

①管理传染源：无并发症的患儿在家中隔离治疗，采取呼吸道隔离至腮腺消肿，共约3周。

②切断传播途径：注意病室定期通风，对患儿口、鼻分泌物及污染物加强消毒。

③保护易感人群：有接触史的易感儿应隔离观察3周，或接种腮腺炎减毒活疫苗。

五、中毒型细菌性痢疾

1. 临床表现　潜伏期为1～4天，短者数小时，长者可达7天。中毒型细菌性痢疾以严重毒血症状、休克和中毒性脑病为三大主要表现，肠道症状多不明显或阙如。起病急骤，病势凶险，高热，体温高达39～41℃以上，伴烦躁、谵妄、反复惊厥，可迅速发生中毒性休克。开始可无明显腹痛和腹泻症状，发病24小时内可出现痢疾样大便。

（1）休克型：周围循环衰竭型。

（2）脑型：呼吸衰竭型。以神志不清、反复惊厥为主要表现。

（3）混合型：兼有以上两型表现，最为凶险，病死率极高。

2. 护理措施

（1）饮食护理：给予易消化、流质饮食，多饮水，避免高脂肪、高蛋白、高纤维饮食。记录每天出入液量，补充水及电解质，避免发生脱水及电解质紊乱，作为补液参考。

（2）发热护理：卧床休息，密切观察体温变化。高热时给物理降温或遵医嘱使用解热药，防止高热惊厥。

（3）腹泻护理：接触隔离，注意粪便、便器和尿布的消毒处理。密切观察排便次数、量、性状及伴随症状，每次排便后清洗肛周，并涂以润滑剂，减少刺激。

（4）休克护理：取中凹位，保暖。观察患者神志、生命体征及瞳孔等变化。给予吸氧，迅速建立静脉通路，遵医嘱予以扩容、纠正酸中毒等抗休克治疗。

（5）预防感染传播

①管理传染源：消化道隔离至临床症状消失后7天或连续2次粪便培养阴性为止。

②切断传播途径：养成良好的个人卫生习惯，餐前、便后洗手，不饮生水，禁食不洁食物。患儿餐具煮沸消毒15分钟，粪便用1%含氯石灰澄清液浸泡消毒后处理，患儿尿布、衣裤须煮沸或用沸水浸泡后再洗。

③保护易感人群：尚无有效预防志贺菌感染的疫苗，我国多采用口服活菌苗。

---

1. 典型麻疹皮疹最早出现于

A．颈部　　　　B．面部　　　　C．耳后　　　　D．躯干　　　　E．四肢

2. 麻疹早期有诊断价值的表现是

A．发热　　　　B．柯氏斑　　　　C．耳后出疹　　　D．结膜充血　　　E．淋巴结肿大

3. 猩红热帕氏线常见的部位是

A. 面部 B. 头颈部 C. 腰腹部

D. 大腿外侧 E. 腋窝、肘窝

4. 腮腺炎患者腮腺肿大的特点**不正确**的是

A. 以耳垂为中心 B. 边缘清晰 C. 表面皮肤不红

D. 肿痛一周左右消退 E. 局部皮肤紧张发亮

答案：1. C。2. B。3. E。4. B。

第12节 小儿结核病

一、原发型肺结核

1. 临床表现

（1）症状：干咳和轻度呼吸困难最常见。年长儿一般起病缓慢，可有低热、食欲减退、消瘦、盗汗、疲乏等结核中毒症状。6 个月以下婴儿病情重而不典型，累及器官多，起病急，突然高热，但一般情况尚好，与发热不相称，持续 2 ～ 3 周后转为低热，并伴结核中毒症状。胸内淋巴结高度肿大时，有压迫症状，如类似百日咳样痉挛性咳嗽、喘鸣、声音嘶哑、胸部静脉怒张等。

（2）体征：肺部体征不明显，与肺内病变不一致。原发病灶较大时，叩诊有浊音，呼吸音减低或有干湿音。体检可见周围淋巴结有不同程度肿大，婴儿可有肝大。

2. 护理措施

（1）饮食护理：保证足够的营养，给予高热量、高蛋白、高维生素、富含钙质的饮食，如牛奶、鸡蛋、鱼、新鲜水果、蔬菜等。增强患儿抵抗力，利于增强患儿食欲及疾病的恢复。

（2）一般护理：空气新鲜、阳光充足。保证足够的休息，减少体力消耗，睡眠充足，满足患儿的基本需求。有明显中毒症状、咯血或大量胸腔积液者应卧床休息，恢复期可适当增加活动。监测体温，多的患儿应及时更换衣物，做好皮肤的护理。

（3）药物护理：抗结核药物可有胃肠道反应、耳毒性、肾毒性等不良反应，必要时遵医嘱加用保肝药物，并改用其他抗结核药物，定期检查肝功能、血常规及尿常规等。有不适症状及时就诊。

（4）隔离护理：活动期行呼吸道隔离。对患儿呼吸道分泌物、痰杯、餐具等进行消毒隔离。避免与其他急性传染病患者接触而加重病情，如麻疹、百日咳、开放性肺结核。避免受凉引起上呼吸道感染。

二、急性粟粒型肺结核

1. 临床表现

（1）起病急，婴幼儿多突发高热（稽留热或弛张热），持续数周或数月，伴有寒战、盗汗、食欲缺乏、咳嗽、面色苍白、气促及发绀。部分患儿起病时可有脑膜炎征象。6 个月以下婴儿病情重而不典型，累及器官多，病程进展快，病死率高。

（2）体征：一般没有明显体征，症状和体征与 X 线不一致。

2. 护理措施 药物治疗总疗程 6 ～ 8 个月。保证足够的睡眠与休息，保持正常体温，给予足够的营养，密切观察患者的生命体征，出现异常及时通知医生。

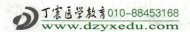
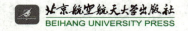

三、结核性脑膜炎

1. 临床表现 3 岁以内婴幼儿好发，冬、春季常见。起病多缓慢，婴儿可骤起高热、惊厥发病。

（1）早期（前驱期）：1 ～ 2 周，主要为小儿性格改变，表现为少言、懒动、烦躁、易怒，年长儿可自诉头痛，婴儿出现嗜睡或发育迟滞等。

（2）中期（脑膜刺激期）：1 ～ 2 周，因颅内压增高致剧烈头痛、喷射性呕吐，出现明显的脑膜刺激征。脑膜刺激征是结核性脑膜炎最重要和常见的体征。婴儿出现前囟饱满、颅缝裂开。可出现脑神经障碍，以面神经瘫痪最多见。

（3）晚期（昏迷期）：1 ～ 3 周，症状逐渐加重，昏迷，阵挛性或强直性惊厥频繁发作。患儿极度消瘦，呈舟状腹，最终常因颅内压增高、脑疝而死亡。

2. 护理措施

（1）饮食护理：给予高热量、高蛋白质、高维生素、易消化饮食，少量多餐，维持水、电解质平衡。

（2）病情观察：密切观察生命体征、神志、双瞳孔大小及对光反应情况等，及时识别颅内高压或脑疝。颅压增高时腰椎穿刺前 30 分钟应使用脱水药，腰穿术后去枕平卧 4 ～ 6 小时。

（3）保持呼吸道通畅：保持环境安静，避免一切不必要的刺激。惊厥发作时，放置牙垫以免舌咬伤，给予吸氧，必要时吸痰或人工辅助呼吸。

（4）皮肤护理：保持皮肤清洁、干燥，床单平整、无渣屑。昏迷、瘫痪患儿每 2 小时翻身、拍背 1 次，防止压疮和坠积性肺炎。眼睑不能闭合者，可涂眼膏并用纱布覆盖，保护角膜。加强口腔护理，每天清洁 2 ～ 3 次。

---

1. 结核菌素试验后正确的看结果的时间为
A. 24 ～ 48 小时　　　　　　B. 48 ～ 72 小时　　　　　　C. 3 ～ 7 天
D. 1 ～ 3 周　　　　　　E. 20 分

2. 结核性脑膜炎进入晚期的标志性表现是
A. 脑膜刺激征阳性　　　　　　B. 腹壁反射消失　　　　　　C. 颅神经瘫痪
D. 昏迷、频繁惊厥　　　　　　E. 剧烈头痛、喷射性呕吐

3. 患儿，8 岁。原发型肺结核。医嘱给予利福平口服，治疗 4 周后患儿表现食欲下降，疲乏无力，查体发现巩膜轻度黄染。此时应该给予的措施是
A. 给予多口味饮食　　　　　　B. 加用利尿药物　　　　　　C. 加用抗结核药物
D. 利福平的正常治疗反应，不必处理　E. 加用保肝药物，并改用其他抗结核药物

答案：1. B。2. D。3. E。

第13节　小儿常见急症

一、小儿惊厥

1. 临床表现

（1）典型表现：突然发生意识丧失，头向后仰，双眼凝视、眼球上翻，局部或全身肌群出现强直性或阵挛性抽搐，严重者出现颈项强直，呼吸节律紊乱，发绀，大小便失禁等。持续数秒至数分钟，

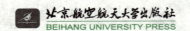

发作后因疲劳入睡。

（2）惊厥持续状态：惊厥发作持续 30 分钟以上或 2 次发作间歇期意识不能恢复者，属惊厥的危重型，多见于癫痫大发作、破伤风等。

（3）非典型表现：两眼凝视，口角、眼角抽动，呼吸暂停等，为新生儿和婴儿惊厥发作时的表现。

（4）热性惊厥：小儿惊厥最常见的原因是高热。高热惊厥多由上呼吸道感染引起。

①发病年龄通常为 6 个月至 5 岁。

②体温在 38.5℃以上时突然出现惊厥，多发生在高热开始后 12 小时内。

③惊厥持续时间短暂，少于 10 分钟。

④在一次发热性疾病过程中很少连续发作多次，可在以后的发热性疾病时再次发作，故对于急性上呼吸道感染伴高热、抽搐的患儿，护士怀疑为小儿惊厥时，应重点询问其既往发作史。

⑤发作后意识恢复快，神经系统检查阴性，少有惊厥持续状态。

2．护理措施

（1）防止窒息：保持安静，避免一切不必要的刺激。就地抢救，立即平卧，头偏向一侧，解开衣领。保持呼吸道通畅，将舌轻轻向外牵拉，防止舌后坠。遵医嘱给予抗惊厥药物。暂禁食，避免窒息。

（2）防止受伤：将纱布放在患儿手心、腋下，以防皮肤损伤。在患儿上下臼齿之间垫牙垫，牙关紧闭时，切勿用力撬开。惊厥时移开一切可能伤害患儿的硬物，切勿用力强行牵拉或按压患儿肢体，以免发生骨折或关节脱位。专人监护，拉起床挡，防止坠床或碰伤。

（3）高热者及时采取物理或药物降温，严密观察生命体征、意识及瞳孔改变。出现脑水肿征象，应及时报告医生并遵医嘱使用脱水药。

二、急性颅内压增高

1．临床表现　头痛、呕吐及视神经乳头水肿为被称为颅内高压三主征，最早出现的体征是前囟张力增高。

（1）头痛：是最常见的症状，多位于额部及颞部，开始为阵发性，而后可发展为持续性，可因体位改变、咳嗽等加重。婴儿多表现为烦躁不安、尖叫、拍打头部。婴儿前囟未闭及颅缝裂开，可起到缓冲作用，故其头痛不如成人严重。

（2）呕吐：呈喷射性。与饮食无关，颅内高压刺激第四脑室底部及延髓呕吐中枢引起。

（3）眼部改变：提示中脑受压，表现为眼球部突出、复视、视神经乳头水肿、盲点扩大及向心性视野缩小。

（4）意识障碍：大脑皮质广泛损害及脑干上行网状结构损伤，早期表现为意识淡漠，嗜睡，反应迟钝。进行性颅内压增高时可出现昏迷。

（5）生命体征变化

①脑干受压或轴性移位：呼吸节律不齐、暂停、潮式呼吸等。

②下丘脑体温调节中枢受压：肌张力增高，在短期内体温急剧升高，呈持续性、难以控制的高热或超高热。

（6）其他症状和体征：血压升高，脉压增大。小儿患者可有头颅增大、囟门饱满、颅缝增宽或分离。头颅叩诊可呈破罐声。脑缺氧或炎症刺激大脑皮层可导致抽搐甚至癫样发作。

（7）脑疝：最严重后果之一，一般导致小脑幕剧切迹疝或枕骨大孔疝。瞳孔变化可提示发生脑疝。

2．护理措施

（1）一般护理：床头抬高 15°～ 30°，以利于颅内静脉回流，减轻脑水肿；吸氧，改善脑缺氧，

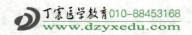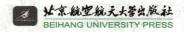

使脑血管收缩，减少脑血流量。**控制液体摄入量，不能进食者，每天静脉入量在 1500 ～ 2000ml，每天尿量不少于 600ml。**控制输液速度，防止输液过快加重脑水肿。遵医嘱使用抗生素预防感染。**躁动不安者不可强制约束，以免患者挣扎导致颅内压增高。**

（2）防止颅内压骤然升高：安静休息，避免情绪激动，防止血压骤升而升高颅内压。保持呼吸道通畅，避免剧烈咳嗽和用力排便。及时控制癫痫发作，一旦发生及时抗癫痫治疗。

（3）药物治疗的护理：使用脱水药物时控制好输液速度，观察脱水治疗效果，准确记录液体出入量。为防止颅内压反跳现象，停药前应逐渐减药或延长给药间隔时间。**使用糖皮质激素治疗期间，应注意观察有无应激性溃疡出血、感染等药物不良反应。**

（4）出院指导：患者出现不明原因的、进行性加重的头痛，或头部外伤后剧烈头痛伴呕吐时，应及时就诊排除颅内压增高。避免剧烈咳嗽、用力排便、提举重物等使颅内压骤然升高的因素。

三、急性呼吸衰竭

1．**临床表现**　除原发病症状外，主要为低氧血症所致的呼吸困难和多脏器功能障碍。

（1）呼吸系统表现：**呼吸困难是最早出现的症状。**周围性呼吸衰竭表现为呼吸频率改变，辅助呼吸肌活动增强，可出现三凹征。**中枢性呼吸衰竭表现为呼吸节律改变，可出现潮式呼吸、比奥呼吸等。**

（2）低氧血症表现

①发绀：是缺氧的典型表现，以口唇、口周及甲床等处较为明显。**发绀程度与还原型血红蛋白含量有关，贫血者发绀程度不明显。**外周性发绀多见于严重休克患者，中央性发绀多见于动脉血氧饱和度低的患者。

②精神神经表现：急性缺氧导致患者出现精神错乱。早期烦躁、易激惹，视物模糊，继之出现神志淡漠、嗜睡、意识模糊等神经抑制症状。

③循环系统表现：心肌损害，心律失常，周围循环衰竭、血压下降甚至心脏停搏。

④消化和泌尿系统表现：胃肠道黏膜充血水肿，应激性溃疡，上消化道出血，尿中出现蛋白、红细胞及管型等。

（3）高碳酸血症表现：**烦躁不安、多汗、摇头、意识障碍、皮肤潮红，严重时出现惊厥、昏迷、视乳头水肿、呼吸性酸中毒等。**

2．**护理措施**

（1）休息活动护理：卧床休息，并尽量避免自理活动和不必要的操作。取半卧位或坐位，促进肺膨胀，有利于改善呼吸。

（2）饮食护理：意识清醒者给予高热量、高蛋白、易消化的流食或半流食。昏迷患者给予鼻饲。

（3）病情观察：密切观察呼吸困难的程度、生命体征及神志改变，准确记录出入量，监测血气分析结果。一旦出现肺性脑病的表现，应立即报告医生并协助处理。

（4）氧疗护理：常用鼻导管、面罩、头罩法给氧。

①鼻导管：婴幼儿 0.5 ～ 11L/min，儿童 1 ～ 2L/min，氧浓度为 25% ～ 40%。

②面罩法：婴幼儿 2 ～ 4L/min，儿童 3 ～ 5L/min，氧浓度为 40% ～ 60%。

③头罩法：通常为 4 ～ 6L/min，氧浓度为 40% ～ 50%。

（5）气道护理：减少呼吸道阻力和呼吸做功，如体位引流、翻身叩背，清醒患者指导有效咳嗽、咳痰，必要时可雾化吸入。意识不清、咳痰无力者给予吸痰，建立人工气道和机械通气支持。

（6）用药护理：**给予支气管舒张药、呼吸兴奋药，注意输液速度不宜过快，以免因呼吸兴奋药过量，导致颜面潮红、面部肌肉震颤、烦躁不安等现象，**一旦出现应遵医嘱减量或停药，并协助医生处理。

对烦躁不安的患者慎用吗啡等镇静药，以免引起呼吸抑制。应用呋塞米快速利尿时，可能使原有大量痰液突然减少、黏稠度增加而使排痰困难加重，应注意预防。

四、充血性心力衰竭

1. **临床表现**　年长儿表现与成人相似。

（1）全身症状：心输出量下降、组织灌注不足及静脉淤血引起，表现为精神萎靡、乏力、多汗、食欲减退、消化功能低下、体重不增等。

（2）肺循环淤血

①呼吸急促：由于肺淤血，间质水肿，肺顺应性下降所致。严重者可出现呼吸困难、发绀，甚至端坐呼吸。婴幼儿多在哭闹、喂养时气急显著，发病较急者常突然表现气急、呻吟、烦躁不安，不能安睡，不能平卧。

②咳嗽：由于支气管黏膜淤血、水肿而出现干咳，严重者可有泡沫样血痰。

③体征：婴幼儿易出现哮鸣音，表示病情严重。肺水肿及肺泡渗出时可闻及湿啰音。

（3）体循环淤血

①肝淤血、肿大：最早、最常见体征。

②颈静脉怒张：患儿坐位时颈静脉充盈，肝颈静脉反流征阳性。婴幼儿颈短，皮下脂肪多，颈静脉怒张不易观察，可以通过手背静脉充盈情况判断静脉淤血。

③水肿：由于体循环淤血、静脉压增高、体液积聚于间质所致。最先见于下垂部位，婴幼儿水肿可不明显，有时仅见眼睑、面部轻微水肿或伴手背、足背略肿，但体重增长较快。

（4）其他体征：心功能不全时常有心脏增大、心音低钝、心动过速，易出现奔马律。

2. **护理措施**

（1）休息与活动：严重者绝对卧床休息，待病情缓解后逐渐增加活动量。

（2）饮食护理：给予高热量、高维生素易消化饮食，少食多餐，吸吮困难者可滴管或鼻饲。限制水钠的摄入，记录 24 小时液体出入量，定时测量体重。

（3）用药护理：注意药物的不良反应，根据治疗的药物采取相应的护理措施，强心苷治疗剂量和中毒剂量接近，易发生中毒，使用后应重点观察其中毒反应。心脏毒性反应是强心苷较严重的毒性反应，主要表现为各种心律失常。快速心律失常中最常见和最早出现的是室性期前收缩。当患者脉搏节律由规则变为不规则（如长期心房颤动患者使用洋地黄后心律变得规则），心率或脉搏＜60 次 / 分，应暂停用药并通知医生。

五、急性肾衰竭

1. **临床表现**

（1）起始期：未发生明显的肾实质损伤，急性肾衰竭尚可预防，持续数小时至几天。

（2）维持期（少尿期）：一般持续 7 ~ 14 天，出现一系列尿毒症表现。

①全身表现：消化系统症状常为首发症状，还可出现咳嗽、呼吸困难、高血压、心力衰竭、意识模糊、抽搐、出血倾向、感染（主要的死亡原因之一）、多脏器功能衰竭等症状。

②水、电解质和酸碱平衡失调：可表现为代谢性酸中毒、高钾血症、低钠血症、水过多等，以代谢性酸中毒和高钾血症最常见。高钾血症可致各种心律失常，严重者发生心室颤动或心脏骤停，是最主要的电解质紊乱和最危险的并发症，是少尿期的首位死因。

（3）恢复期：持续 1 ~ 3 周，可有多尿表现，每天尿量可达 3000 ~ 5000ml，随后逐渐恢复正常。

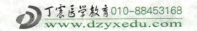
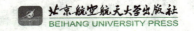

多尿期早期仍可有高钾血症，后期可出现低钾血症。

2．护理措施

（1）休息活动护理：少尿期应绝对卧床休息，以减轻肾脏负担。下肢水肿者抬高下肢，促进血液回流。当尿量增加、病情好转时，可逐渐增加活动量。

（2）饮食护理：少尿期 3～4 天之后，给予低蛋白、高热量、高维生素的清淡流质或半流质饮食，以优质蛋白（肉类、蛋类、奶类）为宜。在少尿期 3 天以内，不宜摄入蛋白质。

（3）维持水平衡：少尿期患者严格限制液体入量，坚持"量出为入，宁少勿多"的补液原则。严格记录 24 小时液体出入量。

（4）病情观察：密切监测患者的生命体征、尿量、肾功能及电解质的变化，注意观察有无体液过多的表现。

（5）高钾血症的护理：当血钾＞6.5mmol/L，应配合医生紧急处理。

① 10% 葡萄糖酸钙 10～20ml 稀释后缓慢静脉推注（不少于 5 分钟），以拮抗钾离子对心肌的抑制作用。

② 11.2% 乳酸钠或 5% 碳酸氢钠静脉滴注，纠正酸中毒并促进钾离子向细胞内移动。

③ 50% 葡萄糖和胰岛素缓慢静脉注射，促进糖原合成，使钾离子向细胞内移动。

（6）预防感染：遵医嘱适当应用抗生素，做好呼吸道护理及尿管护理。指导患者避免诱因，自我监测，定期复查肾功能。

六、心跳呼吸骤停

1．识别心脏骤停　评估患儿的意识状态、呼吸和脉搏情况。对无反应的儿童，首先检查有无呼吸，如果没有呼吸或仅仅是喘息，最多用 10 秒触摸脉搏，如果不能感受或不能确定是否有脉搏，立即开始胸外按压。对于新生儿，脉搏＜60 次 / 分；或对于婴儿和儿童脉搏＜60 次 / 分且有低灌注现象，也即开始胸外按压。

2．婴儿胸外按压　有双指按压法和双手环抱按压法两种。双指按压法适合于单人施救，一手按压，另一手固定头部或放在婴儿后背抬起胸廓；双手环抱按压法适合于两人施救，双手围绕婴儿胸部，用两拇指重叠或并列按压。按压部位为两乳头连线下方的胸骨处，深度至少达到胸廓前后径的 1/3，约 4cm。

3．小儿胸外按压　1～8 岁小儿适用单掌按压法。用单手的掌根部按压，部位为两乳头连线的胸骨处，不可压迫剑突。每次下压至少 1/3 前后径，约 5cm。

4．年长儿或体格较大儿童胸外按压　同成人，采用双掌按压法。

5．胸外按压频率　新生儿 120 次 / 分，婴幼儿及儿童至少 100 次 / 分。

6．胸外按压与人工呼吸比例　1～8 岁婴幼儿单人施救 30：2，两人施救 15：2。8 岁以上小儿无论单人或两人施救，均为 30：2。

1．风湿性心脏病最常见的并发症是

A．二尖瓣闭锁　　　　　B．充血性心力衰竭　　　　　C．房室传导阻滞

D．室性心动过速　　　　E．主动脉瘤

2．与心肺复苏成功标志不符的是

A．扪到颈、肱、股动脉搏动　　　　B．听到心音，心律失常转为窦性心律

C．自主呼吸恢复　　　　D．瞳孔扩大

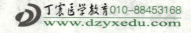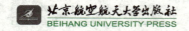

E．口唇、甲床颜色转红

3．患儿，女，10 个月。因高热惊厥入院，经治疗后准备出院，对其家长健康指导的重点是

A．物理降温的方法　　　　　　B．体格锻炼的方法　　　　　　C．合理喂养的方法

D．惊厥的预防及急救　　　　　E．按时预防接种

答案：1．B。2．D。3．D。

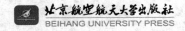

护理学（师）专业知识

单科试卷

单科试卷一

一、以下每一道考题下面有 A、B、C、D、E 五个备选答案，请从中选择一个最佳答案。并在答题卡上将相应题号的相应字母所属的方框涂黑。

1. 消化性溃疡有少量出血应给予的饮食是
   A. 无渣、半流质、温热饮食
   B. 禁食
   C. 温凉流质饮食
   D. 易消化、营养丰富饮食
   E. 少渣、半流质饮食

2. 肾性水肿患者进食蛋白应选用
   A. 优质蛋白
   B. 高蛋白
   C. 任意蛋白
   D. 以植物蛋白为主
   E. 大量豆浆

3. 用于缓解心绞痛时，硝酸甘油的正确服用方法是
   A. 药物置于口中，立即用温开水送服
   B. 舌下含药时应平卧或坐稳，以防发生低血压
   C. 如果 15 分钟后不缓解，可再服 1 片
   D. 观察头晕、血压升高的表现
   E. 出现症状，立即站立位服用

4. 预防急性乳腺炎的关键是
   A. 保持乳腺清洁
   B. 纠正乳头内陷
   C. 避免乳汁淤积
   D. 定时哺乳
   E. 防止乳头破损

5. 脓胸患者并发支气管胸膜瘘宜采用
   A. 健侧卧位
   B. 患侧卧位
   C. 仰卧位
   D. 俯卧位
   E. 半卧位

6. 小儿营养不良无关的指标是
   A. 肌酐升高指数
   B. 血清蛋白
   C. 氮平衡
   D. 整体蛋白更新率
   E. 肌酐清除率

7. 严重低渗性脱水时，首先输入
   A. 林格液
   B. 2% 乳酸钠溶液
   C. 5% 碳酸氢钠
   D. 3% ～ 5% 氯化钠溶液
   E. 10% 氯化钠溶液

8. 不孕症妇女的护理要点，不正确的是
   A. 教会妇女在月经周期的正确时间服药
   B. 保持健康状态，减轻压力，增强体质
   C. 在性交前后使用润滑药及阴道灌洗
   D. 性交后抬高臀部，持续 20 ～ 30 分钟
   E. 选择适当的日期性交，性交次数适当

9. 缩唇呼吸的重要性是
   A. 加强呼吸运动
   B. 减少呼吸困难
   C. 避免小气道塌陷
   D. 减轻呼吸肌劳累
   E. 减少胸痛

10. 腹腔内感染后期并发明显中毒症状，但无消化道症状、体征时应考虑有
    A. 膈下脓肿
    B. 盆腔脓肿
    C. 肠壁脓肿
    D. 髂窝脓肿
    E. 肠间脓肿

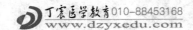
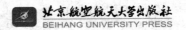

11. 因蜕膜残留导致晚期产后出血时，宫腔刮出物行病理检查，镜下看不到
    A. 纤维素
    B. 红细胞
    C. 绒毛
    D. 玻璃样变的蜕膜细胞
    E. 坏死蜕膜

12. 患者，男，25岁。急性阑尾炎已8天，经抗生素治疗，今日突然高热，黄疸，肝区下方压痛，血白细胞明显增高，提示患者出现了
    A. 阑尾穿孔
    B. 阑尾周围脓肿
    C. 腹腔脓肿
    D. 门静脉炎
    E. 脓毒症

13. 结核性脑膜炎进入晚期的标志性表现是
    A. 脑膜刺激征阳性
    B. 腹壁反射消失
    C. 颅神经瘫痪
    D. 昏迷、频繁惊厥
    E. 剧烈头痛、喷射性呕吐

14. 类风湿关节炎关节病变的特点是
    A. 大关节
    B. 关节畸形
    C. 游走性疼痛
    D. 对称性改变
    E. 关节肿胀

15. 产后出血是指胎儿娩出后24小时内，阴道出血量超过
    A. 300ml
    B. 600ml
    C. 400ml
    D. 700ml
    E. 500ml

16. 热痉挛患者需要补充的是
    A. 脂肪
    B. 水
    C. 蛋白
    D. 盐

    E. 糖

17. 患者，35岁，已婚。因"外阴瘙痒1周，白带增多，有臭味"前来就诊。经检查确诊为"滴虫性阴道炎"。以下护理措施不正确的是
    A. 嘱患者注意个人卫生，勿与他人共用浴盆、浴巾
    B. 患者的内裤、浴巾应煮沸5～10分钟以杀灭滴虫
    C. 治疗期间避免性生活或在同房时使用避孕套
    D. 嘱患者的性伴侣应同时治疗
    E. 嘱患者于月经干净后复查白带，未查见滴虫，视为治愈

18. 患儿，2岁半。诊断为"营养性缺铁性贫血"，需口服铁剂治疗。护士对家长进行应用铁剂指导，不正确的是
    A. 可与维生素C、果汁同服
    B. 可与牛奶同时服用，利于铁剂吸收
    C. 服药后及时刷牙，减轻着色
    D. 应在两餐之间服药，减少对胃肠道的刺激
    E. 可用吸管服药，以减轻牙齿染黑

19. 小脑幕切迹疝的病变侧瞳孔变化是
    A. 立即缩小
    B. 先缩小、后散大、再缩小
    C. 先散大、后缩小、再散大
    D. 先缩小、后散大
    E. 立即散大

20. 患者，女，26岁。患破伤风，抽搐频繁，引起肘关节脱位，呼吸道分泌物多，目前需立即采取的措施是
    A. 脱位整复
    B. 气管切开
    C. 给予大量青霉素
    D. 解痉
    E. 静脉补液

21. 小儿毛细支气管炎好发年龄是
    A. 2岁以内
    B. 3～4岁

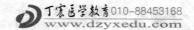 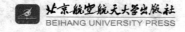

C. 5～7 岁

D. 7～12 岁

E. 各年龄组

22. 患儿，5 岁。因高热 5 天入院，口唇干燥、潮红、皲裂，咽部弥漫性充血，球结膜充血，四肢末端实性肿胀，颈部淋巴结肿大，心律不齐。最有可能的诊断是

A. 咽炎

B. 心脏病

C. 扁桃体炎

D. 川崎病

E. 化脓性淋巴结炎

23. 患儿，女，3 个月。睡眠不安、夜间啼哭，多汗，枕秃，查体可见颅骨软化，护士判断此患儿是

A. 先天性佝偻病

B. 佝偻病初期

C. 佝偻病后遗症期

D. 佝偻病激期

E. 佝偻病恢复期

24. 全麻术后未清醒的患者，最适宜的体位是

A. 仰卧位

B. 平卧位，头偏向一侧

C. 头低足高位

D. 侧卧位

E. 半坐卧位

25. 胎动计数 12 小时，提示胎儿缺氧的是胎动小于

A. 3 次

B. 5 次

C. 10 次

D. 15 次

E. 20 次

26. 某新生女婴，出生时表现为：全身皮肤青紫，呼吸浅慢不规则，心率 100 次／分，喉反射存在，四肢稍屈。针对该新生儿首要的处理是

A. 不需处理

B. 立即断脐

C. 胸外按压

D. 清理呼吸道

E. 人工呼吸

27. 不符合肾移植条件的免疫学检查结果是

A. 血型相同

B. 淋巴细胞毒性试验小于 20%

C. 混合淋巴细胞转化率低于 10%

D. 供体年龄小于 50 岁

E. 无局部化脓性疾病

28. 支气管肺癌的临床表现不包括

A. 刺激性呛咳

B. 持续性反复痰中带血

C. 反复发作在同一部位的肺炎

D. 无中毒症状的血性胸腔积液

E. 反复发作的呼气性呼吸困难

29. 交叉瘫的病变部位是

A. 大脑皮层

B. 内囊

C. 脊髓腰段

D. 一侧脑干

E. 脊髓前角

30. 患者，女，45 岁。急性腹膜炎入院已休克，现取中凹卧位，具体的卧姿是头、躯干（上身）和下肢分别抬高

A. 上身 5°～10°、下肢 10°～20°

B. 上身 5°～10°、下肢 20°～30°

C. 上身 20°～30°、下肢 15°～20°

D. 上身 15°～20°、下肢 15°～25°

E. 上身 20°～25°、下肢 20°～25°

31. 关于洋地黄中毒的描述，不正确的是

A. 心动过缓

B. 心律失常

C. 恶心、呕吐

D. 头晕、嗜睡

E. 激惹、惊厥

32. 患者，男，34 岁。在高温环境中工作，出现胸闷、口渴、面色苍白、出冷汗、体温 37.5℃，血压 92/50mmHg，护理措施不正确的是

A. 移患者至阴凉处

B. 患者取平卧位

C. 补充电解质

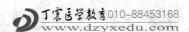 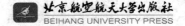

D. 头及四肢冰敷

E. 扩充血容量

33. 腰椎间盘突出症保守治疗时的卧位宜取

    A. 平卧位

    B. 健侧卧位

    C. 患侧卧位

    D. 抬高床头 20°

    E. 抬高床头 35°

34. 患者，男，50 岁。被车撞伤致右胫腓骨中下 1/3 段横断骨折，经复位达功能复位标准，小夹板固定，3 个月后 X 线复查示：骨痂少，骨折未愈合，其主要原因是

    A. 年纪较大

    B. 骨折段血液供应不良

    C. 小夹板固定

    D. 周围软组织损伤的影响

    E. 骨折复位不够理想

35. 肾盂切开取石术后，肾盂造口管的护理不正确的是

    A. 导管低压冲洗，严格无菌操作

    B. 每周做尿细菌培养 1 次

    C. 密切观察和记录尿液颜色和量

    D. 拔管前做肾盂造影

    E. 拔管后向患侧卧位

36. 心肺复苏后处理，不恰当的是

    A. 加强生命体征观察

    B. 纠正低血压

    C. 纠正酸碱失衡

    D. 不用抗生素

    E. 保持呼吸道通畅

37. 患者，女，30 岁。因发热、阴道大出血去医院检查。化验：血红蛋白 80g/L，红细胞 $2.5×10^{12}$/L，白细胞 $100×10^9$/L，血小板 $20×10^9$/L，血涂片原始粒细胞 + 早幼粒细胞占总白细胞数 80%。初步诊断为

    A. 血小板减少性紫癜

    B. 再生障碍性贫血

    C. 急性粒细胞白血病

    D. 急性子宫功能性出血

E. 急性肾盂肾炎

38. 外阴阴道假丝酵母菌病阴道分泌物的特征是

    A. 豆渣样

    B. 脓性且有臭味

    C. 血性性且有臭味

    D. 乳白色黏液状

    E. 泡沫状

39. 产妇出现不协调性宫缩乏力时，下列护理措施不正确的是

    A. 确保产妇充分休息，稳定情绪

    B. 指导产妇宫缩时深呼吸、腹部按摩

    C. 指导产妇宫缩时放松技巧、减轻疼痛

    D. 刺激乳头，加强子宫收缩

    E. 关心产妇，解释疼痛的原因

40. 慢性肾衰引起贫血的原因是

    A. 造血原料吸收减少

    B. 促红细胞生成素减少

    C. 骨髓造血抑制

    D. 红细胞寿命缩短

    E. 继发消化道出血

41. 临床最常用的估算预产期的依据是

    A. 末次月经开始的第 1 天

    B. 早孕反应开始的时间

    C. B 超显示胚胎情况

    D. 自觉胎动的时间

    E. 测量宫底的高度

42. 患者，25 岁。公司文秘，孕 40 周入院待产，因工作忙，未坚持孕妇学校学习，护士为其讲解母乳喂养知识，其复述正确的是

    A. 哺乳必须取坐位

    B. 产后 1 小时开始哺乳

    C. 产后喂哺期不需避孕

    D. 吸吮时婴儿要口含住全部乳头及大部分乳晕

    E. 母乳喂养 1 次 / 小时

43. 原发性高血压最严重的并发症是

    A. 脑出血

    B. 充血性心力衰竭

    C. 肾功能衰竭

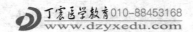
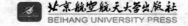

D. 冠心病

E. 糖尿病

44. 黄体功能不足患者常表现为

A. 经期延长

B. 经期长短不一

C. 月经周期延长

D. 月经周期缩短

E. 月经周期长短不一

45. 呼吸骤停复苏成功后，观察期间应使

A. 血压维持略高水平，不必吸氧

B. 血压维持略高水平，给予吸氧

C. 血压维持略低水平，不必吸氧

D. 血压维持略低水平，给予吸氧

E. 血压不考虑，给予吸氧

46. 患儿，女，2 周。高热，鼻塞，体温 39.6℃，查体咽后壁充血，诊断为上呼吸道感染。护士为该患儿采取的首要护理措施是

A. 口服消炎药

B. 应用退热栓

C. 解开过厚衣被散热

D. 用 0.5% 麻黄碱滴鼻

E. 用温水拭浴

47. 最能反映贫血程度的实验室指标是

A. 红细胞计数

B. 红细胞沉降率

C. 血清蛋白总量

D. 血红蛋白定量

E. 网织红细胞计数

48. 能够消除肉芽水肿的是

A. 3% 过氧化氢

B. 0.02% 呋喃西林溶液

C. 10% 硝酸银

D. 5% 氯化钠溶液

E. 等渗盐水

49. 肾病综合征常见的并发症是

A. 水肿、感染、高胆固醇血症

B. 低蛋白血症、血栓形成、肾衰竭

C. 感染、血栓形成、电解质紊乱

D. 低蛋白血症、高血压脑病、电解质紊乱

E. 水肿、肾衰竭、高血压脑病

50. 维生素 D 缺乏性手足搐搦症患儿使用钙剂时，静脉推注时间应

A. 小于 10 分钟

B. 大于 10 分钟

C. 小于 5 分钟

D. 大于 5 分钟

E. 大于 3 分钟

51. 急性肾衰禁止摄入蛋白质的时间是少尿期开始的

A. 1 天之内

B. 2 天之内

C. 3 天之内

D. 4 天之内

E. 7 天之内

52. 肝硬化失代偿期最突出的表现是

A. 上腹饱胀伴呃逆

B. 腹壁叩诊有移动浊音

C. 胸部有蜘蛛痣

D. 大隐静脉曲张

E. 颈静脉怒张

53. 良性肿瘤与恶性肿瘤的根本区别是

A. 与周围组织粘连与否

B. 细胞分化程度

C. 有无包膜

D. 表面光滑程度

E. 活动程度

54. 引起术后恶心呕吐的原因<u>不包括</u>

A. 术后肠梗阻

B. 水电解质紊乱

C. 急性胃扩张

D. 睡眠不足

E. 麻醉反应

55. 会阴热敷治疗时，热敷面积一般是病损范围的

A. 相等大小

B. 1 倍大小

C. 2 倍大小

D. 3 倍大小

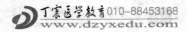
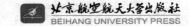

E. 4倍大小

56. 母乳喂养方法错误的是
　　A. 按需喂乳
　　B. 两侧乳房轮流排空
　　C. 产妇哺乳时取侧卧位或坐位
　　D. 哺乳后将新生儿竖抱，轻拍背部
　　E. 除母乳外不添加任何食物

57. 患者，男，34岁。外伤导致尿道球部断裂，行手术治疗，护士为了预防术后尿道狭窄，可采取的护理措施是
　　A. 预防感染
　　B. 长期留置尿管
　　C. 多饮水
　　D. 后期应定期做尿道扩张
　　E. 增强体育锻炼

58. 患者，男，35岁。溃疡病史5年，呕血2次。1小时再次呕血，自觉出汗、心悸。查体：心率120次/分，四肢湿冷。护士评估其出血量为
　　A. ＞200ml
　　B. ＞250ml
　　C. ＞300ml
　　D. ＞350ml
　　E. ＞400ml

59. 为急性左心衰竭患者进行加压吸氧的主要目的是
　　A. 增加动脉血氧分压
　　B. 降低肺泡内泡沫的表面张力
　　C. 使肺泡内压力增高减少肺泡毛细血管渗液
　　D. 降低肺泡表面张力改善肺部气体交换
　　E. 增加肺泡毛细血管渗出液的产生

60. 急腹症患者四禁不包括
　　A. 禁饮水
　　B. 禁食
　　C. 禁用止痛药
　　D. 禁止灌肠
　　E. 半卧位

61. 关于氧气雾化吸入的操作正确的是
　　A. 雾化时用鼻吸气，用嘴呼气

B. 药液应稀释至10ml
C. 氧流量调节至每分钟6～8L
D. 湿化瓶内加冷开水1/2瓶
E. 先关氧气开关，再取出雾化器

62. 胃大部切除术适宜的麻醉方式是
　　A. 表面麻醉
　　B. 全身麻醉
　　C. 硬膜外麻醉
　　D. 局部浸润麻醉
　　E. 蛛网膜下腔麻醉

63. 患者，男，45岁。原有心绞痛，且常有便秘，昨夜用力排便时突然心脏骤停。现场应采取的措施是
　　A. 通知医生速来抢救
　　B. 立即给高浓度吸氧
　　C. 迅速建立静脉通路
　　D. 叩击心前区及胸外心脏按压
　　E. 安装临时心脏起搏器

64. 白血病护理观察最重要的是
　　A. 口腔溃疡
　　B. 脑出血
　　C. 药物不良反应
　　D. 尿道出血
　　E. 心力衰竭

65. 支气管哮喘发作时的呼吸形态是
　　A. 点头呼吸
　　B. 叹气式呼吸
　　C. 吸气性呼吸困难
　　D. 呼气性呼吸困难
　　E. Kussmaul呼吸

66. 门静脉高压症不主张放置胃管的理由主要是
　　A. 利于休息
　　B. 避免呕吐
　　C. 防止出血
　　D. 减少胃液丢失
　　E. 减少胃肠刺激

67. 妊娠合并心脏病的产妇，不宜哺乳的情况是心功能
　　A. 正常

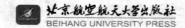

B. Ⅰ级

C. Ⅰ级以上

D. Ⅱ级或以上

E. Ⅲ级或以上

68．患者，男，16岁。平素体健，学校体检时心率80次/分，律齐，心尖区闻及舒张期隆隆样杂音，心界增大不明显，较宜的处理是

A. 卧床休息

B. 应用洋地黄

C. 口服利尿药

D. 避免重体力劳动，预防感染

E. 如常人活动

二、以下提供若干个案例，每个案例下设若干个考题。请根据各考题题干所提供的信息，在每题下面的A、B、C、D、E五个备选答案中选择一个最佳答案，并在答题卡上将相应字母所属的方框涂黑。

（69－71题共用题干）

患儿，男，生后2天。足月顺产，于生后22小时出现黄疸，肝脾不大，母亲血型为"O"型，儿子为"A"型。患儿血清胆红素240μmol/L（14mg/dl）。

69．问题1：最有可能的诊断为

A. 先天性胆道闭锁

B. 遗传代谢性疾病

C. 尿路感染

D. Rh溶血病

E. ABO血型不合溶血

70．问题2：为患儿行蓝光疗法时应

A. 照射前皮肤上涂油剂保护

B. 裸露上身、戴眼罩

C. 穿单衣、戴眼罩

D. 穿单衣、系尿布、戴眼罩

E. 裸体、系尿布、戴眼罩

71．问题3：本病最严重的并发症为

A. 低蛋白血症

B. 水肿

C. 呼吸暂停

D. 核黄疸

E. 贫血

（72－74题共用题干）

患者，男，48岁。因吞咽食物易哽噎，胸骨后有异物感和烧灼样痛2个月，经纤维食管镜检查证实为食管癌，准备入院手术治疗。既往吸烟15年。

72．问题1：护士对于食管癌根治术后的患者采取的特殊的护理措施是

A. 做好胃肠减压的护理

B. 切口护理

C. 严格控制饮食

D. 胸腔闭式引流的护理

E. 早期下床活动

73．问题2：患者术后最常见和最严重的并发症是

A. 深静脉血栓形成

B. 肺不张

C. 吻合口瘘

D. 切口渗血

E. 反流性食管炎

74．问题3：此患者行食管癌根治术后1个月又出现吞咽不畅，可能的原因是

A. 喉头水肿

B. 肿瘤复发

C. 肠套叠

D. 吻合口狭窄

E. 吻合口溃疡

（75－76题共用题干）

患者，男，30岁。右小腿外伤2天，发热、伤肢沉重、疼痛加重1天。查体：体温38.6℃；右小腿局部肿胀，周围皮肤发白，有浆液性渗出物。

75．问题1：为避免发生气性坏疽，伤口局部的处置是

A. 用0.9%氯化钠冲洗，缝合伤口

B. 用3%过氧化氢冲洗，伤口敞开

C. 用1∶1000高锰酸钾冲洗，缝合伤口

D. 青霉素稀释液冲洗，缝合伤口

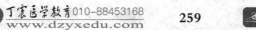
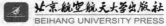

E. 切除局部坏死组织，伤口敞开

76. 问题2：护士采取的措施中，<u>不必要</u>的是
    A. 加强营养支持
    B. 急症清创
    C. 严格隔离消毒
    D. 应用大剂量青霉素
    E. 保持环境安静、避光

（77 - 78 题共用题干）

患者，女，67岁。早期肝癌，拟行肝叶切除术。

77. 问题1：护士为其术前肠道准备时应选择
    A. 术前2天口服番泻叶
    B. 术前2天碱性液灌肠
    C. 术前2天酸性液灌肠
    D. 术前3天碱性液灌肠
    E. 术前3天酸性液灌肠

78. 问题2：术后返回病房，病情平稳后应取
    A. 去枕平卧位，避免过早活动
    B. 左侧卧位，尽早活动
    C. 仰卧位，尽早活动
    D. 半卧位，避免过早活动
    E. 不限

（79 - 80 题共用题干）

患者，女，56岁。咳嗽、咳痰10余年，气急5年，2天前受凉后发热，咳嗽、咳痰加重，咳黄痰。查体：口唇发绀，颈静脉怒张，双下肢水肿，双肺干、湿啰音，三尖瓣区收缩期杂音，心率120次/分，肝肿大肋下3cm，肝颈静脉反流征阳性。

79. 问题1：此患者应考虑诊断为
    A. 慢性支气管炎
    B. 慢性支气管炎、肺气肿
    C. 慢性支气管炎、肺气肿、肺心病、呼吸衰竭
    D. 慢性支气管炎、肺气肿、肺心病、心力衰竭
    E. 慢性支气管炎、肺气肿、肺心病、心肺功能代偿期

80. 问题2：该患者病情加重的主要原因是

A. 严重缺氧
B. 呼吸道感染
C. 气候骤变
D. 心动过速
E. 肺功能进行性降低

（81 - 82 题共用题干）

患儿，男，4岁。因肾病综合征入院，表现有水肿、蛋白尿，目前无感染迹象。

81. 问题1：入院后，护士为他制定护理计划，下列<u>不妥</u>的是
    A. 每天测量体重
    B. 绝对卧床休息
    C. 详细记出入量
    D. 不限制液体摄入
    E. 蛋白摄入量为每天 2g/kg

82. 问题2：帮助患儿减轻眼睑水肿，护士最好采取下列方法为
    A. 抬高患儿床头
    B. 缩短患儿看电视的时间
    C. 用生理盐水冲洗患儿眼睛
    D. 冷敷患儿双眼，每天数次
    E. 建议患儿多卧床休息

（83 - 85 题共用题干）

患者，男，32岁。上腹疼痛已1天，进食后加剧，伴呕吐，吐后疼痛不缓解。

83. 问题1：应给予该患者的饮食是
    A. 低糖
    B. 流质
    C. 半流质
    D. 禁食
    E. 普食

84. 问题2：为避免患者再次发生该疾病，应避免的病因中<u>不包括</u>
    A. 胆道感染
    B. 胰管结石
    C. 慢性胃炎
    D. 酗酒
    E. 暴饮暴食

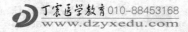
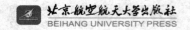

85. 问题 3：为明确诊断，应做的检查是
    A．血淀粉酶
    B．血脂肪酶
    C．血转氨酶
    D．血转肽酶
    E．血清钾

三、以下提供若干组考题，每组考题共同在考题前列出的 A、B、C、D、E 五个备选答案。请从中选择一个与考题关系最密切的答案，并在答题卡上将相应字母所属的方框涂黑。每个备选答案可能被选择一次，多次或不被选择。

（86－87 题共用备选答案）
    A．半卧位
    B．截石位
    C．膝胸卧位
    D．左侧卧位
    E．平卧，抬高臀部
86. 妇科检查的特定体位是
87. 急性盆腔炎的适宜体位是

（88－89 题共用备选答案）
    A．潜伏期
    B．传染期
    C．发热期
    D．极期
    E．后遗症期
88. 确定传染病隔离期的依据是
89. 确定传染病检疫期的依据是

（90－91 题共用备选答案）
    A．禁食禁水
    B．温凉流质饮食
    C．禁蛋白饮食
    D．少渣饮食
    E．半流质饮食
90. 肝性脑病处于昏迷期的患者，适合的饮食为
91. 胃溃疡伴小量出血的患者，适合的饮食为

（92－94 题共用备选答案）
    A．减轻体重适当运动及休息
    B．改善心肌营养
    C．抗肺部感染
    D．抗心律失常
    E．溶栓
92. 冠心病急性心肌梗死患者应立即
93. 慢性肺心病右心衰治疗原则
94. 原发性高血压早期治疗原则

（95－96 题共用备选答案）
    A．橡皮引流条
    B．纱布引流条
    C．凡士林纱布引流条
    D．烟卷引流条
    E．橡皮引流管
95. 乳房脓肿切开术后选用
96. 胸腔闭式引流选用

（97－98 题共用备选答案）
    A．头痛
    B．抽搐、昏迷
    C．肌肉震颤
    D．胸闷、气短
    E．呼吸暂停
97. 全身麻醉后最常见的并发症为
98. 蛛网膜下腔阻滞麻醉后最常见的并发症为

（99－100 题共用备选答案）
    A．腹痛，寒战高热，黄疸
    B．进行性加重的无痛性黄疸
    C．腹痛，寒战高热，黄疸＋休克＋精神症状
    D．间歇性黄疸
    E．新生儿 7 天内轻微黄疸
99. 急性梗阻性化脓性胆管炎，可见
100. 胰头癌可见

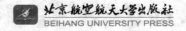

单科试卷二

一、以下每一道考题下面有 A、B、C、D、E 五个备选答案，请从中选择一个最佳答案。并在答题卡上将相应题号的相应字母所属的方框涂黑。

1. 前囟早闭或过小见于
   A. 佝偻病
   B. 小头畸形
   C. 呆小病
   D. 脑积水
   E. 脑膜炎

2. 猩红热患儿隔离期是
   A. 症状消失后 7 天，咽拭子培养 1 次阴性止
   B. 症状消失后 7 天，咽拭子培养 3 次阴性止
   C. 症状消失后 10 天，咽拭子培养 1 次阴性止
   D. 症状消失后 10 天，咽拭子培养 3 次阴性止
   E. 症状消失后 14 天，咽拭子培养 3 次阴性止

3. 患儿，男，6 岁。因患心肌炎出现了充血性心力衰竭，目前处于心功能Ⅲ级，护士根据患儿的病情制定活动计划，下列的活动计划适宜的一项为
   A. 限制活动，增加卧床时间
   B. 增加休息时间，但可起床在室内做轻微体力活动
   C. 活动不受限
   D. 绝对卧床休息
   E. 增加休息时间，活动不受限

4. 肿瘤化疗的毒副反应<u>不包括</u>
   A. 骨髓抑制
   B. 脱发
   C. 胃肠道反应
   D. 复发转移
   E. 血栓性静脉炎

5. 呼吸衰竭患者维持呼吸中枢的兴奋主要依靠
   A. CO_2 对呼吸中枢的刺激
   B. CO_2 对外周化学感受器的刺激
   C. 缺氧对呼吸中枢的刺激
   D. 缺氧对外周化学感受器的刺激
   E. 缺氧和 CO_2 对呼吸中枢的刺激

6. 患儿，男，2 岁。体检发现胸骨左缘第 2 肋间有响亮的连续性机器样杂音，伴震颤，传导广泛，P_2 亢进，周围血管征阳性。该患儿最可能是
   A. 动脉导管未闭
   B. 室间隔缺损
   C. 肺动脉狭窄
   D. 房间隔缺损
   E. 法洛四联症

7. 皮肤黏膜淋巴结综合征最具特征性的临床表现是
   A. 发热
   B. 心律不齐
   C. 淋巴结肿大
   D. 荨麻疹样皮疹
   E. 指端膜状脱皮

8. 患儿，女，2 岁。因发热、流涕 2 天，咳嗽、烦躁半天就诊。护士观察患儿咳嗽为犬吠样，伴有声音嘶哑、吸气性喉鸣。查体：体温 38.4℃，咽部明显充血，心肺未闻及异常。该护士考虑患儿可能是
   A. 急性流行性病毒感染
   B. 急性支原体肺炎
   C. 支气管哮喘
   D. 急性感染性喉炎
   E. 先天性喉喘鸣

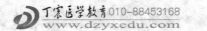 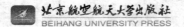

9. 系统性红斑狼疮最多损害的脏器是
   A. 心脏
   B. 肝脏
   C. 脾脏
   D. 肺脏
   E. 肾脏

10. 为防止腹泻病患儿交叉感染，<u>不妥</u>的措施是
    A. 被粪便污染的物品进行处理
    B. 食具、衣物、尿布专用
    C. 护理患儿前后洗手
    D. 使用磺胺或抗生素预防感染
    E. 与其他患者分室居住

11. 手足搐搦症的临床表现<u>不包括</u>
    A. 惊厥
    B. 手足抽搐
    C. 喉痉挛
    D. 烦躁、睡眠不安
    E. 食欲缺乏、恶心、呕吐

12. 患者，男，28 岁。酒后上腹剧烈疼痛 6 小时，伴恶心、呕吐。体检：体温 38℃，辗转不安，巩膜轻度黄染，血清淀粉酶 256U，尿淀粉酶 512U。首要的护理措施是
    A. 物理降温
    B. 防止坠床
    C. 胃肠减压
    D. 协助患者翻身
    E. 建立静脉通路

13. 门静脉高压症容易诱发肝性脑病（肝昏迷）的治疗方法是
    A. 分流术后
    B. 断流术后
    C. 放腹水后
    D. 腹腔 - 静脉转流术后
    E. 肝移植后

14. 肝硬化患者<u>禁食</u>粗硬食物的目的是
    A. 减少肠道氨的吸收
    B. 严格限制钠的摄入
    C. 抑制假性神经递质
    D. 减轻肝脏解毒功能

E. 以防食管静脉破裂

15. 胃、十二指肠溃疡急性大出血的护理措施<u>不包括</u>
    A. 禁食
    B. 监测生命体征
    C. 输液、输血
    D. 用三腔二囊管压迫止血
    E. 使用止血药物

16. 十二指肠溃疡临床表现<u>不正确</u>的是
    A. 上腹痛多在饭后 3～4 小时发作
    B. 腹痛进食后缓解
    C. 易发生癌变
    D. 溃疡多发生在球部
    E. 比胃溃疡多见

17. 需要皮内注射的疫苗是
    A. 卡介苗
    B. 乙肝疫苗
    C. 脊髓灰质炎减毒活疫苗
    D. 百白破缓和制剂
    E. 麻疹减毒活疫苗

18. 某孕妇，33 岁。孕 1 产 0，孕 39 周。血压 165/105mmHg，尿蛋白（++），待产过程中发生抽搐。首要的护理措施是
    A. 加床档，防止外伤
    B. 置于暗光的单人房间
    C. 24 小时尿蛋白测定
    D. 保持呼吸道通畅，防止舌咬伤
    E. 家属专人陪护

19. 预防尿路感染最简便有效的干预措施是
    A. 注意休息，避免劳累
    B. 注意个人卫生
    C. 多饮水，勤排尿
    D. 进食营养丰富的食物，补充多种维生素
    E. 坚持体育运动，提高机体抵抗力

20. 患者，男，56 岁。血尿 1 个月，每次均为全程血尿，考虑出血部位可能在
    A. 前尿道
    B. 后尿道
    C. 膀胱颈部

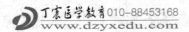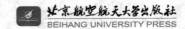

D. 尿道口

E. 输尿管

21. 急性重症胆管炎的治疗要点是

A. 抗休克治疗

B. 手术治疗

C. 抗休克，好转后手术

D. 紧急抗休克同时手术

E. 对症治疗

22. 患者，男，30岁。夜间发作性上腹烧灼痛2月余，进食后迅速缓解。昨起排柏油样便2次，今晨起床时晕倒而就诊。体检：体温37℃，脉搏120次/分，呼吸24次/分，血压80/60mmHg，神志恍惚，皮肤苍白，四肢厥冷，考虑出血原因是

A. 胃小弯溃疡

B. 十二指肠球部溃疡

C. 胃底静脉曲张

D. 应激性溃疡

E. 胃癌

23. 妊娠末期发现跨耻征阳性，最大的可能是

A. 骨盆出口狭窄

B. 扁平骨盆

C. 漏斗骨盆

D. 中骨盆狭窄

E. 骨盆过大

24. 患者，男，40岁。患2型糖尿病，查餐后2小时血糖14mmol/L，胰岛素静滴时患者自觉多汗、手抖、饥饿，可能原因是

A. 低血压

B. 低血糖

C. 心律失常

D. 药物过敏

E. 应激反应

25. 关于慢性肾小球肾炎患者的护理措施，**不正确**的是

A. 消除疑虑，配合治疗

B. 合理膳食、保证足够营养

C. 让患者了解有关的防治知识

D. 多饮水，保持尿量在2500ml

E. 多休息，减轻肾脏负担

26. 对小夹板固定者的护理，**不正确**的是

A. 对剧烈疼痛患者应警惕骨筋膜室综合征

B. 加强营养支持

C. 告诉患者定期复诊

D. 缚夹板的带结以不能上下移动为宜

E. 合理安排运动强度、时间

27. 急性重症胆管炎的主要病因是

A. 胆道损伤

B. 胆道炎症

C. 胆道蛔虫

D. 胆道结石

E. 胆道肿瘤

28. 患者，男，40岁。完善肾移植术前各项检查，护士为其行皮肤准备，**不正确**的是

A. 上起肋弓

B. 下至大腿上1/3

C. 患侧至腋后线

D. 术前沐浴

E. 消毒液擦身

29. 百日咳痉咳期特征性的临床特点是

A. 阵发性、痉挛性咳嗽

B. 发绀

C. 咳嗽日轻夜重

D. 鼻出血

E. 舌系带溃疡

30. 慢性阻塞性肺气肿患者的用氧原则是

A. 每天氧疗时间不少于15小时，睡眠期间不间断

B. 每天氧疗时间不少于15小时，进食期间不间断

C. 每天氧疗时间15小时以下，做各种活动时不间断

D. 每天感觉呼吸困难严重时进行吸氧

E. 每天氧疗时间不少于15小时，可在睡眠、进食时间断

31. 胰头癌最主要的临床表现是

A. 腹痛

B. 腹胀

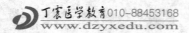 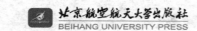

C. 进行性黄疸

D. 营养不良

E. 低热

32. 能否经阴道分娩的重要观察项目是

　A. 规律宫缩

　B. 宫口扩张程度

　C. 胎头下降程度

　D. 胎心

　E. 胎膜早破

33. 抢救室内抢救器械和药品管理的"五定"<u>不</u>
<u>包括</u>

　A. 定数量

　B. 定期更换

　C. 定人保管

　D. 定点放置

　E. 定期消毒灭菌

34. 经产妇，孕 37^{+5} 周。待产，现胎膜未破，宫口开大 1cm，护士告知宫口开大超过多少时，不宜活动

　A. 4cm

　B. 6cm

　C. 7cm

　D. 8cm

　E. 10cm

35. 患者，男，43 岁。慢性肾衰竭，为预防下肢静脉血栓形成，主要的措施是

　A. 多饮水

　B. 被动肢体运动

　C. 高纤维素饮食

　D. 绝对卧床休息

　E. 关节活动

36. 关于上腔静脉压迫综合征的描述，<u>错误</u>的是

　A. 头面部水肿

　B. 颈部静脉扩张

　C. 上肢水肿

　D. 下肢水肿

　E. 胸前静脉扩张

37. 肾病综合征患儿水肿或高血压时，注意主要应选择

A. 高蛋白饮食

B. 高热量饮食

C. 低维生素饮食

D. 无盐饮食

E. 低盐饮食

38. 支气管炎发展为阻塞性肺气肿突出的症状为

　A. 反复咳嗽，进行性加剧

　B. 反复感染，咯血

　C. 发热、咳嗽、咳脓痰

　D. 呼吸困难、咳大量脓痰

　E. 逐渐加重的呼吸困难

39. 快速终止心绞痛发作的药物是

　A. 美托洛尔（倍他乐克）

　B. 硝酸异山梨醇酯（消心痛）

　C. 硝苯地平（心痛定）

　D. 阿司匹林

　E. 卡托普利（开搏通）

40. 左心衰竭患者应采取端坐位以缓解呼吸困难，其原因是

　A. 减少液体潴留

　B. 减轻肺淤血

　C. 提高心肌收缩力

　D. 减轻下腔静脉淤血

　E. 减轻门静脉淤血

41. 观察休克病情变化简便而有效的指标是

　A. 精神状态

　B. 脉搏

　C. 尿量

　D. 中心静脉压

　E. 血压

42. 为促进非手术治疗尿路结石患者排出结石，最适宜的运动方式是

　A. 跳跃

　B. 散步

　C. 气功

　D. 游泳

　E. 长跑

43. 急腹症患者确诊前，正确的措施是

　A. 使用吗啡类镇痛药

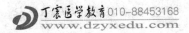 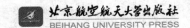

B. 进饮食

C. 使用泻剂

D. 灌肠

E. 取半坐卧位

44. 下列感染病变中，可经接触传染的是

　　A. 疖

　　B. 痈

　　C. 急性蜂窝织炎

　　D. 气性坏疽

　　E. 急性淋巴结炎

45. 患者，62岁。绝经12年后出现阴道出血。妇科检查：宫颈表面光滑，子宫丰满、质软，两侧附件阴性。最先考虑的诊断是

　　A. 宫颈癌

　　B. 卵巢癌

　　C. 子宫肌瘤

　　D. 老年性阴道炎

　　E. 子宫内膜癌

46. 白血病治疗时保护静脉的目的是

　　A. 避免败血症

　　B. 避免出血

　　C. 防止血管充盈不佳

　　D. 利于长期静脉注射

　　E. 避免静脉炎

47. 系统性红斑狼疮常见的皮损是

　　A. 紫癜

　　B. 玫瑰疹

　　C. 蝶形红斑

　　D. 荨麻疹

　　E. 血肿

48. 由于胎盘、胎膜残留引起的晚期产后出血正确的是

　　A. 多发生在产后1周之内

　　B. 不是最常见的原因

　　C. 血性恶露持续时间缩短

　　D. 阴道持续出血

　　E. 子宫复旧不全，宫口松弛

49. 关于单纯性甲状腺肿的健康教育，错误的是

　　A. 食用加碘食盐

B. 多食含碘食物

C. 多食萝卜、白菜等青菜

D. 定期复查

E. 服用甲状腺素片3～6个月为一个疗程

50. 患者，男，35岁。走路不慎滑倒，头部触地，当即昏迷约30分钟，醒后头痛，恶心，50分钟后，再次昏迷，该患者最可能是

　　A. 脑震荡

　　B. 脑挫伤

　　C. 脑裂伤

　　D. 脑内血肿

　　E. 硬脑膜外血肿

51. 急性肺水肿最典型的临床表现是

　　A. 急性呼吸困难、咳嗽、咳大量铁锈色痰

　　B. 急性呼吸困难、咳嗽、咳大量脓痰

　　C. 急性呼吸困难、咳大量浆液痰

　　D. 急性呼吸困难、咳大量粉红色泡沫痰

　　E. 急性呼吸困难、咳大量咖啡色痰

52. 早期宫颈癌患者最易出现的临床表现是

　　A. 阴道排液增多

　　B. 接触性出血

　　C. 肛门坠胀

　　D. 尿频、尿急

　　E. 腰骶部或坐骨神经疼痛

53. 下列属于闭合性损伤的是

　　A. 火器伤

　　B. 刺伤

　　C. 挫伤

　　D. 砍伤

　　E. 撕脱伤

54. 属于一氧化碳中毒的临床表现是

　　A. 面色苍白、大汗、四肢湿冷

　　B. 头部温度高，体温基本正常

　　C. 面色潮红、多汗、口唇呈樱桃红色

　　D. 早期多汗，体温可达40℃以上，继而无汗干热

　　E. 皮肤苍白、出冷汗、血压下降、体温基本正常

55. 发生大咯血时患者应

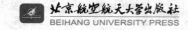

　　A. 咳嗽

　　B. 屏气

　　C. 少量流质饮食

　　D. 绝对卧床

　　E. 多交谈

56. 患者，男，28 岁。胸部损伤后 72 小时。进行性呼吸困难伴无效干咳，很快发展为呼吸深快，呼吸频率增速达 40 次 / 分。体检：发绀，双肺有分散，细小的湿啰音，咳嗽后不能完全消失。局部有喘鸣音。高度怀疑为急性呼吸窘迫综合征。此病的诊断**不包括**

　　A. Qs/Qt ≥ 20%

　　B. 呼吸 > 35 次 / 分

　　C. 静态肺顺应性 ≤ 50ml/cmH₂O

　　D. 胸片示双肺弥漫性浸润性阴影

　　E. PaO_2/FiO_2 ≥ 300mmHg

57. 患者，女，40 岁。关节肿痛 3 年，加重 1 月。查体：手指关节向尺侧偏向畸形，提示该病处于活动期的表现是

　　A. 晨僵

　　B. 关节畸形

　　C. 胸腔积液

　　D. 关节疼痛和肿胀

　　E. 腕关节处有无痛结节

58. 关于胰岛素使用的注意事项，正确的是

　　A. 胰岛素应冷冻保存

　　B. 注射部位可为大腿内侧

　　C. 与上一次注射部位相距 3cm 以上

　　D. 混合注射胰岛素，先抽长效，再抽短效

　　E. 短效胰岛素注射时间与进餐关系严格

59. 椎管内麻醉后患者的卧位是

　　A. 平卧位

　　B. 去枕平卧位

　　C. 侧卧位

　　D. 半卧位

　　E. 中凹卧位

60. 腹部触诊有腹壁揉面感，首先应考虑的疾病是

　　A. 肠结核

　　B. 盆腔结核

　　C. 结核性腹膜炎

　　D. 溃疡性结肠炎

　　E. 化脓性腹膜炎

61. 患儿，男，4 个月。因"腹泻 3 月余"就诊。患儿足月顺产，出生体重 3.5kg，母乳喂养，大便 4 ～ 5 次 / 天，呈稀水或糊状便，食欲好。查体：体重 6kg，精神好，发育正常，面部及耳廓可见大量湿疹，皮肤光滑有弹性，心肺（－）。大便镜检未见异常。考虑为

　　A. 迁延性腹泻

　　B. 慢性腹泻

　　C. 急性轻型腹泻

　　D. 急性重型腹泻

　　E. 生理性腹泻

62. 肺癌最早出现的症状是

　　A. 发绀

　　B. 呼吸困难

　　C. 精神反常

　　D. 咳嗽

　　E. 消化道出血

63. 患者，男，32 岁。咳嗽、咳脓痰 1 年，间断咯血，量少。查体：背部可闻及湿性啰音，有杵状指。首先考虑的诊断应是

　　A. 肺结核

　　B. 支气管扩张

　　C. 肺癌

　　D. COPD

　　E. 肺脓肿

64. 佝偻病患儿早期主要表现为

　　A. 方颅

　　B. 颅骨软化

　　C. 前囟晚闭

　　D. 出牙延迟

　　E. 睡眠不安，多汗，枕秃

65. 患者，女，71 岁。高血压病史 25 年。晚餐时患者突然昏倒，伴呕吐。查体：颜面潮红，呼吸深，脉搏 60 次 / 分，血压 200/110mmHg，颈软，右上、下肢体不能活动，对疼痛刺激无反应，尿

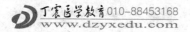 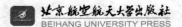

失禁。采取的护理措施**不正确**的是

A. 立即行 CT 检查

B. 保持呼吸道通畅

C. 心电监测

D. 病情稳定后可鼻饲

E. 抽搐时保护好患者，防止自伤

66. 全胃肠道外营养的护理要点**不包括**

A. 营养液配置后 24 小时内用完

B. 可存放 48 小时以上

C. 营养液可能存于 4℃ 以下冰箱内

D. 不可在输注营养液管道内注药

E. 按时、按量输注，不能过快或过慢

二、以下提供若干个案例，每个案例下设若干个考题。请根据各考题题干所提供的信息，在每题下面的 A、B、C、D、E 五个备选答案中选择一个最佳答案，并在答题卡上将相应字母所属的方框涂黑。

（67 – 68 题共用题干）

患者，女，60 岁。咳嗽 2 个月。主诉以干咳为主，并有午后低热、消瘦和食欲缺乏。今日下午咯血 2 次，约 400ml，被送急诊就诊。

67. 问题1：咯血时，患者宜采取的最佳体位是

A. 半坐卧位

B. 坐位

C. 俯卧位

D. 健侧卧位

E. 患侧卧位

68. 问题2：病情观察中，提示病情加重的表现是

A. 低热盗汗

B. 疲乏软弱

C. 入睡困难

D. 呼吸急促，脉搏细速

E. 食欲欠佳

（69 – 70 题共用题干）

患者，女，29 岁。心慌气短 5 年，反复咯血 1.5 年，因咯血加重而就诊。查体：双颊紫红，唇发绀，呼吸困难，双肺底散在湿啰音较多，脉搏

一强一弱，心率 124 次 / 分，律齐，心尖区第一心音前有隆隆样杂音，无其他异常表现。

69. 问题1：患者脉搏一强一弱提示

A. 心脏压塞

B. 双室功能衰竭

C. 右心室功能衰竭

D. 左心房功能衰竭

E. 左心室功能衰竭

70. 问题2：心尖区第一心音前隆隆样杂音提示

A. 二尖瓣狭窄

B. 二尖瓣关闭不全

C. 三尖瓣狭窄

D. 肺动脉瓣关闭不全

E. 心包炎

（71 – 72 题共用题干）

患儿，男，1 岁 2 个月。诊断为营养性缺铁性贫血。血常规：血红蛋白 50g/L，红细胞 2.5×10^{12}/L

71. 问题1：应用铁剂治疗的疗程应为

A. 至血红蛋白恢复正常

B. 至血常规恢复正常

C. 至临床症状好转

D. 至临床症状消失

E. 至血红蛋白恢复正常后 2～3 个月

72. 问题2：下列临床表现中与诊断**不吻合**的是

A. 面色、口唇苍白

B. 肝、脾、淋巴结肿大

C. 口腔炎、舌炎，食欲缺乏、恶心、呕吐

D. 精神不振、烦躁不安，可出现震颤

E. 心率快，心脏长大

（73 – 75 题共用题干）

患者，42 岁。已婚，患滴虫性阴道炎，需阴道灌洗局部治疗。

73. 问题1：为该患者作阴道灌洗应选择的溶液是

A. 1：5000 高锰酸钾

B. 生理盐水

C. 5% 肥皂水

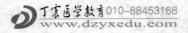
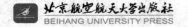

D．1% 碳酸氢钠

E．0.5% 醋酸

74．问题2：阴道灌洗的水温是

　　A．20℃

　　B．30℃

　　C．40℃

　　D．50℃

　　E．60℃

75．问题3：阴道灌洗治疗<u>不适用于</u>

　　A．慢性宫颈炎

　　B．阴道炎

　　C．全子宫切除术前

　　D．产后1周内

　　E．阴道修补术前

（76－78题共用题干）

　　患者，女，50岁。确诊乙型肝炎20年，长期需要家人照顾其生活起居。今日该患者因食欲缺乏、厌油、腹胀3个月，加重1个月入院。

76．问题1：该患者查体示：全身散在皮肤紫癜，腹部膨隆，叩诊移动性浊音阳性，肝脏触诊质硬有结节感，边缘较薄，无压痛。实验室检查：ALT（GPT）显著升高，AFP正常。则该患者最可能的诊断是

　　A．酒精性肝病

　　B．肝硬化

　　C．原发性肝癌

　　D．结核性腹膜炎

　　E．腹腔内肿瘤

77．问题2：该患者腹水诊断明确，每天摄入的钠盐应控制在

　　A．1～2g/d

　　B．2～3g/d

　　C．3～4g/d

　　D．4～5g/d

　　E．5～6g/d

78．问题3：该患者入院第三天早饭后感腹胀不适，并呕吐咖啡渣样液体，随即出现乏力、皮肤湿冷。测血压：80/50mmHg，心率138次/分。则该患者目前首要的护理问题是

　　A．体液不足

　　B．焦虑

　　C．活动无耐力

　　D．营养失调：低于机体需要量

　　E．潜在并发症：休克

（79－80题共用题干）

　　患者，女，30岁。因房屋倒塌造成严重多发伤，心跳呼吸骤停，经紧急复苏后，送往ICU进一步抢救治疗。两天后，患者出现口鼻腔、伤口、消化道及注射部位出血，诊断为DIC。

79．问题1：对该患者进行早期心肺复苏，<u>错误</u>的操作是

　　A．胸外按压使胸骨下陷2～3cm

　　B．胸外按压与人工呼吸的比例为30：2

　　C．人工呼吸频率为10～12次/分

　　D．首先胸外按压

　　E．胸外按压的部位在胸骨下段

80．问题2：该患者的实验室检查结果<u>不包括</u>

　　A．出、凝血时间延长

　　B．3P试验阴性

　　C．凝血酶原时间延长

　　D．血小板减少

　　E．纤维蛋白原减少

（81－82题共用题干）

　　患者，男，46岁。因高位小肠瘘入院，为保护局部皮肤，遵医嘱在瘘口处放置持续负压吸引管和滴液管。

81．问题1：每天等渗盐水的冲洗量为

　　A．1000～2000ml

　　B．1000～1500ml

　　C．2000～4000ml

　　D．4000～5000ml

　　E．5000ml 以上

82．问题2：负压的压力应为

　　A．3～3.6kPa

　　B．3.6～4kPa

　　C．4～6.6kPa

　　D．6.6～8kPa

　　E．10～20kPa

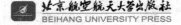

（83－84题共用题干）

患者，男，24岁。左侧胸部被匕首刺伤1小时，有胸痛，呼吸困难，检查：神志清楚，口唇发绀，脉搏120次／分。血压80/60mmHg。左胸壁伤口有血性泡沫，气管健侧移位，叩诊呈鼓音，听诊呼吸音消失。

83．问题1：该患者应首先考虑
    A．闭合性气胸
    B．开放性气胸
    C．张力性气胸
    D．损伤性气胸
    E．张力性气胸和血胸

84．问题2：对该患者首要的处理是
    A．立即吸氧
    B．镇静止痛
    C．机械通气
    D．封闭伤口
    E．开胸检查

三、以下提供若干组考题，每组考题共同在考题前列出的A、B、C、D、E五个备选答案。请从中选择一个与考题关系最密切的答案，并在答题卡上将相应字母所属的方框涂黑。每个备选答案可能被选择一次，多次或不被选择。

（85－88题共用备选答案）
    A．炎症早期，消炎退肿
    B．会阴部消毒
    C．肉芽水肿创面
    D．感染创面湿敷
    E．防腐除臭，溶解坏死组织
85．0.02%呋喃西林用于
86．10%鱼石脂软膏用于
87．3%氯化钠用于
88．优琐用于

（89－90题共用备选答案）
    A．全血细胞减少
    B．血小板形态改变
    C．外周血中白细胞减少

    D．骨髓中幼粒及晚幼粒明显增多
    E．骨髓及外周血中多为原始及早幼细胞
89．急性白血病的实验室检查可见
90．慢性粒细胞白血病的实验室检查可见

（91－92题共用备选答案）
    A．性情改变，呕吐，头痛
    B．发热，惊厥，昏迷
    C．嗜睡，发热，面瘫
    D．发热，消瘦，轻微头痛
    E．发热，一侧肢体活动障碍
91．结核性脑膜炎早期表现是
92．结核性脑膜炎晚期表现是

（93－94题共用备选答案）
    A．尿频
    B．排尿困难
    C．尿潴留
    D．尿失禁
    E．尿瘘
93．尿液经不正常通道从膀胱自行流出
94．膀胱内尿液不能控制而随时流出

（95－96题共用备选答案）
    A．胸膜腔闭式引流
    B．胸膜腔穿刺排气减压
    C．输血、输液
    D．开胸探查修补裂口
    E．封闭胸壁伤口，加压包扎
95．开放性气胸急救时采用
96．张力性气胸急救时采用

（97－100题共用备选答案）
    A．粘连性肠梗阻
    B．肠扭转
    C．肠套叠
    D．嵌顿疝
    E．蛔虫性肠梗阻
97．饱食后剧烈运动易引起
98．腹腔内多次手术易引起
99．习惯性便秘的老年人易发生
100．婴幼儿的肠梗阻多为

 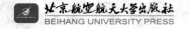

单科试卷三

一、以下每一道考题下面有 A、B、C、D、E 五个备选答案，请从中选择一个最佳答案。并在答题卡上将相应题号的相应字母所属的方框涂黑。

1．患者，男，41 岁。因外伤大出血而致急性肾衰竭，前一天尿量为 200ml，胃肠引流 250ml，护士计算其今天的补液量约为
 A．1500ml
 B．3000ml
 C．1000ml
 D．600ml
 E．500ml

2．胆道蛔虫病的典型表现是
 A．上腹部持续性疼痛
 B．上腹部阵发性绞痛
 C．上腹部闷胀、隐痛
 D．突然发作上腹部"钻顶"样疼痛
 E．上腹部阵发性疼痛并向右肩放射

3．患者，26 岁。孕 28 周，发生无诱因、无痛性反复阴道流血。腹部检查：子宫大小与停经月份一致，胎方位清楚，胎心可正常。诊断可能性最大是
 A．先兆流产
 B．难免流产
 C．急产
 D．前置胎盘
 E．胎盘早剥

4．与原发性肝癌发生有关的肝病是
 A．脂肪肝
 B．肝血管瘤
 C．肝囊肿
 D．肝脓肿
 E．乙型肝炎

5．乳癌根治术术前备皮范围，正确的是
 A．脐水平
 B．肋缘
 C．髂前上棘水平
 D．耻骨联合
 E．大腿上 1/3

6．患者，男，48 岁。慢性阻塞性肺气肿 20 年。近日因Ⅱ型呼吸衰竭入院，出现白天嗜睡，夜间失眠。应考虑是
 A．肺性脑病
 B．通气量不足
 C．呼吸兴奋剂过量
 D．呼吸性碱中毒
 E．痰液阻塞

7．患者，38 岁。子宫内膜异位症病史 1 年。该患者最主要的临床表现是
 A．痛经
 B．腹泻
 C．性交痛
 D．月经淋漓不尽
 E．持续性下腹部疼痛

8．患儿，女，12 岁。颈部出现急性蜂窝织炎，在护理过程中，应特别警惕患者发生的病情是
 A．颅内感染
 B．菌血症
 C．脓血症
 D．呼吸困难
 E．败血症

9．小儿，10 个月。母亲欲断奶，应选择的最佳季节是
 A．夏季
 B．冬季
 C．春、秋季
 D．夏、秋季

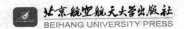

E. 秋、冬季

10. 预防脑性瘫痪应采取的护理措施<u>不包括</u>
    A. 做好产前保健
    B. 避免早产
    C. 避免小儿肥胖
    D. 避免新生儿败血症
    E. 预防新生儿缺氧

11. 护士向尿道损伤术后的患者说明术后导尿管留置的时间是
    A. 3～4 天
    B. 6～7 天
    C. 8～10 天
    D. 10～14 天
    E. 14～21 天

12. 婴幼儿最常见的贫血类型是
    A. 感染性贫血
    B. 再生障碍性贫血
    C. 营养性巨幼红细胞性贫血
    D. 营养性缺铁性贫血
    E. 珠蛋白合成障碍性贫血

13. 卵巢肿瘤最常见的并发症为
    A. 破裂
    B. 恶变
    C. 感染
    D. 蒂扭转
    E. 腹水

14. 心律失常患者中最易发生脉搏短绌的类型是
    A. 心房扑动
    B. 心房颤动
    C. 心室颤动
    D. 室性期前收缩
    E. 窦性心律不齐

15. 患者，女，48 岁。因进行性吞咽困难，经检查确诊为食管癌，拟行根治术。护理措施<u>不正确</u>的是
    A. 加强营养
    B. 皮肤准备
    C. 深呼吸、有效咳嗽练习
    D. 练习床上排便

E. 术前 3 天每晚洗胃

16. 结核性脑膜炎所致的播散类型是
    A. 肺部粟粒结核经血行传播
    B. 脑膜结核干酪病变破溃
    C. 中耳及乳突结核灶
    D. 脑实质结核灶
    E. 支气管结核播散

17. 患者，男，75 岁。冠心病，出现全心衰竭，在治疗期间出现恶心，视物模糊，黄绿视，应及时向医生报告，并考虑原因是
    A. 心力衰竭加重，胃肠道淤血
    B. 脑血管意外
    C. 扩血管药物引起的低血压
    D. 利尿药物引起的电解质紊乱
    E. 洋地黄药物中毒

18. 患儿，女，4 岁。面色苍白。辅助检查示：血红蛋白 85g/L，血清铁蛋白减少。诊断为小细胞低色素性贫血。对该患儿应用铁剂治疗时，<u>错误</u>的做法是
    A. 应从小剂量开始，逐渐增加到全量
    B. 为减少对胃的刺激，应在两餐之间服用
    C. 为促进铁的吸收，可与果汁同服
    D. 为促进铁的吸收，可与牛奶同服
    E. 为防止牙齿被染黑，服药后应漱口

19. 对于闭式胸膜腔引流的叙述，<u>错误</u>的是
    A. 水封瓶液面低于引流管胸腔出口平面 60～80cm
    B. 衔接紧密，防止漏气
    C. 长玻璃管水柱随呼吸波动，提示引流通畅
    D. 气胸引流管置于患侧第 2 肋间
    E. 拔管时患者可自由呼吸

20. 消化性溃疡患者，原有疼痛节律消失，变为持续上腹痛，伴频繁呕吐，呕吐物含发酵性宿食。最可能的并发症是
    A. 幽门梗阻
    B. 急性胰腺炎
    C. 穿孔
    D. 胃癌

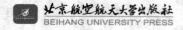

E．上消化道出血

21．乳腺癌根治术后患者，患侧手部及腕部进行早期功能锻炼的时间是术后
　　A．24 小时
　　B．2～3 天
　　C．3～4 天
　　D．4～5 天
　　E．5 天以后

22．患者，女，24 岁。未婚。患系统性红斑狼疮 3 年，面部有较严重蝶形红斑，且长期不规则低热。其首优护理诊断是
　　A．体温过高
　　B．皮肤完整性受损
　　C．有感染的危险
　　D．相关知识缺乏
　　E．思维过程改变

23．原发型肺结核的转归最常见的是
　　A．形成干酪性肺炎
　　B．导致结核性胸膜炎
　　C．形成粟粒性肺结核
　　D．导致支气管内膜结核
　　E．病灶钙化或形成硬结

24．炎症性病变所致的急腹症的特点是
　　A．发病突然
　　B．刀割样疼痛
　　C．肠鸣音亢进
　　D．有固定压痛点，可伴有反跳痛和肌紧张
　　E．阵发性腹痛

25．急性肾小球肾炎患儿在急性期的饮食中氯化钠每天的摄入量应为
　　A．1～2g
　　B．2～3g
　　C．4～6g
　　D．6～8g
　　E．9～10g

26．慢性肺源性心脏病患者右心衰竭最常见的护理诊断是
　　A．有窒息的危险
　　B．有皮肤完整性受损的危险

C．活动无耐力
D．体液过多
E．心排血量减少

27．心绞痛发作的特点不包括
　　A．多位于胸骨上、中段后
　　B．持续 30 分钟以上
　　C．压迫、发闷或紧缩性
　　D．劳累后或情绪激动时发生
　　E．舌下含服硝酸甘油数分钟缓解

28．护士指导产妇为足月健康新生儿进行婴儿抚触的开始时间为出生后的
　　A．72 小时
　　B．48 小时
　　C．24 小时
　　D．12 小时
　　E．即刻

29．溃疡性结肠炎最突出的消化系统症状是
　　A．腹泻
　　B．腹痛
　　C．腹胀
　　D．食欲缺乏
　　E．恶心、呕吐

30．患者，男，25 岁。外伤引起上臂开放性骨折，其最重要的治疗措施是
　　A．早期使用抗生素
　　B．早期彻底清创
　　C．及时使用 TAT
　　D．制止出血
　　E．静脉补液

31．癫痫大发作时，错误的护理措施是
　　A．使患者躺下，侧卧位
　　B．松解领扣、腰带
　　C．禁止喂水
　　D．牙垫塞入上、下门齿之间
　　E．不能强力按压肢体

32．绒毛膜癌患者出现咯血现象，提示发生了
　　A．脾转移
　　B．肠转移
　　C．胃转移

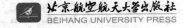

D. 肺转移

E. 肝转移

33. 足月儿佝偻病维生素 D 的预防量为每天

A. 200U

B. 400U

C. 600U

D. 800U

E. 1200U

34. 乳腺癌患者，乳房出现酒窝征是由于

A. 皮肤淋巴管堵塞

B. 癌肿与皮肤固定

C. 癌肿与胸肌固定

D. 癌肿侵入 Cooper 韧带

E. 癌肿侵入筋膜

35. 遇有机物放出新生氧气并能抗菌除臭的漱口溶液是

A. 1% ～ 3% 过氧化氢

B. 2% ～ 3% 硼酸

C. 0.1% 醋酸

D. 1% ～ 4% 碳酸氢钠

E. 朵贝尔溶液

36. 护士为支气管哮喘患者进行健康指导，针对糖皮质激素吸入的指导正确的是

A. 吸入激素主要在急性发作期使用

B. 吸入激素后症状缓解也就是气道反应性降低了

C. 吸入激素和口服激素的剂量一样

D. 接触过敏原前，可提前预防性吸入激素

E. 吸入激素后要漱口

37. 小儿泌尿道感染的主要途径是

A. 上行感染

B. 血源性感染

C. 直接蔓延

D. 外伤后感染

E. 尿路畸形和梗阻

38. 急性乳腺炎多发生于

A. 妊娠中期

B. 月经期

C. 初产妇产后哺乳期

D. 围绝经期

E. 经产妇产后哺乳期

39. 有机磷农药中毒后患者呼出的气体气味是

A. 蒜臭味

B. 烂苹果味

C. 苦杏仁味

D. 酒味

E. 粪臭味

40. 产后出血导致失血性休克时的补血原则是

A. 补充同等失血量

B. 补充 1/2 失血量

C. 补充 1/3 失血量

D. 补充 1 倍失血量

E. 补充 2 倍失血量

41. 患儿，女，4 岁。从小体弱、易累、易患感冒，发育相对滞后。查体胸骨左缘第 2 肋间可闻及粗糙连续性机器样杂音，可见毛细血管搏动及股动脉枪击音。诊断考虑为

A. 法洛四联症

B. 主动脉瓣狭窄

C. 房间隔缺损

D. 动脉导管未闭

E. 大动脉转位

42. 脑复苏治疗措施不正确的是

A. 脱水治疗

B. 治疗原发性病

C. 降温

D. 激素治疗

E. 高压氧治疗

43. 孕妇，24 岁。单纯扁平骨盆，小于正常值的径线是

A. 骶耻内径

B. 骶耻外径

C. 髂棘间径

D. 坐骨棘间径

E. 耻骨弓角度

44. 下列化学消毒注意事项中，错误的是

A. 器械必须洗净擦干后浸泡

B. 器械必须与药液充分接触

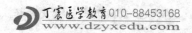
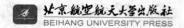

C. 浸泡后的器械，使用前用无菌生理药水冲洗

D. 消毒药液长期有效

E. 对金属有腐蚀作用的药液，不可用来浸泡器械

45. Ⅱ型呼吸衰竭患者入院后因不适应医院环境、咳嗽咳痰加重而入睡困难。对该患者的护理<u>不正确</u>的是

A. 减少夜间操作

B. 减少白天睡眠时间

C. 给低流量持续吸氧

D. 给予镇咳和镇静药

E. 和患者一同制定白天活动计划

46. 患儿出现持续发绀的情形是

A. 室间隔缺损（VSD）

B. 动脉导管未闭（PDA）

C. 房间隔缺损（ASD）

D. 肺动脉狭窄（PS）

E. 法洛四联症（TOF）

47. 患者，女，48 岁。急性腹膜炎 3 天，不能进食，频繁呕吐，引起等渗性脱水，补液时首先输入的是

A. 5% 葡萄糖盐液

B. 10% 葡萄糖液

C. 等渗盐水

D. 5% 碳酸氢钠

E. 0.45% 氯化钠溶液

48. 慢性肾炎患者卧床休息的主要目的是

A. 解除焦虑情绪

B. 减轻肾脏负荷

C. 避免高度水肿

D. 减少蛋白分解

E. 减轻膀胱刺激

49. 符合器官移植后慢性排斥反应的特点是

A. 突发寒战、高热

B. 移植器官功能迅速衰减

C. 移植器官肿大，局部疼痛

D. 可发生在移植后数月至数年

E. 组织学表现为移植器官的间质弥漫性

50. 异位妊娠非手术治疗患者的护理，<u>不正确</u>的是

A. 密切观察患者的生命体征

B. 观察阴道流血量

C. 正确留取血标本

D. 患者卧床休息

E. 备皮

51. 产妇产房内待产，护士讲解正常的脐带结构是

A. 1 条动脉，2 条静脉

B. 2 条动脉，2 条静脉

C. 2 条动脉，1 条静脉

D. 静脉较粗，壁厚

E. 动脉较细，壁薄

52. 对吸入麻醉患者的护理应特别警惕发生

A. 肺膨胀不全

B. 肺气肿

C. 支气管瘘

D. 气胸

E. 咯血

53. 患儿，女，15 个月。因腹泻就诊，以下家长的表述，提示护士需要进一步对家长进行健康教育

A. "我会给孩子吃点牛肉、红烧肉补充营养"

B. "我会减少孩子的辅食量"

C. "我会记录孩子排便的次数，观察粪便的性状"

D. "我会给孩子用吸水性强的纸尿布"

E. "我会保持孩子会阴部及肛周皮肤干燥"

54. 患者，女，26 岁。运动中冲撞后发生下肢骨折，骨折部位无开放性伤口，欲将伤者送医院治疗，在转运前最重要的是

A. 使用抗生素

B. 止血

C. 伤肢固定

D. 静脉补液

E. 保持肢体功能位

55. 患者，男，45 岁。左腰部被重物击伤后来诊，

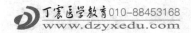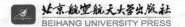

自诉左腰部疼痛。查体：血压、脉搏正常，左腰部压痛、叩击痛。尿液镜检红细胞 10～15 个 / 高倍视野。应考虑

    A. 腰部挫伤

    B. 肾挫伤

    C. 肾部分裂伤

    D. 肾全层裂伤

    E. 肾蒂裂伤

56. 关于腹外疝术后的护理，**不正确**的是

    A. 卧床期间鼓励床上活动

    B. 次日取半卧位

    C. 早期下床活动

    D. 术后当天可进流食

    E. 观察阴囊部有无出血、血肿

57. 患者，女，35 岁。在用燃气热水器洗澡时突然昏倒，面色潮红，口唇呈樱桃红色，首先采取的措施是

    A. 将患者转移到空气新鲜处

    B. 高流量吸氧

    C. 人工呼吸

    D. 甘露醇静滴

    E. 换血疗法

58. 支气管扩张症患者咳嗽、咳痰特点的是

    A. 慢性咳嗽、咳黏液痰

    B. 咳嗽、咳痰与体位变化无关

    C. 慢性咳嗽、咳红棕色胶冻状痰

    D. 夜间阵发性咳嗽、咳粉红色泡沫样痰

    E. 慢性咳嗽、咳大量脓痰，痰液静置后分 3 层

59. 急性胰腺炎主要的临床表现是

    A. 发热

    B. 腹胀

    C. 腹痛

    D. 抽搐

    E. 恶心呕吐

60. 患儿，男，20 天。口腔黏膜有白色乳凝状物附着，呈小片状。经检查诊断为"鹅口疮"，为患儿清洁口腔宜使用

    A. 白开水

    B. 生理盐水

    C. 0.1% 利凡诺溶液

    D. 2% 碳酸氢钠溶液

    E. 3% 过氧化氢溶液

61. 可导致里急后重的疾病是

    A. 直肠癌

    B. 肠结核

    C. 食管癌

    D. 甲亢

    E. 急性胃炎

62. 糖尿病引起最严重而突出的并发症是

    A. 呼吸系统感染

    B. 肾病变

    C. 心脑血管病变

    D. 眼部病变

    E. 糖尿病足

63. 胃炎患者，有少量出血，恰当的饮食是

    A. 高热量高纤维素饮食

    B. 无特别禁忌

    C. 牛奶、米汤等流质饮食

    D. 易消化、营养丰富饮食

    E. 少渣、半流质饮食

64. 患者，女，56 岁。肝炎 30 年。近 1 个月来肝区疼痛，食欲减退，进行性消瘦，肝呈进行性增大，质硬，触诊有结节，面部有蜘蛛痣，腹膨隆。应首先考虑的是

    A. 原发性肝癌

    B. 急性胆囊炎

    C. 肝硬化

    D. 胰腺炎

    E. 结核性腹膜炎

65. 子宫脱垂定义为子宫颈外口达

    A. 处女膜缘

    B. 坐骨结节水平以下

    C. 阴道口外

    D. 坐骨棘水平以下

    E. 骶尾骨以下

66. 维生素 D 缺乏性佝偻病患儿激期主要表现是

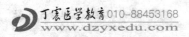
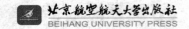

A. 烦躁

B. 易激惹

C. 夜间惊啼

D. 睡眠不安

E. 骨骼改变

67. 某产妇，妊娠 36 周胎膜早破，3 天前自然分娩，今早发热、腹痛、恶露增加。检查：体温 38.5℃，脉搏 85 次 / 分，呼吸 22 次 / 分，宫底平脐，下腹压痛，恶露量多、鲜红色。急查白细胞 $12.8×10^9/L$，中性粒细胞 0.8，该产妇应取的最佳体位是

A. 平卧位

B. 半卧位

C. 左侧卧位

D. 右侧卧位

E. 俯卧位

二、以下提供若干个案例，每个案例下设若干个考题。请根据各考题题干所提供的信息，在每题下面的 A、B、C、D、E 五个备选答案中选择一个最佳答案，并在答题卡上将相应字母所属的方框涂黑。

（68 - 71 题共用题干）

患者，男，52 岁。大面积烧伤。入院 3 天诉口渴、无力，尿少。检查：呼吸 28 次 / 分，脉搏 110 次 / 分，血压 90/60mmHg，皮肤弹性差，皮肤黏膜干燥，眼窝内陷。测血钠 140mmol/L、血钾 3.5mmol/L、CO_2CP 15.2mmol/L（正常 23～31mmol/L），尿比重 1.025。

68. 问题 1：该患者的代谢失衡类型及程度为

A. 中度高渗性脱水

B. 重度高渗性脱水

C. 中度低渗性脱水

D. 中度等渗性脱水

E. 轻度低渗性脱水

69. 问题 2：下列对患者的电解质、酸碱失衡类型判断，正确的是

A. 低钾血症

B. 代谢性酸中毒

C. 高钾血症

D. 呼吸性酸中毒

E. 代谢性碱中毒

70. 问题 3：该患者第 1 天的补液量计算方法为

A. 生理需要量＋1/2 继续丧失量

B. 生理需要量－1/3 累积丧失量

C. 生理需要量＋1/2 累积丧失量

D. 生理需要量＋累积丧失量

E. 生理需要量＋1/3 继续丧失量

71. 问题 4：在输液中患者突然呼吸急促、咳粉红色泡沫样痰，护士应立即

A. 减慢或停止输液

B. 嘱患者更换体位，继续输液

C. 加快输液速度，并加用利尿药

D. 正常输液加用抗过敏药

E. 正常输液加用强心药

（72 - 73 题共用题干）

患者，男，36 岁。头部外伤 15 小时，深昏迷，脉搏 65 次 / 分，血压 18.6/9.8kPa（140/75mmHg），呼吸深慢，节律规整，双侧瞳孔等大等圆，对光反应迟钝。

72. 问题 1：当前首要的处理是

A. 密切监测各项生命体征

B. 行腰穿

C. 紧急手术

D. 保持呼吸道通畅，高流量吸氧

E. 应用脱水药

73. 问题 2：正确的护理措施是

A. 持续高流量给氧

B. 不需要限制钠盐摄入

C. 每天输液量控制在 1500ml 以内

D. 保持每天尿量不少于 400ml

E. 保持头低足高位

（74 - 75 题共用题干）

患者，男，50 岁。发热 2 周伴咳嗽、咳痰少量带血丝，乏力，食欲缺乏，体重下降。查体：右上肺部闻及少许湿啰音。胸片示：右肺上野及中野密度较淡浸润影。已做 PPD 试验。实验室检查：白细胞 $9.2×10^9/L$。

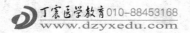
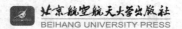

74. 问题1：该患者最可能的诊断是
    A. 金葡菌肺炎
    B. 肺结核
    C. 肺癌
    D. 肺脓肿
    E. 支气管扩张

75. 问题2：对该患者PPD试验结果的解释错误的是
    A. 阳性表示曾有结核感染
    B. 弱阳性提示卡介苗交叉反应
    C. 阴性可排除结核病
    D. 强阳性提示活动性结核病
    E. 免疫抑制者诊断价值受影响

（76－77题共用题干）

患者，女，20岁。半月前受凉感冒，未予特殊治疗。近日出现胸闷、心悸，心电图示：窦性心律，频发室早，脉搏110次／分。查体：体温36.5℃，血压100/60mmHg，听诊第一心音低钝，未闻及明显杂音。怀疑病毒性心肌炎收入院。

76. 问题1：目前该患者应该
    A. 卧床休息
    B. 劳逸结合
    C. 增加活动
    D. 活动不受限制
    E. 多室外活动

77. 问题2：该患者病情好转出院时应指导患者避免重体力劳动
    A. 1年
    B. 2年
    C. 3年
    D. 4年
    E. 5年

（78－80题共用题干）

患儿，女，4个月。足月顺产，牛奶喂养，未加辅食。近日来常哭闹，以夜间为甚，并有多汗。今晨突然出现两眼上翻，意识丧失，口角、四肢抽搐，持续约1分钟。体温38.2℃，脉搏120次／分，呼吸30次／分，咽部稍充血，枕部有环形脱发，前囟平坦，心、肺未见异常，脑膜刺激征阴性。

78. 问题1：患儿抽搐可能是
    A. 热性惊厥
    B. 低钙惊厥
    C. 癫痫大发作
    D. 化脓性脑膜炎
    E. 缺血缺氧性脑病

79. 问题2：为明确病因最有意义的检查是
    A. 脑电图
    B. 肌电图
    C. 血清钙
    D. 血常规
    E. 脑脊液

80. 问题3：对该患儿的护理重点是
    A. 观察患儿颅内压变化
    B. 按医嘱正确补充钙剂
    C. 在病床四周安装床挡
    D. 及时给予液体输入
    E. 按医嘱应用抗生素

（81－82题共用题干）

患者，女，25岁。工作压力大，婚后意外怀孕，该孕妇整个孕期精神紧张烦躁，于妊娠35周因胎儿宫内窘迫手术产一女婴。产后第2天丈夫因公出差，其开始精神不振，常常失眠，于是向心理医生求助，心理医生诊断为产后抑郁。

81. 问题1：孕妇发生产后抑郁的因素不包括
    A. 社交能力不良
    B. 手术分娩
    C. 情绪不稳定
    D. 对承担母亲角色的不适应
    E. 缺少家庭支持

82. 问题2：产后抑郁一般发生在
    A. 产后3～4天
    B. 产后1周
    C. 产后2周
    D. 产后3周
    E. 产后4周

（83－84题共用题干）

患儿，男，8个月。由于长期哭闹，左侧阴囊出现肿物，可还纳入腹腔。还纳后压住内环口，腹压增加肿物不再出现。

83．问题1：该患儿的诊断是
    A．鞘膜积液
    B．左腹股沟斜疝
    C．左侧股疝
    D．左腹股沟直疝
    E．隐睾

84．问题2：该患儿护理中错误的是
    A．防止便秘
    B．防止受凉
    C．避免哭闹
    D．注意尿量
    E．防止腹泻

三、以下提供若干组考题，每组考题共同在考题前列出的A、B、C、D、E五个备选答案。请从中选择一个与考题关系最密切的答案，并在答题卡上将相应字母所属的方框涂黑。每个备选答案可能被选择一次，多次或不被选择。

（85－86题共用备选答案）
    A．骨盆骨折
    B．桡骨远端伸直型骨折
    C．桡骨远端屈曲型骨折
    D．股骨颈骨折
    E．锁骨骨折
85．出现枪刺样畸形的骨折是
86．易出现缺血坏死的骨折是

（87－89题共用备选答案）
    A．窦性心动过速
    B．窦性心动过缓
    C．心房颤动
    D．预激综合征
    E．病态窦房结综合征
87．甲状腺功能亢进容易引起
88．属于运动员的是

89．引起血栓栓塞的是

（90－91题共用备选答案）
    A．皮肤灼红、干燥无水疱，痛觉敏感
    B．皮肤苍白，干燥无水疱，痛觉消失
    C．大水疱，疱壁厚，基底潮红，疼痛剧烈
    D．小水疱，疱壁厚，基底红白相间，痛觉迟钝
    E．大水疱，疱壁厚，有树枝状栓塞血管，痛觉迟钝
90．浅Ⅱ度烧伤的特点是
91．深Ⅱ度烧伤的特点是

（92－93题共用备选答案）
    A．拥抱反射活跃
    B．鼻翼扇动、发绀
    C．进行性呼吸困难
    D．烦躁不安、易激惹
    E．意识不清，肌张力低下
92．新生儿肺透明膜病的表现特点是
93．新生儿重度缺血缺氧性脑病的表现特点是

（94－96题共用备选答案）
    A．色素沉着
    B．身材矮小
    C．身材高大
    D．消瘦
    E．肥胖
94．呆小症患者常可出现
95．甲状腺功能减退症的患者常可出现
96．慢性肾上腺皮质功能减退症的患者常可出现

（97－100题共用备选答案）
    A．胃肠减压
    B．胸腔闭式引流
    C．T管引流
    D．耻骨上膀胱造瘘
    E．胆囊造瘘引流
97．胆总管探查术后应用
98．气胸治疗应用
99．前列腺切除术后应用
100．胃肠道手术后应用

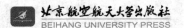
丁震医学教育 010-88453168
www.dzyxedu.com
北京航空航天大学出版社
BEIHANG UNIVERSITY PRESS

单科试卷四

一、以下每一道考题下面有 A、B、C、D、E 五个备选答案，请从中选择一个最佳答案。并在答题卡上将相应题号的相应字母所属的方框涂黑。

1. 患儿，1 岁半。多汗、烦躁。查体：方颅、鸡脚，"O" 型腿，化验：血钙、磷均低，应考虑为
    A. 佝偻病初期
    B. 佝偻病激期
    C. 佝偻病恢复期
    D. 佝偻病后遗症期
    E. 先天性佝偻病

2. 消化性溃疡最主要症状的是
    A. 呃逆
    B. 慢性周期性疼痛
    C. 反酸
    D. 呕吐
    E. 腹泻

3. 患儿，女，2 岁。运动发育落后，自主运动不协调，下肢肌张力增高，抱起时双腿交叉呈剪刀样。最可能的诊断是
    A. 癫痫局限性发作
    B. 脑性瘫痪
    C. 癫痫小发作
    D. 注意力缺陷多动症
    E. 癫痫大发作

4. 对重型胎盘早剥临床表现的描述，正确的是
    A. 胎盘剥离面通常不超过胎盘的 1/3，多见于分娩期
    B. 子宫软，宫缩有间歇，子宫大小与妊娠周数相符
    C. 触诊胎位清楚
    D. 贫血程度与阴道流血量不成正比
    E. 胎心音未消失

5. 最能有效改善早期肺气肿症状的护理措施是
    A. 促进痰液排出
    B. 保证睡眠质量
    C. 去除外界刺激因素
    D. 呼吸功能锻炼
    E. 处理并发症

6. 最容易引起心脏停搏的心脏疾病是
    A. 病毒性心内膜炎
    B. 风湿性心脏病
    C. 高血压性心脏病
    D. 冠心病
    E. 心包炎

7. 某产妇，第二产程延长，行胎头吸引，胎儿体重 4000g，胎盘娩出后 1 小时阴道出血，宫底脐上二横指，质软，测量血压为 73/30mmHg，脉细，出冷汗。其最可能的出血原因是
    A. 胎盘残留
    B. 宫缩乏力
    C. 会阴裂伤
    D. 凝血障碍
    E. 胎盘早剥

8. 黑痣恶变的临床表现不包括
    A. 色素减退
    B. 色素加深
    C. 瘙痒不适
    D. 区域淋巴结肿大
    E. 周围出现色素环

9. 患者，男，75 岁。因慢性肺源性心脏病入院治疗，近日呼吸困难加重，夜间尤甚，烦躁不安，气急、喘息，呼吸 28 次 / 分。其主要的护理问题是
    A. 睡眠形态紊乱
    B. 气体交换受损
    C. 营养失调：低于机体需要量

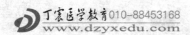 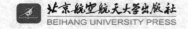

D．高效性呼吸形态

E．不能维持自主呼吸

10．患者今日出院，护士提示患者要复查 CA19-9。该患者所患的疾病最可能是

A．胰腺癌

B．肝癌

C．肝硬化

D．胆囊结石

E．急性胰腺炎

11．急性感染性多发性神经炎首发症状多数为

A．一侧肢体瘫痪

B．一侧肢体感觉障碍

C．吞咽困难

D．四肢无力

E．复视

12．绷带包扎时，螺旋反折法适用于

A．上臂

B．躯干

C．手指

D．小腿

E．肩部

13．尿液有烂苹果样气味的是

A．服维生素 B_2 后

B．尿放置过久

C．糖尿病酮症酸中毒

D．肾结石

E．肾盂肾炎

14．不孕症患者进行诊断性刮宫取子宫内膜的时间为

A．月经干净后 3～7 天

B．月经干净后 7～10 天

C．月经干净后 14 天

D．月经来潮前 14 天

E．月经来潮 12 小时内或即将来潮时

15．患者，女，47 岁。化脓性胆管炎，剖腹术后病情危重，处理不正确的是

A．一级护理

B．观察引流液的色、量、性质

C．术后用抗生素

D．每 15 分钟观察 1 次血压、脉搏、呼吸

E．每 15 分钟观察 1 次肢体活动

16．患滴虫性阴道炎，阴道分泌物的典型特征是

A．白色，豆渣样

B．稀薄，泡沫状

C．呈黄水状

D．乳白色、黏稠状

E．血性分泌物

17．患者，男，40 岁。建筑施工中，从 5m 高处摔下，头部触地，当即头痛、恶心，从鼻腔流出清水。5 小时后开始形成熊猫眼征。护理措施错误的是

A．头偏向健侧

B．不要阻塞鼻孔

C．密切观察

D．大量输液，防止血压下降

E．禁腰穿

18．患者，男，32 岁。因肺结核入院。护士对该患者的痰液处理，最简便有效的方法是

A．煮沸

B．焚烧

C．甲醛熏蒸

D．2% 石炭酸浸泡

E．2% 醋酸浸泡

19．胃酸分泌增多的疾病是

A．慢性胃体炎

B．慢性胃窦炎

C．胃溃疡

D．胃癌

E．十二指肠溃疡

20．患者，男，58 岁。20 年吸烟史。刺激性咳嗽并痰中带血丝 6 个月。胸片示左肺中央型块影，右肺上叶不张，左胸腔中量积液，右纵隔阴影增宽，轮廓呈波浪形。为确诊，进一步检查首选

A．胸部 CT

B．剖胸探查

C．胸腔镜检查

D．支气管镜检查

E．经胸壁穿刺活组织检查

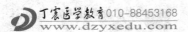
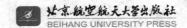

21．产后会阴严重水肿时采取的措施为
　　A．温水坐浴
　　B．75% 乙醇湿热敷
　　C．50% 硫酸镁湿热敷
　　D．1‰苯扎溴铵擦洗
　　E．1：2000 高锰酸钾液坐浴

22．患儿，男，7 个月。单纯羊乳喂养。家长来院咨询如何添加辅食，为预防营养性巨幼红细胞性贫血的发生，护士建议其饮食中应增加含叶酸较多的食物，最适合的食物是
　　A．蛋类
　　B．瘦肉
　　C．海带
　　D．牛奶
　　E．新鲜绿叶蔬菜

23．慢性阻塞性肺疾病（COPD）患者进行缩唇呼吸的目的是
　　A．避免小气道塌陷
　　B．减低呼吸阻力
　　C．增加肺泡通气量
　　D．提高呼吸效率
　　E．降低呼吸运动的效率

24．患者，男，38 岁。呕血、黑便 2 天，伴头晕、心悸。查体：血压 80/50mmHg，烦躁不安、四肢凉湿。提示出血量至少有
　　A．300ml
　　B．500ml
　　C．800ml
　　D．1000ml
　　E．1500ml

25．类风湿关节炎缓解期最重要的护理措施是
　　A．休息
　　B．关节疼痛减轻后即时进行活动
　　C．限制活动
　　D．抬高头部
　　E．抬高膝部

26．继发性腹膜炎的发病原因不包括
　　A．急性胃穿孔
　　B．盆腔感染
　　C．急性阑尾炎穿孔
　　D．胆囊炎穿孔
　　E．肠穿孔

27．非胃肠道手术，术前禁食的时间是
　　A．2 小时
　　B．4 小时
　　C．6 小时
　　D．12 小时
　　E．14 小时

28．患者，男，40 岁。误服敌敌畏约 200ml，出现呼吸困难，面肌细颤，其原因是
　　A．血氧饱和度下降
　　B．胆碱酯酶活性降低
　　C．胰岛素不足
　　D．乙酰胆碱失活性
　　E．5- 羟色胺过多

29．产妇生产进入第三产程时，护士应重点评估产妇的
　　A．宫缩情况，阴道流血的量和颜色
　　B．软产道的损伤情况
　　C．脉搏和血压
　　D．排尿情况
　　E．体温变化

30．患者，男，27 岁。因便秘，排便时用力过猛，在肛门后正中央处，出现便时和便后的剧烈疼痛，粪便表面有鲜血，可诊断为
　　A．肛裂
　　B．直肠癌
　　C．外痔
　　D．肛瘘
　　E．直肠肛管周围脓肿

31．初产妇，宫口开全 2 小时，胎头棘下 2cm，宫缩较前减弱，胎膜已破，胎心 120 次 / 分，产妇一般情况较好，主要应做的准备是
　　A．剖宫产
　　B．注意胎心变化，做好胎头吸引术准备
　　C．产钳助产
　　D．做好心理护理
　　E．准备缩宫素待用

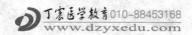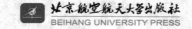

32. 上消化道出血患者的粪便可呈
    A. 脓血样
    B. 果酱样
    C. 黏液便
    D. 柏油样
    E. 鲜血便

33. 关于细菌性肝脓肿临床特征的描述，<u>不正确</u>的是
    A. 超声波检查发现肝大，内有液性暗区
    B. 脓肿穿刺液为咖啡色
    C. 血液细菌培养可呈阳性
    D. 全身脓毒血症状明显
    E. 继发于胆道感染

34. 手术室人员洗手、穿无菌衣和戴手套之后，双手应保持的姿势是
    A. 手臂向上高举
    B. 手臂自然下垂
    C. 胸前拱手姿势
    D. 夹在腋下
    E. 放在背后

35. 患者，男，37岁。诊断为急性白血病。护士巡视房间，发现患者突然出现烦躁不安、呕吐、颈项强直。护理措施中错误的是
    A. 立即吸氧
    B. 迅速建立静脉通路
    C. 头置冰帽
    D. 绝对安静平卧
    E. 通知外科医生进行手术

36. 贫血、出血及发热，经化验确诊急性白血病，该患者发热的原因是
    A. 血小板减少
    B. 骨髓被破坏
    C. 出血被吸收
    D. 红细胞破坏多
    E. 细菌感染

37. 患者，男，45岁。肝硬化病史5年。目前病情稳定，血氨正常，无腹水。其饮食原则为
    A. 高热量、高蛋白、高维生素饮食
    B. 高热量、低蛋白、高维生素饮食
    C. 低热量、高蛋白、高维生素饮食
    D. 低热量、低蛋白、高维生素饮食
    E. 高热量、高蛋白、低纤维素饮食

38. 心房颤动的心电图描述错误的是
    A. P波消失
    B. f波替代P波
    C. RR间期绝对不等
    D. QRS波群宽大畸形
    E. 心室率极不规则

39. 慢性肾小球肾炎患者饮食应注意的是
    A. 高蛋白
    B. 优质低蛋白
    C. 低脂
    D. 高糖
    E. 低糖

40. 中毒型细菌性痢疾的传播途径是
    A. 母婴传播
    B. 空气传播
    C. 虫媒传播
    D. 血液传播
    E. 粪-口传播

41. 患者，女，38岁。每次餐后30～60分钟上腹部有烧灼感，持续1～2小时，此腹痛特点应考虑是
    A. 慢性胃炎
    B. 食管炎
    C. 胃溃疡
    D. 十二指肠溃疡
    E. 胰腺炎

42. 急性肾盂肾炎的典型症状是
    A. 尿频、尿量多、夜尿多
    B. 畏寒、发热、尿频、尿急、尿痛
    C. 发热、腰疼、乏力、恶心、呕吐
    D. 眼睑水肿、尿量减少
    E. 低热、倦怠、乏力

43. 患者，男，58岁。肥胖、既往有高血脂及高血压病史，血压最高达180/100mmHg（24/13.3kPa），近日感心前区疼痛，如考虑为心绞痛，疼痛部位应是

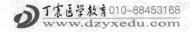
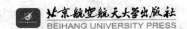

A. 胸骨体上段或中段之后
B. 整个左胸
C. 左上腹部
D. 胸骨体中、下段之后
E. 心尖区

44. 导致术后切口裂开的因素<u>不包括</u>
A. 营养不良
B. 切口感染
C. 缝合不良
D. 腹泻
E. 剧烈咳嗽

45. 患者，男，32岁。拟行输尿管切开取石术，术前1小时拍摄腹部平片后应采取的体位是
A. 体位无特殊要求
B. 健侧卧位
C. 患侧卧位
D. 半卧位
E. 保持拍片时体位

46. 对正常新生儿护理措施正确的是
A. 沐浴应在喂哺后进行
B. 脐部包扎的绷带24小时后取下
C. 出生12小时内接种乙肝疫苗
D. 出生7天后接种卡介苗
E. 出生半小时后喂母乳

47. 会阴擦洗患者宜采取的体位是
A. 膀胱截石位
B. 屈膝仰卧位
C. 侧卧位
D. 半卧位
E. 头低足高位

48. 患者，38岁。G_2P_1，半年前因流产后月经周期开始缩短，为24～25天，经期、经量尚正常，基础体温呈双相型，高温区持续9～10天。最可能为
A. 无排卵性异常子宫出血
B. 黄体功能不足
C. 子宫内膜不规则脱落
D. 妊娠
E. 正常月经

49. 化脓性关节炎患者放置的引流管，其拔管指征为
A. 退热
B. 引流液细菌培养（－）后
C. 停用抗菌药滴注后几天内无引流液
D. 关节无压痛
E. 血常规正常

50. 发生羊水栓塞<u>无关</u>的因素是
A. 急产
B. 胎膜早破
C. 催产素引产
D. 活跃期延长
E. 前置胎盘

51. 使用三腔二囊管时，正确的护理措施是
A. 先向食管囊注气，再向胃囊注气
B. 食管囊和胃囊各注气约30ml
C. 置管期间每隔1～2小时放气1次
D. 出血停止后即可拔管
E. 拔管后24小时仍需严密观察

52. 患儿，7个月。患支气管肺炎，2小时前突然烦躁不安，喘憋加重，口周发绀。体检：呼吸66次/分，心率172次/分，心音低钝，两肺细湿啰音增多，叩诊无异常，肝肋下3.4cm，最可能发生了
A. 急性心力衰竭
B. 脓胸
C. 胸膜炎
D. 肺大疱
E. 中毒性脑病

53. 患者，男，49岁。农民。中午在烈日下劳动，3小时后恶心、头晕、头痛、面色苍白、大汗、脉速、呼吸浅快、意识不清、血压79/49mmHg。应考虑的是
A. 中毒
B. 热衰竭
C. 热痉挛
D. 热射病
E. 日射病

54. 急性下壁心肌梗死最常见的心律失常是

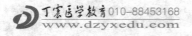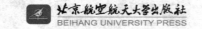

A．心房颤动

B．室上性过早搏动

C．窦性心动过速

D．心室颤动

E．房室传导阻滞

55．儿童类风湿关节炎关节病变的特点是

A．双侧对称性发展

B．全身症状重

C．大关节发展到小关节

D．预后不留畸形

E．先游走后固定对称

56．患者，女，45岁。患甲状腺功能亢进5年，经内科治疗无好转，入外科拟手术治疗，术前准备各阶段不可应用的药物是

A．阿托品

B．复方碘化钾

C．普萘洛尔（心得安）

D．甲基硫氧嘧啶

E．丙基硫氧嘧啶

57．胰头癌患者主要的症状和体征是

A．上腹痛

B．上腹饱胀不适

C．黄疸

D．腹泻

E．消瘦

58．在颅脑外伤患者护理中，发现中间清醒期。首先考虑是

A．硬脑膜外血肿

B．硬脑膜下血肿

C．脑内血肿

D．脑挫裂伤

E．颅底骨折

59．脑组织耗氧量大，血流中断造成不可逆的脑损害的时限是

A．3分钟

B．5分钟

C．6分钟

D．7分钟

E．12分钟

60．葡萄胎清宫术后随访时间至少为

A．1年

B．2年

C．3年

D．4年

E．5年

61．现场抢救猝死患者首先进行

A．胸外心脏按压

B．口对鼻吹气法

C．口对口吹气法

D．俯卧压背法

E．简易呼吸器法

62．原发性肾病综合征最重要的护理诊断是

A．疼痛

B．体液过多

C．知识缺乏

D．有皮肤完整性受损的危险

E．焦虑

63．患者，男，62岁。反复呕吐，不能进食4天，今天软弱无力，腹胀难忍，膝腱反射减弱，心电图T波低平，出现u波，诊断为

A．低钾血症

B．低钙血症

C．酸中毒

D．碱中毒

E．低血糖

64．中年女性易发生

A．腹股沟斜疝

B．腹股沟直疝

C．股疝

D．脐疝

E．白线疝

65．有机磷农药口服中毒洗净胃后保留胃管24小时是为了

A．患者得休息

B．防洗胃不彻底

C．注入泻药

D．便于抽十二指肠液

E．便于喂流质

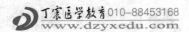
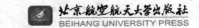

66. 引起慢性肺源性心脏病患者死亡的首要原因是
    A. 肺性脑病
    B. 心力衰竭
    C. 消化道出血
    D. 电解质紊乱
    E. 弥散性血管内凝血

二、以下提供若干个案例，每个案例下设若干个考题。请根据各考题题干所提供的信息，在每题下面的 A、B、C、D、E 五个备选答案中选择一个最佳答案，并在答题卡上将相应字母所属的方框涂黑。

（67 – 71 题共用题干）

某孕妇，32 岁。停经 12 周，不规则阴道流血 10 天左右，伴轻微腹胀，查体：宫底脐下 2 指，质地软，B 超仅见宫腔内"落雪征"。

67. 问题 1：患者的首选治疗方法是
    A. 化疗
    B. 止血
    C. 清宫
    D. 控制感染
    E. 手术切除子宫

68. 问题 2：对该患者应实施的正确的护理措施是
    A. 及时宣教，告知患者治愈后即可正常生育，减轻患者焦虑
    B. 刮宫后禁止性生活及盆浴 1 个月以预防感染
    C. 术后每 2 周查 1 次血或尿 hCG，直至阴性
    D. 随访期间不宜口服复方炔诺酮片避孕
    E. 术后无需进行病理检查

69. 问题 3：患者经治疗 hCG 恢复正常，出院后随访应至少持续
    A. 10 个月
    B. 1 年
    C. 2 年
    D. 3 年
    E. 5 年

70. 问题 4：患者出院 5 个月后，血 hCG 异常增高，且右下肺见团块状阴影，最可能的诊断为
    A. 肺脓肿
    B. 侵蚀性葡萄胎
    C. 肺结核
    D. 绒毛膜癌
    E. 子宫内膜异位症

71. 问题 5：患者入院行化疗，白细胞降低至何种水平时，患者需接受保护性隔离
    A. 1.0×10^9/L
    B. 1.5×10^9/L
    C. 2.5×10^9/L
    D. 4.0×10^9/L
    E. 5.5×10^9/L

（72 – 74 题共用题干）

患儿，男，1 岁。突然声音嘶哑，犬吠样咳嗽，有喉鸣和三凹征，烦躁、口周发绀。体温 38.4℃，咽充血，吸气性呼吸困难，肺部无湿啰音，间接喉镜检查可有声带充血，肿胀。

72. 问题 1：该患儿最可能的临床诊断是
    A. 急性咽炎
    B. 急性喉炎
    C. 急性肺炎
    D. 急性支气管炎
    E. 支气管哮喘

73. 问题 2：该患儿最主要的护理问题是
    A. 体温升高
    B. 清理呼吸道无效
    C. 活动无耐力
    D. 低效性呼吸形态
    E. 焦虑

74. 问题 3：对该患儿护理措施<u>不妥</u>的是
    A. 保持室内空气清新
    B. 保持安静，避免哭闹
    C. 观察病情变化，判断缺氧程度
    D. 可使用氯丙嗪药物镇咳
    E. 遵医嘱给予抗生素、激素治疗

（75 – 76 题共用题干）

患者，女，28 岁。进行性贫血，反复感染。

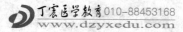
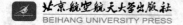

查体：肝脾淋巴结无肿大。实验室检查：正细胞性贫血，网织红细胞低于正常。

75. 问题1：该患者的贫血最有可能是
　　A. 缺铁性贫血
　　B. 地中海贫血
　　C. 巨幼细胞性贫血
　　D. 再生障碍性贫血
　　E. 铁粒幼红细胞性贫血

76. 问题2：若该患者检查结果示血红蛋白40g/L，则该患者贫血的程度是
　　A. 轻度
　　B. 中度
　　C. 重度
　　D. 极重度
　　E. 危重度

（77 - 78题共用题干）

患者，女，33岁。左乳发现一4cm×3cm大小肿块，与周围组织粘连，边界不清，同侧腋窝淋巴结肿大。

77. 问题1：该患者最可能的诊断是
　　A. 乳腺炎
　　B. 乳腺囊性增生
　　C. 乳腺纤维腺瘤
　　D. 乳管内乳头状瘤
　　E. 乳腺癌

78. 问题2：该患者欲行手术治疗，备皮范围为
　　A. 胸部、同侧腋下
　　B. 胸部、同侧腋下、颈部
　　C. 胸部、同侧腋下、上臂
　　D. 胸部、双侧腋下
　　E. 胸部、上臂

（79 - 82题共用题干）

患者，男，50岁。1周前拾重物后腰痛，可放射至右下肢，腰部活动受损。体检：腰僵直，屈伸受限，直腿抬高50°，加强试验阳性，膝踝反射正常，脚趾背身力减弱。

79. 问题1：患者受累的神经根是
　　A. L₂

B. L₃
C. L₄
D. L₅
E. S₁

80. 问题2：目前最主要的处理措施是
　　A. 腰部理疗按摩
　　B. 骨盆带持续牵引
　　C. 绝对卧硬板床休息
　　D. 硬膜外注射糖皮质激素
　　E. 急诊手术摘除突出椎间盘

81. 问题3：患者经X线证实腰椎间盘突出于神经根的外侧，其腰椎功能性改变是
　　A. 凸向健侧
　　B. 凸向患侧
　　C. 前凸消失
　　D. 前凸增加
　　E. 无侧突变化

82. 问题4：如果该患者反复发作1年，症状逐渐加重，其最佳的处理措施是
　　A. 针灸理疗
　　B. 牵引治疗
　　C. 手术治疗
　　D. 按摩治疗
　　E. 腰背肌锻炼

（83 - 85题共用题干）

患者，男，65岁。高血压30年，近10天来出现心慌、气短，咳粉红色泡沫痰，双肺满布湿啰音，坐位时呼吸困难减轻，现住院。

83. 问题1：此时应考虑是
　　A. 支气管哮喘
　　B. 支气管扩张
　　C. 肺气肿
　　D. 急性气管炎
　　E. 急性肺淤血

84. 问题2：如患者突然出现口斜眼歪，偏瘫及意识障碍，应考虑是
　　A. 脑血栓形成
　　B. 脑炎
　　C. 脑膜炎

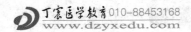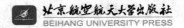

D. 脑出血

E. 蛛网膜下腔出血

85. 问题3：如患者突然发生剧烈头痛伴喷射性呕吐，应考虑是

    A. 急性胃炎

    B. 感冒

    C. 高血压脑病

    D. 脑炎

    E. 脑膜炎

三、以下提供若干组考题，每组考题共同在考题前列出的 A、B、C、D、E 五个备选答案。请从中选择一个与考题关系最密切的答案，并在答题卡上将相应字母所属的方框涂黑。每个备选答案可能被选择一次，多次或不被选择。

（86 - 87 题共用备选答案）

    A. 阿司匹林

    B. 强的松

    C. 氯喹

    D. 环磷酰胺

    E. 甲泼尼龙

86. 系统性红斑狼疮伴有脏器损害时选用

87. 系统性红斑狼疮患者治疗首选药物

（88 - 90 题共用备选答案）

    A. 低脂、低胆固醇、少盐

    B. 低热量、低盐，少量多餐

    C. 高热量、禁蛋白饮食

    D. 高热量、高蛋白、易消化食物

    E. 低盐饮食

88. 肺心病患者应给

89. 冠心病患者应给予的饮食是

90. 急性肺水肿患者应给

（91 - 94 题共用备选答案）

    A. 甲状腺危象

    B. 喉返神经损伤

    C. 喉上神经内支损伤

    D. 喉上神经外支损伤

    E. 甲状旁腺损伤

91. 术后出现声音嘶哑、失音的原因是

92. 术后出现手足抽搐的原因是

93. 术后出现音调降低的原因是

94. 术后出现饮水呛咳的原因是

（95 - 98 题共用备选答案）

    A. 妊娠 12 周以前妊娠终止

    B. 妊娠满 37 周不满 42 足周分娩

    C. 妊娠满 28 周不满 37 足周分娩

    D. 妊娠 12 周后 28 周以前终止

    E. 妊娠 42 周以后分娩

95. 过期产

96. 晚期流产

97. 早产

98. 足月产

（99 - 100 题共用备选答案）

    A. 呕吐出现早并严重，腹胀轻

    B. 腹胀明显，而呕吐相对较轻

    C. 阵发性剧烈腹痛，可见肠型

    D. 持续性腹痛伴阵发性加重，并有腹膜刺激征

    E. 持续性胀痛，肠鸣音减弱

99. 符合高位肠梗阻的表现为

100. 符合绞窄性肠梗阻的表现为

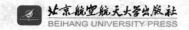

单科试卷一答案与解析

1．C。消化性溃疡大量出血者暂禁食，出血停止24小时后再给予温流质饮食；少量出血、无呕吐者，给予温凉流质饮食，出血停止后改为营养丰富、易消化、无刺激性半流质、软食，少量多餐。避免生、冷、硬、粗糙、刺激性的食物，戒烟酒。

2．A。肾源性水肿患者应给予优质蛋白质饮食，即富含必需氨基酸的动物蛋白，以减轻肾小球高灌注、高压力和高滤过状态，延缓肾小球硬化和肾功能减退。

3．B。硝酸酯类药物是最有效、作用最快终止心绞痛发作的药物，可扩张冠状动脉，降低冠脉阻力，增加冠状动脉血流量；同时扩张外周静脉，减少静脉回流心脏的血量，减轻心脏容量负荷和需氧量，从而缓解心绞痛。给予硝酸甘油0.5mg，舌下含化，1～2分钟开始起效，30分钟后作用消失。硝酸异山梨酯（消心痛）舌下含化2～5分钟起效，作用持续2～3小时。服药后常采用平卧位或坐位以防止直立性低血压。

4．C。乳汁淤积是急性乳腺炎发病的主要原因，避免乳汁淤积是预防乳腺炎的关键，每次哺乳之后将剩余的乳汁吸空。保持乳头清洁，哺乳前后用温开水清洗乳头。妊娠期和哺乳期每天挤捏、提拉乳头可纠正乳头内陷。养成定时哺乳的哺乳习惯。防止乳头皲裂、破损，可用自身乳汁涂抹。

5．B。脓胸患者宜取半坐卧位，以利于呼吸和引流。有支气管胸膜瘘者取患侧卧位，以免脓液流向健侧或发生窒息。

6．E。肌酐清除率是反应肾功能情况的指标。反应营养不良的指标有肌酐升高指数、血清蛋白、氮平衡及整体蛋白更新率。

7．A。轻、中度缺钠者，一般补充5%葡萄糖盐溶液。重度缺钠（严重低渗性缺水）出现休克者，应先补足血容量，以改善微循环和组织器官的灌注。晶体溶液如林格氏液（又称复方性生理盐水）、等渗盐水，胶体溶液都可选用，但晶体溶液的用量一般比胶体液用量大2～3倍。然后再静脉滴注高渗盐水，如5%氯化钠溶液，以进一步恢复细胞外液的渗透压。2%乳酸钠为碱性溶液，主要用于纠正酸中毒，调节酸碱平衡。

8．C。提高妊娠率的方法包括性交前、中、后不能使用润滑剂或进行阴道灌洗，性交后不宜立即如厕，应当卧床，抬高臀部持续20～30分钟。在月经周期的正确时间服药并在发生妊娠后立即停药。保持健康状态，如注重营养、减轻压力、增强体质、纠正营养不良和贫血、戒烟、戒毒、不酗酒。多与伴侣进行沟通，不要把性生活单纯看作为了妊娠而进行。掌握性知识，预测排卵期，排卵期适当增加性交次数。

9．C。缩唇呼吸是指患者闭嘴，经鼻吸气，缩唇（吹口哨样）缓慢呼气，同时收缩腹部，以能将距面前15～20cm处、与口唇等高水平的蜡烛火焰吹摇动而不灭为宜。缩唇缓慢呼气可提高支气管内压，防止呼气时小气道过早塌陷，利于肺泡气排出。

10．A。膈下脓肿多继发于弥漫性细菌性腹膜炎或腹部手术后，且膈下脓肿位置较深，早期症状往往隐蔽且缺乏特异性，腹部症状不突出，易与原发病相混淆，如患者的身体抵抗力低下，就可能发生脓毒血症。盆腔脓肿有典型的直肠或膀胱刺激症状，如里急后重、大便频而量少、有黏液便、尿频、排尿困难等，全身中毒症状较轻。肠间脓肿可为单发或多个大小不等的脓肿，若脓肿周围广泛粘连，可发生不同程度的粘连性肠梗阻。

11．C。蜕膜残留导致晚期产后出血时，子宫腔刮出物病理检查可见坏死蜕膜，混以纤维素、玻璃样变的蜕膜细胞和红细胞，但不见绒毛。

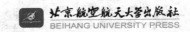

12．D。急性阑尾炎发生门静脉炎时，阑尾静脉中的感染性血栓，可沿肠系膜上静脉至门静脉，导致门静脉炎症，临床表现为寒战、高热、轻度黄疸、肝大、剑突下压痛等。该患者急性阑尾炎1周后，出现黄疸，肝区压痛，可考虑为门静脉炎。阑尾穿孔和阑尾周围脓肿时，右下腹饱满，可触及一肿块，有压痛，固定。

13．D。结核性脑膜炎可分为三期。早期（前驱期）：1～2周，主要为小儿性格改变，表现为少言、懒动、烦躁、易怒，年长儿可自诉头痛，婴儿出现嗜睡或发育迟滞等。中期（脑膜刺激期）：1～2周，因颅内压增高致剧烈头痛、喷射性呕吐，出现明显的脑膜刺激征。脑膜刺激征是结核性脑膜炎最重要和常见的体征。婴儿出现前囟饱满、颅缝裂开。可出现脑神经障碍，以面神经瘫痪最多见。晚期（昏迷期）：1～3周，症状逐渐加重，昏迷，阵挛性或强直性惊厥频繁发作。患儿极度消瘦，呈舟状腹，最终常因颅内压增高、脑疝而死亡。

14．D。类风湿关节炎是以慢性侵蚀性、对称性多关节炎为主要表现的异质性、全身性自身免疫性疾病。关节痛是其最早出现的症状，表现为对称性、持续性多关节炎，时轻时重，伴有压痛，常累及小关节。

15．E。产后出血指阴道分娩胎儿娩出后24小时内失血量超过500ml，剖宫产时超过1000ml，是分娩期严重并发症，居我国产妇死亡原因首位。

16．D。热痉挛患者首先补充氯化钠，可静滴生理盐水或葡萄糖盐水。若痉挛性疼痛反复发作，在补钠的基础上缓慢静脉注射10%葡萄糖酸钙。

17．E。滴虫性阴道炎常于月经后复发，因此治疗后检查滴虫阴性者，再于月经后复查3次阴道分泌物，均阴性者方为治愈。滴虫性阴道炎传播方式以性交直接传播为主，也可经浴池、浴巾、污染的器械等间接传播，因此患者勿与他人共用浴盆、浴巾。治疗期间保持外阴清洁干燥，避免搔抓外阴部，内裤和洗涤用物煮沸消毒5～10分钟，禁止性生活。性伴侣应同时治疗，治愈前应避免无保护性生活。

18．B。口服铁剂应从小剂量开始，于两餐之间服用。可与维生素C或各种果汁同服，但避免与茶、咖啡、牛奶、植酸盐等同服，以免影响铁吸收。口服液体铁剂使用吸管，服后漱口，避免牙齿染黑。

19．D。小脑幕切迹疝患者瞳孔主要表现为一侧瞳孔进行性散大。脑疝初期由于患侧动眼神经受刺激导致患侧瞳孔缩小，随着脑疝进行性恶化，脑干血供受影响，动眼神经麻痹致患侧瞳孔散大，直接、间接对光反应消失。

20．B。破伤风患者频繁抽搐，呼吸道分泌物多，痉挛无法控制时，应立即做气管切开，以便改善通气，防止窒息和肺部感染。其余选项也是破伤风的护理措施，但不是发生呼吸道分泌物过多时立即采取的措施。

21．A。急性毛细支气管炎是2岁以下的婴幼儿特有的下呼吸道感染，以呼吸道合胞病毒感染最常见。

22．D。皮肤黏膜淋巴结综合征又称川崎病，是一种全身中、小动脉炎性病变为主要病理改变的急性发热出疹性疾病。表现为急性发热、皮肤黏膜病损和淋巴结肿大。该患儿高热，口唇干燥、潮红、皲裂，咽部弥漫性充血，球结膜充血，四肢末端实性肿胀，颈部淋巴结肿大，最有可能的诊断是川崎病。

23．B。佝偻病初期（早期）多见于6个月内，特别是3个月以内，主要为神经兴奋性增高的表现，如易激惹、烦躁，汗多刺激头皮，致婴儿摇头擦枕，出现枕秃。此期并无明显骨骼改变以颅骨软化为主，骨骼X线可正常或钙化带稍模糊。该患儿睡眠不安、夜间啼哭，多汗，枕秃，查体可见颅骨软化，判断为佝偻病初期。

24．B。全麻未清醒者，取平卧位，头偏向一侧，使口腔分泌物或呕吐物易于流出，避免误吸。

25．C。胎儿宫内缺氧早期胎动频繁，若缺氧未纠正或加重，则胎动减弱，次数减少甚至消失。胎动＜10次/12小时或逐日下降超过50%，即为胎动减少。

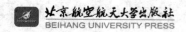

26．D。该女婴全身皮肤青紫评分 0 分，呼吸浅慢不规则 1 分，心率 100 次／分评分为 2 分，喉反射存在评分 2 分，四肢稍屈评分 1 分，总分 6 分，可判断为轻度窒息。一旦发生窒息应立即按 ABCDE 步骤进行复苏，首要措施是清理呼吸道。具体内容为 A（清理呼吸道）、B（建立呼吸，增加通气）、C（维持正常循环）、D（药物治疗）、E（评价和保温）。

27．B。细胞毒性试验是指受者的血清与供者淋巴细胞之间的配合，淋巴细胞毒性试验必须小于 10% 或为阴性才能施行肾移植手术。同种异体移植时要求供、受者血型相同，至少要符合输血的原则。肾、心移植要求淋巴细胞毒交叉配合试验必须＜ 10% 或者阴性。肾提供者不超过 65 岁，无血液病、结核病等感染性疾病。

28．E。支气管肺癌肿瘤压迫大气道时，可出现吸气性呼吸困难和三凹征。咳嗽是肺癌出现最早的症状，多为刺激性干咳或少量黏液痰，癌肿引起支气管狭窄时，咳嗽加重，为持续性高调金属音或刺激性呛咳，常表现为痰中带血或间断血痰。肿瘤压迫或阻塞支气管引起肺炎、肺不张时，常伴有发热和相应体征，抗生素治疗可暂时有效，停药后复发。肺癌胸腔积液可为血性，无中毒症状，胸腔积液常提示肿瘤转移累及胸膜或淋巴回流受阻。

29．D。一侧脑干病变可引起交叉瘫，表现为病变侧脑神经麻痹和对侧肢体瘫痪。

30．C。休克患者取中凹卧位，抬高头胸 20°～30°，抬高下肢 15°～20°。抬高头胸部有利于保持呼吸道通畅，改善通气功能而缓解缺氧症状；抬高下肢有利于静脉血回流，增加心排血量而使休克症状缓解。

31．E。洋地黄中毒表现为食欲缺乏、恶心、呕吐。快速心律失常最常见和最早出现的是室性期前收缩，如二联律、三联律甚至室颤。神经系统反应表现为头痛、头晕、视物模糊、黄绿视等。激惹、惊厥不属于洋地黄中毒的表现。

32．D。该患者在高温车间劳动约 3 小时，出现胸闷口渴、面色苍白、冷汗淋漓、体温 37.5℃，血压 86/50mmHg，考虑发生了热衰竭。但其体温 37.5℃，不适合进行头及四肢冰敷，容易造成体温过低。先兆中暑及时脱离高温环境，转移到阴凉通风处，口服淡盐水或含盐清凉饮料，安静休息即可恢复正常。轻症中暑除上述处理外，对有循环功能紊乱者，缓慢静脉滴注 5% 葡萄糖溶液，加强观察，可在 3～4 小时恢复。

33．D。腰椎间盘突出症患者绝对卧硬板床 3 周，以减轻负重和体重对椎间盘的压力；抬高床头 20°，侧卧位时屈髋屈膝，放松背部肌肉；仰卧位时膝关节屈曲，膝、腿下可垫枕。

34．E。骨折经过治疗，超过通常愈合所需要的时间（一般为 4～8 个月），骨折断端仍未出现骨性连接，称骨折延迟愈合。X 线平片显示骨折端骨痂少，多为云雾状排列紊乱的刺激性骨痂。该患者 X 线显示骨痂少，提示骨折延迟愈合。骨折延迟愈合除患者营养不良及全身性疾病等因素外，主要原因是骨折复位后固定不确实，引起骨折端的异常活动，或骨折端存在剪力和旋转力以及牵引过度所致的骨端分离。

35．E。肾盂切开取石术后，肾盂造口管不需常规冲洗，以减少感染的机会。必须冲洗时，严格无菌操作，低压冲洗，冲洗量不超过 5～10ml。肾实质切开取石及肾部分切除的患者，术后绝对卧床 2 周，以防再出血。肾盂造口管在拔管前一天行闭管观察，拔管前做肾盂造影，拔管后向健侧卧位。

36．D。心肺复苏后应常规使用抗生素，预防感染。心肺复苏后应专人监护心率、心律，保持呼吸道通畅，确保有效循环稳定，纠正酸碱失衡。

37．C。急性白血病起病急缓不一，急者多为高热或严重出血，缓者多为面色苍白、疲乏、低热、轻微出血等。血象检查多数患者白细胞计数增多，少数白细胞数正常或减少。血涂片检查数量不等的原始和幼稚白细胞是血象检查的主要特点。有不同程度的正常细胞性贫血。早期血小板轻度减少或正常，晚期极度减少。该患者发热、阴道出血，血涂片原始粒细胞 + 早幼粒细胞占总白细胞数 80%。考虑发生了急性白血病。血小板减少性紫

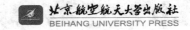

癜患者骨髓象可见巨核细胞数量正常或增加，有血小板形成的巨核细胞显著减少，粒、红两系正常。再生障碍性贫血血象呈正细胞正色素性贫血，全血细胞减少。功能失调性子宫出血最常见的症状是子宫不规则出血。急性肾盂肾炎最典型的症状为突发高热和膀胱刺激征，合并全身中毒症状，急性期血常规示血白细胞计数增高，中性粒细胞核左移，血沉增快。

38．A。外阴阴道假丝酵母菌病也称阴道念珠菌病，典型阴道分泌物呈白色稠厚凝乳状或豆渣样。

39．D。协调性子宫收缩乏力可刺激乳头加强宫缩。产妇出现不协调性宫缩乏力时护士应耐心细致地向产妇解释疼痛的原因，指导产妇宫缩时做深呼吸，腹部按摩及放松，稳定情绪，减轻疼痛。确保产妇充分休息，使产妇经过充分休息后恢复为协调性子宫收缩，产程得以顺利进展。

40．B。慢性肾衰发生贫血的原因主要为肾脏促红细胞生成素减少，致红细胞生成减少和破坏增加。

41．A。根据末次月经推算预产期，即末次月经第1天算起，月数减3（或加9），日数加7。若为阴历，月份仍减3（或加9），但日期加15。

42．D。产妇哺乳时，嘱产妇取舒适体位，乳头和大部分乳晕含吮在婴儿口中可以防止乳头皲裂。于产后半小时开始哺乳，促进乳汁畅流。按需哺乳。产褥期内禁止性生活，一般哺乳者宜选择工具避孕。

43．A。原发性高血压患者最严重的并发症是脑血管疾病，包括脑出血、脑血栓形成、腔隙性脑梗死、短暂性脑缺血发作等。

44．D。黄体功能不足可表现为月经周期缩短，月经频发，易并发不孕或妊娠早期流产史。

45．B。心肺复苏成功后应维持良好的呼吸功能，常规吸氧，及时清除呼吸道分泌物，保持呼吸道通畅，确保有效循环稳定，血压维持在略高水平，能保证正常的心脑灌流量。

46．C。上呼吸道感染的患儿体温超过38.5℃时给予药物降温。若婴幼儿虽有发热甚至高热，但精神较好，在严密观察下可暂不处置。该患儿体温虽为39.6℃，但精神症状较好，可松解过厚衣服包被以散热。患儿鼻塞，可在哺乳前15分钟用0.5%麻黄碱液滴鼻，使鼻腔通畅。

47．D。血红蛋白浓度是反映贫血最重要的检查指标。在海平面地区，成年男性血红蛋白＜120g/L，女性血红蛋白＜110g/L即可诊断为贫血。

48．D。肉芽水肿表现为创面淡红、表面光滑、质地松软，触之不易出血，宜用3%～5%高渗氯化钠液湿敷，并注意患者全身营养状况。厌氧菌感染伤口换药，可选用3%过氧化氢溶液。0.02%呋喃西林溶液可做为口腔护理溶液。肉芽生长过度可用10%硝酸银灼烧后湿敷。健康肉芽组织用等渗盐水外敷。

49．C。肾病综合征患者最常见的并发症是感染、血栓、栓塞、肾衰竭、电解质和低血容量代谢紊乱。感染是常见的并发症和致死原因，也是导致肾病综合征复发及疗效不佳的主要原因。

50．B。维生素D缺乏性手足搐搦症患儿发生抽搐时应给予10%葡萄糖酸钙5～10ml加入10%葡萄糖液5～20ml中，缓慢静脉注射（10分钟以上）或滴注，切勿快速推注。

51．C。急性肾衰竭患者在少尿期3天以内，不宜摄入蛋白质，严禁含钾食物。

52．B。腹水是肝硬化失代偿期最突出的临床表现。形成机制主要为门静脉压力增高（为决定性因素）、有效循环血容量不足、低蛋白血症、肝脏对醛固酮和抗利尿激素灭活作用减弱、肝淋巴液生成过多。腹水出现前，常有餐后腹胀。大量腹水时，腹部膨隆，呈蛙状腹，腹壁紧张发亮，叩诊有移动性浊音，出现呼吸困难、心悸等。

53．B。根据肿瘤的形态及肿瘤对机体的影响，即肿瘤的生物学行为，肿瘤可分为良性肿瘤、恶性肿瘤、介于良恶性肿瘤之间的交界性肿瘤。主要鉴别方式是分化程度。细胞的分化程度越高，其预后越好，分化程度越低，恶性程度越高。

54．D。术后恶心呕吐的常见原因不包括睡眠不

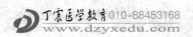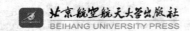

足。最常见的原因包括麻醉反应、开腹手术对胃肠道的刺激或引起幽门痉挛、药物影响、水、电解质及酸碱平衡失调等、严重腹胀。

55．C。湿热敷温度为 41～46℃，面积应是病损范围的 2 倍。

56．E。母乳是婴儿最理想的天然食品。小儿除母乳外应逐渐添加辅食，遵循循序渐进，从少到多，从稀到稠，从细到粗，由 1 种到多种，逐步过渡到固体食物的原则。婴儿生后半小时内即可开奶，且按需哺乳。哺乳时一般两侧乳房交替进行哺乳，吸空一侧乳房后再换另一侧，每次哺喂时间约 15～20 分钟。哺乳前宜采取坐位，斜抱婴儿，使其头、肩部枕于母亲哺乳侧肘弯部，婴儿口含住乳头及大部分乳晕，母亲另一手呈"C"型将整个乳房托起。喂奶后将婴儿抱直，头部靠在母亲肩上，轻拍背部，使空气排出，然后将婴儿保持右侧卧位，以防呕吐。

57．D。尿道损伤患者拔除导尿管后，需定期做尿道扩张术，预防尿道狭窄。嘱患者定期返院行尿道扩张，先每周 1 次，持续 1 个月后逐渐延长间隔时间。

58．E。成人每天上消化道出血 5～10ml，粪便隐血试验常可出现阳性；每天出血量 50～100ml可出现黑便；胃内积血达 250～300ml 时可引起呕血；日出血量＞400～500ml 时，可出现全身症状，如头昏、心慌、乏力等；短时间内出血量＞1000ml，可出现周围循环衰竭表现。该患者出现出汗、心悸，心率 120 次/分，四肢湿冷，提示该患者胃出血量达到了 400～500ml。

59．C。为急性心力衰竭患者加压吸氧，氧流量为 6～8L/min，可使肺泡内压力增高，减少肺泡内毛细血管渗出液产生。

60．E。急腹症患者应严格执行四禁，即禁食、禁用镇痛药、禁服泻药、禁止灌肠。

61．C。氧气雾化吸入时将雾化器与氧气装置连接好，调节氧流量 6～8L/min。嘱患者手持雾化器，将吸嘴放入口中，紧闭口唇深吸气，屏气 1～2 秒，再经鼻呼气。氧气湿化瓶内不盛水，

以免湿化瓶内的液体使药液稀释。关闭时应先取出雾化器，再关闭氧气开关。

62．C。硬膜外腔阻滞麻醉适用于上、下腹部，盆腔、腰部及下肢各种手术。

63．D。发现心脏骤停患者应立即心肺复苏，胸外心脏按压是心脏骤停后急救处理的第一步。现场采取的措施为叩击心前区及胸外心脏按压。

64．C。白血病患者需长期大量的化疗药物治疗，有骨髓抑制等不良反应，可加重患者的贫血、感染和出血的风险而危及生命。因此护士应密切观察患者用药后的不良反应。

65．D。支气管哮喘的典型表现为反复发作性伴哮鸣音的呼气性呼吸困难，气急、胸闷、干咳或咳大量白色泡沫痰，发作严重时，表现为张口抬肩、大汗、喘气费力、烦躁不安，甚至发绀，患者常被迫坐起或端坐呼吸。吸气性呼吸困难表现为吸气费力，吸气时间显著延长，出现三凹征（即胸骨上窝、锁骨上窝和肋间隙或腹上角凹陷），常见于喉头水肿、气管异物等患者。

66．C。门静脉高压的患者一般都有食管-胃底静脉曲张，放置胃管可损伤食管壁的静脉丛，导致曲张静脉破裂，引起大出血，因此术前一般不放置胃管，若必须放置，应选择细、软胃管，插入动作应轻柔。

67．E。心功能Ⅲ～Ⅳ级者不宜哺乳，应指导退乳及人工喂养的方法。

68．D。根据该患者的临床表现可诊断为二尖瓣狭窄。特征性的心脏杂音为心尖区舒张中晚期低调的隆隆样杂音，伴舒张期震颤。预防风湿性心瓣膜病最根本的措施是积极防治 A 组 β 溶血性链球菌感染，控制病情进展，改善心功能，防治并发症。应避免重体力活动，预防感染性心内膜炎，出现心力衰竭、心律失常等并发症时，给予相应治疗。

69．E。新生儿溶血病以 ABO 血型系统不合最常见，多为母亲 O 型，婴儿 A 型或 B 型。孕妇在孕前接触了 A、B 型抗原物质刺激，其血清中产生了相应的抗 A、抗 B 的 IgG，妊娠时经胎盘

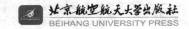

进入胎儿血循环引起溶血。该患儿生后22小时出现黄疸，肝脾不大，且母亲和患儿的血型符合新生儿溶血病的血型，最可能的诊断为ABO血型不合型溶血。

70．E。患儿行蓝光疗法时，在入箱过程中患儿全身暴露，用尿布遮盖会阴部，男婴注意保护阴囊，戴遮光眼罩，防止光线损伤视网膜。入箱前清洁患儿皮肤，皮肤禁涂粉剂和油剂。

71．D。当未结合胆红素升高至342～427.5μmol/L（20～25mg/dl）以上时，可透过血脑屏障与神经组织结合，出现神经症状，称"核黄疸"，为本病最严重的并发症。

72．C。饮食护理是食管癌术后护理的重点。术后应严格禁饮、禁食3～4天。待肛门排气、引流量减少后，可拔除胃管。拔管24小时后先试饮少量水，术后5～6天可给全清流质饮食。术后3周可进普食，避免进食生、硬、冷食物，并少食多餐。饭后2小时内勿平卧，以免食物反流。反流严重者，睡眠时半卧位，并服用减少胃酸分泌的药物。

73．C。食管癌术后最常见和最严重的并发症是吻合口瘘，多发生在术后5～10天，表现为呼吸困难、胸腔积液和全身中毒症状。

74．D。食管癌术后3～4周再次吞咽困难，可能为吻合口狭窄，应及时就诊。

75．B。气性坏疽处理原则为彻底清创，病变区广泛、多处切开，清创范围达正常组织，切口敞开、不予缝合。术中、术后采用3%过氧化氢冲洗和湿敷伤口。

76．E。气性坏疽患者对声、光刺激不敏感，不需要保持环境安静、避光。处理原则为应彻底清创、应用抗菌药物、全身支持疗法、严格执行消毒隔离。

77．E。肝叶切除术前应防止肝性脑病等并发症发生，术前3天应进行必要的肠道准备，防止产氨增加，一般选用酸性灌肠液。

78．D。肝癌术后，病情平稳后宜取半卧位。术

后24小时内卧床休息，不宜过早下床活动。避免剧烈咳嗽和打喷嚏，以减少出血。

79．D。根据该患者的临床表现可考虑为慢性气管炎、肺气肿、肺心病、心力衰竭。慢性支气管炎并发肺气肿的临床表现为双肺呼吸音粗，可闻及不固定、散在的干啰音和粗、中湿啰音。肺心病表现为右心室肥厚时三尖瓣区有收缩期杂音，剑突下可见心脏搏动增强，部分患者可出现颈静脉充盈甚至怒张。心力衰竭时可见肝大，颈静脉怒张，肝颈静脉反流征阳性，心率增快，心律失常，剑突出可闻及收缩期杂音，下肢或全身水肿，重者有腹水。

80．B。呼吸道感染是心力衰竭最常见、最重要的诱因。应首先控制感染，保持呼吸道通畅，维持有效呼吸。

81．D。肾病综合征患儿有水肿表现，应限制钠、水的入量。全身严重水肿、胸腹腔积液者，易引起呼吸困难，需绝对卧床休息，取半卧位，以增加肾血流量，从而增加尿量。密切监测患者生命体征、体重及腹围，观察水肿情况，准确记录出入液量的变化，注意观察有无并发症的表现。给予患儿正常量的优质蛋白（动物蛋白），摄入量以0.8～1.0g/（kg·d）为宜。

82．E。肾病综合征患儿出现眼睑水肿，需绝对卧床休息，取半卧位，以增加肾血流量，从而增加尿量，减轻眼睑水肿。

83．D。该患者上腹疼痛1天，进食后加剧，伴呕吐，吐后疼痛不缓解。可考虑该患者为急性胰腺炎。减少胰液分泌是治疗急性胰腺炎最主要的措施，而减少胰液分泌最主要的措施是禁食、禁水和胃肠减压。

84．C。急性胰腺炎是由多种病因导致胰酶在胰腺内被激活，引起胰腺及其周围组织水肿、出血甚至坏死等炎性损伤。其病因包括胆道疾病（胆石症、胆道感染、胆道蛔虫）、酗酒和暴饮暴食、胰管阻塞（胰管结石、胰管狭）等。

85．A。淀粉酶测定是胰腺炎早期最常用和最有价值的检查方法。血清淀粉酶在发病后数小时开

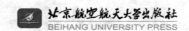

始升高，8～12小时标本最有价值，24小时达高峰，持续4～5天后恢复正常。血清淀粉酶超过正常值3倍即可诊断。

86．B。截石位为妇科检查的特定体位。

87．A。急性盆腔炎患者需卧床休息，取半卧位，防止炎症扩散。

88．B。传染期是确定传染病隔离期的重要依据。

89．A。传染病的发生、发展和转归可分为4期。分别为潜伏期、前驱期、症状明显期、恢复期。从病原体侵入人体到开始出现临床症状的时期称为潜伏期。了解潜伏期有助于传染病的诊断，确定检疫期限。

90．C。肝性脑病患者急性期发作首日禁食蛋白质，减少蛋白质分解而产生的氨。每天供给足量的热量和维生素，即无蛋白、高热量饮食，以糖类为主，限制摄入脂肪类食物。

91．B。对于有少量出血、无呕吐的胃溃疡患者，护士应给予温凉流质饮食，出血停止后改为半流质、软食。大量出血者暂禁食，出血停止24小时后再给予温流质饮食。

92．E。急性心肌梗死患者应立即溶栓，力争在患者入院10分钟内完成首份心电图，30分钟内开始溶栓，90分钟内完成球囊扩张。尽快恢复心肌的血液灌注，防止梗死扩大。及时处理严重心律失常、泵衰竭和各种并发症，防止猝死，使患者度过急性期，尽可能多地保留有功能的心肌，减少病死率。

93．C。肺源性心脏病肺心功能失代偿期，主要以心力衰竭为主，但心力衰竭一般在控制感染、改善缺氧后才能得到改善。护理时应着重预防呼吸道感染，应指导患者适当体育锻炼和进行呼吸功能锻炼，增强免疫力，预防呼吸道感染。若上述治疗无效，需使用利尿药、正性肌力药或扩血管药物。

94．A。早期高血压的治疗以促进身心休息为主，经过数周的生活方式干预后，血压仍≥140/90mmHg时，再开始降压药物治疗。减少钠盐摄入，控制体重，合理膳食，不吸烟，每周进行3次以上有氧体育运动，减轻精神压力，保持心理平衡。

95．C。乳房化脓切口需拆除部分缝线，充分敞开切口，清理切口后，放置凡士林油纱条（布）引流脓液，定期更换敷料，争取二期愈合。

96．E。行胸膜腔闭式引流时，引流气体应选择管径为1cm的塑料管，引流液体应选择管径1.5～2cm的橡皮管。

97．E。全身麻醉后最常见的并发症是由于反流与误吸引起的呼吸道梗阻。由于患者的意识、咽反射消失，一旦有反流物即可发生误吸。无论误吸物是固体还是液体，都可引起急性呼吸道梗阻，如不能及时有效进行抢救，可导致患者窒息甚至死亡。

98．A。蛛网膜下腔麻醉最常见的并发症是头痛，主要因腰椎穿刺时刺破硬脊膜和蛛网膜，致使脑脊液流失，颅内压下降，颅内血管扩张刺激所致。典型的头痛可发生在穿刺后6～12小时、疼痛常位于枕部、顶部或颞部，抬头或坐起时加重。

99．C。急性梗阻性化脓性胆管炎起病急骤，病情进展迅速，除Charcot三联征外（腹痛，寒战高热，黄疸），还有休克、神经中枢系统受抑制表现，称为Reynolds五联征。

100．B。梗阻性黄疸是胰腺癌最突出的症状，呈进行性加重，伴皮肤瘙痒、茶色尿及白陶土色大便。部分胰头癌患者表现为无痛性黄疸。

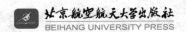

单科试卷二答案与解析

1．B。前囟早闭、头围小提示脑发育不良、小头畸形。前囟迟闭、过大见于佝偻病、甲状腺功能减退症等。

2．B。猩红热是由A组β链球菌引起的急性呼吸道传染病，通过呼吸道飞沫传播。猩红热患儿呼吸道隔离至连续3次咽拭子培养阴性，隔离期限不少于7天。

3．A。心功能分四级，该患儿处于心功能Ⅲ级，应限制日常体力活动，以卧床休息为主。心功能Ⅳ级应绝对卧床休息。心功能Ⅱ级应适当限制体力活动，可从事轻体力活动和家务劳动，增加午睡时间，劳逸结合。心功能Ⅰ级应注意休息，不限制一般的体力活动，适当锻炼，但应避免剧烈运动和重体力劳动。

4．D。肿瘤化疗的毒副反应包括骨髓抑制、恶心、呕吐、脱发、心肌退行性变和心肌间质水肿、肝脏损害、肾小管损害、外周神经病变组织坏死和血栓性静脉炎等。不包括复发转移。绝大多数化疗药均有不同程度的骨髓抑制。大多数抗肿瘤药都可引起不同程度的脱发。胃肠道反应是大多数抗肿瘤药最常见的毒性反应。长春新碱，多柔比星，丝裂霉素等药物可引起血栓性静脉炎。

5．A。CO_2对呼吸中枢具有强大的刺激作用，CO_2浓度明显增加时，通气量明显增加。

6．A。先天性心脏病以室间隔缺损、房间隔缺损、动脉导管未闭、法洛四联症为主要临床表现。胸骨左缘第2肋间连续性机器样杂音是动脉导管未闭的特征性表现。该患儿体检发现胸骨左缘第2肋间有响亮的连续性机器样杂音，最可能诊断为动脉导管未闭。

7．E。皮肤黏膜淋巴结综合征又称川崎病，是一种以全身中、小动脉炎性病变为主要病理改变的急性发热出疹性疾病，典型特点为早期手掌和脚底出现潮红，恢复期指、趾端膜状脱皮，重者指、趾甲可脱落。

8．D。急性感染性喉炎临床表现为起病急、症状重，发热，犬吠样咳嗽，声音嘶哑，吸气性喉鸣及呼吸困难，胸骨上窝、锁骨上窝及肋间隙吸气时下陷（三凹征）。该患儿成犬吠样咳，伴有声音嘶哑、吸气性喉鸣。首先应考虑急性感染性喉炎。

9．E。狼疮性肾炎是系统性红斑狼疮最常见和最严重的临床表现，是系统性红斑狼疮患者死亡的常见原因，几乎所有患者均有肾损害。

10．D。为防止腹泻病患儿交叉感染，应按医嘱选用针对病原菌的抗生素以控制感染。严格执行消毒隔离措施，对感染性腹泻患儿施行床边隔离，其食具、用具及玩具应专用。对传染性较强腹泻的患儿，用过的一次性尿布应焚烧。护士在护理患儿前后均应洗手。

11．E。维生素D缺乏性手足搐搦症是由于维生素D缺乏、血钙降低，而出现惊厥、喉痉挛或手足抽搐等神经肌肉兴奋性增高症状，多见于6个月以内的婴幼儿。主要表现为惊厥、喉痉挛和手足抽搐，并有程度不等的活动期佝偻病表现。食欲缺乏、恶心、呕吐不属于手足搐搦的临床表现。

12．C。该患者酒后上腹剧烈疼痛，血清淀粉酶256U，考虑发生了急性胰腺炎。减少胰液分泌是治疗急性胰腺炎最主要的措施，而减少胰液分泌最主要的措施是禁食、禁水和胃肠减压。

13．A。门体分流术是将肝门静脉系和腔静脉系的主要血管进行手术吻合，使肝门静脉血转流入腔静脉，降低门静脉压力，防止出血。但术后肠道吸收的氨部分或全部不通过肝解毒，直接影响大脑的能量代谢，因此肝性脑病发生率高，易引

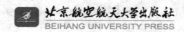

起肝衰竭。

14．E。肝硬化患者常有门静脉高压的临床表现。上消化道出血是最常见的并发症，多由食管 - 胃底静脉曲张破裂出血所致。食管 - 胃底静脉曲张者避免食用粗纤维多和坚硬、粗糙的食物，以免曲张静脉破裂出血。

15．D。用三腔二囊管压迫止血，其止血效果理想，但患者痛苦、并发症多、早期再出血率高，因此不推荐作为首选止血措施。目前只在药物治疗不能控制出血时暂时使用，以争取时间准备内镜止血等治疗措施。

16．C。少数胃溃疡可发生癌变，十二指肠溃疡癌变极少见。十二指肠溃疡比胃溃疡更多见，周期性和节律性更明显。好发于球部，前壁较常见。十二指肠溃疡的腹痛节律特点为"疼痛—进餐—缓解"，疼痛在餐后 3～4 小时出现，若不服药或进餐则持续至下次进餐后才缓解，原因为胃内食物排空，胃酸对溃疡面的刺激所致。

17．A。卡介苗的预防疾病是结核病，接种方法是皮内注射（ID），注射部位是左上臂三角肌外下缘。乙肝疫苗的接种方法是肌内注射（IM），注射部位是上臂三角肌。脊髓灰质炎减毒活疫苗糖丸接种方法是口服。百白破疫苗的接种方法是有吸附制剂肌内注射（IM），无吸附制剂皮下注射（H），注射部位是上臂三角肌。麻疹减毒活疫苗的接种方法是皮下注射（H），注射部位是上臂外侧。

18．D。子痫发生后，首要护理措施为保持呼吸道通畅，立即吸氧，用开口器或将缠好纱布的压舌板置于上下白齿间，用舌钳固定，防止舌咬伤。然后取头低侧卧位，以防窒息或吸入性肺炎。严密监测胎心、胎动和宫缩等情况。将患者安排于单间暗室，保持绝对安静，治疗、护理活动尽量集中，避免噪声、强光等一切不必要的刺激。并留置导尿测定 24 小时尿蛋白。

19．C。多饮水、勤排尿是最简便有效的预防尿路感染的措施。鼓励多饮水，每天饮水 2000ml 以上，每 2 小时排尿 1 次，通过增加尿量起到冲洗尿路的作用，促进细菌和毒素排出，减少炎症对膀胱和尿道的刺激。

20．E。该患者为全程血尿，该血液最可能来自输尿管。初始血尿提示病变在尿道。终末血尿提示病变在膀胱颈部、三角区或后尿道。全程血尿提示病变部位在膀胱或其以上部位。

21．D。急性梗阻性化脓性胆管炎患者的治疗要点是边抗休克边紧急手术，解除胆道梗阻并引流。

22．B。根据该患者的临床表现可考虑为十二指肠溃疡并发上消化道出血。消化性溃疡最常见的并发症是上消化道出血，消化性溃疡也是上消化道出血最常见的病因。十二指肠溃疡的腹痛节律特点为"疼痛—进餐—缓解"，溃疡出血多位于球部后壁，轻者仅表现为排柏油样便，重者可出现呕血甚至低血容量性休克。出血前常有腹痛加重现象，出血后疼痛多缓解。肠腔内积血刺激肠蠕动增加，肠鸣音增强。

23．B。检查胎头跨耻征阳性为骨盆入口平面狭窄的临床表现，形态分单纯性扁平骨盆和佝偻病性扁平骨盆。

24．B。糖尿病患者在服用胰岛素促泌剂和注射胰岛素等药物后，通常在没有进餐的情况下，易出现心悸、疲乏、饥饿感、出冷汗、脉速、恶心、呕吐等低血糖反应。该患者胰岛素静滴时患者自觉多汗、手抖、饥饿，可能发生了低血糖。

25．D。慢性肾小球肾炎患者若每天尿量达 1000ml 以上，一般不需严格限水，但不可过多饮水。护士应注意观察患者心理活动，建立信任的护患关系，以取得配合。可采取低量优质蛋白、低磷饮食，保证热量足够，充分补充维生素及矿物质。向其介绍慢性肾小球肾炎的病因、治疗和预防的相关知识，避免一切诱发因素，加强休息，延缓肾功能减退。

26．D。小夹板固定主要适用于四肢长骨的较稳定骨折，固定范围不包括骨折处的上下关节，利于早期功能锻炼。松紧适度，以绷带上下活动各 1cm 为度。但有固定不牢之嫌，易使骨折移位、不愈合、畸形愈合，若捆扎过紧影响肢体血运、发生远端缺血。

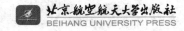

27．D。急性重症胆管炎，即急性梗阻性化脓性胆管炎，最常见的原因是肝内、外胆管结石，其次为胆道寄生虫和胆管狭窄。

28．C。肾移植术备皮范围上起自肋弓，下至大腿上 1/3，两侧至腋后线，术前淋浴，手术日前晚用消毒液擦身。手术区应于手术前 1 天下午或晚上清洁皮肤。细菌密度较高的部位，如手、足及不能使用强刺激性消毒剂的部位，如面部和会阴部，术前用氯己定反复擦洗。

29．A。百日咳痉咳期特征性的临床特点是阵发性、痉挛性咳嗽。其主要表现为突发几十声急促的咳嗽，咳至终末伴深长吸气及高音调鸡鸣样吼声，伴随黏液痰咳出或胃内容物呕出而告终。

30．A。慢性阻塞性肺气肿患者应给予鼻导管持续低流量给氧，氧流量 1～2L/min，氧浓度 25%～29%，每天吸氧时间 > 15 小时，夜间不可间断。

31．C。梗阻性黄疸是胰腺癌最突出的症状，呈进行性加重，伴皮肤瘙痒、茶色尿及白陶土色大便。

32．C。观察胎头下降的程度是临床判断产程进展的重要标志，胎头下降是胎儿娩出的首要条件。

33．B。抢救室内抢救器械和药品管理严格执行"五定"制度，即定数量品种、定点放置、定专人管理、定期消毒灭菌、定期检查维修，保证抢救时使用。

34．A。本题答案数据有争议。人卫社临床医学 8 年制第 3 版妇产科学 P71 表述为：宫缩不强且未破膜，产妇可在室内适当活动，以助产程进展。初产妇宫口近开全或经产妇宫口扩张 6cm 时应取侧卧位。产妇送入产房的时间为初产妇宫口开全，经产妇宫口扩张 6cm 且宫缩规律有力。人卫社本科第 6 版妇产科护理学 P96 表述为：初产妇宫口开全、经产妇宫口扩张 4cm 且宫缩规律有力时，应做好接产准备工作。人卫社临床医学 5 年制第 8 版妇产科学 P180 数据与妇产科护理学数据一致。2019 丁震护理学（师）急救包与妇产科护理学教材统一，考虑本题实际情况，选

择经产妇宫口扩张在 4cm 以内时，可在室内适当活动。

35．B。病情较重或合并心力衰竭、严重贫血的慢性肾衰竭者，应绝对卧床休息，长期卧床患者应适当做被动肢体活动，避免肢体血栓形成或肌肉萎缩。

36．D。上腔静脉压迫综合征指肿瘤直接侵犯纵隔或转移的肿大淋巴结压迫上腔静脉，可使上腔静脉回流受阻，产生胸壁静脉曲张和上肢、颈面部水肿。无下肢水肿的表现。

37．E。肾病综合征患儿水肿时应限制钠的摄入，一般为 1～2g/d，严重水肿时则应 < 1g/d，待水肿明显好转应逐渐增加食盐摄入量。

38．E。慢支病程较长者常并发阻塞性肺气肿，早期可无明显症状。典型症状是劳力性气促，多在原有咳嗽、咳痰等慢支症状的基础上出现逐渐加重的呼吸困难，此时患者多已发生慢阻肺。

39．B。硝酸酯类药物是最有效、作用最快终止心绞痛发作的药物，可扩张冠状动脉，降低冠脉阻力，增加冠状动脉血流量，同时扩张外周静脉，减少静脉回流心脏的血量，减轻心脏容量负荷和需氧量，从而缓解心绞痛。硝酸甘油 0.5mg，舌下含化，1～2 分钟开始起效，30 分钟后作用消失。硝酸异山梨酯（消心痛）舌下含化 2～5 分钟起效，作用持续 2～3 小时。美托洛尔属于 β 受体阻滞剂，通过拮抗交感系统活性，避免心肌细胞坏死，从而抑制心肌重构，降低心肌耗氧量，长期应用可明显改善心功能。硝苯地平属于二氢吡啶类钙通道阻滞剂，对各型心绞痛都有不同程度的疗效，通过舒张冠状动脉、减慢心率、降低血压及心肌收缩力而发挥治疗作用。阿司匹林可防治心肌梗死，用于溶栓治疗。卡托普利属于血管紧张素转换酶抑制剂，其主要机制是通过抑制血管紧张素转化酶，减少血管紧张素 II 生成，从而减轻血管紧张素 II 的收缩血管、刺激醛固酮释放、增加血容量、升高血压与促心血管细胞肥大增生等作用，最终可降低血压。

40．B。左心衰竭主要表现为肺循环淤血和心排血量降低。肺淤血达到一定程度，患者不能平卧，

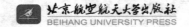

因平卧位会使回心血量增多，肺静脉压力增高，加重肺水肿，也可使膈肌抬高，而引起呼吸困难。左心衰竭患者采取端坐位可使回心血量减少、膈肌下降，减轻肺淤血，从而缓解呼吸困难。

41．C。尿量是反映组织灌流情况最佳的定量指标。血压是最常用的监测指标，收缩压＜90mmHg、脉压＜20mmHg提示休克。心率改变出现在血压下降之前，是早期最敏感的观察指标。临床根据中心静脉压判断补液量。休克代偿期和抑制期也会出现不同的神志改变，但不是休克病情变化的有效指标。

42．A。泌尿系结石应嘱患者大量饮水，维持每天尿量＞2000ml，达到稀释尿液、延缓结石生成速度、冲洗尿路及预防感染的目的。鼓励患者做上下跳跃动作，辅助将结石排出体外。

43．E。急腹症患者病情稳定者取半卧位，有利于引流和呼吸。诊断未明确时，禁用吗啡、哌替啶等强镇痛药，以免掩盖病情。对诊断明确的单纯性胆绞痛、肾绞痛，或已决定手术的患者，可适当应用解痉药和镇痛药。禁食、胃肠减压是治疗急腹症的重要措施之一。禁止灌肠、禁服泻药，以免增加消化道负担，造成感染扩散或病情加重，但蛔虫性肠梗阻的口服液状石蜡、肠套叠的早期灌肠复位等治疗性措施除外。

44．D。气性坏疽是由梭状芽胞杆菌引起的一种以肌坏死或肌炎为特征的急性特异性感染。致病菌为革兰染色阳性的厌氧梭状芽胞杆菌，广泛存在于人畜粪便和泥土中，可通过接触传染。疖、痈、急性蜂窝织炎、急性淋巴结炎不具有传染性。

45．E。该患者绝经12年后出现阴道出血，行妇科检查宫颈表面光滑（排除宫颈癌），子宫丰满、质软，两侧附件阴性（排除卵巢癌）符合子宫内膜癌的临床表现。子宫内膜癌主要表现为接触性出血，多见于50岁以上妇女，典型表现为绝经后出现阴道流血，晚期患者子宫增大，质软，饱满。宫颈癌主要表现为接触性阴道流血。卵巢癌多无明显症状，破裂时表现为剧烈腹痛。子宫肌瘤表现为月经改变，子宫异常增大，凹凸不平。老年性阴道炎表现为外阴灼热、瘙痒及阴道分泌物增多，阴道分泌物稀薄，呈淡黄色。

46．D。多数化疗药物对组织刺激大，多次静脉注射可引起静脉炎。若药液外渗可引起局部组织坏死、蜂窝织炎，故仅用于静脉注射。长期治疗需制订静脉使用计划，左、右臂交替使用，有利于患者的长期治疗。

47．C。系统性红斑狼疮患者最具特征性的皮肤黏膜损害是蝶形红斑，好发于鼻梁和双颧颊部。

48．E。胎盘、胎膜残留是晚期产后出血最常见的病因，胎盘、胎膜残留者，表现为恶露持续时间延长，反复阴道出血或突然大量流血，妇科检查子宫大而软，宫口松弛，有时可触及残留组织，多发生于产后10天左右。

49．C。单纯性甲状腺肿患者应多食海带、紫菜等含碘丰富的食物，避免过多食用卷心菜、萝卜、菠菜及花生等抑制甲状腺激素合成的食物。在地方性甲状腺肿流行地区，推行食盐加碘。定期复查以确定治疗效果。甲状腺素片剂量以维持血清TSH水平在正常参考范围下限为宜，疗程3～6个月。

50．E。伤后昏迷有中间清醒期为硬膜外血肿典型表现。该患者头受伤后当即昏迷约30分钟，醒后头痛恶心，50分钟后再次昏迷，为典型的"中间清醒期"，可诊断为硬膜外血肿。脑震荡伤后立即出现短暂的意识障碍，一般不超过半小时，清醒后大多出现逆行性遗忘。意识障碍是脑挫裂伤最突出的表现，伤后立即出现，绝大多数在半小时以上，重症者可长期持续昏迷。脑内血肿表现为进行性加重的意识障碍，若血肿累及重要脑功能区，可出现偏瘫、失语、癫痫等症状。

51．D。急性左心衰竭的典型症状为突发严重呼吸困难，呈端坐呼吸，强迫坐位，咳嗽频繁并咳出大量粉红色泡沫样血痰。

52．B。宫颈癌早期多为接触性出血，发生在性生活后或妇科检查后，后期则为不规则阴道流血。老年患者常主诉绝经后阴道不规则出血。

53．C。损伤按皮肤完整性，可分为闭合性和开放性损伤。闭合性损伤的损伤部位皮肤黏膜完整，

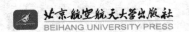

多由钝性暴力所致，包括挫伤、挤压伤、扭伤和爆震伤（冲击伤）。开放性损伤的损伤部位皮肤黏膜破损，深部组织经伤口与外界相通，包括擦伤、切割伤、刺伤、撕脱伤、裂伤和火器伤。

54．C。一氧化碳轻度中毒表现为搏动性剧烈头痛，头晕，恶心，呕吐，无力，心悸。中度中毒表现为面色潮红，口唇樱桃红色，脉快，多汗，意识模糊或浅昏迷。重度中毒表现为深昏迷，呼吸抑制，休克，肺水肿，心律失常或心衰。

55．D。大咯血患者绝对卧床，避免搬动。取患侧卧位，出血部位不明者取仰卧位，头偏向一侧。

56．E。氧合指数（PaO_2/FiO_2）是指在吸入某一氧浓度（FiO_2）时的 PaO_2 与该 FiO_2 的比值，$PaO_2/FiO_2 \leq 300mmHg$ 是 ARDS 诊断的必备条件。Qs/Qt 为肺内分流量，正常值为 3% ~ 5%，ARDS 患者可高达 20% 以上。ARDS 患者呼吸频率超过 30 次 / 分钟。肺顺应性降低。进展期 X 线胸片有广泛性点、片状阴影。

57．A。晨僵是类风湿关节炎的突出症状，是观察本病活动性的重要指标，持续时间常超过 1 小时，活动后缓解。关节畸形、疼痛肿胀、有无痛结节，胸腔积液与本病的活动性无关。但类风湿结节为类风湿关节炎最常见的特异性皮肤表现，可提示处于活动期。

58．E。短效胰岛素一般于餐前半小时皮下注射，用药后半小时内必须进食含糖类的食物，以免给药后发生血糖过低症。未开封的胰岛素放于冰箱 4 ~ 8℃ 冷藏保存。胰岛素注射部位宜选择上臂三角肌、臀大肌、大腿前侧、腹部等部位。在同一区域注射时，必须与上一次注射部位相距 1cm 以上。两种胰岛素合用时，应先抽吸短效胰岛素，再抽吸长效胰岛素，以免长效胰岛素混入短效内，影响其速效性。

59．B。由于腰椎穿刺时刺破硬脊膜和蛛网膜，致使脑脊液流失，颅内压下降，颅内血管扩张刺激会出现疼痛。典型的头痛可发生在穿刺后 6 ~ 12 小时，疼痛常位于枕部、顶部或颞部，抬头或坐起时加重。手术后应让患者去枕平卧，减少起动并对症处理。

60．C。腹壁柔韧感即"揉面感"，系腹膜遭受轻度刺激或有慢性炎症的一种表现，是结核性腹膜炎的典型体征，但不常见，缺乏特异性。

61．E。生理性腹泻患儿多见于 6 个月以内婴儿，出生不久出现腹泻，大便次数增多，无腹痛，外观虚胖，常见湿疹，小儿食欲、精神好，体重增长正常，无水电解质紊乱，大便检查无特殊。

62．D。咳嗽是肺癌出现最早的症状，多为刺激性干咳或少量黏液痰。癌肿引起支气管狭窄时，咳嗽加重，为持续性高调金属音或刺激性呛咳，常表现为痰中带血或间断咯血痰。因肿瘤部分阻塞支气管，致胸痛和呼吸困难是晚期患者最突出的症状。

63．B。根据该患者的临床表现可诊断为支气管扩张。支气管扩张患者长期咳嗽和咳大量脓痰是最主要的症状，气道内有较多分泌物时，体检可闻及湿啰音和干啰音。病情较重或继发感染时，在病变部位听到局限性、固定的小水泡音。病情严重尤其是合并慢性缺氧、肺心病、右心衰竭者可出现杵状指（趾）。

64．E。维生素 D 缺乏性佝偻病临床上分四期。初期（早期）多见于 6 个月内，特别是 3 个月以内，主要为神经兴奋性增高的表现，如易激惹、烦躁，汗多刺激头皮，致婴儿摇头擦枕，出现枕秃。活动期（激期）：主要为骨骼改变和运动功能及智力发育迟缓，如方颅、鸡胸、"O" 型腿或 "X" 形腿。恢复期：临床症状和体征逐渐减轻或消失。后遗症期：多见于 2 岁以后小儿。遗留不同程度的骨骼畸形，临床症状消失，血生化正常，X 线检查骨骼干骺端病变消失。

65．A。该患者高血压病史多年，昏倒后出现意识障碍的表现，考虑发生了脑出血，高血压并发细小动脉硬化为脑出血最常见的病因。应绝对卧床休息，发病 24 ~ 48 小时内避免搬动患者。急性脑出血患者在发病 24 小时内禁食，24 小时后如病情平稳，无颅内压增高症状，无上消化道出血者可行鼻饲流质饮食。保持呼吸道通畅，给予心电监测，抽搐时保护好患者，防止自伤。

66．B。为患者肠外营养时营养液要在无菌环境

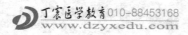 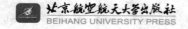

下配制，放置于 4℃ 以下的冰箱内暂存，并于 24 小时内用完。营养液中严禁添加其他治疗用药。在输注过程中控制输注速度，避免输注过快引起并发症和造成营养液的浪费。

67．E。该患者咳嗽 2 个月，有午后低热，考虑为肺结核。肺结核是临床引起咯血最常见的原因。咯血时禁止屏气，取患侧卧位，有利于健侧通气，并防止病灶扩散。咯血量多时采取患侧半卧位，保持气道通畅。

68．D。肺结核患者的潜在并发症有大咯血、窒息、呼吸衰竭以及胸腔积液。若患者如出现高热持续不退、呼吸急促、脉搏快速等症状，则考虑发生呼吸衰竭，应加强护理，避免继发感染。

69．E。根据患者的临床表现可诊断为左心衰竭。肺部湿啰音是左心衰竭的主要体征，由于肺毛细血管压力增高，液体渗出到肺泡所致，随着肺淤血的加重，湿啰音可由局限于双肺底扩大到全肺，可伴哮鸣音。交替脉指节律正常但强弱交替出现的脉搏，由于心室收缩强弱交替出现所致，是心肌受损的表现，也是左心衰竭的重要体征。

70．A。二尖瓣狭窄最常见的早期症状是呼吸困难，特征性的心脏杂音为心尖区舒张中晚期低调的隆隆样杂音，伴舒张期震颤。二尖瓣关闭不全患者心尖部全收缩期吹风样杂音是典型体征，在心尖区最响，伴有震颤。第一心音减弱或不能闻及。

71．E。铁剂治疗应在血红蛋白恢复正常后继续服用 6 ～ 8 周，以增加铁贮存。

72．D。精神不振、烦躁不安，可出现震颤是营养性巨幼细胞性贫血的临床表现。营养性缺铁性贫血可有皮肤黏膜苍白（无发绀）、乏力、头晕、心悸、气短等。皮肤干燥、萎缩、无光泽，毛发干枯易脱落，指（趾）甲扁平、脆薄易裂，出现反甲或匙状甲。黏膜损害常有舌炎、口角炎、舌乳头萎缩，严重者吞咽困难。神经、精神系统异常，如易激惹、烦躁、注意力不集中，记忆力减退、学习成绩下降。少数患者有异食癖，喜吃泥土、生米等。

73．E。滴虫性阴道炎患者每晚用酸性药液，如

1% 乳酸或 0.1% ～ 0.5% 醋酸溶液冲洗阴道。

74．C。阴道灌洗水温应为 41 ～ 43℃，本题 40℃ 最适宜。有收敛、热疗和消炎作用，可促进阴道血液循环，缓解局部充血、减少阴道分泌物，达到治疗炎症的目的。

75．D。阴道灌洗有收敛、热疗和消炎作用，适用于各种阴道炎、宫颈炎、子宫切除术前或阴道手术前的常规阴道准备。月经期、妊娠期、产后或人工流产术后子宫颈内口未闭、阴道流血者禁忌行阴道灌洗，以免引起上行性感染。

76．B。根据该患者的临床表现和辅助检查可诊断为肝硬化。肝硬化失代偿期主要表现为肝功能减退和门静脉高压引起的症状和体征。常有出血倾向和贫血，与肝合成凝血因子减少、脾功能亢进和毛细血管脆性增加有关，表现为鼻出血，牙龈出血，皮肤黏膜瘀点、瘀斑，消化道出血和月经过多等症状。腹水是失代偿期最突出的临床表现，叩诊有移动性浊音。早期肝增大，表面尚平滑，质地稍硬。晚期肝缩小，表面可呈结节状，质地坚硬。肝功能检查显示代偿期正常或轻度异常，失代偿期转氨酶常有轻、中度增高，肝细胞受损时多以 ALT（GPT）增高较显著，但肝细胞严重坏死时 AST（GOT）增高会比 ALT 明显。

77．A。肝硬化腹水患者应限制钠、水的摄入，限制钠盐 1.2 ～ 2.0g/d，24 小时液体入量＜1000ml。若合并低钠血症，应限制在 500ml 以内。

78．E。肝硬化患者可出现门静脉高压症，出现呕吐咖啡样液体时，考虑并发了胃底 - 食管下段静脉破裂出血。表现为突发大量呕血或柏油样便，呕血多为棕褐色，呈咖啡渣样，易导致出血性休克或肝性脑病。此时患者血压 80/50mmHg，存在的首要护理问题应为潜在并发症：休克。

79．A。心肺复苏早期胸外按压的按压频率和深度为按压频率 100 ～ 120 次 / 分，使胸骨下陷 5 ～ 6cm。胸外按压与人工呼吸的比例为 30：2。平均每 5 ～ 6 秒给予 1 次人工通气，即频率为 10 ～ 12 次 / 分。心肺复苏的第一个步骤是胸外按压。按压部位在胸骨下段，即胸骨下 1/3 处，乳头连线与胸骨交界处。

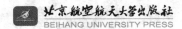

80．B。DIC 的辅助检查显示血小板计数减少，凝血酶原时间延长，纤维蛋白原定量减少，血浆鱼精蛋白副凝试验（3P试验）阳性，D-二聚体水平升高或定性阳性。

81．C。肠瘘每天的灌洗量为 2000～4000ml 左右，速度为 40～60 滴／分钟，若引流量多且黏稠，可适当加大灌洗的量及速度。在瘘管形成，肠液溢出减少后，灌洗量可适当减少。保持灌洗液的温度在 30～40℃，避免过冷对患者造成不良刺激。

82．E。肠瘘患者行负压吸引，一般情况下负压以 75～150mmHg（10～20kPa）为宜，具体应根据肠液黏稠度及日排出量调整。注意避免负压过小致引流不充分，或负压太大造成肠黏膜吸附于管壁引起损伤、出血。当瘘管形成、漏出液少时，应降低压力。

83．B。开放性气胸主要是由刀刃锐器或弹片、火器造成胸部穿透伤造成。患者可出现明显的呼吸困难、口唇发绀、颈静脉怒张、胸部吸吮伤口、鼻翼扇动等表现，严重者休克，气管、心脏向健侧移位，患侧胸壁叩诊呈鼓音，听诊呼吸音减弱或消失。根据该患者的表现，可诊断为开放性气胸。闭合性气胸多为肋骨骨折的并发症，由于肋骨断端刺破肺表面，空气漏入胸膜腔所造成，小量气胸患者可无症状；中量、大量气胸患者有明显呼吸困难。张力性气胸常见于较大肺泡的破裂或较大较深的肺裂伤或支气管破裂，是可迅速致死的危急重症，患者有严重或极度的呼吸困难，大汗淋漓、发绀、烦躁不安、意识障碍，严重者出现休克或窒息，皮下气肿明显。

84．D。开放性气胸急救时，应立即将开放性气胸转变为闭合性气胸，可用无菌敷料或清洁器材等在患者呼气末封盖伤口。

85．D。伤面脓液量多而稀薄的感染创面用 0.02% 呋喃西林溶液纱布湿敷。

86．A。10% 鱼石脂软膏用于炎症早期，消炎退肿。

87．C。肉芽水肿表现为创面淡红、表面光滑，质地松软，触之不易出血，宜用 3%～5% 高渗氯化钠液湿敷，并注意患者全身营养状况。

88．E。伤面脓液稠厚且坏死组织多用硼酸溶液湿敷。优琐主要成分为硼酸。

89．E。骨髓象检查是确诊白血病的主要依据和必做检查，对临床分型、指导治疗、疗效判断和预后评估等意义重大。多数患者骨髓象增生明显活跃或极度活跃，以原始细胞和幼稚细胞为主，正常较成熟的细胞显著减少。

90．D。慢性粒细胞白血病血象可见白细胞数显著增加，各阶段中性粒细胞均增多，以中幼、晚幼、杆状核粒细胞为主。

91．A。结核性脑膜炎可分为三期。早期（前驱期）：1～2 周，主要为小儿性格改变，表现为少言、懒动、烦躁、易怒，年长儿可自诉头痛，婴儿出现嗜睡或发育迟滞等。中期（脑膜刺激期）：1～2 周，因颅内压增高致剧烈头痛、喷射性呕吐，出现明显的脑膜刺激征。脑膜刺激征是结核性脑膜炎最重要和常见的体征。婴儿出现前囟饱满、颅缝裂开。可出现脑神经障碍，以面神经瘫痪最多见。晚期（昏迷期）：1～3 周，症状逐渐加重，昏迷，阵挛性或强直性惊厥频繁发作。患儿极度消瘦，呈舟状腹，最终常因颅内压增高、脑疝而死亡早期。

92．B。结核性脑膜炎可分为三期。早期（前驱期）：1～2 周，主要为小儿性格改变，表现为少言、懒动、烦躁、易怒，年长儿可自诉头痛，婴儿出现嗜睡或发育迟滞等。中期（脑膜刺激期）：1～2 周，因颅内压增高致剧烈头痛、喷射性呕吐，出现明显的脑膜刺激征。脑膜刺激征是结核性脑膜炎最重要和常见的体征。婴儿出现前囟饱满、颅缝裂开。可出现脑神经障碍，以面神经瘫痪最多见。晚期（昏迷期）：1～3 周，症状逐渐加重，昏迷，阵挛性或强直性惊厥频繁发作。患儿极度消瘦，呈舟状腹，最终常因颅内压增高、脑疝而死亡早期。

93．E。尿瘘是指生殖道和泌尿道之间形成异常通道，尿液自阴道排出，不受控制。膀胱阴道瘘最常见。患者可表现为持续性漏尿、体位性漏尿、压力性尿失禁或膀胱充盈性漏尿等。

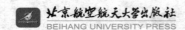

94．D。尿失禁指尿液不受主观控制而自尿道口点滴溢出或流出。可分为持续性尿失禁、间歇性尿失禁、急迫性尿失禁和压力性尿失禁。

95．E。开放性气胸急救时应立即将开放性气胸转变为闭合性气胸，可用无菌敷料或清洁器材等在患者呼气末封盖伤口，并加压包扎，防止漏气。

96．B。张力性气胸的胸膜腔内积气不断增加、患侧胸膜腔内压力进行性增高，患侧肺严重萎陷，从而使呼吸和循环功能发生严重障碍，是可迅速致死的危急重症。应立即行胸腔穿刺排气。

97．B。肠扭转多见于青壮年，常因饱食后剧烈运动而发病。

98．A。粘连性肠梗阻可由腹腔内手术、炎症、创伤、出血、异物等引起。

99．D。腹股沟斜疝是最多见的腹外疝，多见于男性。行走、咳嗽、强力劳动或排便等腹内压骤增是其主要原因。习惯性便秘的老年人可因腹内压增高而发生腹外疝，且易嵌顿。

100．C。肠套叠是指肠的一段套入其相连的肠管腔内，为婴幼儿时期最常见的急腹症之一，小儿多见。肠扭转多见于青壮年。

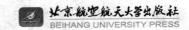

单科试卷三答案与解析

1. C。急性肾衰患者每天补充液量＝前1天总排出量＋500ml。该患者今天的补液量＝200＋250＋500＝950ml，约为1000ml。

2. D。胆道蛔虫病的腹痛特点为突发上腹剑突下钻顶样绞痛，阵发性加剧，向右肩胛或背部放射，常伴恶心、呕吐，甚至吐出蛔虫。疼痛反复发作，持续时间不一，可突然自行缓解，发作间歇期可全无症状。

3. D。该孕妇突发无痛性阴道流血，最可能的诊断为前置胎盘。前置胎盘可出现反复或大量出血，导致血压下降、脉搏细速等休克征象。腹部检查显示子宫软，无压痛，大小与孕周相符，胎方位清楚，先露高浮，易并发胎位异常，胎心可正常。先兆流产表现为停经后有少量阴道出血，常为暗红色或血性白带，伴轻微下腹痛。难免流产表现为阴道流血增多，阵发性下腹痛加剧，或出现胎膜破裂。胎盘早期剥离表现为突发性持续性腹部疼痛，伴或不伴阴道出血。

4. E。在我国，肝癌最常见的病因是乙型肝炎及其导致的肝硬化。肝癌患者常有乙型肝炎病毒感染→慢性肝炎→肝硬化→肝癌的病史。因此与原发性肝癌发生有关的肝病是乙型肝炎。

5. A。胸部手术的备皮范围是上自锁骨上及肩上，下至脐水平，包括患侧上臂和腋下，胸背均超过中线5cm以上。

6. A。该呼吸衰竭患者出现白天嗜睡，夜间失眠，可考虑发生了肺性脑病。主要表现是CO_2潴留先兴奋、后抑制，兴奋表现为失眠、躁动、昼睡夜醒。严重潴留时抑制神经中枢，可出现神志淡漠、嗜睡、昏迷、抽搐、扑翼样震颤、腱反射减弱或消失等症状。

7. A。子宫内膜异位症最主要表现为继发性痛经，并随局部病变的进展而渐进性加重，多伴不孕。疼痛位于下腹部、腰骶部，可放射到会阴部、肛门或大腿，与月经来潮同步。

8. D。颌下急性蜂窝织炎可发生喉头水肿和气管受压，引起呼吸困难，甚至窒息。该患儿颈部出现急性蜂窝织炎，护理过程中，应特别警惕患者出现呼吸困难。

9. C。断乳时间在10～12个月为宜。最佳断乳的季节为春秋季，若遇夏季炎热或婴儿体弱多病时，可推迟断乳时间。

10. C。小儿肥胖症不会引起脑性瘫痪。预防脑性瘫痪应做好产前保健、避免早产和新生儿败血症、预防新生儿缺氧。

11. E。尿道损伤是最常见的泌尿系统损伤，临床表现为尿道出血、疼痛和排尿困难，甚至发生尿潴留。尿道挫伤及轻度裂伤，如尿道连续性仍存在，一般可自愈。尿道裂伤需插导尿管引流，若导尿不成功则采取会阴尿道修补术，术后需留置导尿2～3周。

12. D。缺铁性贫血是由于体内铁缺乏致血红蛋白合成减少而引起的一种小细胞低色素性贫血。为小儿贫血中最常见的类型，以6个月～2岁发病率最高。

13. D。蒂扭转是卵巢肿瘤最常见的并发症，即在体位突然改变或妊娠期、产褥期子宫大小、位置改变时发生，表现为突发一侧下腹剧痛，常伴恶心、呕吐甚至休克。其他并发症有破裂、感染、恶变。

14. B。心房颤动时心脏听诊时心律极不规则、第一心音强弱变化不定，脉搏亦快慢不均，强弱不等，出现脉搏短绌。主要是由于心肌收缩强弱不等，较弱的搏动只可产生心音，而不能引起周围血管搏动，导致脉率少于心率。

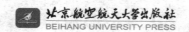

15．E。食管癌患者术前应做好消化道准备，进食后有滞留或反流者，术前 1 天晚用抗生素生理盐水冲洗食管，以减轻充血水肿，减少术中污染，预防吻合口瘘。饮食宜给予高热量、高蛋白、高维生素、清淡无刺激的流质或半流质饮食，必要时提供肠内、肠外营养。做好手术区域的皮肤准备，备皮范围包括切口皮肤至少 15cm 的区域。术前 2 周严格戒烟，训练有效咳嗽和腹式深呼吸。因多数患者不习惯在床上大小便，容易导致尿潴留和便秘，术前应在床上练习排便。

16．A。结核性脑膜炎常为急性粟粒性肺结核的一部分，婴幼儿血 - 脑屏障功能不完善，中枢神经系统发育不成熟，免疫力低下，结核菌易血行播散累及脑膜。

17．E。心力衰竭患者使用洋地黄治疗时，治疗剂量和中毒剂量接近，易发生洋地黄中毒。临床表现为食欲下降、恶心、呕吐；神经系统症状如头痛、倦怠、视力模糊、黄视、绿视。该患者在治疗期间出现恶心，视物模糊，黄绿视，考虑发生了洋地黄药物中毒。

18．D。铁剂可与维生素 C 或各种果汁同服，但避免与茶、咖啡、牛奶、植酸盐等同服，以免影响铁吸收。最常见的不良反应是恶心、呕吐、胃部不适和黑便等胃肠道反应，应从小剂量开始，于两餐之间服用。口服液体铁剂使用吸管，服后漱口，避免牙齿染黑。

19．E。胸腔闭式引流拔管时，嘱患者深吸气后屏气，拔管后立即用凡士林纱布和厚敷料封闭伤口并包扎固定。行闭式胸膜腔引流时，要正确安装引流装置，保证衔接处密封良好，保持管道密闭，引流气体应放置在患侧锁骨中线第 2 肋间或腋前线第 4、5 肋间处，引流瓶低于胸腔引流口 60 ～ 100cm。保持引流通畅，观察是否有气体或液体排出，引流瓶长管中的水柱是否随呼吸上下波动。

20．A。幽门梗阻是消化性溃疡的常见并发症，溃疡引起幽门梗阻的原因为痉挛、水肿和瘢痕。十二指肠球后溃疡更易引起梗阻。呕吐是最为突出的症状，呕吐物为发酵隔夜食物，且量很大，

有大量黏液，不含胆汁，有腐败酸臭味。

21．A。乳腺癌术后早期功能锻炼可减少瘢痕牵拉，恢复术侧上肢功能。术后 24 小时内开始做手指和腕部的屈曲和伸展运动。

22．B。该患者面部有较严重蝶形红斑，是系统性红斑狼疮最具特征性的皮肤损害，提示与系统性红斑狼疮导致的血管炎性反应和药物不良反应有关，因此其首优的护理诊断为皮肤完整性受损。

23．E。原发型肺结核由结核杆菌初次侵入肺部后发生的原发感染，是小儿肺结核的主要类型。病理转归为吸收好转（钙化或硬结）、进展及恶化。

24．D。炎症性病变一般起病缓慢，腹痛由轻至重，呈持续性，有固定的压痛点，可伴有反跳痛和肌紧张，有体温升高，血白细胞及中性粒细胞增高。

25．A。急性肾炎患儿少尿时，应限制水和钠盐的摄入，每天食盐量 1 ～ 2g，严重病例钠盐限制于每天 60mg/kg。严重水肿或高血压者宜给予无盐饮食。

26．D。右心衰竭主要表现为体循环静脉淤血。水肿是右心衰竭的典型体征，由于体循环静脉压力增高所致。

27．B。心绞痛的疼痛持续时间短，一般为 3 ～ 5 分钟，不超过 30 分钟。疼痛位于胸骨体上段或中段之后方，多放射至左肩，沿左臂尺侧至无名指和小指；向上可至颈、咽部和下颌部。疼痛特点是压榨、憋闷、紧缩、烧灼或濒死感。舌下含服硝酸甘油 1 ～ 2 分钟开始起效。急性心肌梗死程度较心绞痛更加剧烈，持续时间 10 ～ 20 分钟以上，患者常伴有大汗、呼吸困难、恐惧和濒死感，含硝酸甘油后不能缓解。

28．C。足月新生儿一般在出生 24 小时后即可开始抚触，应在沐浴后、两次哺乳之间进行。每次抚触 10 ～ 15 分钟，每天 2 ～ 3 次。

29．A。腹泻是溃疡性结肠炎最主要的症状，黏液脓血便是本病活动期的重要表现。轻者每天排便 2 ～ 4 次，粪便成糊状，便血轻或无便血。重者每天排便达 10 次以上，大量脓血，甚至呈稀

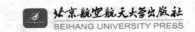
丁震医学教育 010-88453168 www.dzyxedu.com　　北京航空航天大学出版社 BEIHANG UNIVERSITY PRESS

水样血便。

30．B。开放性骨折患者骨折处皮肤或黏膜不完整，骨折端与外界相通，易引起感染，应尽早彻底清创，并使用抗生素和 TAT 预防感染。

31．D。癫痫大发作时，应立即将患者缓慢置于平卧位，防止外伤，将压舌板置于患者口腔一侧上下白齿之间，防止舌、口唇和颊部咬伤。勿用力按压抽搐肢体，防止骨折及关节脱位。松开领带、衣扣和裤带，防止过紧压迫呼吸。禁止喂水防止误吸。

32．D。绒毛膜癌最常见的转移部位依次为肺、阴道、脑及肝等。肺转移也是绒毛膜癌最常见的转移途径，发生肺转移表现为咳嗽、咯血、胸痛和呼吸困难。

33．B。足月儿出生 2 周后补充维生素 D400U/d。早产儿、低出生体重儿、双胎儿出生 1 周后补充维生素 D800U/d，3 个月后改预防量 400U/d，1 岁后改为 600U/d。一般应服用维生素 D 至 2 岁。

34．D。癌细胞累及 Cooper 韧带，使其缩短而致皮肤表面凹陷，形成"酒窝征"，是乳腺癌的特征性体征。

35．A。1%～3% 过氧化氢溶液遇有机物放出新生氧，抗菌，除臭。2%～3% 硼酸溶液为酸性防腐剂，抑菌。0.1% 醋酸溶液用于铜绿假单胞菌感染。1%～4% 碳酸氢钠溶液为碱性溶液，用于真菌感染。朵贝尔溶液（复方硼砂溶液）轻微抑菌，除臭。

36．E。糖皮质激素是长期控制哮喘发作的有效抗炎药物，可抑制气道变应性炎症，降低气道的高反应性。吸入激素量和口服激素量的浓度、剂量都不相同。急性发作期主要是缓解症状，主要用 β_2 受体激动剂来暂时性地缓解疾病。长期吸入激素类药物会导致口腔真菌感染，用后应及时漱口。

37．A。上行感染是引起小儿尿路感染最主要途径。其他有血行感染（多继发于新生儿及婴儿败血症、菌血症等）、淋巴感染和直接蔓延等。

38．C。急性乳腺炎是乳腺的急性化脓性感染，常见于产后哺乳期妇女，以初产妇居多。

39．A。有机磷农药中毒者无论表现轻重均有特殊大蒜气味。糖尿病酮症酸中毒者呼气中有烂苹果味（丙酮味）。氰化物中毒可闻及苦杏仁味。乙醇中毒呼气有酒味。粪臭味可见于肠道梗阻。

40．A。产后出血导致失血性休克时的补血原则是出多少，补多少，即补充同等失血量。

41．D。该患儿查体胸骨左缘第 2 肋间可闻及粗糙连续性机器样杂音，可见毛细血管搏动及股动脉枪击音。考虑为动脉导管未闭。胸骨左缘第 2 肋间可闻及粗糙连续性机器样杂音，可见毛细血管搏动及股动脉枪击音是动脉导管未闭的典型表现。

42．B。治疗原发性病不是脑复苏的主要治疗和护理措施。脑复苏的措施包括降温治疗、维持适当的血压水平、脱水治疗、糖皮质激素、解除脑血管痉挛、高压氧治疗等。

43．B。扁平骨盆是指骨盆入口平面前后径短而横径长，骨盆外测量相当于骨盆入口前后径的是骶耻外径。

44．D。有不少消毒剂易挥发，性质不稳定，使用一定的时限后消毒效力下降，因此消毒药液不是长期有效，需定期更换。定期更换和检测消毒剂，易挥发的要加盖，并及时调整浓度。待消毒的物品必须洗净、擦干或晾干。消毒器械时必须打开所有轴节，使之完全浸没在消毒溶液内。消毒液中禁放纱布、棉花等物品，避免吸附消毒剂降低消毒效力。对金属有腐蚀作用的药液，不可用来浸泡器械。消毒后的物品在使用前用无菌生理盐水冲洗附着在表面上的消毒剂，以免刺激人体组织。

45．D。呼吸衰竭患者应卧床休息，并尽量避免自理活动和不必要的操作，减少夜间操作，保证休息。因晚间入睡困难，可减少白天休息。Ⅱ型呼吸衰竭应给予低流量、低浓度持续吸氧。护理人员帮患者制定合理的活动计划，以减少患者的焦虑。呼吸衰竭患者禁用镇咳镇静药物，避免抑

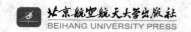

制呼吸中枢神经，防止窒息。

46．E。法洛四联症是最常见的青紫型先心病，气促和缺氧发作时气促加重，表现为呼吸加快，青紫加重。室间隔缺损患儿表现为消瘦、生长发育迟缓、活动后乏力、气短，肺循环血量增多易致反复性肺呼吸道感染。动脉导管未闭可导致左心扩大、心肌肥厚。房间隔缺损症状与室间隔缺损相似。

47．C。等渗性脱水治疗原则为处理病因，防止或减少水、钠的继续丧失，并积极补充血容量，一般可用等渗盐水或平衡盐溶液。5% 葡萄糖盐液既可补充能量，也可补充电解质。10% 葡萄糖液属晶体溶液，可补充水分和热能。5% 碳酸氢钠属碱性溶液，可纠正酸中毒，调节酸碱平衡。患者发生高渗性脱水时可补充 0.45% 氯化钠溶液。

48．B。肾性高血压患者适当卧床休息可增加肾血流量，增加尿量，改善肾功能，减少蛋白尿。

49．D。慢性排斥反应可发生在手术后数月甚至数年，病程进展慢，以移植物慢性缺血并纤维化萎缩为病理特征，临床以移植器官功能逐渐丧失为主要表现。突发寒战，高热、移植器官肿大，局部疼痛是急性排斥反应的表现。移植器官功能迅速衰减是超急性排斥反应的表现。

50．E。备皮属于手术治疗的护理措施，非手术治疗不用备皮。异位妊娠非手术治疗应卧床休息，避免增加腹压的动作，保持大便通畅。摄入含铁丰富的食物，如动物肝、鱼肉、绿叶蔬菜及木耳等。严密监测生命体征、腹痛及阴道流血情况。遵医嘱给药和留取血标本，注意观察药物疗效及不良反应。

51．C。脐带内的血管包括 2 条脐动脉、1 条脐静脉。脐带是连接胎儿与胎盘的条索状组织，是母体与胎儿气体交换、营养物质供应和代谢产物排出的重要通道。

52．A。吸入麻醉药能够抑制缺氧性肺血管收缩，在胸内手术单肺通气给予吸入麻醉药时，有可能导致或加重低氧血症。因此对吸入麻醉患者的护

理应特别警惕发生肺膨胀不全。

53．A。腹泻患儿好转后逐步过渡到正常饮食，不可给予高脂肪饮食。牛肉、红烧肉属于高脂肪食物，故该患儿患病期间不可食用。观察腹泻和大便情况，发现异常及时采集送检。嘱咐家长腹泻患儿使用吸水性强的纸尿布，做到勤更换。避免使用不透气的塑料布或橡胶布。保持肛周皮肤及会阴部清洁干燥，预防尿路感染。

54．C。转运前，凡有骨折或疑有骨折的患者应予以临时固定处理，避免骨折端损伤软组织、血管、神经或内脏，便于运输。若为开放性骨折，则应先加压包扎止血，一般不进行现场复位，尽早清创并使用抗生素和 TAT，预防感染。

55．B。肾挫伤患者症状轻微，可自愈，该患者腰部被撞后，左腰部压痛、叩击痛，血压、脉搏正常，考虑发生了肾挫伤。肾部分裂伤伴肾包膜破裂及肾周血肿。肾全层裂伤症状严重，常有肾周血肿、严重的血尿。肾蒂损伤少见但最严重，肾蒂或肾段血管部分或完全撕裂可引起大出血、休克，常来不及就诊即死亡。

56．C。腹外疝术后 1 ~ 2 天，护士应鼓励患者在床上翻身及活动肢体，一般术后 3 ~ 5 天可下床活动，早期下床活动会增加腹壁张力，使疝复发。取平卧，髋关节微屈，腘窝下垫枕，以降低腹股沟切口的张力和腹内压力，并利于切口愈合和减轻伤口疼痛。术后 6 ~ 12 小时无恶心、呕吐者可给予流食，次日可进软食或普食；严密观察生命体征，注意有无伤口渗血、感染和阴囊血肿的表现。

57．A。该患者使用燃气热水器洗澡时昏倒，面色潮红，口唇呈樱桃红色，考虑为一氧化碳中毒。进行现场救护时，将患者迅速转移到空气新鲜处，保持呼吸道通畅。

58．E。长期咳嗽和咳大量脓痰是支气管扩张患者最主要的症状，痰液收集于玻璃瓶中静置后分为 3 层，上层为泡沫，中层为浑浊黏液，下层为脓性黏液和坏死组织沉淀物。

59．C。腹痛是急性胰腺炎患者主要表现和首发

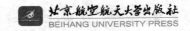

症状，多于暴饮暴食或酗酒后突然发作。疼痛剧烈而持续，可有阵发性加剧。腹痛多位于中、左上腹，向腰背部呈带状放射，取弯腰屈膝侧卧位可减轻疼痛，进食后疼痛加重，一般胃肠解痉药不能缓解。

60．D。2%碳酸氢钠溶液可用于鹅口疮治疗或局部涂10万～20万U/ml制霉菌素鱼肝油混悬溶液，还可口服肠道微生态制剂，抑制真菌生长。生理盐水可以清洁口腔，预防感染。3%过氧化氢溶液遇有机物时，放出新生氧，抗菌除臭。

61．A。里急后重是一种直肠刺激症状，可由多种疾病引起，如直肠的炎症和肿瘤、乙状结肠的炎症和肿瘤、盆腔的多种病变等。直肠癌可表现为频繁便意和排便习惯改变，肛门下坠、里急后重和排便不尽感。肠结核的腹痛多位于右下腹或脐周，并有大便习惯的改变。食管癌最典型的早期表现为吞咽粗硬食物时偶有不适感，中晚期典型症状为进行性吞咽困难。甲亢表现为高代谢综合征、神经过敏、甲状腺肿、突眼征等。急性胃炎有症状者主要表现上腹不适或隐痛，上消化道出血是该病突出的临床表现。

62．C。大血管病变是糖尿病最严重而突出的并发症，主要表现为动脉粥样硬化，可引起冠心病、脑血管病、肾动脉硬化、肢体外周动脉硬化等。

63．C。胃炎患者少量出血，可给予温牛奶、米汤等温凉、清淡流质饮食，以中和胃酸，利于黏膜恢复，如合并大出血应禁食。

64．A。肝癌患者常有乙型肝炎病毒感染→慢性肝炎→肝硬化→肝癌的病史。肝区疼痛是最常见和最主要的症状，肝大和肿块为中、晚期肝癌最主要的体征。该患者有肝炎病史30年，近1个月出现肝区疼痛，食欲减退，进行性消瘦，肝呈进行性增大，质硬，触诊有结节，面部有蜘蛛痣，腹膨隆，首先考虑的诊断是原发性肝癌。Murphy征（墨菲征）阳性是急性胆囊炎的典型体征。肝硬化典型表现有内分泌失调、门静脉高压症、上消化道出血、肝性脑病等，且肝区疼痛出现较早，该患者患肝炎30年，近1个月才出现肝区疼痛，不考虑肝硬化。腹痛是急性胰腺炎

主要表现和首发症状，多于暴饮暴食或酗酒后突然发作。结核性腹膜炎表现为发热盗汗、腹痛腹泻，呈慢性病容。

65．D。子宫脱垂是指子宫从正常位置沿阴道下降，宫颈外口达坐骨棘水平以下，甚至子宫全部脱出于阴道口以外。

66．E。佝偻病的临床表现分为初期（早期）、活动期（激期）、恢复期、后遗症期四期。活动期（激期）主要为骨骼改变和运动功能及智力发育迟缓。6个月以内以颅骨软化为主，重者有压乒乓球样的感觉。6个月以上四肢出现手镯或足镯征。7～8个月出现方颅，前囟闭合延迟，出牙迟，牙釉质缺乏，易患龋齿。会坐或站立后可发生脊柱后凸或侧凸畸形。1岁左右可见胸廓畸形，胸部骨骼出现肋骨串珠，以第7～10肋最明显；膈肌附着处的肋骨内陷形成郝氏沟；胸骨突出形成鸡胸，内陷形成漏斗胸。1岁左右患儿由于行走负重，下肢弯曲，还可导致"O"形腿或"X"形腿。

67．B。该患者分娩三天后白细胞数升高（正常范围4～10×10^9/L），下腹压痛，恶露量多考虑为产褥感染。发热、疼痛、异常恶露是产褥感染的三大主要症状。产褥感染采取半卧位，促进恶露引流，炎症局限，防止感染扩散。

68．D。等渗性缺水血钠值为135～150mmol，病因为消化液或体液急性丧失，如大量呕吐、肠瘘、肠梗阻、烧伤等；临床表现为恶心、乏力、少尿，但不口渴；眼窝凹陷，皮肤干燥；体液丢失达体重5%，可有血容量不足表现，体液丢失达体重的6%～7%可有休克。根据该患者的表现及检查，可诊断为中度等渗性脱水。高渗性脱水以口渴为主要表现，血钠值＞150mmol。低渗性脱水血钠值＜135mmol。

69．B。代谢性酸中毒是最常见的酸碱平衡紊乱，主要由于细胞外液的H^+增加或HCO_3^-丢失导致，血气分析检查血pH降低，二氧化碳结合力降低。该患者CO_2CP低于正常，因此可判断为代谢性酸中毒。该患者伴有缺水的症状，也可辅助诊断代谢性酸中毒。

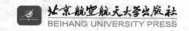

70．C。烧伤患者纠正体液紊乱的关键在于第 1 天的处理。第 1 天补液量 = 生理需要量 +1/2 累积丧失量，第 2 天补液量 = 生理需要量 + 前 1 天继续丧失量 +1/2 累积丧失量，第 3 天补液量 = 生理需要量 + 前 1 天继续丧失量。

71．A。患者突然呼吸急促、咳粉红色泡沫样痰，是急性肺水肿的表现，也称循环负荷过重，属于输液反应，处理措施应减慢滴速或停止输液。

72．E。该患者出现"两慢一高"，即脉搏减慢，呼吸深慢，血压升高，尤其是收缩压增高、脉压增大，考虑为颅内压增高。首要的治疗措施为脱水降颅压，输入脱水药物，维持呼吸道通畅。

73．D。对颅内压增高患者，应控制液体摄入量，不能进食者，每天静脉入量在 1500 ～ 2000ml，每天尿量不少于 600ml。持续或间断给氧即可，无需高流量给氧。神志清醒者给予普通饮食，但要限制钠盐摄入量。床头抬高 15°～ 30°，以利于颅内静脉回流，减轻脑水肿。

74．B。根据该患者的临床诊断和辅助检查可诊断为肺结核。发热是最常见的表现多为长期午后低热。可伴有乏力、食欲缺乏、消瘦、盗汗，浸润型肺结核可见轻微，干咳或仅有少量黏液痰。病变范围较大或干酪样坏死者，患侧呼吸运动减弱，语颤增强，叩诊浊音，听诊呼吸音减低，X 线可有浸润型阴影。

75．C。PPD 实验阴性除提示无结核菌感染外，还见于初染结核菌 4 ～ 8 周、应用糖皮质激素、营养不良、严重结核病、HIV 感染或老年人等。阳性患者可表示曾有结核感染，或初感染。弱阳性可提示卡介苗交叉反应。3 岁以下呈强阳性，提示新近感染的活动性结核病。有免疫抑制的患者 PPD 结果常会受一定的影响。

76．A。病毒性心肌炎患者活动期或伴有严重心律失常、心力衰竭者要绝对卧床休息 3 ～ 4 周至 2 ～ 3 个月，减少心肌耗氧量。限制探视，保证充分的休息和睡眠。待症状消失，心肌酶、病毒中和抗体、白细胞、红细胞沉降率等化验及体征恢复正常后，方可逐渐增加活动量。

77．A。病毒性心肌炎患者应合理安排休息和活动，病情好转后半年至 1 年内避免重体力劳动，以减少心肌耗氧量。避免过劳、缺氧、营养不良、呼吸道感染、寒冷、酗酒等诱因。坚持药物治疗，定期随访，病情变化时及时就医。

78．B。该患儿近日来常哭闹，以夜间为甚，并有多汗。今晨突然出现两眼上翻，意识丧失，口角、四肢抽搐，可诊断为维生素 D 缺乏性手足搐搦症。患儿抽搐最可能的原因是低钙惊厥。

79．C。为明确病因最有意义的检查是血清钙检查。

80．B。维生素 D 缺乏导致血钙降低是引起惊厥、喉痉挛、手足抽搐的直接原因。发生惊厥时应尽快给予 10% 葡萄糖酸钙 5 ～ 10ml 加入 10% 葡萄糖液 5 ～ 20ml 中，缓慢静脉注射（10 分钟以上）或滴注，切勿快速推注。

81．B。社交能力不良、家庭关系不和睦（缺少家庭支持）、对承担母亲角色的不适应、情绪不稳定均可引发产后抑郁症，手术分娩不是产后抑郁的心理因素。

82．C。产褥期抑郁症的主要表现是抑郁，多在产后 2 周内发病，产后 4 ～ 6 周症状明显。产妇多表现为心情压抑、沮丧、感情淡漠、不愿与人交流，甚至与丈夫也会产生隔阂。

83．B。腹股沟斜疝经腹股沟管突出，可进阴囊，疝块外形为椭圆或梨形，上部呈蒂柄状，较多发生嵌顿。该患儿所患肿物可降入阴囊，可还纳，考虑为腹股沟斜疝。腹股沟直疝常见于年老体弱者，由直疝三角突出，不进入阴囊，疝块外形为半球形，极少发生嵌顿。股疝多见于 40 岁以上妇女。

84．D。腹壁强度降低和腹内压力增高是腹外疝的两个主要原因。便秘、受凉、哭闹、腹泻均可使腹内压力增高，加重病情。若患儿出现休克或肾脏疾病时，可着重观察尿量。

85．B。桡骨远端伸直型骨折伤后局部疼痛、肿胀，出现典型畸形姿势，侧面观呈"餐叉样"畸形，正面观呈"枪刺样"畸形。

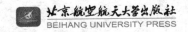

86．D。股骨颈骨折多发生于中、老年女性。按骨折线部位分为股骨颈头下骨折、股骨颈骨折、股骨颈基底骨折。股骨颈头下骨折和股骨颈骨折易引起股骨头血供中断，导致股骨头坏死或骨折不愈合。

87．A。甲状腺功能亢进常引起窦性心动过速。窦性心动过速病因见于健康人吸烟、饮酒、饮用含咖啡因的饮料或茶、剧烈运动、情绪激动等。某些病理状态如发热、贫血、甲状腺功能亢进等，应用某些药物如阿托品、肾上腺素也可引起。

88．B。窦性心动过缓指窦性心律的频率慢于60次/分，生理性因素是引起窦性心动过缓的常见原因，见于健康的青年人、运动员、睡眠状态。还可见于某些病理状态如颅内压增高、严重缺氧、高钾血症、窦房结病变、急性下壁心肌梗死、甲状腺功能减退、阻塞性黄疸等。应用某些药物如β受体阻滞剂、非二氢吡啶类钙通道阻滞剂、胺碘酮、拟胆碱药及洋地黄中毒等也可引起。

89．C。房颤患者易发生血栓栓塞，以脑栓塞最多见，栓子多来自于扩大的左心房伴心房颤动者。右心房血栓脱落可导致肺栓塞。

90．C。浅Ⅱ度烧伤伤及真皮浅层（乳头层），部分表皮生发层（基底层）健在。创面红润潮湿，疼痛剧烈，大小不一的水疱，疱壁较薄，含黄色澄清液体，2周左右愈合，有色素沉着，无瘢痕。

91．D。深Ⅱ度烧伤伤及真皮乳头层以下，仍残留部分网状层。痛觉迟钝，有拔毛痛，创面苍白与潮红相间，有水疱，疱壁较厚，3～4周愈合，留有瘢痕。

92．C。新生儿肺透明膜病又称新生儿呼吸窘迫综合征，多见于早产儿，由于缺乏肺表面活性物质所致。临床表现为出生后不久出现进行性加重的呼吸窘迫和呼吸衰竭。

93．E。新生儿缺血缺氧性脑病根据病情可分为3度。重度表现为以抑制症状为主，表现为昏迷，肌张力低下，呼吸暂停，惊厥频繁，拥抱反射、吸吮反射消失，病死率高，存活者多有后遗症。轻度表现为兴奋、激惹，肌张力正常，生后24小时内症状明显，72小时内消失。中度表现为嗜睡，肌张力减低，症状在14天内消失，可有后遗症。

94．B。身材矮小见于侏儒症、呆小症。呆小症因甲状腺激素分泌不足导致，下肢短，上部量＞下部量，骨龄落后，性发育迟缓，智力低下。

95．E。继发性肥胖多见于甲状腺功能减退症。身材矮小见于呆小症，身材高大见于见于巨人症。

96．A。原发性肾上腺皮质功能减退症是由于肾上腺皮质激素分泌不足所致，可见全身性色素沉着。

97．C。胆总管用器械探查后，其下端的Oddi括约肌会发生暂时性的水肿或者痉挛。这就使胆汁的流动受到一定的障碍，放置T管后，T管一端通向肝管，一端通向十二指肠，由腹壁戳口穿出体外并接引流袋，胆汁得到引流，可降低胆总管内的压力。

98．B。胸腔闭式引流适应证包括中、大量气胸，开放性气胸，张力性气胸；胸腔穿刺术治疗肺无法复张者；需使用机械通气或人工通气的气胸或血气胸者；拔除胸腔引流管后气胸或血胸复发者及剖胸手术。

99．D。耻骨上膀胱造瘘术适应证包括膀胱内手术（如取膀胱结石、异物），切除带蒂的膀胱肿瘤、膀胱憩室，以及膀胱损伤修补等；尿潴留引流及经膀胱切除前列腺或行尿道会师术。

100．A。胃肠减压可抽出胃肠道内容物和气体，减少消化道内容物继续流入腹腔，减少胃肠内积液、积气，减少胃酸、胰液等消化液分泌，改善肠壁血运，因此胃肠道手术后多应用胃肠减压。胸腔闭式引流多用于呼吸系统疾病。T管、胆囊造瘘引流多用于胆囊胆道疾病。耻骨上膀胱造瘘多用于泌尿系统疾病。

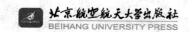

单科试卷四答案与解析

1. B。维生素 D 缺乏性佝偻病是维生素 D 不足引起钙、磷代谢失常，产生的一种以骨骼病变为特征的全身慢性营养性疾病。临床上分四期。活动期（激期）：主要为骨骼改变和运动功能及智力发育迟缓，如方颅、鸡胸、"O"型腿或"X"形腿。该患儿多汗、烦躁。查体方颅、鸡脚、"O"型腿，化验：血钙、磷均低，应考虑为佝偻病激期。初期（早期）多见于 6 个月内，特别是 3 个月以内，主要为神经兴奋性增高的表现，如易激惹、烦躁，汗多刺激头皮，致婴儿摇头擦枕，出现枕秃。恢复期临床症状和体征逐渐减轻或消失。后遗症期多见于 2 岁以后小儿。遗留不同程度的骨骼畸形，临床症状消失，血生化正常，X 线检查骨骼干骺端病变消失。

2. B。消化性溃疡以慢性、周期性发作、节律性上腹部疼痛为特点，伴反酸、嗳气、烧心、恶心、食欲减退等消化不良症状，但缺乏特异性。部分患者无症状。十二指肠溃疡比胃溃疡更多见，周期性和节律性更明显，秋冬和冬春之交更易发病，常可被进食或服用抗酸药所缓解。

3. B。脑性瘫痪简称脑瘫，是指小儿从出生前到出生后 1 个月内，由多种原因引起的非进行性脑损伤。患儿坐位时两下肢向前伸直困难，站立位、行走时足尖着地，足跟悬空，两腿交叉呈剪刀步态。腱反射亢进、活跃，踝阵挛呈阳性，2 岁后巴宾斯基征仍阳性。该患儿运动发育落后，自主运动不协调，下肢肌张力增高，抱起时双腿交叉呈剪刀样。最可能的诊断是脑性瘫痪。

4. D。胎盘早剥严重程度与剥离面大小及剥离的位置有关，可分为轻型和重型。轻型多发生于分娩期，剥离面积 < 1/3，或有轻微腹痛，阴道出血量多，贫血不显著，以外出血为主，子宫软，压痛不明显；重型多发生于妊娠中、晚期，剥离面积 ≥1/3，表现为突发持续性腹痛、腰酸及腰痛，阴道出血量少，贫血程度与外出血量不符，以内出血为主，子宫硬如板状，压痛明显，子宫大于孕周，胎位触不清。

5. D。肺气肿患者可进行呼吸功能锻炼。其包括缩唇呼吸和腹式呼吸。呼吸功能锻炼可加强胸、膈呼吸肌的肌力和耐力，改善呼吸功能。

6. D。最容易引起心脏停搏的心脏疾病是冠状动脉粥样硬化性心脏病。心脏的血液供应主要来自冠状动脉，若冠状动脉的管腔狭窄或闭塞，使心脏供血急剧减少或中断，则会引起心脏骤停。且急性心肌梗死患者最易并发室颤，对血流动力学的影响相当于心脏骤停。

7. B。正常情况下胎盘娩出后，宫底平脐或脐下 1 横指，子宫收缩呈球状、质硬。子宫收缩乏力时，宫底升高，子宫质软、轮廓不清，阴道流血多。该患者子宫质软，出现失血性休克，且胎盘已娩出，考虑为子宫收缩乏力。胎儿娩出后立即发生阴道流血，色鲜红考虑软产道裂伤。胎儿娩出后数分钟出现阴道流血，色暗红，应考虑胎盘因素。胎盘娩出后阴道流血较多，应考虑子宫收缩乏力或胎盘、胎膜残留。胎儿娩出后阴道持续流血，且血液不凝，应考虑凝血功能障碍。失血表现明显，伴阴道疼痛而阴道流血不多，应考虑隐匿性软产道损伤，如阴道血肿。

8. A。黑痣恶变的临床表现为生长活跃或溃破，疼痛，体积增大，扁平、色素较深。发炎和出血等常是恶变的象征。

9. B。该患者呼吸困难、夜间加重，烦躁不安、气促等，可考虑该患者目前最主要的护理问题是气体交换受损。慢性肺源性心脏病患者由于肺血管阻力增高引起肺淤血、肺血管收缩导致肺血流量减少，进一步加重气体交换功能障碍，出现低氧血症和二氧化碳潴留的表现，长期缺氧可导致

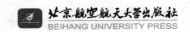

肺动脉高压。

10．A。糖类抗原CA19-9对胰腺癌的诊断较敏感，最常用于辅助诊断、疗效判断、监测复发和评估预后。但需排除胆道梗阻和胆系感染才有意义。肿瘤切除后CA19-9浓度下降，如再上升，则提示复发可能。

11．D。肢体对称性弛缓性肌无力为急性感染性多发性神经炎的首发症状。自肢体远端开始呈上行性麻痹进展，由双下肢开始逐渐累及躯体肌、脑神经。

12．D。螺旋反折法适用于周径不相同的前臂、小腿等部位的伤口。回反形包扎法适用于残端或头部的伤口。螺旋形包扎法适用于周径基本相同的上臂、大腿等部位的伤口。"8"字形包扎法适用于关节、手掌、手背部位的伤口包扎。环形包扎法适用于四肢、额部、胸腹部等粗细相等部位的小伤口。蛇形包扎法适用于由一处迅速延伸到另一处或作简单的固定。

13．C。糖尿病酮症酸中毒（DKA）为最常见的糖尿病急症。临床表现为食欲减退、恶心，常伴头痛、嗜睡、烦躁、呼吸深快有烂苹果味（丙酮味）。

14．E。不孕症患者进行诊断性刮宫取子宫内膜病理检查的时间为月经来潮前或月经来潮12小时内，以判断有无排卵。

15．E。该患者化脓性胆管炎剖腹术后，病情危重。肢体活动与本病无直接关系，不作为重点护理内容。护士应严密观察并记录生命体征、腹部体征及胃肠减压和腹腔引流的情况，术后遵医嘱应用抗生素，防止感染。

16．B。滴虫阴道炎多表现为大量稀薄泡沫状的阴道分泌物。白色豆腐渣样为真菌性阴道炎（外阴阴道假丝酵母菌病）的表现。老年性阴道炎分泌物稀薄、呈淡黄色，伴严重感染时白带可呈脓性，有臭味。

17．A。有脑脊液漏者应绝对卧床，取半卧位，头偏向患侧，直至脑脊液漏停止3～5天后改为平卧位，目的是借重力作用使脑组织移向颅底，促进漏口封闭。避免挖鼻、抠耳，禁止堵塞鼻腔

和外耳道，保持局部清洁。密切观察病情，注意有无颅内低压综合征的表现。大量补充水分，静脉补液，防止血压下降，防止出现颅内低压综合征。禁止做腰椎穿刺，预防脑脊液逆流和感染。

18．B。肺结核患者应将痰吐在纸上并用火焚烧，该方法是最简便有效的处理方法，或留置于容器的痰液经灭菌处理后再弃去。

19．E。消化性溃疡泛指胃肠道黏膜在某种情况下被胃酸/胃蛋白酶自身消化而造成的溃疡。胃酸分泌过多在十二指肠溃疡中起主要作用，而胃溃疡患者胃酸多正常甚至低于正常。

20．D。该患者刺激性咳嗽并痰中带血，胸片示左肺中央型块影，可能发生了肺癌。纤维支气管镜检查是诊断肺癌最可靠的手段，为进一步明确诊断，应进行纤维支气管镜检查。

21．C。产后会阴严重水肿时可用50%硫酸镁或95%乙醇湿热敷。

22．E。营养性巨幼红细胞性贫血患儿应给予富含维生素B_{12}和叶酸的食物，绿叶蔬菜、水果、谷类和动物肉类等食物叶酸含量丰富。动物肉类、肝、肾、禽蛋及海产品等含丰富的维生素B_{12}。

23．A。缩唇呼吸是指患者闭嘴，经鼻吸气，缩唇（吹口哨样）缓慢呼气，同时收缩腹部，以能将距面前15～20cm处、与口唇等高水平的蜡烛火焰吹摇动而不灭为宜。缩唇缓慢呼气可提高支气管内压，防止呼气时小气道过早塌陷，利于肺泡气排出。

24．D。该患者呕血、黑便，头晕、心悸、血压80/50mmHg、烦躁不安、四肢凉湿，可考虑患者发生了上消化道出血并发休克。当人体短时间内上消化道出血量＞1000ml时，可以出现休克表现。

25．B。类风湿关节炎患者在病情缓解后应及早进行功能锻炼，运动量要适当，循序渐进，由被动运动过渡到主动运动，防止关节僵硬和肌肉萎缩。

26．B。继发性化脓性腹膜炎的病因主要包括消化道急性穿孔、腹腔内急性炎症与感染、急性肠梗阻、腹部外伤以及医源性感染。其中，急性阑

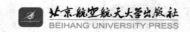

尾炎坏疽穿孔最常见，胃、十二指肠溃疡急性穿孔次之。急性胆囊炎，胆囊壁的坏死穿孔常造成极为严重的胆汁性腹膜炎。术后胃肠道、胆管、胰腺吻合口渗漏及外伤造成的肠管、膀胱破裂等，均可很快形成腹膜炎。

27.D。成人择期手术前禁食8～12小时，禁饮4小时，以防麻醉或术中呕吐引起窒息或吸入性肺炎。

28.B。有机磷农药的主要中毒机制是抑制体内胆碱酯酶的活性，导致横纹肌运动神经过度兴奋，出现颜面、眼睑、舌肌、四肢和全身肌纤维颤动，甚至强直性痉挛。

29.A。产妇生产进入第三产程，为预防产后出血，最重要的是评估产妇宫缩情况、阴道出血的量和颜色。产后应在产房留观2小时，每15～30分钟测量1次血压、脉搏。正常分娩出血量一般不超过300ml，对有产后出血高危因素的产妇，可在胎儿前肩娩出时使用缩宫素。胎盘娩出后出血多时，可经下腹部直接在宫体肌壁内或肌内注射麦角新碱。

30.A。肛裂患者常有长期便秘史，典型表现是疼痛、便秘、出血，疼痛为周期性剧烈疼痛，有两次高峰。该患者排便后出现便时和便后的剧烈疼痛，粪便表面有鲜血，可诊断为肛裂。直肠癌有直肠刺激症状，如频繁便意和排便习惯改变，肛门下坠、里急后重和排便不尽感。外痔主要表现为肛门不适，潮湿，有时伴局部瘙痒。肛瘘表现为肛门周围外口流出少量脓性、血性或黏液性分泌物，肛门周围皮肤潮湿，常自觉有粪便及气体排出。直肠肛管周围脓肿以肛门周围皮下脓肿最常见，局部表现为肛周持续性跳痛，局部红肿，有压痛，脓肿形成可有波动感。

31.B。正常情况初产妇第二产程应为1～2小时，该产妇进入第二产程已达2小时，胎膜已破，宫缩减弱应尽快结束第二产程。胎头棘下2cm位置较低，第二产程延长，应注意胎心变化，准备行胎头吸引术。

32.D。呕血与黑便是上消化道出血的特征性表现。其中黑便常呈柏油样，黏稠而发亮，由血红蛋白中的铁与肠内硫化物作用形成黑色的硫化铁所致。出血量大时，粪便可呈暗红或鲜红色。

33.B。细菌性肝脓肿脓液多为黄白色脓液，涂片和培养有细菌。超声检查可见肝病变内部液性无回声暗区，内可见分隔，脓肿壁厚呈强回声，内壁不光滑，病变后方回声增强。细菌性肝脓肿全身中毒症状明显，血清学细菌培养可见阳性。胆道是细菌性肝脓肿最主要的入侵途径，胆道感染是最常见的病因，胆道蛔虫病、胆管结石等并发化脓性胆管炎时，细菌沿胆管上行。

34.C。穿好手术衣后，手术人员手臂应在腰水平以上，肘部内收，靠近身体，既不能高举过肩，也不能下垂过腰或交叉于腋下，是一个胸前拱手姿势。

35.E。该患者突然出现烦躁不安、呕吐、颈项强直，考虑该患者为中枢神经系统性白血病。此时应保持患者绝对卧床休息，给予吸氧，头置冰帽。建立静脉通路行药物鞘内注射，而不需要进行手术。

36.E。发热为急性白血病患者早期表现，也是最常见的症状。高热常提示有继发感染，引起感染的原因主要是成熟粒细胞缺乏或功能缺陷。

37.A。肝硬化患者应给予高热量、高蛋白质、高维生素、易消化饮食，禁止饮酒，适当摄入脂肪。肝功能显著损害或有肝性脑病先兆时，应限制或禁食蛋白质，病情好转后逐渐增加摄入量，并以植物蛋白为主。有腹水时限制钠、水的摄入。食管-胃底静脉曲张者避免食用粗纤维多和坚硬、粗糙的食物，以免曲张静脉破裂出血。

38.D。心房颤动，一般情况下QRS波群形态正常。心房颤动的心电图表现为窦性P波消失，代之以小而不规则的基线波动（f波），频率350～600次/分。一般情况下QRS波群形态正常。心室率极不规则，通常在100～160次/分。

39.B。肾功能不全者采取优质低蛋白、低磷饮食，以减轻肾小球高灌注、高压力和高滤过状态，延缓肾小球硬化和肾功能减退。

40.E。中毒型细菌性痢疾是由痢疾杆菌引起的肠道传染病，通过粪-口途径传播。

41.C。该患者餐后30～60分钟上腹部有烧灼感，持续1～2小时，符合胃溃疡的"进餐—餐后疼

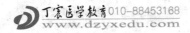 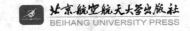

痛—空腹缓解"疼痛节律。十二指肠溃疡的疼痛出现为餐后 3 ~ 4 小时，疼痛特点为"进餐—餐后缓解—空腹疼痛"规律。慢性胃炎患者，大多数无任何症状，有症状的典型表现是上腹饱胀不适、钝痛、烧灼痛，餐后常加重。胰腺炎多发生在大量饮酒或暴饮暴食后，疼痛是其主要症状，疼痛剧烈而持续，进食后疼痛加重。

42．B。急性肾盂肾炎最典型的症状为突发高热和膀胱刺激征（尿频、尿急、尿痛），合并全身中毒症状，可有单侧或双侧腰痛、肾区叩击痛及脊肋角压痛。

43．A。心绞痛的疼痛部位主要在胸骨体上、中段之后及心前区。范围有手掌大小，多至左肩，沿左臂尺侧达无名指和小指，向上可达颈、咽部和下颌部。

44．D。腹泻不属于切口裂开的因素。切口裂开多见于腹部及肢体邻近关节部位。常见原因包括营养不良使组织愈合能力差、缝合不当、切口感染或腹内压突然增高，如剧烈咳嗽、喷嚏、呕吐或严重腹胀等。

45．E。拟行输尿管切开取石术，术前 1 小时摄腹部 X 线平片，进行结石定位，并保持定位时的体位。

46．E。新生儿出生后半小时内抱至母亲处给予吸吮，鼓励按需哺乳。母亲无法哺乳时，试喂10% 葡萄糖水，预防低血糖。新生儿每天沐浴 1次，在喂奶前进行。新生儿出生后 24 小时内接种乙肝疫苗，以后 1 个月、6 个月各接种 1 次。出生时天接种卡介苗。

47．B。患者进行会阴擦洗时应取屈膝仰卧位，屈膝仰卧位有利于护理人员操作。

48．B。孕激素有致热作用，正常情况下，女性未受精在排卵后体温可上升 0.3 ~ 0.5℃，呈双相型，且高温持续 14 天。该患者基础体温呈双相型，且有流产史，月经周期缩短，高温区持续时间缩短至 9 ~ 10 天，可诊断为黄体功能不足。无排卵性异常子宫出血最常见的症状是子宫不规则出血，表现为月经周期紊乱、经期长短不一。

子宫内膜不规则脱落表现为月经周期正常，经期延长，经量增多，好发于产后或流产后。妊娠最突出的表现为停经。

49．C。化脓性关节炎行关节腔灌洗，每天经滴注管滴入含抗生素的溶液 2000 ~ 3000ml，直至引流液清澈，细菌培养阴性为止。在停止滴注后再继续引流几天，至无引流液吸出、局部症状和体征消退，即可拔管。

50．D。高龄初产、经产妇、子宫收缩过强（催产素引产可导致）、急产、胎膜早破、前置胎盘、子宫破裂、剖宫产和钳刮术等均是羊水栓塞的诱发因素。

51．E。消化道出血患者出血停止后，应将双气囊三腔管放气并保留管道继续观察 24 小时，未再出血可考虑拔管。三腔二囊管使用时先向胃囊内注气 150 ~ 200ml 至囊内压 50 ~ 70mmHg，向外加压牵引，以压迫胃底。如未能止血，再向食管囊内注气约 100ml 至囊内压 35 ~ 45mmHg。为防止黏膜糜烂，气囊充气加压 12 ~ 24 小时应放松牵引，放气 15 ~ 30 分钟，必要时可重复注气压迫。气囊压迫一般为 3 ~ 4 天，继续出血者可适当延长时间。

52．A。肺炎合并心力衰竭时表现为极度烦躁不安，明显发绀。呼吸困难加重，呼吸突然加快＞60 次 / 分。心率突然增快＞180 次 / 分，心音低钝、奔马律。颈静脉怒张，肝大，少尿或无尿。该患儿呼吸 66 次 / 分，心率 172 次 / 分，心音低钝，两肺细湿啰音增多，叩诊无异常，肝肋下3.4cm，最可能发生了肺炎合并心力衰竭。

53．B。热衰竭为重度中暑最常的见类型，表现为面色苍白、大汗淋漓、脉搏细速、血压下降、晕厥甚至休克。该患者烈日下劳动 3 小时后出现面色苍白、大汗、脉速、呼吸浅快、意识不清、血压 79/49mmHg，考虑患者可能发生了热衰竭。

54．E。下壁心肌梗死常易发生完全性房室传导阻滞。器质性心脏病是房室传导阻滞的常见病因，如急性心肌梗死、病毒性心肌炎等。前壁心肌梗死如发生房室传导阻滞，说明梗死范围广泛。

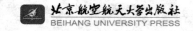

55．E。类风湿关节炎是以慢性侵蚀性、对称性多关节炎为主要表现的异质性、全身性自身免疫性疾病。以游走性和多发性为特点，主要累及膝、踝、肩、肘、腕等大关节，局部出现红、肿、热、痛，以疼痛和功能障碍为主。

56．A。阿托品属竞争性拮抗M胆碱受体，可引起心动过速，加重甲状腺功能亢进的症状，对手术不利。因碘剂能减少甲状腺的血流量，减少腺体充血，使腺体缩小变硬，常用其进行术前准备。对于甲亢严重者可遵医嘱先选用硫脲类药物治疗，待甲亢症状基本控制，再单独服用碘剂1～2周后行手术。对碘剂或硫脲类药物不耐受或无反应的患者，主张单用普萘洛尔或与碘剂合用做术前准备。

57．C。梗阻性黄疸是胰腺癌最突出的症状，呈进行性加重，伴皮肤瘙痒、茶色尿及白陶土色大便。

58．A。伤后昏迷有中间清醒期为硬膜外血肿患者典型表现，原发性脑损伤最初短时昏迷，之后中间意识清醒，后因脑疝形成急需昏迷。硬脑膜下血肿有急性、亚急性、慢性之分，是临床最常见的颅内血肿类型，无中间清醒期。脑内血肿患者表现为进行性加重的意识障碍，若血肿累及重要脑功能区，可出现偏瘫、失语、癫痫等症状。意识障碍是脑挫裂伤患者最突出的表现。颅底骨折根据骨折部位分为颅前窝骨折、颅中窝骨折和颅后窝骨折。

59．C。因大脑对缺血缺氧耐受力最差，最先受到损害，3分钟开始出现脑水肿；超过4～6分钟大脑即可发生不可逆的损害。

60．A。葡萄胎清宫后随访每周1次，直到连续3次阴性，随后每个月1次共6个月，再每2个月1次共6个月，自第1次阴性后共计1年。

61．A。现场抢救猝死患者首先要进行胸外按压。胸外心脏按压是心脏骤停后的急救处理的第一个步骤。有效的胸外心脏按压可产生60～80mmHg的动脉压，对成功复苏极为关键。

62．B。水肿是肾病综合征患者最常见体征，严重水肿的患者还可出现胸腔、腹腔、心包积液，因此首要护理问题是体液过多　与低蛋白血症引起血浆胶体渗透压下降有关。

63．A。低钾血症患者最早出现肌无力，先是四肢软弱无力，腱反射迟钝或消失；心脏受累时会出现传导阻滞和节律异常，典型的电图改变为T波低平，ST段下降，QT间期延长，出现u波。

64．C。疝囊通过股环、经股管向卵圆窝突出的疝，称为股疝，多见于40岁以上妇女。女性骨盆较宽广、联合肌腱和腔隙韧带较薄弱，以致股管上口宽大松弛故而易发病。妊娠是腹内压增高的主要原因。

65．B。口服有机磷农药中毒患者洗净胃后应保留胃管24小时以上，以防洗胃不彻底。

66．A。慢性肺源性心脏病失代偿期最突出的表现为呼吸困难加重，夜间尤甚，严重者出现谵妄、嗜睡、躁动、抽搐等肺性脑病的表现，是肺心病死亡的首要原因。

67．C。该患者停经12周，不规则阴道流血，伴腹胀，子宫增大，B超见宫腔内"落雪征"，考虑为葡萄胎。葡萄胎一旦确诊，应清除宫腔内容物。但出现严重并发症时，应先对症处理，稳定病情。清宫在手术室进行，开放静脉通路。一次未刮净时可于1周后行第2次刮宫。

68．B。该患者诊断为葡萄胎。葡萄胎一旦确诊，清除宫腔内容物。每次清宫术后1个月禁止盆浴和性生活。应坚持可靠避孕1年，首选安全套避孕，也可口服避孕药，但不选用宫内节育器，以免混淆子宫出血的原因或穿孔。坚持正规治疗和随访是根治葡萄胎的基础，葡萄胎清宫后每周1次，直到连续3次阴性，随后每个月1次共6个月，再每2个月1次共6个月，自第1次阴性后共计1年。葡萄胎易复发，在随访期间若出现不规则阴道流血，应及时行病理检查。

69．B。葡萄胎一旦确诊，及时清除宫腔内容物。葡萄胎清宫后随访每周1次，直到连续3次阴性，随后每个月1次共6个月，再每2个月1次共6个月，自第1次阴性后共计1年。

70．B。患者有葡萄胎病史，出院5个月后，血hCG异常增高，且左下肺见团块状阴影，最可

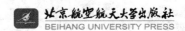

能的诊断是侵蚀性葡萄胎。侵蚀性葡萄胎基本上继发于良性葡萄胎，一般发生在葡萄胎清除术后6个月以内。侵蚀性葡萄胎最常见的转移部位是肺，X线检查可发现肺转移病灶，为棉球状或团块状阴影，以右侧肺及中下部较为多见。

71．A。该患者诊断是葡萄胎。应定期进行病室消毒，限制探视人员，以防交叉感染。白细胞＜$1.0×10^9$/L 时应实行保护性隔离。

72．B。急性感染性喉炎临床表现为起病急、症状重，发热，犬吠样咳嗽，声音嘶哑，吸气性喉鸣及呼吸困难，胸骨上窝、锁骨上窝及肋间隙吸气时下陷（三凹征）。该患儿突然声音嘶哑，犬吠样咳嗽，有喉鸣和三凹征，烦躁、口周发绀。最可能的临床诊断是急性喉炎。

73．D。该患儿喉镜检查可有声带充血，肿胀，发生了喉头水肿，最主要的护理问题是低效性呼吸形态型态　与喉头水肿有关。

74．D。该患儿为急性感染性喉炎。氯丙嗪使喉肌松弛，加重呼吸困难，不宜使用。保持室温 18～22℃，湿度 50%～60%，每天定时通风。保持病室安静，避免哭闹。密切观察体温的变化，警惕高热惊厥的发生。遵医嘱给予抗生素、激素治疗。

75．D。再生障碍性贫血典型血象呈正细胞正色素性贫血。该患者实验检查为正细胞性贫血，考虑患者发生了再生障碍性贫血。

76．C。轻度贫血时血红蛋白浓度＞90g/L，中度贫血时血红蛋白浓度 60～90g/L，重度贫血时血红蛋白浓度为 30～59g/L，极重度贫血时血红蛋白浓度为＜30g/L。该患者血红蛋白浓度为 40g/L，贫血程度为重度。

77．E。乳房肿块为乳腺癌最常见的症状，早期为无痛、单发的小肿块，质硬，表面不光滑，与周围组织分界不清，活动度差。该患者左乳有一4cm×3cm 大小肿块，与周围组织粘连，边界不清，同侧腋窝淋巴结肿大，可初步诊断为乳腺癌。乳腺炎常见于产后哺乳期妇女，以初产妇居多，患侧乳房局部变硬、红肿、发热，有压痛及搏动性疼痛。乳腺囊性增生病呈周期性乳房胀痛。乳

腺纤维腺瘤表现为无痛肿块，圆形或扁圆形，质坚韧，表面光滑或结节状，分界清楚，活动度大。乳管内乳头状瘤可有乳头溢液，呈血性、暗棕色或黄色液体。

78．C。该患者同侧腋窝淋巴结肿大，表明癌肿已扩散至同侧腋窝淋巴结，因此手术备皮的范围包括胸部、同侧腋下、上臂。

79．D。腰痛是腰椎间盘突出症最早出现的症状，常表现为下腰部及腰骶部的持久性钝痛，直腿抬高试验和加强试验阳性。该患者抬重物后腰痛，可放射至右下肢，直腿抬高 50°，加强试验阳性，可诊断为腰椎间盘突出症。腰椎间盘突出症以 $L_{4～5}$ 和 $L_5～S_1$ 最易发生。L_4 神经根受损，大腿内侧和膝内侧感觉障碍；L_5 神经根受损，足背前内方和踇趾和第 2 趾间感觉障碍；S_1 神经根受损，足背外侧及小趾感觉障碍。该患者脚趾背身力减弱，受累的神经根为 L_5。

80．C。腰椎间盘突出症患者应绝对卧床休息，初次发作一般严格卧硬板床 3 周，症状缓解后戴腰围逐步下床活动。

81．B。腰椎侧突是腰椎为减轻神经根受压而呈现的姿势性代偿畸形，可减轻对神经根的压迫而缓解疼痛。侧突的方向与椎间盘突出和相邻神经根间的位置有关，当髓核突出位于神经根外侧时，腰椎凸向患侧；当髓核突出位于神经根内侧时，腰椎凸向健侧

82．C。腰椎间盘突出症的手术治疗适应证包括：经半年以上非手术治疗无效，病情逐渐加重，影响正常工作和生活；中央型椎间盘突出具有明显的马尾综合征；有明显的神经受累表现，应行手术治疗。

83．E。根据该患者的临床表现可诊断为急性左心衰竭，是由于肺循环压力突然升高，引起急性肺淤血、肺水肿。典型症状为突发严重呼吸困难，呈端坐呼吸，强迫坐位，咳嗽频繁并咳出大量粉红色泡沫样血痰或白色浆液性泡沫样痰，烦躁不安，伴恐惧感。心率和脉率增快，第一心音减弱，两肺布满湿啰音和哮鸣音，心尖区可闻及舒张期奔马律。

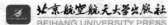

84．D。脑出血常损害内囊而出现对侧偏瘫、偏身感觉障碍、对侧同向偏盲（称为"三偏症"）。原发性高血压晚期死亡的原因中，最常见的是脑出血。脑血栓形成一般无意识障碍。蛛网膜下腔出血一般无运动障碍。

85．C。根据临床表现可考虑为高血压脑病。患者血压升高造成颅内压增高，患者常见的临床表现为头痛、喷射性呕吐。

86．B。糖皮质激素是目前治疗重症系统性红斑狼疮的首选药，具有显著抑制炎症反应和抗免疫作用；对于有重要脏器急性进行性损伤时（如肺泡出血、NP-SLE的癫痫发作或明显精神症状、严重溶血性贫血等），可采用激素冲击治疗，用甲泼尼龙500～1000mg，缓慢静滴，每天1次，连用3～5天为1个疗程，如需要可于1～2周后重复使用，可较快控制病情活动，达到诱导缓解。免疫抑制药（环磷酰胺）有助于更好地控制系统性红斑狼疮活动，减少复发、减少长期激素的需要量和不良反应。症状轻微，无重要脏器损害、发热及关节痛者可用非甾体抗炎药（阿司匹林等），以皮肤损害为主者可用抗疟药（如氯喹）。

87．B。糖皮质激素是目前治疗重症系统性红斑狼疮的首选药，具有显著抑制炎症反应和抗免疫作用；在炎症急性期可减轻充血、水肿和渗出，减少炎症介质释放，改善红、肿、热、痛等症状；在炎症慢性期可防止组织粘连和瘢痕，减轻炎症后遗症；一般给予泼尼松（强的松）规律用药，病情稳定后2周或疗程6周内，缓慢减量。

88．D。肺心病患者的饮食护理一般是给予高热量、高蛋白、高纤维、清淡、易消化的饮食。避免含糖高的食物，以免引起痰液黏稠。水肿患者应限制水钠摄入，每天饮水不超过1500ml，钠盐＜3g。

89．A。冠心病患者一般的饮食护理是给予低钠、低脂、低胆固醇、清淡、易消化饮食，提倡少量多餐。急性心梗者需禁食至胸痛消失，然后给予流质、半流质饮食，逐步过渡到普通饮食。

90．B。急性肺水肿患者应少食多餐，限制总热量，

低盐，避免增加心脏负担。进食低盐、低脂、易消化、高维生素、高纤维素、高蛋白质、不胀气的食物，戒烟，严重消瘦者应给予营养支持。

91．B。单侧喉返神经损伤引起声音嘶哑，可由健侧声带向患侧过度内收而代偿。双侧喉返神经损伤可引起两侧声带麻痹、失声或呼吸困难，甚至窒息，需立即行气管切开。

92．E。甲状腺切除术后1～2天可发生手足抽搐，主要与手术时甲状旁腺被误伤引起甲状旁腺功能低下、血钙浓度下降有关。

93．D。喉上神经损伤多在处理甲状腺上极时损伤喉上神经所致。若损伤外支，可使环甲肌瘫痪，引起声带松弛、声调降低。若损伤内支，则使喉部黏膜感觉丧失，患者饮水时易发生误咽或呛咳。

94．C。喉上神经损伤多在处理甲状腺上极时损伤喉上神经所致。若损伤内支，则使喉部黏膜感觉丧失，患者饮水时易发生误咽或呛咳。若损伤外支，可使环甲肌瘫痪，引起声带松弛、声调降低。

95．E。妊娠达到或超过42周（≥294天）分娩者为过期产。

96．D。妊娠不足28周，胎儿体重不足1000g而终止妊娠者，称为流产。发生在妊娠12周前者为早期流产。发生在12周至不足28周者为晚期流产。

97．C。妊娠满28周至不足37周之间分娩者或新生儿出生体重1000～2499g为早产。

98．B。妊娠满37周至不满42足周期间分娩称为足月产。

99．A。高位肠梗阻早期便发生呕吐且频繁，主要为胃及十二指肠内容物等，腹胀较轻。

100．D。绞窄性肠梗阻发病急骤，发展迅速，腹痛呈持续性剧烈绞痛，腹胀不对称，有局部隆起的肿块，腹膜刺激征明显。呕吐物为血性或棕褐色液体，全身有中毒症状及感染性休克。

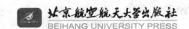